Science of CAD/CAM-Zirconia Restorations

The CAD/CAM
ジルコニアセラミックス

Stand up to the Digital Dentistry Epoch!

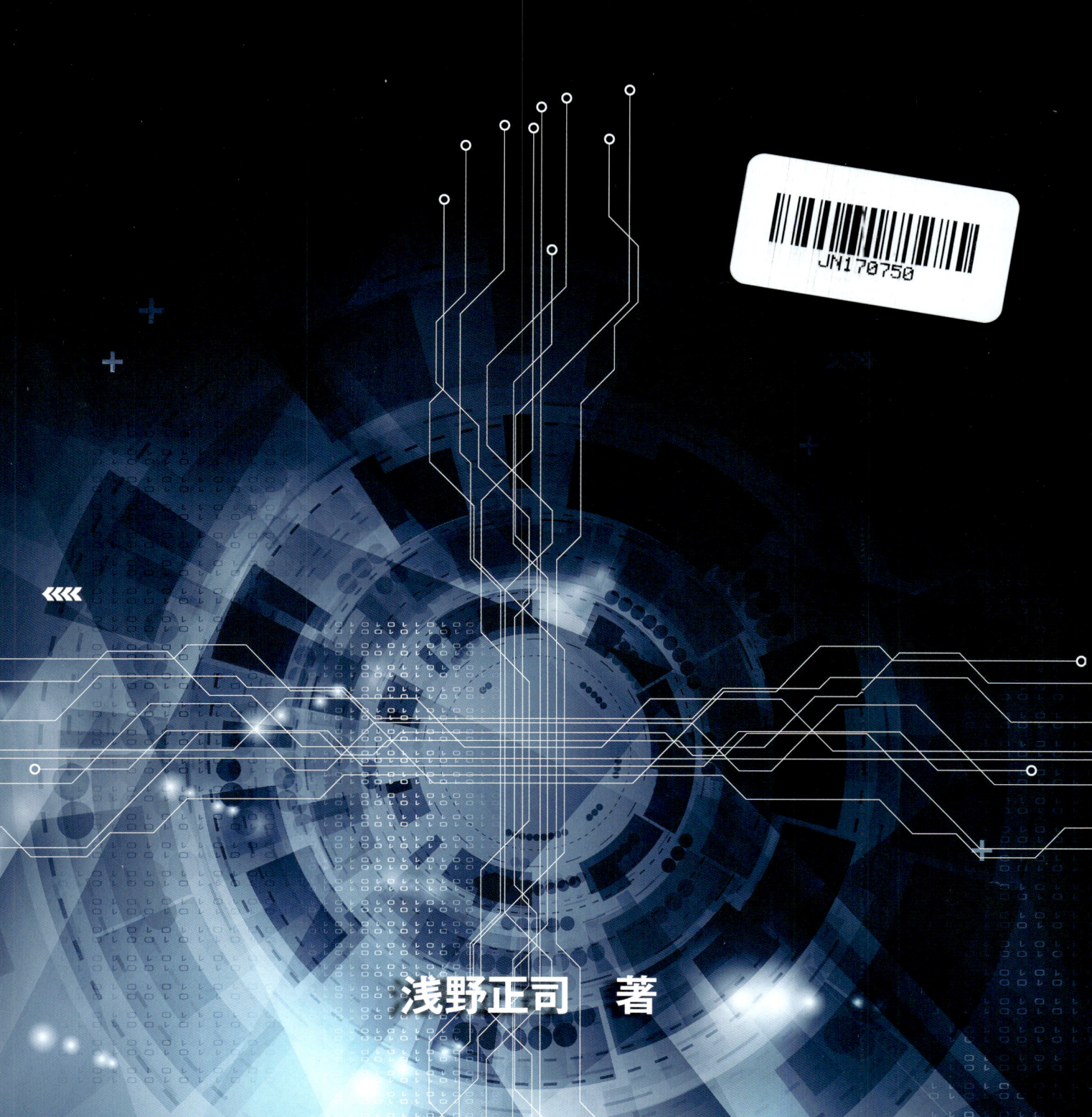

浅野正司　著

医歯薬出版株式会社
http://www.ishiyaku.co.jp/

JN170750

This book was originally published in Japanese
under title of :

ZA CAD/CAM Jirukonia Seramikkusu
(Science of CAD/CAM-Zirconia Restorations)

Author :

Shoji, Asano

© 2015   1st ed.

ISHIYAKU PUBLISHERS, INC.
7-10 Honkomagome 1 chome, Bunkyo-ku,
Tokyo 113-8612, Japan

序

本書は，2008年7月から2013年9月まで月刊『歯科技工』誌上にて連載記事として掲載した拙稿に，連載終了からさらに約1年半をかけて，加筆・再編集を施したものである．

連載当初は，オールセラミックス材料としてそれまで主流であったアルミナにジルコニアが加わり，さまざまな歯科用CAD/CAMシステムで製作されたフレームの評価が，取り沙汰され始めた頃であった．筆者も，それまでのセラミックス用フレームとは全く異なる製作方式と材料であることなどから，その発売当初から歯科技工界に新風が吹き込むのを感じていた．そして間もなく自身でも臨床導入に踏み切り，症例を重ねるごとに，使用感などを含めた「CAD/CAM製ジルコニア」に興味を持ったため，その優位性を確固たるものにすべく，多様な角度からの実験や検証を繰り返し行った．無論，一臨床家として実施できることに限界はあったが，そのなかで徐々に歯科用CAD/CAMシステムやジルコニアに対して理解を深めていった．

連載執筆の打診を受けた当時は，その時点でわかっていたことなどを数回に分けて発表するという予定で承ったが，調査過程で次々と新たな興味や疑問が湧き，調査回数が増えるとともに，掲載期間も延長していった．日常の臨床技工に取り組むのと同時進行の執筆作業であったため，実験スケジュールや掲載予定に遅延が生じたこともしばしばあり，読者諸氏や編集部には大変ご迷惑をおかけした．そして，連載終了時点で執筆開始から足掛け5年余りが経過しており，時の流れの速さに驚いたことを記憶している．

その後，連載の書籍化を改めて行うこととなったが，前述したとおり，物性データや個々のシステムなどに関する資料のなかには，紹介した時点から相当の時間が経過しているものもある．ゆえに当時のデータをそのまま掲載することはできず，新たな情報収集の必要性は明白であったことから，執筆内容をすべて見直し，古くなったデータはアップデートしたうえで，新規あるいは追加となる実験や検証を新たに行うことを決意した．その結果，連載よりも事実が明確になったり，自信を持って見解を示すことが可能となったりした反面，出版に至るまでに，さらに1年半以上の時間を要することになった．

すべての原稿を脱稿した現在，本書の内容から筆者が考えることは，歯科用CAD/CAMシステムと，その中心的な材料として使用されているジルコニアは，「決して完成されたものではなく，発展途上にある」いうことである．確かに，精密なミリング加工を必要とされるインプラントのアバットメントや，高透過性ジルコニアによるフルカントゥアクラウンの製作など，高い精度と審美性の両面で術者の満足を得られるレベルに肉薄していることは事実である．そして，スキャナーやミリングマシン（設計ソフトを含む）をはじめ，適合性の向上や適用材料の増加など，適応症例の拡大を目指して今後も発展を続けていくことには，わずかな疑いも持ってはいない．

しかし，本書にも記述しているが，高い強度を誇り対合歯にも優しいとされるジルコニアも，その特徴は鏡面研磨での仕上げがなされていることが前提となっている．それを考えた時，滑沢に磨かれて口腔内に装着されたフルカントゥアクラウンのうち，口腔内で機能する期間において全く咬合調整が行われないものは，はたして全体のうちでどれほどの数を占めているであろうか？　高い物性を期待できる材料ほど，製作時はもちろん，口腔内に装着され補綴治療が終了した後の予後にも目を向け，これまで以上に慎重な経過観察が必須となるのだと強く感じている．

これらのことから，本書ではわれわれ歯科技工士が歯科用CAD/CAMシステムを使用し，ジルコニアクラウン（ジルコニアセラミックス）を製作するために必要な知識や技術をできる限り網羅したつもりである．少々大げさな言い方をすれば，筆者が歯科技工の世界に身を投じてからの「35年余りの時間をどれだけ集約できるか」という意味では，本書制作は挑戦だったとも思っている．ただ，一冊の書籍とはいえ，いざまとめるとなると本当に大変な作業であり，ある面では，毎月の締め切りに追われていた連載執筆時とは比較にならないほどの労力を要した．そして，本書編纂に要したこの1年半を改めて振り返ると，私的に多くの事象に直面したこと，歯科技工に対する深い思いや姿勢も含めて，それらを形としてある程度は紙面に著すことができたと信じている．本書が，読者諸氏の情報修得や自己啓発の一助となり，臨床技工や補綴治療に僅少なりとも寄与できることを懇望する．

2015年5月吉日
愛知県春日井市にて
浅野正司

Science of CAD/CAM-Zirconia Restorations

The CAD/CAM ジルコニアセラミックス

Stand up to the Digital Dentistry Epoch!

CONTENTS

CONTENTS

Part 4
CAD/CAMジルコニアセラミックスの臨床例

System Information

本書で使用する用語については，以下のように定義する．

CAD/CAM→歯科用CAD/CAMシステム
ジルコニア→フレーム材料に用いられる酸化ジルコニウム
アルミナ→フレーム材料に用いられる酸化アルミニウム
専用陶材→各種フレーム材料に適した上層陶材
メタルセラミックス→陶材焼付用合金に陶材を焼付けたもの
ジルコニアセラミックス→ジルコニアフレームに陶材を焼付けたもの
フルカントゥアクラウン→ジルコニアフルカントゥアクラウン
ジルコニアクラウン→フルカントゥアクラウンとジルコニアセラミックス双方を指す
アルミナセラミックス→アルミナフレームに陶材を焼付けたもの
オールセラミックス→ジルコニアおよびアルミナフレームに陶材を焼付けたもの

推薦序

著者が序文の中で述べているが，雑誌への連載期間と本書のための校正・加筆期間を合わせれば，ほぼ7年の歳月を本書制作のために費やしたことになる．著者の浅野氏はラボのオーナーではあるが，ラボのほとんどの臨床技工を自身でこなしており，しかもみずから主宰する「あさの☆塾」の塾長でもある．そのような環境のなかで，本書の執筆活動を7年もの長期にわたって続けられたことは奇跡に近い．

私も拙著『ザ・メタルセラミックス』を著した際にそれを痛感した．私の場合，当時はラボ勤務の歯科技工士で，普段は臨床技工に追われており，連日夜半の帰宅後にしか執筆や資料収集ができず，制作期間の約5年間をとおして，睡眠時間は毎日3時間前後だった．制作期間に休日は1日もなく，日曜祝日・盆正月は執筆の絶好の機会であるからすべてを執筆作業や諸実験に費やした．浅野氏も同様の日々を過ごしてきたであろうことに疑いの余地はなく，しかも7年間もこれを続けたうえ，さらに彼にはラボの経営者としての責任もあり，その労苦は私の何倍にもなったであろうことは想像に難くない．ただただ，その艱難辛苦に敬意を表すのみである．

CAD/CAMによるオールセラミックスが国内で最初に臨床導入されたのは，ノーベルバイオケア社の接触式スキャナー「Model-50」によるアルミナフレームで，それは2000年のことだったと記憶している．この高密度焼結型セラミックスによる高強度の補綴物は，メタルセラミックスの審美的欠陥をいとも簡単に補える画期的な技術革新であった．その後，スキャナーは非接触の光学式に，材料は本書で述べられているジルコニアが主流になり，大きなブリッジワークにも応用できるようになったため，10年ほどの非常に短い期間で業界に浸透していった．そして最近では義歯フレームや保険適用の硬質レジンクラウンまでがCAD/CAMで製作されるようになっている．

しかし，CAD/CAMによる製作法や，アルミナやジルコニアの高密度焼結型セラミックスは工業分野では十分な歴史があるが，歯科界においては全く新しい製作法・材料であって，十分な技術や材料の情報もないままにメーカー主導で臨床導入されてきた感がある．このため導入されてからしばらくの間は情報が混乱し，トラブルも多かった．最近ではこれらに関する論文や文献が散見されるようになってきたが，機械や材料の研究者が著したものがほとんどで，歯科の臨床に則したものは限られている．この点，本書は臨床家の歯科技工士が著したもので，現場の歯科技工士が知りたい情報を，臨床に則した実験方法によるデータで提供してくれているため，理解しやすいものとなっている．殊にPart 1 Chapter 2「専用陶材とフレーム材料の焼付強度」やChapter 6「ジルコニアの特性に適応する焼成スケジュールの重要性」，Chapter 7「ブリッジフレームの連結部断面積における強度比較」，Part 3 Chapter 4, 5「ジルコニアセラミックスのフレームデザイン」などは代表例であり，オールセラミックス技工上で必須の，臨床家ならではの疑問に対する答えが詳しく述べられている．

また，Part 2には歯科色彩学ともいえるような内容で，オールセラミックスによる歯冠色調の再現法について詳述されているが，これは私にとってもなじみが深い．浅野氏は，私が1997年に投稿した論文「器械測色と新ポーセレンによる新しいシェードテイキングシステムとC.C.S.システムの提案」に興味を持たれ，この論稿を題材にした「Shade Verification Technique」に関する論文を2001年に執筆されている．この際，浅野氏は2000年4月〜12月の間に，多忙な臨床の中で時間を割いて名古屋から毎週のように来阪し，私のもとでC.C.S.システムの理論を勉強しつつ執筆を続けられた．本書Part 2はこの時の知識に氏の経験を加えてわかりやすく解説したものであり，昨今よく見かける結果偏重の審美補綴のケースプレゼンテーションとは一線を画すものである．すなわち，歯冠色を科学的に分析し，それを論理的に陶材レシピへと変換し，効率よく審美性の高い補綴物を製作する方法が述べられている．

本書は，多くの写真や図解，グラフなどを豊富に盛り込み，文章だけでは理解しづらい技術や事象を的確に表現し，初学者にも理解しやすいよう工夫されている．著者の苦心と努力が随所に垣間見える書物であり，オールセラミックス補綴物の製作に当たる歯科医療従事者にとって必携の書物である．一読され，是非読者諸氏の技工机に常備していただきたい．

2015年5月

有限会社山本セラミスト 顧問

歯科技工士　山本　眞

ジルコニアセラミックス製作の
ワーキングプロセス

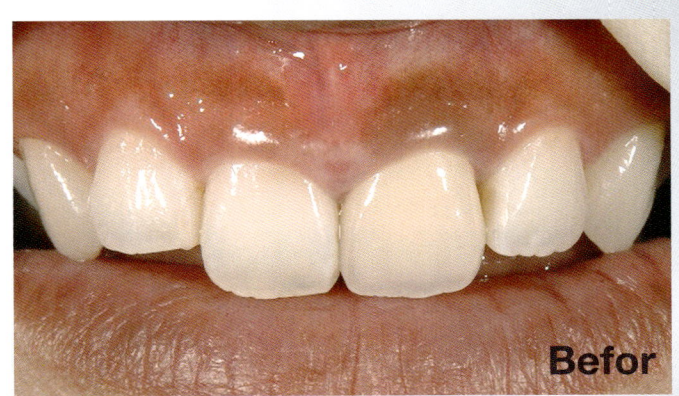

Case Method of manufacturing zirconia ceramics

Befor

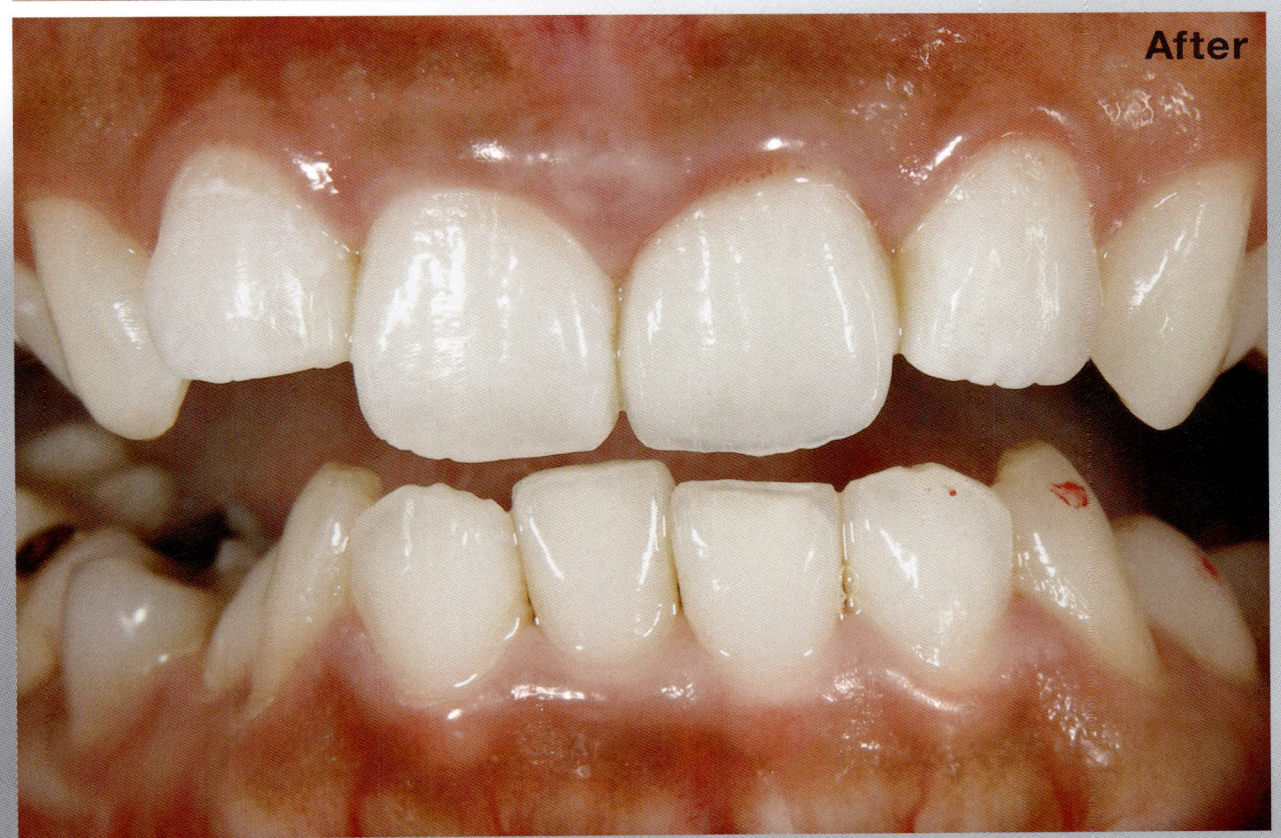

After

Case Summary

患者：28歳の女性

主訴：数年前に補綴処置を行った上顎左側中切歯の審美障害の改善

目標：高度な審美的要求を持つ患者の満足を得ること

症例概要：数年前に他院でメタルセラミックスクラウンの補綴を行った．形態や長さには問題を感じていないが，色調に関してはかなり不満を持っており，ジルコニアセラミックスにて再補綴することになった．術前の画像の観察から，患者の白い歯への要望が強いことが理解できる．ただ，試適の時点で患者が残存歯へのホワイトニングを希望したため，最終的にはクラウンの色調を1/2〜1ランク程度白く仕上げて対応した（患者が十分に満足したため，その時点で治療は終了した）．

使用材料：Lava™（3M ESPE）／Vintage ZR（松風）

STEP 1　プロビジョナルレストレーション製作用のワックスアップ

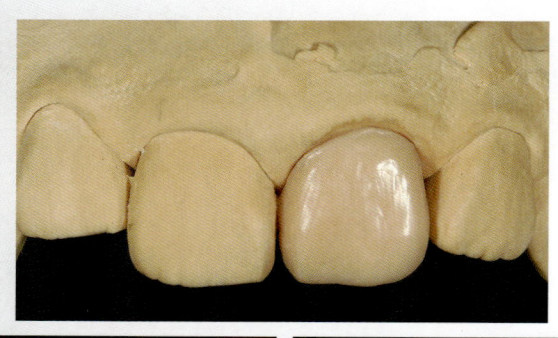

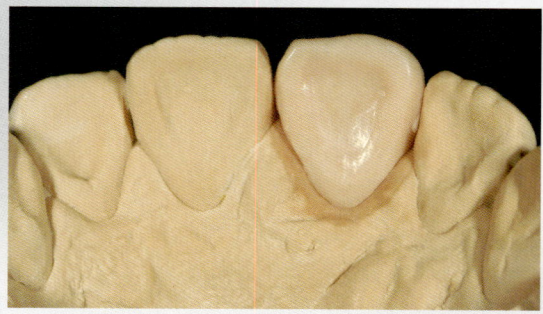 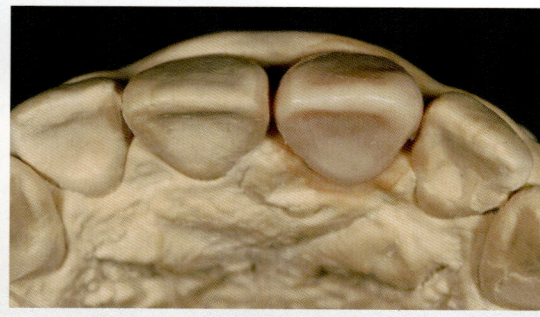

STEP 2　ファイバーコアの製作

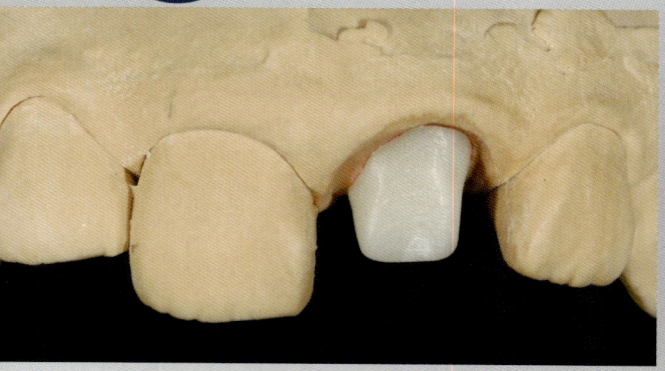 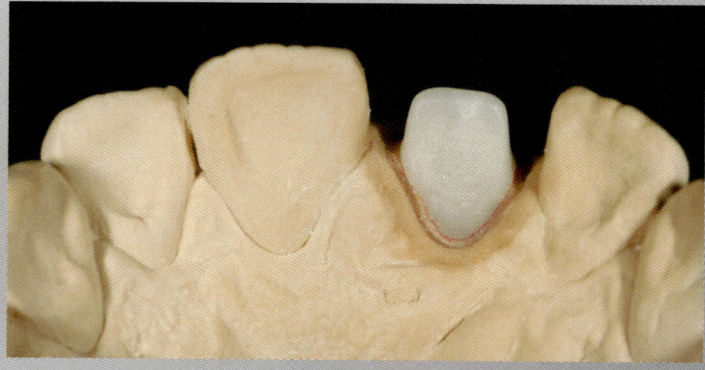

STEP 3　ファイバーコアのクリアランスの確認

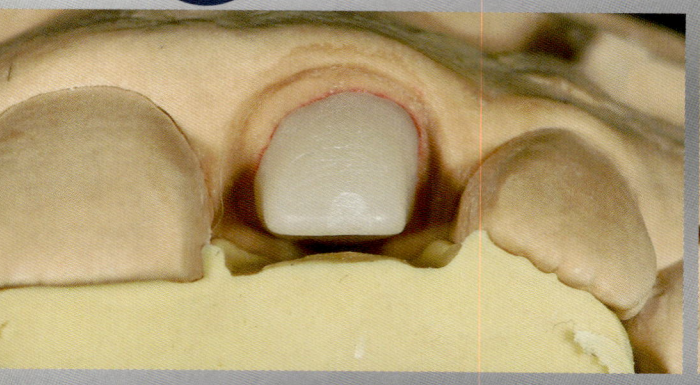 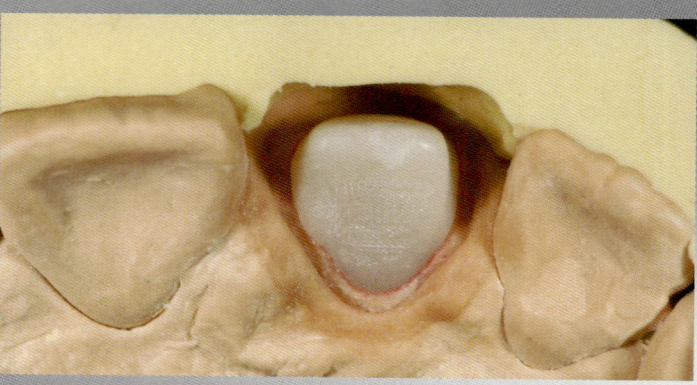

 **STEP 4** シェードテイキングの画像の確認

[1]：シェード（トーン）1.0，シェードガイドより 1/2
ランク暗く，1.5 ランク赤い
[2]：シェード（トーン）1.0，シェードガイドと同等の
明るさで，1 ランク赤い．該当する NCC シェードタブは
R1

▼本症例における測色データ（ShadeEyeNCC：松風）

	[1]	[2]
Shade	1.0	1.0
Value	−1	±0
Hue	R3	R2

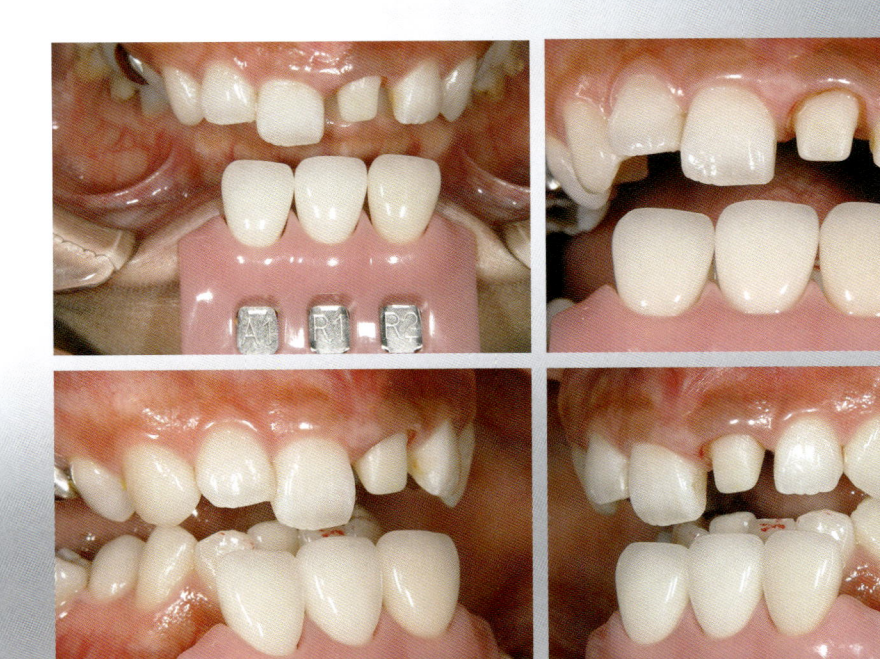

 **STEP 5** ダブルスキャン用の
ワックスアップ

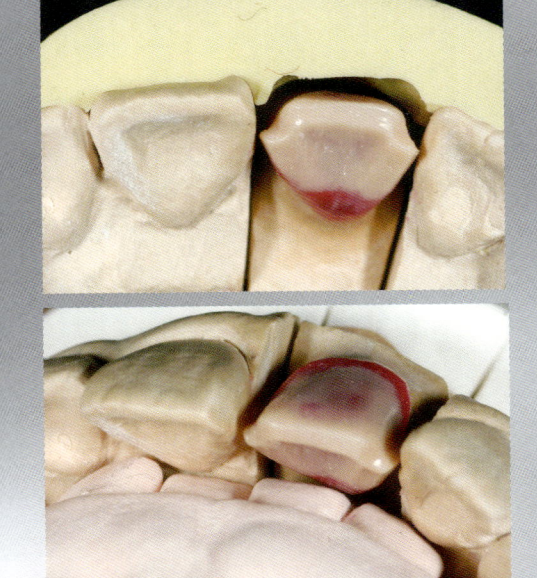

STEP 6 デリバリー直後のフレーム状態

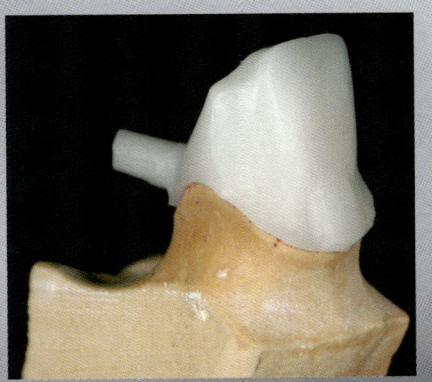

STEP 7 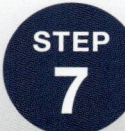 フレーム調整後の状態

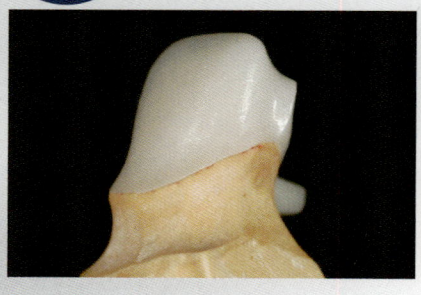 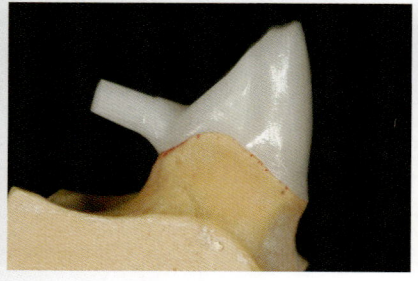 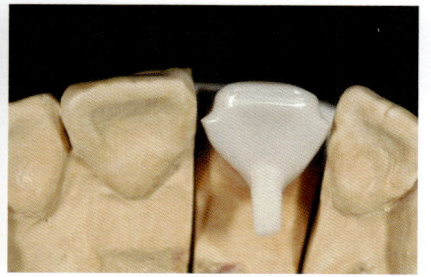

STEP 8 キャラクタライズを含めた詳細なシェードの決定

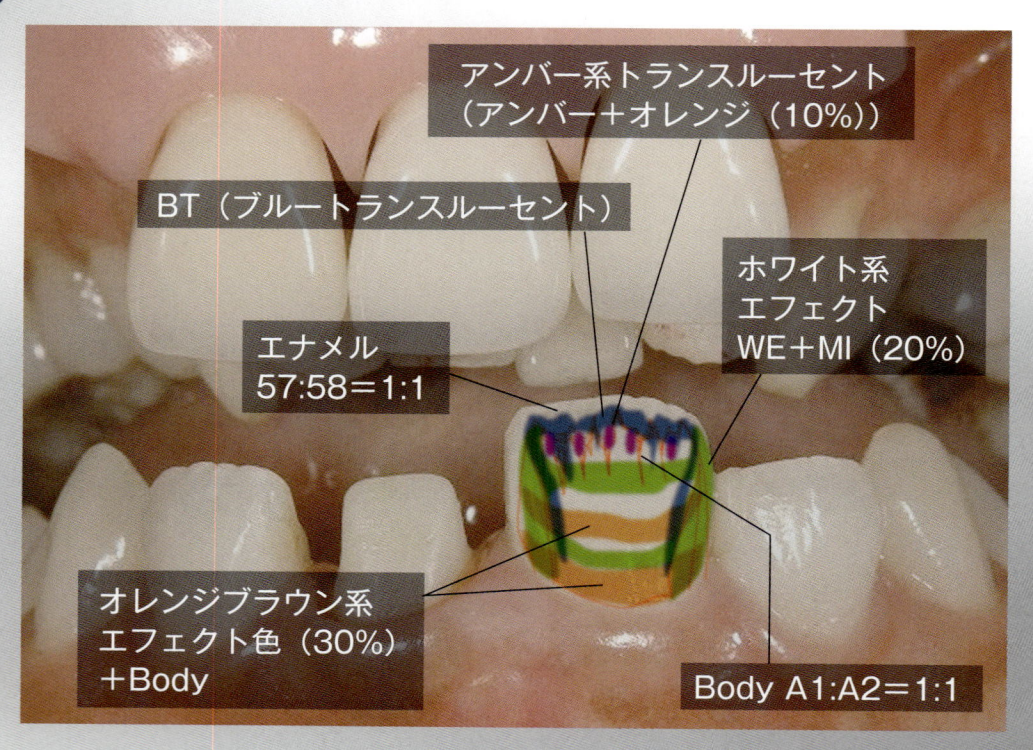

アンバー系トランスルーセント
（アンバー＋オレンジ（10%））

BT（ブルートランスルーセント）

ホワイト系
エフェクト
WE＋MI（20%）

エナメル
57:58＝1:1

オレンジブラウン系
エフェクト色（30%）
＋Body

Body A1:A2＝1:1

STEP 9 陶材築盛

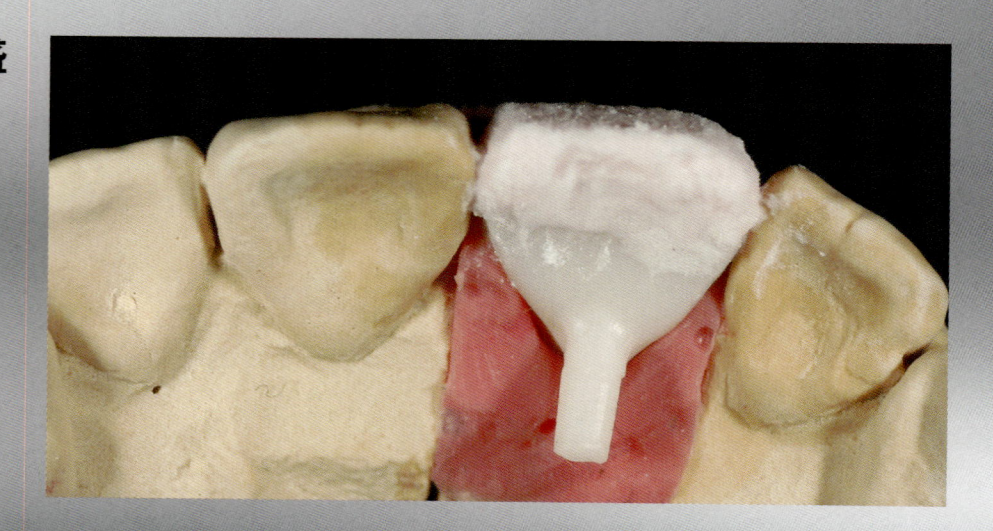

STEP 10 ビスケット試適

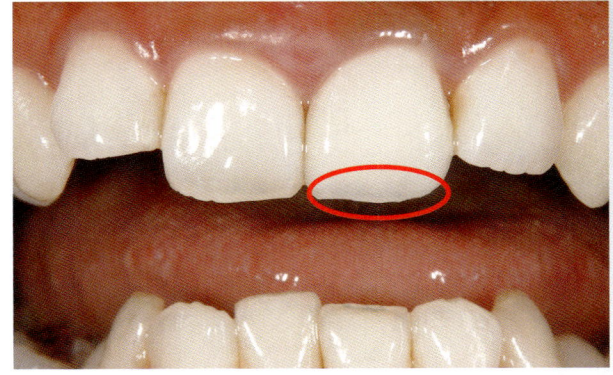

Check point：色調については切縁部の青みのある透明感が足りない．中央寄りのアンバー系の色調も弱い．歯頸部の赤みが足りない．形態は遠心隅角が左右対称になっておらず，近心のカントゥアが弱い

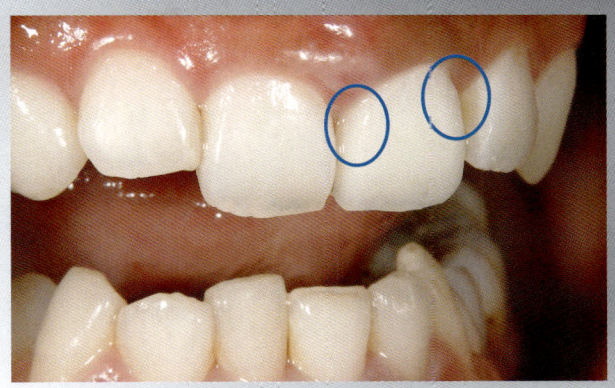

Check point：近心辺縁隆線付近のホワイト系の色調が弱く，遠心部分のオパール効果も弱い

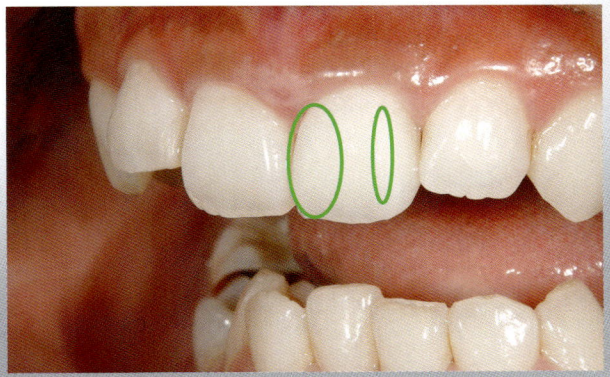

Check point：遠心辺縁隆線付近の立ち上がり方が異なっている

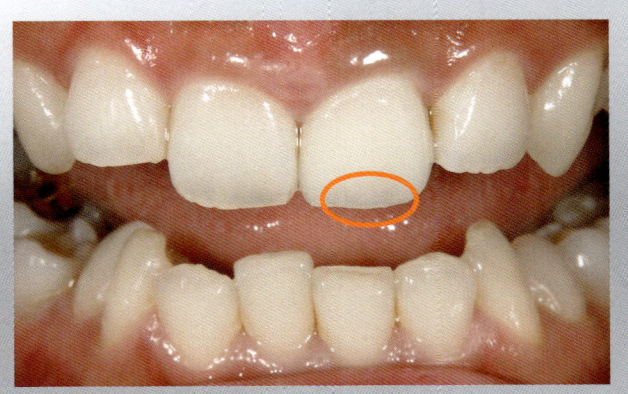

Check point：切縁部付近の複雑な表現が足りない

STEP 11 築盛および内部ステインによる色調変更

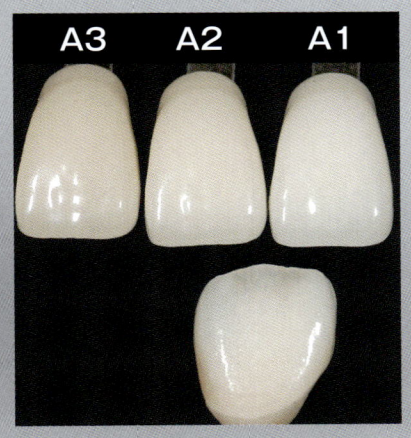

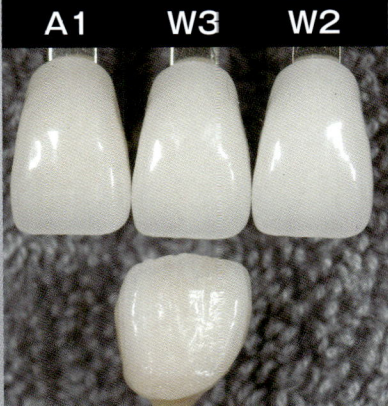

STEP 12 形態修正

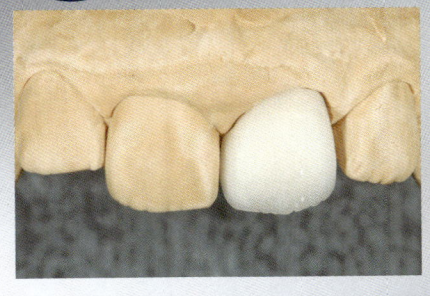

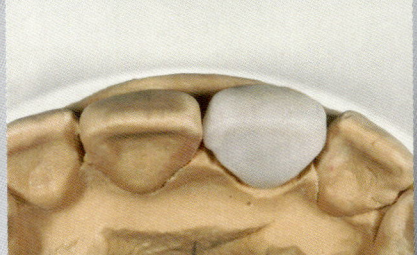

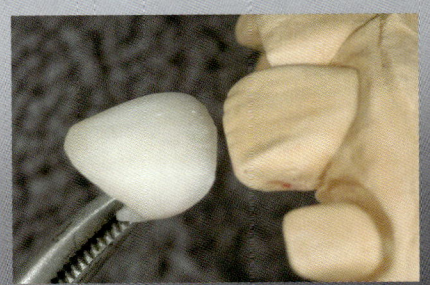

STEP 13 グレージング，表面研磨

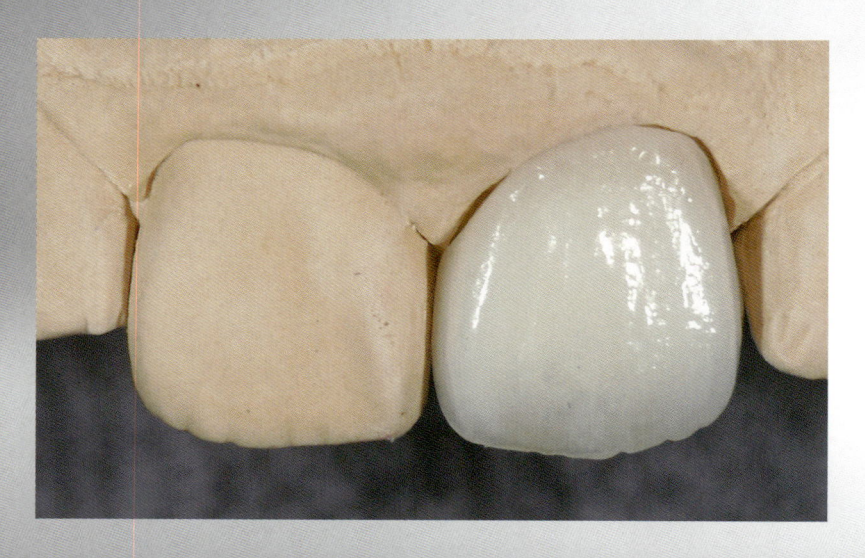

STEP 14 ホワイトニング前の仮着

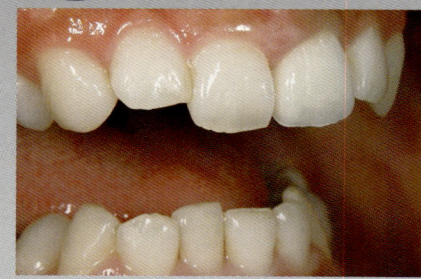 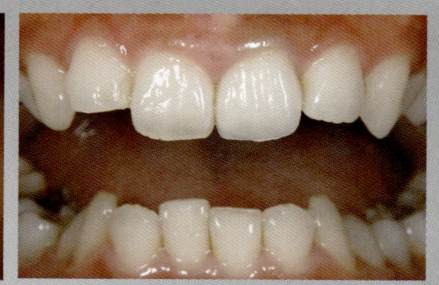 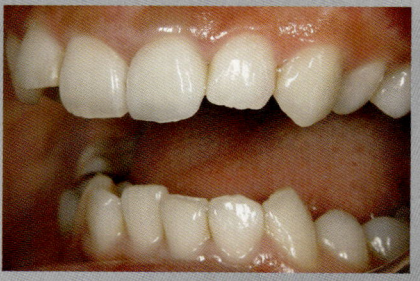

STEP 15 ホワイトニング後の仮着

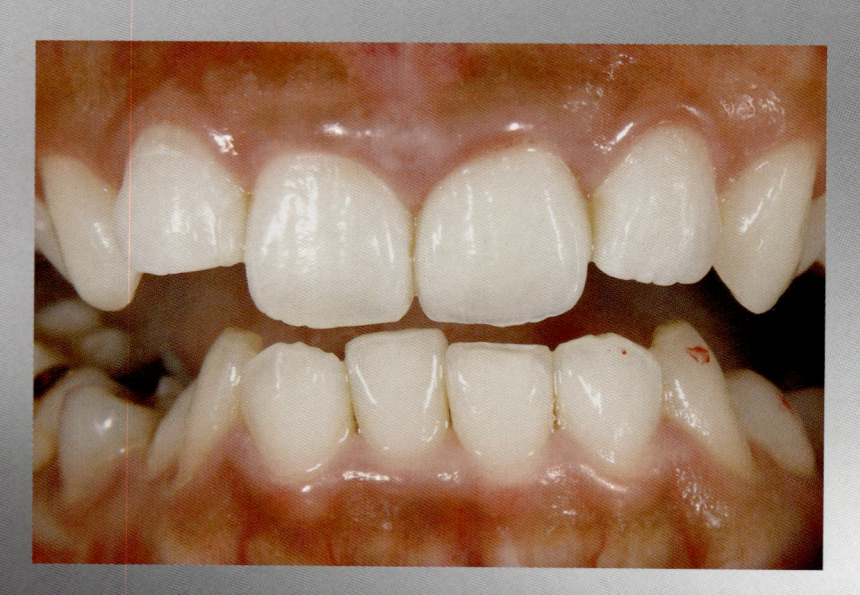

Part 1
CAD/CAMジルコニアセラミックスの物性や強度に関する事項

Preface

　歯科補綴に使用されているジルコニアが強く美しい素材であることは，歯科医療従事者の多くが知るところである．しかし，ジルコニアセラミックスの臨床経験を多く持つ歯科技工士や補綴臨床医であっても，その詳細な特徴をあまり理解せずに使用していると感じることは少なくない．本書刊行現在，ジルコニアやCAD/CAMに対する誤解や理解不足が原因とされる破折や破損などの報告も，その需要とともに増加傾向にある．本Partでは，ジルコニアセラミックスの主要材料であるジルコニアとその専用陶材の物性や特異性について，さまざまな角度から実験や調査を行った．それらの検証結果を紹介しながら，製作上の問題やトラブルを回避し，厳しい環境下で長期間の使用に耐えうるジルコニアセラミックスに照準を定め，本編のオープニングとしたい．

Chapter 1
セラミックスフレーム材の分類とジルコニアの基本物性

歯科用セラミックス開発の足跡

　現在わが国で臨床応用されているほとんどのオールセラミックスレストレーションの製作は，プレスセラミックスや歯科用 CAD/CAM システム（以下，本書では便宜的に CAD/CAM と表記する）によりクラウンやフレームの提供を受け，フレームには専用の陶材を築盛するという方法が一般的である．無論その審美性に関しては，重要な部分であることは間違いないが，それはフレーム材に構造上信頼できる強度があって初めて成立するのではないだろうか．

　まずは，歯科用セラミックス（フレーム材を含む）の開発の歴史を物性とともに簡単に紹介する．物性に関してはすでに多くの文献に掲載されており，いささか情報過多の感も否めないが，臨床応用する場合や製作時に役立つ情報を中心に説明を行う．さらに詳しく知りたい読者は，専門書や学会誌などを参照されたい．

　オールセラミックスの開発は古くからなされており，その歴史は 1962 年に発表されたメタルセラミックスよりも 70 年ほど前の 1889 年にさかのぼる．そして，さまざまな改良を重ね 1965 年 McLean ら[1] により，われわれにも記憶にあるアルミナスポーセレンジャケットクラウンが発表された．筆者も，歯科技工士養成校の学生時代に白金箔を支台歯に巻きつけ圧接して製作を行った実習を懐かしく思い出す．しかし，ポーセレン（陶材）の弱点である "脆さ" により臨床に耐えうるレベルには達していなかったため，長い期間メタルセラミックス（陶材焼付鋳造冠）に主役の座を譲ることになる．

　その後 1980 年代になり，キャスタブルセラミックス『Dicor』が発表され，それまでと異なる製作法などから一時期話題には上ったが，審美性・強度面の不安要素から広がりを見せることはなかったようである．そして

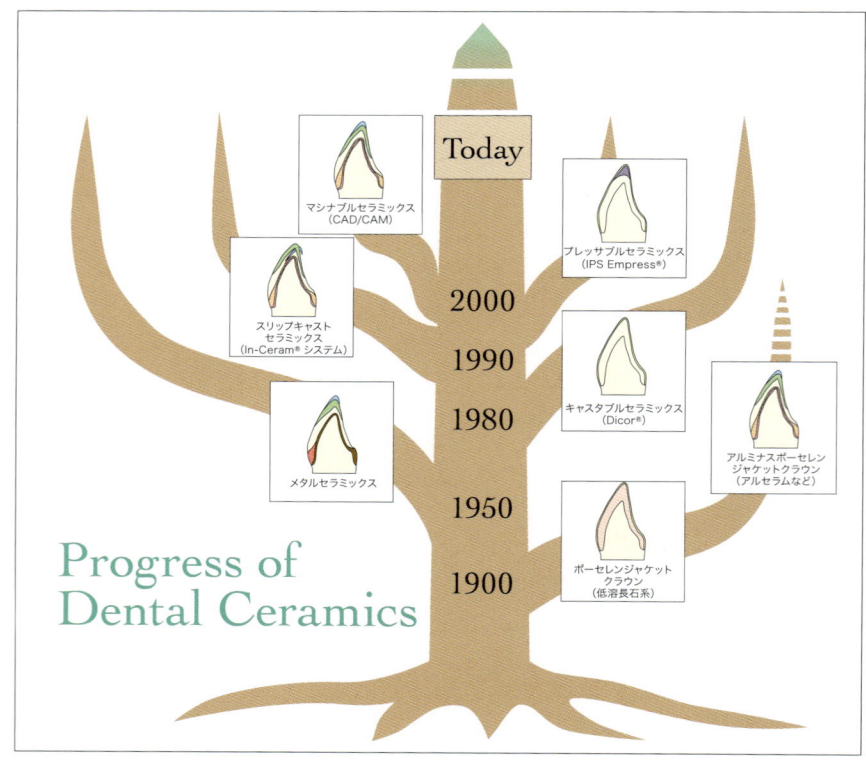

Fig. 1　デンタルセラミックスの開発推移の概念図

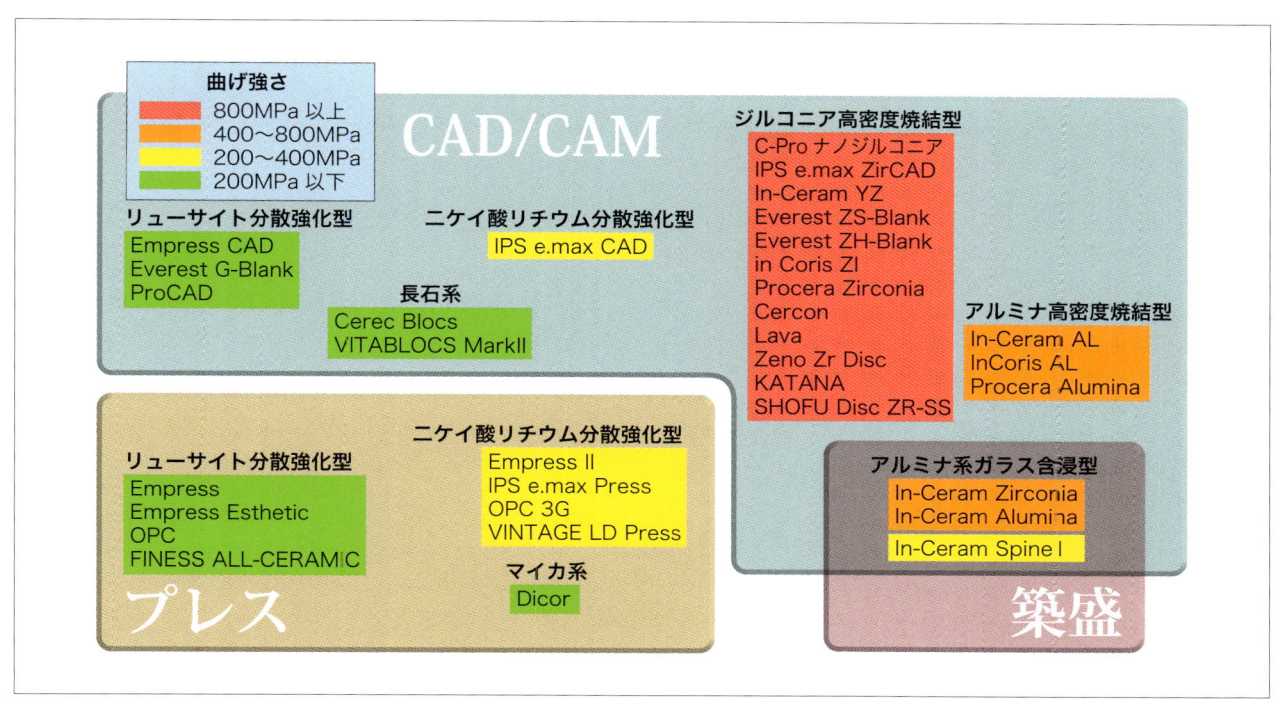

Fig. 2 現在国内で使用されているオールセラミックス（一部）の，製作方法と曲げ強さによる分類表（曲げ強さの値は近似値）

1990年代にシリカベースのリューサイト含有プレッサブルセラミックス『IPS Empress』，二ケイ酸リチウムベースの『IPS Empress 2』（その後，色調などが改良された『IPS e.max』が発売．Ivoclar Vivadent）とともに，情報技術（IT）産業の発展に伴い，CAD/CAMが臨床応用可能となった[2]（**Fig.1**）．

確かにプレッサブルセラミックスやガラス含浸アルミナセラミックスの臨床結果を目にすると，筆者も良好な適合性や高いレベルの審美再現性に感服したが，強度や操作性などを考慮すると，自身のラボでの臨床導入には踏み切ることはできなかった．

そして1990年代の後半についに，それまでの物性をはるかに上回る高密度焼結型の素材を使用したProcera AllCeram（以下，ProceraAl．Nobel Biocare）が市場に登場したことにより[3]，筆者もそれまで他人事としかとらえていなかったオールセラミックスレストレーションの臨床導入に踏み切ることとなった（**Fig.2**）．

その後，CAD/CAMの進歩とともに，さらに高強度材質のジルコニアや，アルミナとジルコニアの複合材料の登場で，ブリッジや連続冠など臨床適応範囲も広がり，現在に至っている．しかし，開発されてさほど時間が経過していないため，臨床成績の報告が十分ではなく，注意を払ったうえで使用する必要がある．

オールセラミックスに限らず，歯科補綴に使用される材料には，必ずその強度が求められる．開発の歴史はすなわち高強度への挑戦だったといえる．しかし"強い"材質は，臨床上間違いが起こった場合にも，口腔内で壊れてくれない怖さを十分理解したうえで使用すべきである．この高強度の材質が，術者の経験や知識・技術不足を一時的に覆い隠すために利用されてはならないと強く感じている．

ジルコニアの特性

1．ジルコニアの基本物性

ジルコニアは，ジルコニウムの酸化物である．純粋なジルコニアは，常温から融点2,700℃まで温度を上げていくと，低いほうから

単斜晶（常温〜1,170℃付近）

正方晶（1,170〜2,370℃付近）

立方晶（2,370℃〜融点）

の結晶構造の転移が起こる．しかし，単斜晶と正方晶間の転移では，両者の密度の相違から大きな体積変化（約4.6％）が起こる．つまり昇温時には大きな収縮，降温時には大きな膨張を生じる体積変化を伴うため，焼結体

は昇降温を繰り返すと自己破壊に至ってしまい，純粋なままでは，1,000℃付近で繰り返される陶材築盛用の高温耐熱材料（フレーム）としては使用できない（**Fig.3**）．

そこで，Y_2O_3（酸化イットリウム），CaO（酸化カルシウム），MgO（酸化マグネシウム）などの安定化剤と呼ばれる他成分を固溶させると，立方晶や準安定正方晶を生成して温度変化による構造相転移が起こらなくなるため，昇降温による亀裂や破壊を抑制することができる．そして，さらに安定化剤を少量（Y_2O_3：2～8mol%）に抑えて固溶させた部分安定化ジルコニアのほうが，相転移を完全に抑制した安定化ジルコニアよりも，高強度・高靭性などの機械的に優れた特性を発揮するとされてい

る（**Fig.4**）．

歯科で用いられている"ジルコニア"とは，この部分安定化ジルコニアであり，以降本書でも"ジルコニア"とは部分安定化ジルコニアを指すものとする．

またもう一つの大きな特性として，ほかのセラミックス材は，破壊が起こったときにその亀裂がセラミックス粒子の間を縫うように進展し破壊が進行するが，ジルコニアの場合，亀裂先端のジルコニア粒子が結晶構造を変化させて，相変態する際に体積膨張することで亀裂先端に圧縮応力が発生し，亀裂の進行を抑制することが挙げられる．これは"マルテンサイト相変態"と呼ばれ，鋼の焼き入れと同形式の変態であり，ジルコニアが"セ

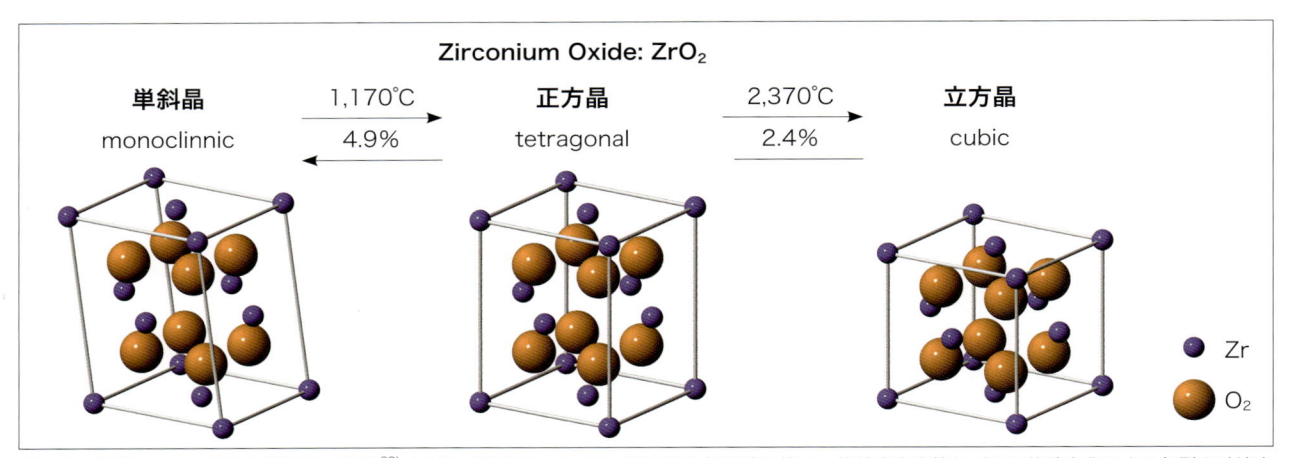

Fig.3 純ジルコニア特性の概念図（文献[89]より）．純ジルコニアは，結晶系の相転移に伴い，体積変化を伴う〔この体積変化による亀裂や破壊を防ぐため，Y_2O_3，CaO，MgO，CeO_2 などの安定化剤を固溶させて，立方晶にしたものを安定化ジルコニアという（例；Y_2O_3：8～12mol%）．一方，安定化剤を少なくして立方の母相中に正方晶を析出させた材料を部分安定化ジルコニアという（例；Y_2O_3：2～8mol%）〕．

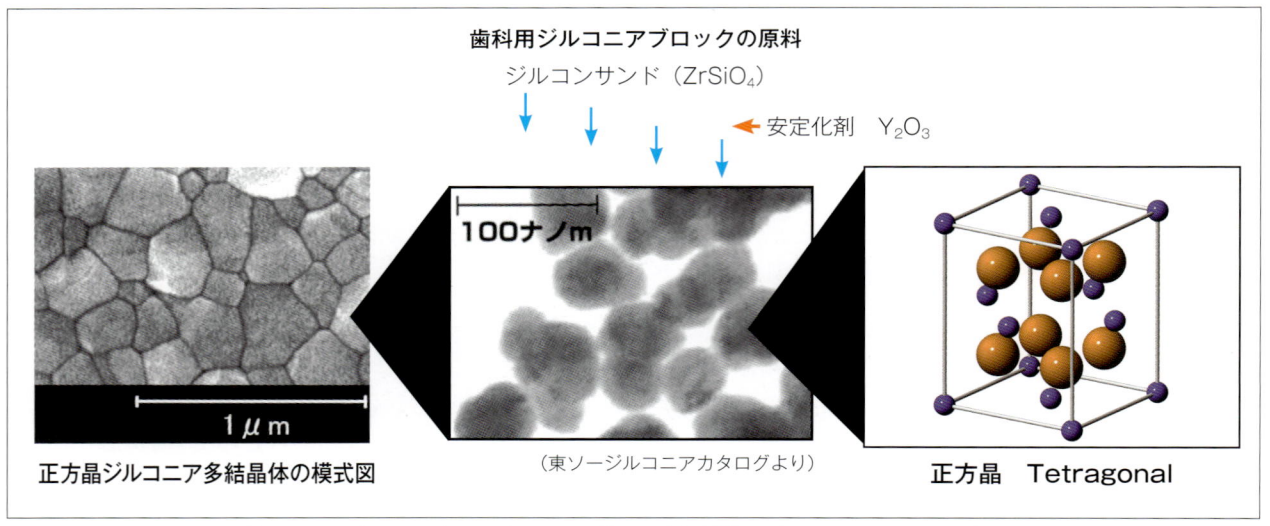

Fig.4 歯科用ジルコニア（部分安定化ジルコニア）の概念図および模式図（文献[89]より）．歯科用ジルコニアブロックは，安定化剤として Y_2O_3 を少量固溶された素材で，ジルコニアは安定な正方晶の微粒子で構成されている．YSZ：(Yttria Stabilized Zirconia)，Y-TZP，3Y-TZP：(Y_2O_3-doped Tetragonal ZrO_2 Polycrystals)

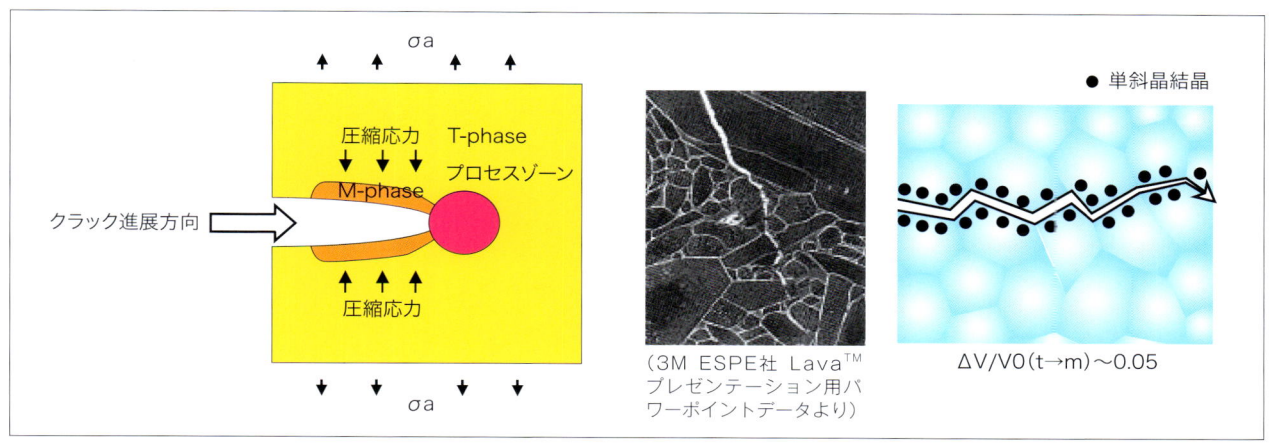

σa

圧縮応力　T-phase

M-phase　プロセスゾーン

クラック進展方向

圧縮応力

σa

（3M ESPE社 Lava™
プレゼンテーション用パ
ワーポイントデータより）

● 単斜晶結晶

ΔV/V0(t→m)〜0.05

Fig.5　マルテンサイト（応力誘起）相転移機構概念図．外部からの応力に誘起されて正方晶結晶がより安定な単斜晶結晶に変態する．それに伴い体積膨張とせん断歪みを起こした転移強化が，高靭性化の要因と考えられている

ラミックスチール”とも呼ばれている所以である[5,6]（**Fig.5**）．

　ジルコニアは一般工業界では，その高い強度や耐熱性から，刃物やスライサー，電化製品部品，自動車部品などに幅広く使用されている（**Fig.6**）．医療界では1980年代より高耐久性の金属とともに人工関節に応用されて，多くの良好な臨床結果を得られているとの報告がある（**Fig.7**）．歯科領域では以前から矯正用ブラケットに応用されている．また，わが国ではあまり一般的ではないが，支台築造用ポストなどにも使用されてきた経緯がある．また，名和らは，双方向ナノ複合化という概念により，正方晶ジルコニア多結晶体（セリア安定化ジルコニア）粒子に数百 nm サイズのアルミナの粒子，さらにそのアルミナ粒子内に数十 nm サイズの正方晶ジルコニア多結晶体粒子を取り込んだきわめて高い強度と靭性をもつナノ複合体（商品名；C-Pro ナノジルコニア）を発表した[6〜10]．

2. フレーム材の強度の比較

　ここで，CAD/CAM フレームの材料として使用されているアルミナや各社ジルコニアと他の材料や天然歯質との強度・靭性・弾性係数・ビッカース硬さの物性の比較を行う（メーカー公表値ならびに文献発表値）．セラミックス素材の強度や靭性の研究は，“硬さ”と“脆さ”というセラミックスがもつ両面の特性をいかに克服し，臨床応用に耐えうる機械的物性を上げていくかということであったと思われる．

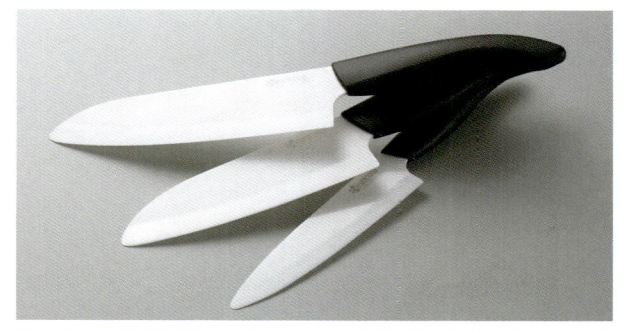

Fig.6　一般工業界におけるジルコニアの使用例（画像提供：京セラ株式会社）

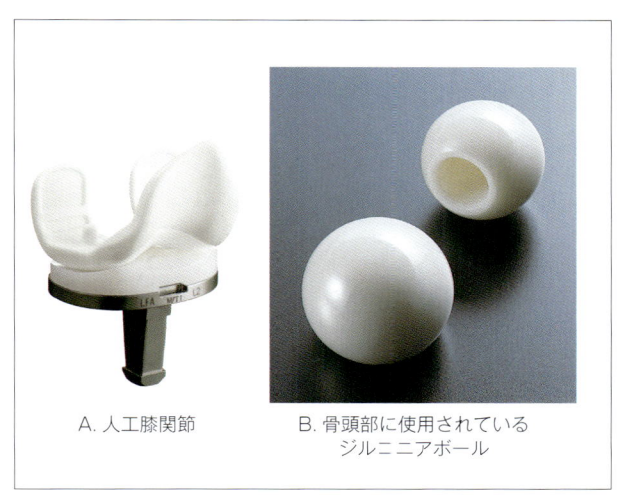

A. 人工膝関節　　　B. 骨頭部に使用されているジルニニアボール

Fig.7　医科におけるジルコニアの使用例（画像提供：京セラメディカル株式会社）

　曲げ試験値では，高密度焼結型の Procera を基準として考えた場合，シリカベースセラミックスのエンプレスは 52%，ガラス浸透型のインセラムスピネルが 60%，インセラムアルミナで 86%，インセラムジルコニアが 120%である．そして今後 CAD/CAM の中心となる部

分安定化ジルコニア類が150〜220%の曲げ強さを示している．これはかつてのガラス結晶型の Dicor の実に10倍もの強度を持っていることになる（**Fig.8**）．

破壊靱性値は，Procera Al に対し，エンプレスII 75%，インセラムアルミナ110%，インセラムジルコニア160%，部分安定化ジルコニア群は140〜240%であり，C-Pro ナノジルコニアは460%という驚異的な値を示している（**Fig.9**）．メタルセラミックスにおいても，金属フレームにわずかな弾性変形が起こり陶材部分に引っ張り応力が発生すると，焼付けた陶材は簡単に剥離・破折することが知られている．同様にアルミナやジルコニアフレームに専用陶材を焼付けたクラウンにも当然同じ現象を想定しなくてはならない．

そのうえで弾性係数値（ヤング率）を比較すると，曲げ強さと破壊靱性でトップを独占していたジルコニアよりもアルミナのほうが大きい値を示している（**Fig.10**）．したがって，アルミナが主成分になっている Procera Al やインセラム（アルミナ，ジルコニア）がジルコニアよりも高い値を示している（インセラムジルコニアには，アルミナが約70〜80%含まれている）．

弾性係数（ヤング率）が高いということは，同じ荷重で力を加えたときに変形しにくい材料であるといえるわけで，アルミナよりもジルコニアがしなやかであり，割れにくい（アルミナよりも破壊せずに変形しやすい）素材であることを意味している（**Fig.10**）．無論，セラミックスであるがゆえに，荷重が限界を超えた場合は変形によって応力を十分緩和することができず，ただちに破断を起こすことになる（脆性破壊）．

また，ビッカース硬さもアルミナのほうが高く，ジルコニアは低い値を示している（**Fig.11**，**Table**）．これは，ジルコニアはフレーム材として，われわれになじみ深いカーボランダムポイントや，ダイヤモンドポイントを使用しても，それほど神経質になることなく比較的簡便で快削性に富んだ調整が可能となることを示している．反対にアルミナは，ビッカース硬さと弾性係数が高いため，「硬いがもろい」ことを示していて，フレーム調整時のチッピングに十分注意を払わなければならないことを示唆している[5,6,9]（**Fig.12**）．

ここで，アルミナとジルコニアの物性の比較をまとめると，次のようになる．

ジルコニア……強度は非常に高く，アルミナと比べると変形しやすい．快削性に富む

アルミナ………強度はジルコニアの35%ほどであるが，弾性係数が高い．これは，ジルコニアと比較して，もろく変形を起こしにくいともいえる．硬度は高く，調整時のチッピングに注意を要する．

参考までに，脆さ（Brittleness）は，以下のように定義されている．

$$脆さ Brittleness (B) = \frac{硬度 Hardness (H)}{破壊靱性 Fracture Toughness (Kc)}$$

本項で述べてきたジルコニアやアルミナのデータは，エナメル質と象牙質の値と比較しても十分な強度，靱性を持つ材料であることがわかる．しかし同時に，天然歯質との強度差は臨床応用を行ううえで十分に注意を要する点でもある．

以上，ジルコニアの基本物性の特徴を述べてきたが，最後に「ジルコニアの低温劣化」に触れておきたい．

補綴素材としてジルコニアが発表された当時，低温劣化の問題が取り沙汰されたことがあった．その後，多くの研究者により，長期間の口腔内装着を想定し，温水中への浸漬やオートクレーブを用いるなどさまざまな条件下におけるジルコニアの強度低下に対する検証が行われた（誌幅の都合により詳細は割愛する．詳しくは巻末に示す参考文献を参照されたい）．

それらによれば，ジルコニアの歯科補綴物への応用にはおおむね問題はないとされている一方で，ある一定の条件下では劣化が促進することもありうるとの報告も見られる．われわれ歯科技工士はこれらの点を理解しておき，信用のおけるジルコニア材料を注意深く選択する必要がある．

なお，わが国の CAD/CAM メーカーが使用しているジルコニアブロックの原料のジルコニア粉末は，1社（東ソー株式会社）からの供給とのことであり，素材自体は同じジルコニアである（**Fig.13**）．しかし，ジルコニアブロックを製作するためのジルコニア粉末の供給元は同一であっても，ブロックの製造元は各社さまざまである．一般的にセラミックスは，その成型・焼結方法や測定方法によって，その物性値に差が生じることも理解しておきたい（Chapter3 も参照）．

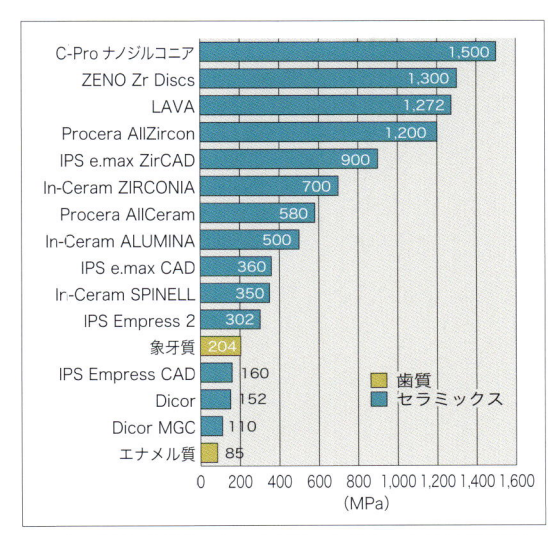

Fig.8 CAD/CAM フレーム材料，セラミックス材料各種と，天然歯質の曲げ強さ

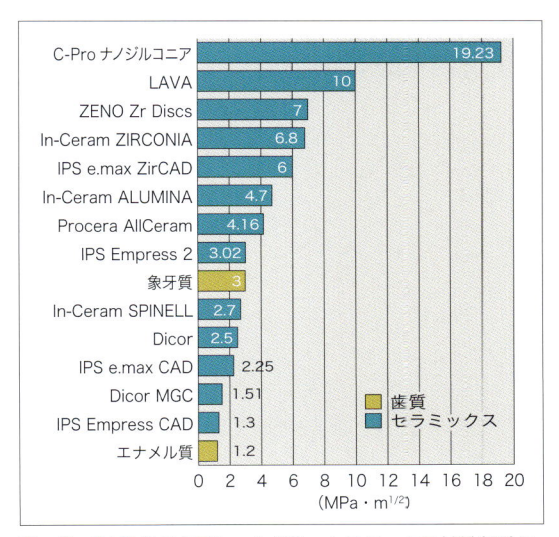

Fig.9 CAD/CAM フレーム材料，セラミックス材料各種と，天然歯質の破壊靭性

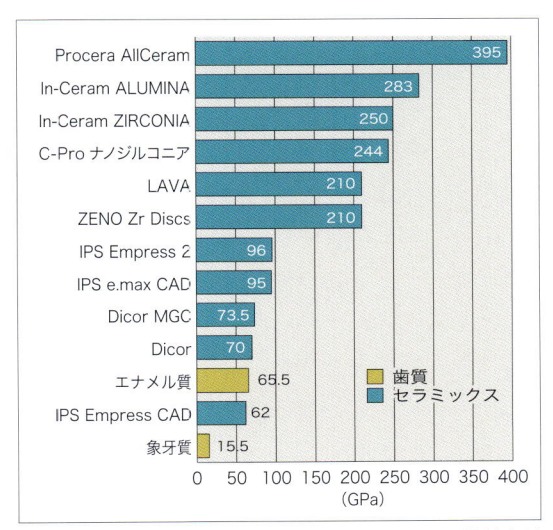

Fig.10 CAD/CAM フレーム材料，セラミックス材料各種と，天然歯質の弾性係数

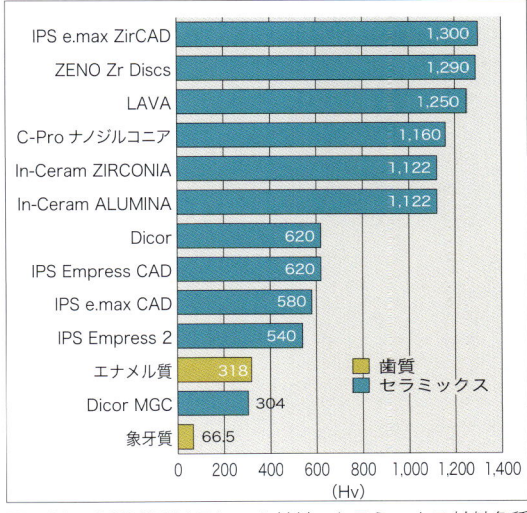

Fig.11 CAD/CAM フレーム材料，セラミックス材料各種と，天然歯質のビッカース硬さ

Table アルミナとジルコニアの物性値の比較．強度はジルコニアが高く，硬度と弾性係数（ヤング率）はアルミナが高いことを示している

	アルミナ	ジルコニア
曲げ強さ（MPa）	380～440	1,200～2,400
ヤング率（GPa）	350～400	196～255
硬度（Hv）	1,900	1,270～1,400
破壊靭性（MPa・m$^{1/2}$）	3.5～5.0	6.0～7.0
密度（kg/m³）	3.9～4.0×10³	5.5～6.1×10³
熱膨張係数（×10^{-6}K^{-1}）	7.7～8.1	10～10.5

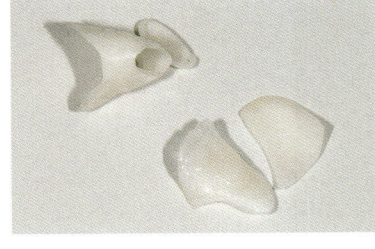

Fig.12 アルミナコーピングの破折例．ラフな調整を行うと，比較的簡単に破折を起こすことを示している

Fig.13 東ソー社製ジルコニアパウダー（a）とパウダー単体の SEM（走査型電子顕微鏡）画像（b）．わが国では東ソー社製のジルコニア粉末が各セラミックスメーカーにより成型加工・焼結（仮・本）される

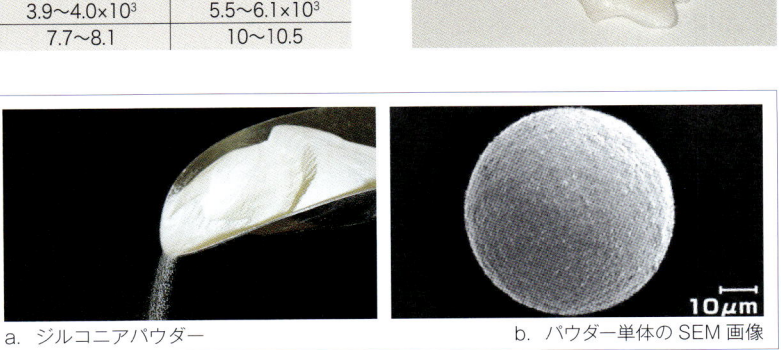

a．ジルコニアパウダー

b．パウダー単体の SEM 画像

Chapter 2

専用陶材とフレーム材料の焼付強度

専用陶材とフレーム材料の焼付メカニズム

　歯科技工士にとって，アルミナやジルコニアフレームを臨床で使用するために最も重要な案件は，フレーム材そのものの強度と並んで専用陶材との焼付強さにある．フレーム材がいかに高強度・高靭性などの優れた特性を発揮したとしても，築盛・焼成した陶材が機械的嵌合力や化学的接合力の不足から剥離や破折を起こしてしまうようでは，よい補綴様式とはいえない．まずはじめに，ジルコニア（およびアルミナ）と陶材との焼付様式は，メタルセラミックスとは全く異なるメカニズムであることを述べておかなければならない．

　これは意外と知られていないことで，フレーム材がセラミックス系の材質ということもあろうが，たとえばオペーク陶材とデンティン陶材のように，両者が溶け合い溶着しているものと考えている人が多いようである．すでに臨床導入をしている方に対してこの説明を行った場合にも，しばしば驚きの表情に接することがある．

　本項では，ジルコニアおよびアルミナフレームの表面にさまざまな条件で処理を施したうえで，走査型電子顕微鏡（以下，SEM）画像観察とデータの解析を行う．そして陶材とフレーム材との焼付断面の観察に加え，異なる条件の処理を行ったテストピースを使用した焼付せん断試験値などの結果から，どのような処理を行うことが機械的嵌合力を最も高めることになるかを探っていく．なお，今回の実験には，『Vintage AL』（アルミナフレーム用），『Vintage ZR』（ジルコニアフレーム用）および『Vintage Halo』（メタルフレーム用）を使用した（いずれも松風）．

メタル，アルミナとジルコニアの焼付様式の違い

　メタルセラミックスにおいては，フレーム（メタル）と陶材の両者の焼付強度を確保することが，その複合体としての強度に大きく影響するといわれている．その溶着機構は，"化学的接合力" "機械的嵌合力（陶材の圧縮力の接合力）" の一連の機構が複雑に関連しあい，金属と陶材が強固に結合するというものであることはよく知られている[1]．このメカニズムは非常に複雑であり，陶材の主成分はもとより金属に添加されている微量元素（Sn，In，Fe など）の添加量によっても焼付強度は左右される．焼付用金属もメタルセラミックス用陶材も，その焼付強度を最大限に発揮されるよう改良がなされて現在に至っている．

　このようにメタルセラミックスがさまざまな力で溶着していることに対し，ジルコニアやアルミナは，陶材焼成温度（約 900 ～ 1,000℃）の範囲において，その焼結体表面は，反応の場として不活性であるといわれているため，理論的に化学的結合は見込めないとされてきた．伴らによる詳しい調査[2, 6, 9, 87] により，メタルセラミックスにおいては全焼付強さの約半分に化学的結合力が寄与しているといわれているが，これを持たないオールセラミックスの焼付メカニズムは，分子間維持力（ファンデスワールス力），微細な凹凸との機械的嵌合力と推定していることが報告されている（**Fig.1 ～ 3**）．

　もちろんオールセラミックスにおいても，陶材とフレーム材が強固に密着していなければ，わずかな力でたちまちフレームから剥がれ落ちてしまうであろう．事実，オールセラミックスの研修現場などで，初心者が不用意に処理を行ったため，フレームからの剥離や，そこまでではなくても，界面にクラックを生じてしまった事例を目にすることがある．また，わが国よりも早くオールセラミックスの普及が進んだ国において，フレームから陶材が剥離・破折したという報告をたびたび聞くことがある．その原因はさまざまであろうし，想像の域を脱しえないが，いずれにせよオールセラミックスクラウンの破損であり，このようなことが起こらないように，フレームの取り扱いには十分に配慮する必要がある．

　無論，補綴物は口腔内で生じる種々の応力に耐えなければならない．口腔内という厳しい環境のなかで長期に安定した機能を発揮するためには，前述した分子間維持

力に加えて機械的嵌合力を少しでも高める正しい処理を行ったうえで製作されることが望ましいと考えている.

ここで，ジルコニアおよびアルミナとメタルセラミックスの接着せん断試験値の比較グラフを示す（**Fig.4**）．これは，万能試験機を使用して，10mm × 15 mmの各フレーム材に 5mm × 5mm のオペーク陶材＋ボディ陶材を焼付けた試験片を製作し，一定の方向に荷重を掛けて剥離した時点での値を測定したものである（**Fig.5**）．このグラフが示すように，正しい処理が行われたフレームと陶材との焼付強さは，ジルコニア，アルミナともにメタルセラミックスと同等もしくはそれ以上であることがわかる．それでは，メタルセラミックスと同等の焼付強さを得るためには，どのような処理を行うべきかを考えていきたい．

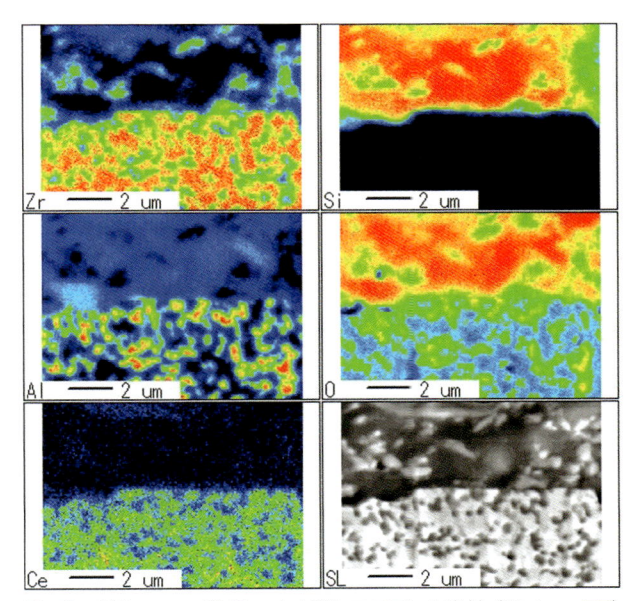

Fig.2 ジルコニア（C-Pro ナノジルコニア）と陶材（Vintage ZR）との結合界面の特性 X 線面分析（Zr・Si・Al・O・Ce）と組成像（SL）．画像下半分はジルコニアである．各元素の含まれる量が多くなるに従って色調が寒色系→暖色系へ変化する（文献[87] より）

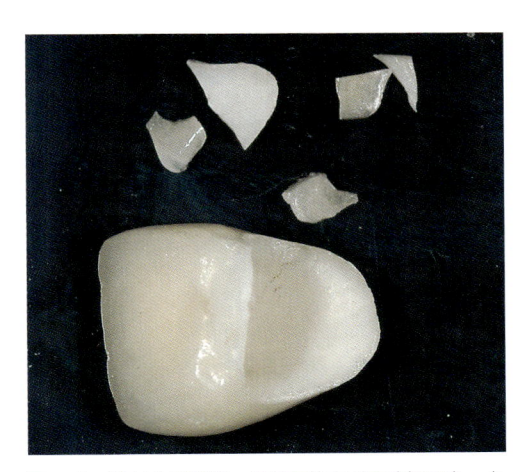

Fig. 1 陶材の剥離例．梱包の仕方が不適切であったのか，輸送中に舌側マージン付近の陶材が剥がれ落ちている．マージン付近に不当な圧力が加わったことが想像できる

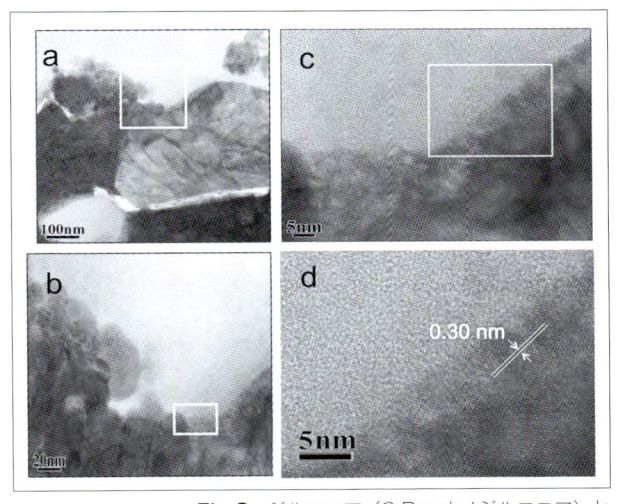

Fig.3 ジルコニア（C-Pro ナノジルコニア）と陶材（Vintage ZR）との結合界面の HRTEM（高分解能透過電子顕微鏡）像．a → d の順に拡大されている．d のドット 1 粒が原子を表している．0.30nm のバーの間にジルコニウム原子が均等に配列されていることから，界面に中間反応層は確認されなかったとしている．伴らの調査では，陶材（Vintage ZR）と C-Pro ナノジルコニアの焼き付け界面を電界放出型走査電子顕微鏡（FE-SEM）で観察したところ反応層が確認されなかったとし（**Fig.3-a**），続いて HRTEM を用いて原子レベルの調査を行い，ここでも中間反応層は確認されなかったと報告している．これまでも多くの研究者がさまざまな方法でこの調査を行ってきたが，原子レベルの本報告で両者の結合メカニズムにおける有力な解明となったのではないだろうか（文献[87] より）

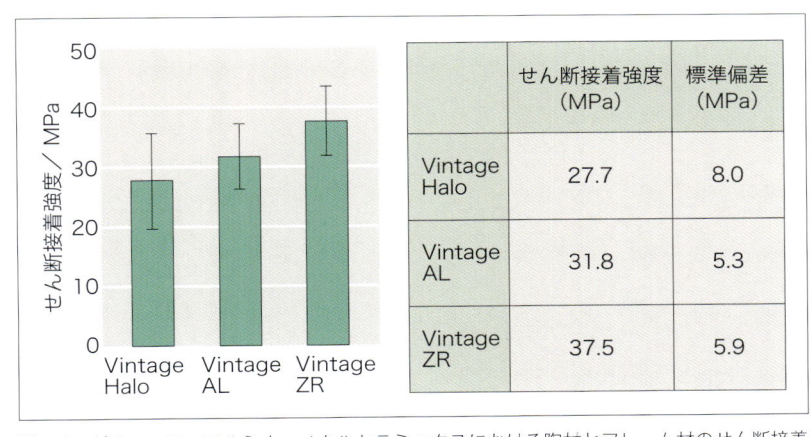

	せん断接着強度 (MPa)	標準偏差 (MPa)
Vintage Halo	27.7	8.0
Vintage AL	31.8	5.3
Vintage ZR	37.5	5.9

Fig.4 ジルコニア，アルミナ，メタルセラミックスにおける陶材とフレーム材のせん断接着強度（MPa）．アルミナ（Vintage AL），ジルコニア（Vintage ZR）においても，正しい処理を行うことにより，メタルセラミックス（Vintage Halo）と同等の焼付強さを得ることができる

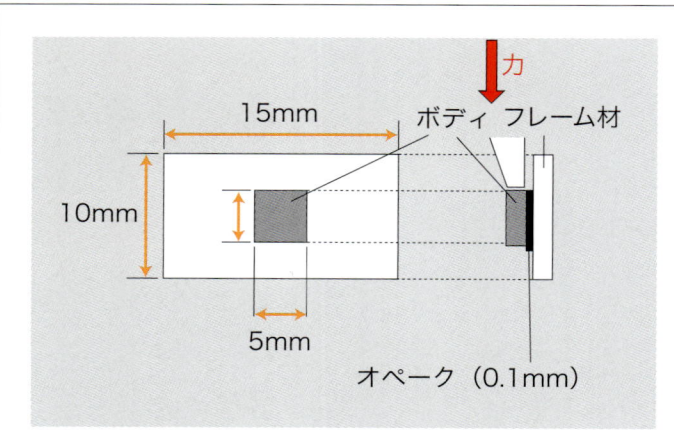
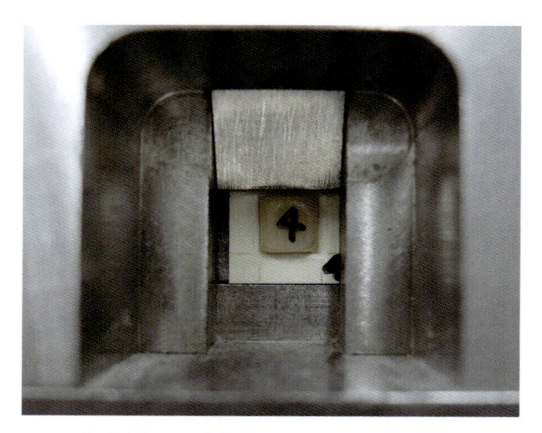

a：せん断試験の模式図．10mm × 15mm の各フレームに 5mm × 5mm のオペーク陶材＋ボディ陶材を焼き付けた試験片を製作し，一定の方向に荷重を掛ける

b：万能試験機に試験片をセットしたところ．画像中央部奥に見える「4」が記入してある部分が陶材で，上から荷重を掛けてフレームから剥離する値を求める

Fig.5　万能試験機を用いたジルコニア，アルミナ，メタルセラミックスのせん断試験

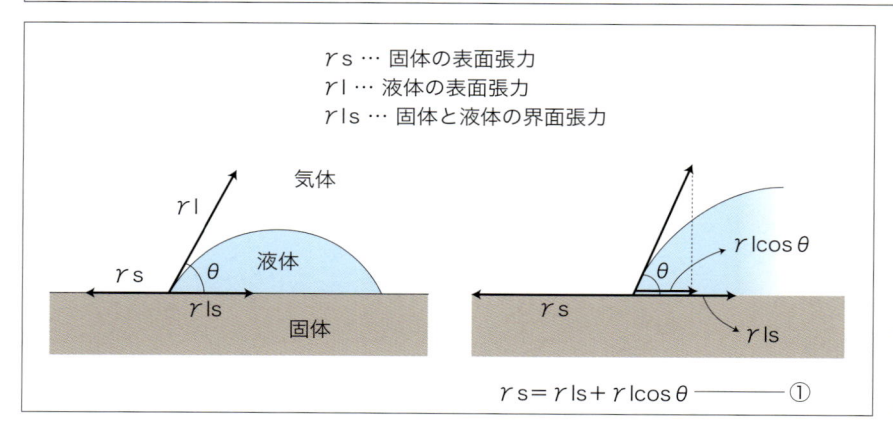

γs … 固体の表面張力
γl … 液体の表面張力
γls … 固体と液体の界面張力

$$\gamma s = \gamma ls + \gamma l \cos \theta \quad ①$$

Fig.6　ぬれの模式図．接触角度 θ が小さいほどぬれがよく，大きいほどぬれが悪いと判断される（文献[1]より）

ぬれの重要性とアルミナサンドブラスト処理の是非

　メタルセラミックスでは，ディギャッシングによってメタル界面に生成された酸化物（膜）により，焼付表面の「ぬれ」の状態が焼付強度に大きく影響を及ぼすことはよく知られている（**Fig.6**．なお，陶材からの影響については後述する）．したがって機械的嵌合力しか持たないオールセラミックスにおいては，フレーム表面のぬれ性を向上させ，より強い嵌合力を求めなければならない（サンドブラスト処理による結晶構造の変化についてはPart3 chapter7にて詳しく述べる）．

　ジルコニアおよびアルミナの「ぬれ」性を向上させるには，以下の2つの方法が推奨されている．

　① Al$_2$O$_3$によるサンドブラスト処理（以下，アルミナサンドブラスト．場合によってはサンドブラスト処理と呼ぶ）……ジルコニアおよびアルミナの比表面積を高めることで，陶材との焼付面積が増

加し，機械的嵌合力が向上すると考えられるため．

　② ジルコニアおよびアルミナ表面の熱処理（詳しくは後述する）……フレーム表面に付着したゴミなどを焼却するため．

　しかし，アルミナサンドブラストによる噴射圧が，ジルコニアフレームの表面にマイクロクラックの発生と，表面の結晶構造変態（正方晶から単斜晶への）を引き起こす可能性があることなどの理由で，アルミナサンドブラストに否定的な見解を示すメーカーもある[2]．

　財満らはアルミナサンドブラストにより，ジルコニアの強度低下が起こるかの検証を行っている[16]．これは，ジルコニア焼結体に噴射圧を変化させてアルミナサンドブラストを行った後に，3点曲げ強さを測定し比較検討を行ったものである．

　ちなみに実験試料などを数多く製作していると，その中のいくつかは，軽く手指で触れるだけで簡単に剥離してしまうことがある．これは，機械的嵌合力が弱いこ

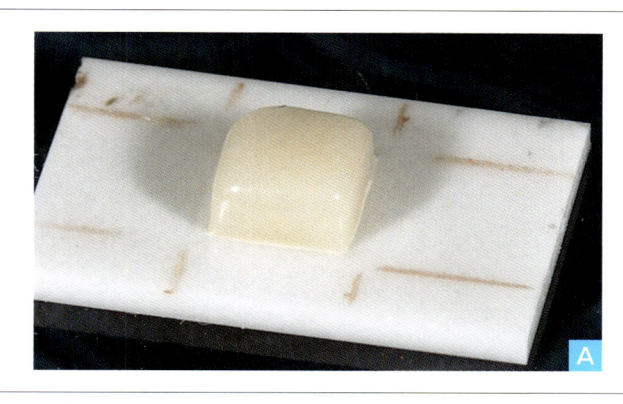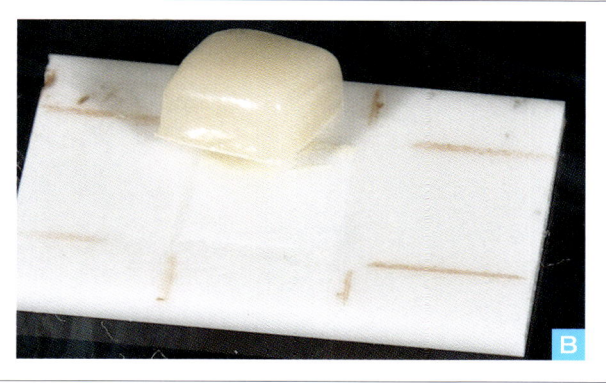

Fig.7 表面処理を行わないフレーム材からの陶材の剥離．未処理の表面がスムーズなフレームに陶材を焼付けても（**A**），非常に弱い圧力を加えるだけで簡単に剥がれてしまう（**B**）．これは，ジルコニア板の汚れ（コンタミネーション）や陶材界面の気泡などが主な原因と考えられる．臨床応用を行う場合は適切な処理と陶材の取り扱いが求められる

Table.1 アルミナサンドブラストにおける圧力の影響（N＝10）（文献[16]より）

噴 射 圧（MPa）	なし	0.2	0.4	0.6
3点曲げ強度（MPa）	1,216	1,206	1,138	1,167
標準偏差（MPa）	82	71	87	113

とも理由であろうが，それよりもジルコニア面の汚れや陶材界面での気泡の発生などが主たる原因であることが予想される．臨床応用を行う場合にはジルコニアの適切な前処理と陶材の取り扱いが求められる（**Fig.7**）．

◆ Laboratory Test：ジルコニアの強度へのアルミナサンドブラスト処理の影響

Material & Method／TZ-3Y-E（東ソー）ジルコニア焼結体に所定の圧力にて 70μm のアルミナサンドブラストを行った後に，3点曲げ強さを測定した．なお，試験体形状および試験方法は，JIS R1601「ファインセラミックスの曲げ強さ試験方法」に準じ，試験は万能試験機（インストロン 5597；インストロン）を用い，クロスヘッドスピード 0.5mm/min の条件にて行った（N＝10）[注1]．

Result／実験結果を **Table.1** に示す．アルミナサンドブラストの各圧力によって，曲げ強さの値に大きな変化はない（誤差の範囲内[注2]）ことが示されている（Tukey の多重比較[注3]〔有意水準 1 ％〕による．有意差なし）．

以上の結果を見る限り，アルミナサンドブラストがジルコニアの曲げ強さに大きく影響を及ぼしてはいないと考えても差し支えないだろう．これまで多くのメー

カーから異なる情報が発信されるたびに，アルミナサンドブラストの是非を心配しながら臨床技工を行ってきた．しかしこの結果を見る限り，少なくともアルミナサンドブラストが悪影響を及ぼすことはないことが推察され，これは，歯科技工士が安心して臨床技工に取り組むうえでの一つの朗報だと考えている．

[注1] N ＝ 10
被試験体数 10 を表し，値は 10 回の試験値の平均で求めている．
[注2] 標準偏差（standard deviation：S.D.）
統計値や確率変数の散らばり具合を表す数値の1つで，σ や s で表す．上記の試験値の場合，この数字が小さいとデータにバラツキが少ないことになる．
[注3] Tukey の多重比較
各試験値に差がある場合，それが物性に伴う差であるのか，測定誤差による差であるのか判断する統計上の比較手法を多重比較という．そのなかで最も一般的に行われる手法の一つが Tukey の方法である．上記のデータでは有意差がない結果であるので，材料差ではなく実験誤差と考えられる．この計算は非常に複雑であるため，通常統計解析ソフトを使用して行われる．

適切なアルミナサンドブラストの設定

アルミナサンドブラスト処理がジルコニアの強度を低下させる大きな原因となってはいないことは判明したが，はたしてどれほどの有効性が認められるかの検証を行う必要がある．そこで，歯科で用いられているジルコニアおよびアルミナとほぼ同一成分の試験片を用いて以下の実験を試みた．

1．アルミナ砥粒の粒径と圧力条件を変えてアルミ
　ナサンドブラストを施し，SEM 画像による表面
　状態を観察する
2．SEM 観察を行った被試験体に対し，表面粗さを
　測定するとともに，陶材を築盛・焼成し，焼付界
　面の SEM 画像を観察する
3．さらに陶材を焼付けた試験体に対し，3 点曲げ試
　験を行い，陶材とジルコニアとでの剥離が生じた
　荷重から焼付強度を算出する

1. アルミナサンドブラスト後のフレーム表面の SEM 観察

　10mm × 10mm のジルコニアおよびアルミナの試験
片に対し，以下に示す条件でアルミナサンドブラストを
行った．

　そして，各表面状態の SEM による観察と，表面粗さ
測定器（SURFCOM 1500SD：東京精密）を用いて表
面粗さを測定し，算術平均粗さを比較した．

a）ジルコニアへのアルミナサンドブラスト
◆アルミナサンドブラストの条件
・ロカテックサンドソフト：粒径 30μm ／噴射圧 0.2
　MPa・0.4 MPa・0.6 MPa
・ロカテックサンドプレ：粒径 110μm ／噴射圧 0.2
　MPa・0.4 MPa・0.6 MPa
・松風ハイアルミナ：粒径 70μm ／噴射圧 0.2 MPa・
　0.4 MPa・0.6 MPa

◆サンドブラスト処理後の SEM 観察

　それぞれの SEM 像の観察では，未処理のものと比較
をすると，サンドブラスト処理による荒れが，表面に明
らかに確認できる（**Fig.8**）．

　ロカテックサンドソフト 30μm（以下, サンドソフト）
では，噴射圧を強くすることにより，表面粗さが増大し
ていることがわかる（**Fig.9**）．ロカテックサンドプレ
110μm（以下, サンドプレ. いずれも 3M ESPE）では，
各噴射圧でその効果は増大し，粒径の大きさにより表面
が粗くなっていることがはっきりと現れている
（**Fig.10**）．しかし，粒径がロカテックの中間ともいえ
る松風ハイアルミナ 70μm（以下, ハイアルミナ）では，
噴射圧 0.2 MPa で処理を行った場合，サンドソフトの
画像と比較すると，その表面粗さはサンドソフトよりも
弱く現れているように見られる．それでも 0.4 MPa・0.6
MPa と噴射圧を強くすることにより，一定の効果が観
察できる（**Fig.11**）

　そして，同時に行った表面粗さ測定器によるデータ
（**Fig.16** にて後掲）にも，これらの SEM 観察と同様
にロカテックの粒径の違い，噴射圧の強さを上げること
による表面粗さの違いがはっきりと示されている．

　以上の観察から，ジルコニア試験片に対し，粗い粒
子と高圧力のアルミナサンドブラスト効果によって表面
粗さが増し表面積が増大していることから，アルミナ砥
粒の粒径と噴射圧を上げることにより，機械的嵌合力増
大の可能性を期待させる結果となった．

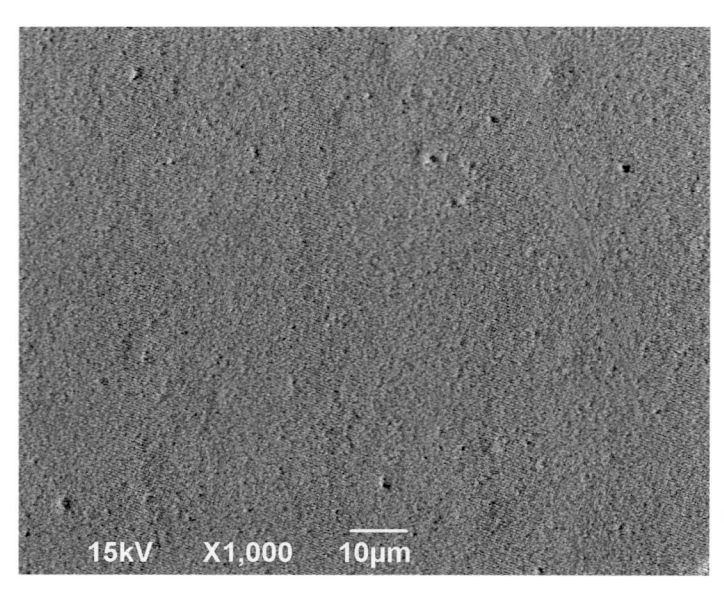

```
15kV    X1,000    10μm
```

Fig.8 未処理のジルコ
ニア表面の SEM 画像（×
1,000）

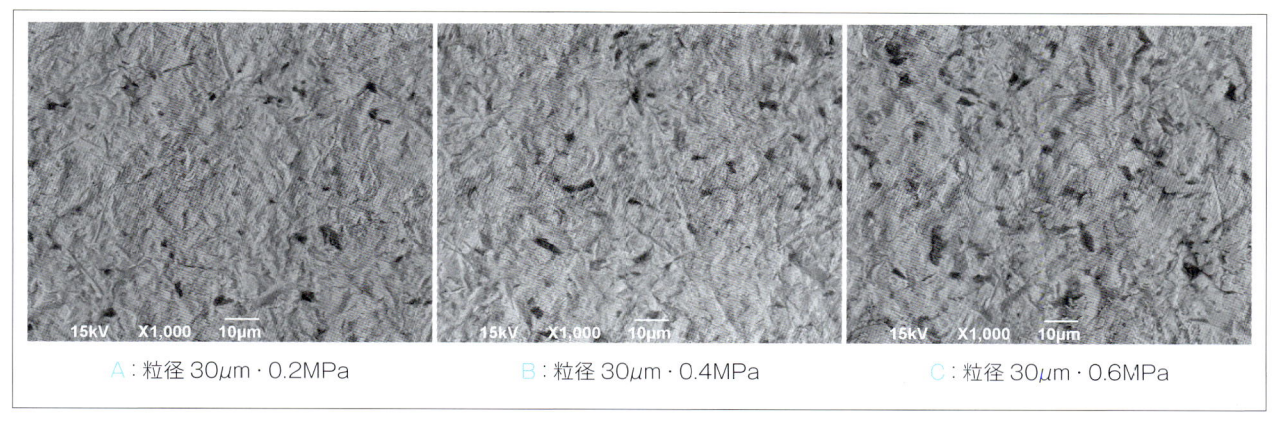

A:粒径 30μm・0.2MPa   B:粒径 30μm・0.4MPa   C:粒径 30μm・0.6MPa

Fig.9 ジルコニアにロカテックサンドソフト（粒径 30μm）を，0.2MPa（A）・0.4 MPa（B）・0.6 MPa（C）の噴射圧てアルミナサンドブラストした際の表面の SEM 画像（× 1,000）．**Fig. 6** の未処理の画像と比較すると，サンドブラスト処理による違いは明確である

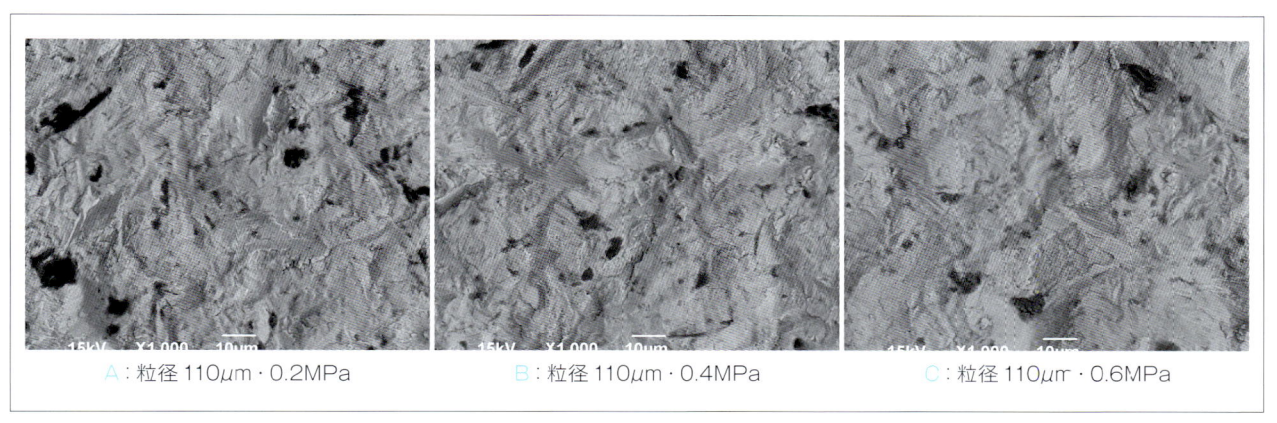

A:粒径 110μm・0.2MPa   B:粒径 110μm・0.4MPa   C:粒径 110μm・0.6MPa

Fig.10 ジルコニアにロカテックサンドプレ（粒径 110μm）を，0.2MPa（A）・0.4 MPa（B）・0.6 MPa（C）の噴射圧でアルミナサンドブラストした際の表面の SEM 画像（× 1,000）．**Fig. 7** のサンドソフトの画像と比較すると，サンド粒子によるくぼみが大きいことがわかる

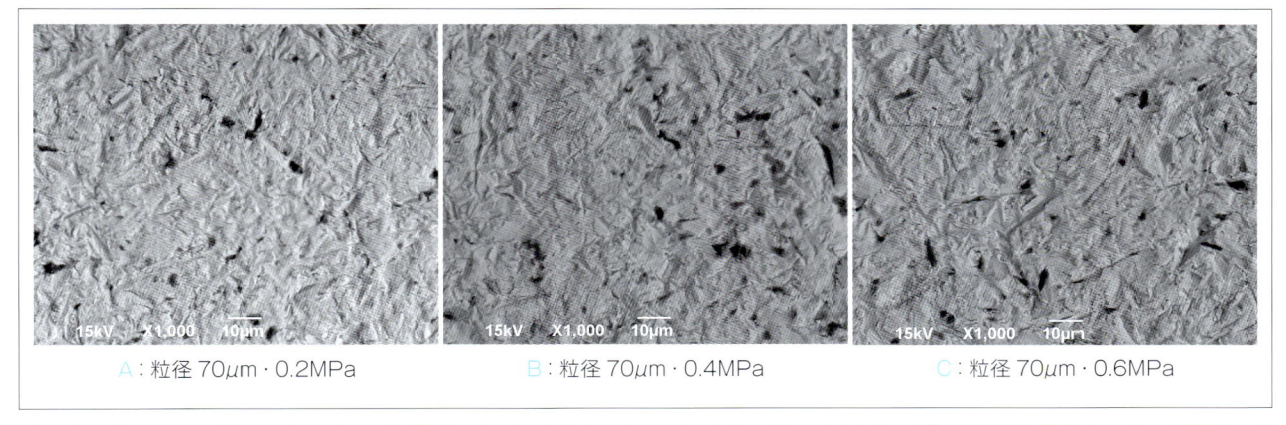

A:粒径 70μm・0.2MPa   B:粒径 70μm・0.4MPa   C:粒径 70μm・0.6MPa

Fig.11 ジルコニアに松風ハイアルミナ（粒径 70μm）を，0.2MPa（A）・0.4 MPa（B）・0.6 MPa（C）の噴射圧でアルミナサンドブラスト処理した表面の SEM 画像（× 1,000）．ロカテック処理（**Fig. 7, 8**）と比較すると，表面粗さが多少弱いが，0.4 MPa・0.6 MPa の圧力では十分な効果が確認できる

b）アルミナへのアルミナサンドブラスト

◆アルミナサンドブラストの条件

予備実験の結果，アルミナには

・ロカテックサンドソフト：粒径30μm／0.4 MPa

・ロカテックサンドプレ：粒径110μm／0.4 MPa

・松風ハイアルミナ：粒径70μm／0.2 MPa・0.4 MPa・0.6 MPa

の条件に絞ったアルミナサンドブラストと，参考までに，シンターダイヤポイントHPによる研削処理も行い，SEM 観察を行った．

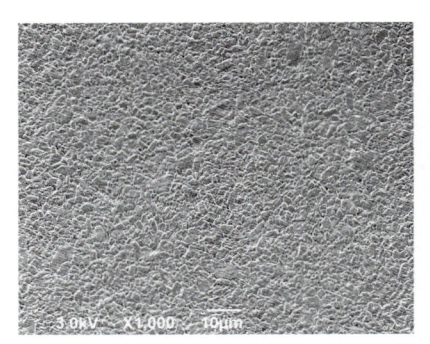

Fig.12　未処理のアルミナ表面のSEM画像
（×1,000）

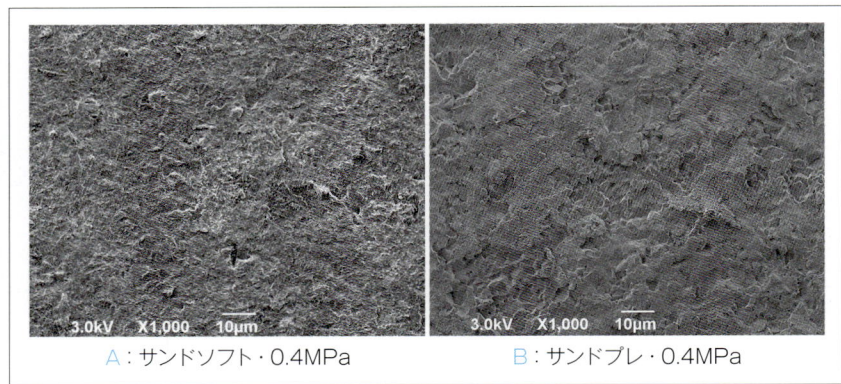

A：サンドソフト・0.4MPa　　　B：サンドブレ・0.4MPa

Fig.13　アルミナにロカテックサンドソフト（粒径30μm）を0.4 MPa（A），ロカテックサンドブレ（粒径110μm）を0.4MPa（B）で処理した表面のSEM画像（×1,000）．両種とも大きな違いは見られないが，未処理のものと比較すると効果があることがわかる

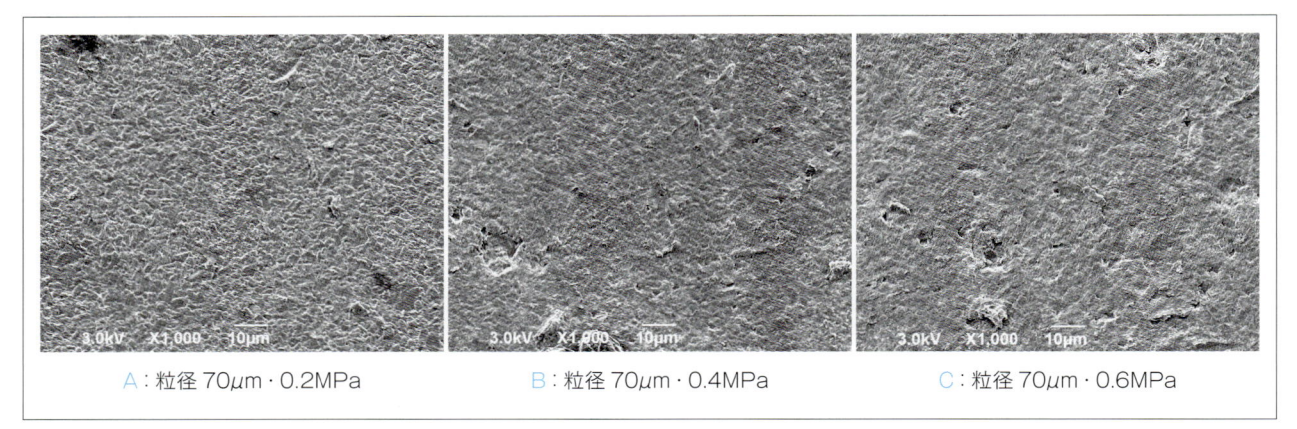

A：粒径70μm・0.2MPa　　　B：粒径70μm・0.4MPa　　　C：粒径70μm・0.6MPa

Fig.14　アルミナに松風ハイアルミナ（粒径70μm）を，0.2MPa（A）・0.4MPa（B）・0.6MPa（C）で処理した表面のSEM画像（×1,000）．噴射圧の強さの違いがロカテックほど増大していないことがわかる

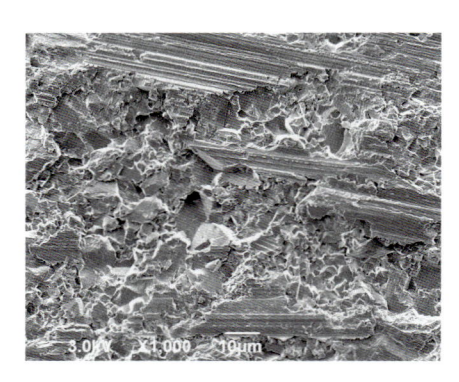

Fig.15　アルミナにシンターダイヤHP
を使用して表面の研削処理した後のSEM
画像（×1,000）．均一な面ではないが，
表面粗さの効果は十分出ていることがわ
かる

◆サンドブラスト処理後のSEM観察

　アルミナのSEM観察においては，全体的にジルコニア画像と比較すると，粗さの程度が弱いことがわかる．

　ロカテックについては，噴射圧0.4 MPaで処理を行った粒径30μm・110μmの画像からは，それぞれ大きな違いは見られないが，未処理のものと比較すると，表面の粗さは十分確認できる（**Fig.12，13**）．

　ハイアルミナでは，さらに表面の粗さは弱く，噴射圧を強くするとわずかに表面粗さの増大が認められる程度である（**Fig.14**）．そして，参考のため行ったシンターダイヤHPを使用した表面の研削処理後の画像を観察すると，不均一ではあるが，十分な粗さが確認できる（**Fig.15**）．

　これらについて表面粗さ測定値で確認を行ってみる

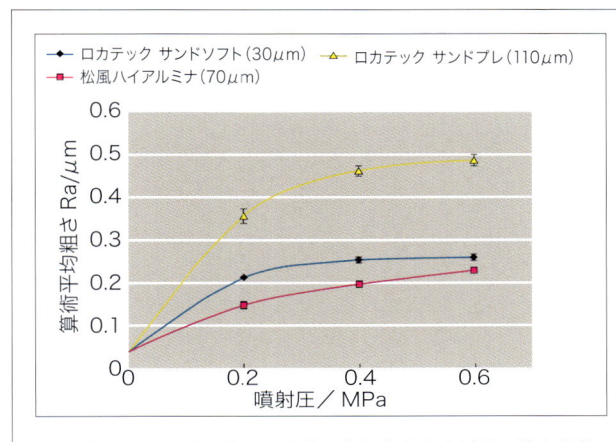

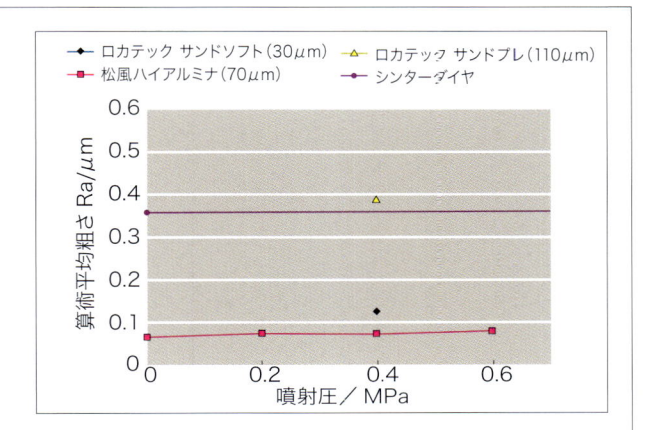

A：ジルコニアの表面粗さ測定値．各種粒径と噴射圧の増大が効果の大きさと比例していることがわかる．

B：アルミナの表面粗さ測定値．ロカテックは一定の効果を示しているが，ハイアルミナは表面粗さが増大していない．ジルコニアと比較すると，おおよそ算術平均粗さ（Ra／μm）が0.1ほど低い値を示していることがわかる．

Fig.16　ジルコニア（**A**）およびアルミナ（**B**）の表面粗さ測定器による算術平均粗さデータ

と，ロカテックでは画像観察評価よりはっきりとした表面粗さを示しており，特にサンドプレを用いたものではシンターダイヤHPを用いたものと同等の表面粗さが得られ，サンドブラストの効果が認められた．

しかし，ハイアルミナによるサンドブラストでは，0.2 MPa・0.4MPa・0.6MPaと噴射圧を強くしてもロカテックほど表面粗さが増大していない（サンドブラストの効果がほとんど認められない）ことがわかる．

c）ジルコニアおよびアルミナへのアルミナサンドブラストの比較考察

表面粗さ測定値において，ジルコニアおよびアルミナ両者のグラフを比較すると（**Fig.16**），Chapter 1で述べたように，アルミナのほうがジルコニアよりも高硬度であり，硬いアルミナサンドの粒子が硬度の低いジルコニアに衝突することにより，軟らかい素材のほうに傷が付くことは容易に考えられる．そして，アルミナサンドの粒子が同一硬度のアルミナに衝突した場合，前者より表面が滑らかな状態を呈することも想像の範疇である．

しかし，両素材ともハイアルミナ（70μm）とそれよりも粒径の小さい30μmのサンドソフトを用いた場合を比較すると，サンドソフトのほうが，表面粗さが増大している．この理由を勘案すると，まずロカテックとハイアルミナサンドの粒子形状の違いが考えられる．

そこで，両種のアルミナサンドを，同倍率（×200）とアルミナサンド粒子単体がほぼ同程度の大きさになる倍率で撮影を行った．同倍率のSEMでは，各粒子の大きさとともに，大まかな形状の違いが観察できる（**Fig.17**）．さらにアルミナサンド粒子単体のSEMでは，ハイアルミナと比較して，サンドソフトならびにサンドプレともに粒子が鋭利な角度を持つ形状であることがよくわかる（**Fig.18**）．またもう一つ考えられるのは，各ブラスターペンのノズルの機構をはじめ先端の材質や形状の違いにより，噴射圧が同一でも粒子の噴射速度が異なる（ロカテックのほうが速い）ためではないかということである．

アルミナサンドブラストによる表面のSEM画像と表面粗さ測定値による分析では，ジルコニアでは筆者の思惑どおりの結果を確認できたが，アルミナにおいて観察上の効果は寡少であり，予想と異なる結果となった．

したがって，アルミナの表面処理を行う場合は，ロカテック方式を採用するか，もしくは，ダイヤモンドポイントなどを使用し，できる限り均一な表面状態に仕上げる方法が推奨される．しかしこの場合，物性の関係上チッピングや破折のおそれがあるので，過度なストレスとならないように軽いタッチで研削しなければならない．アルミナの取り扱いには十分に注意を払う必要があるだろう．

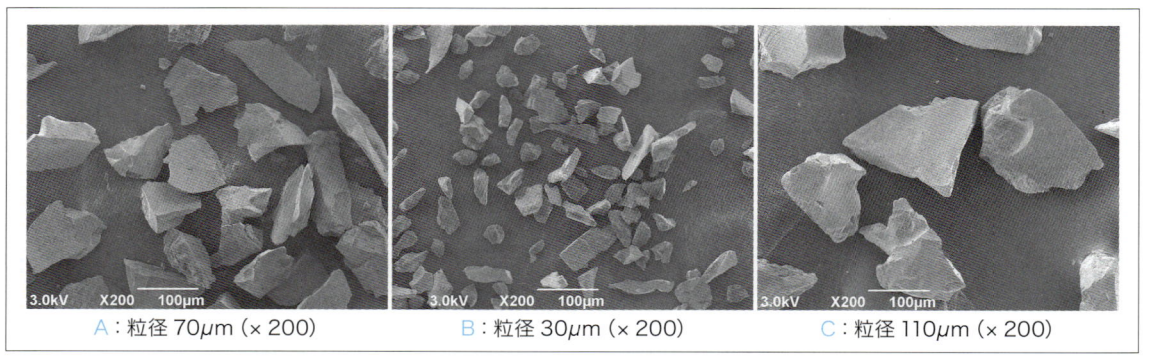

A：粒径 70μm（× 200）　　B：粒径 30μm（× 200）　　C：粒径 110μm（× 200）

Fig.17　ハイアルミナ（粒径 70μm．A）・サンドソフト（30μm．B）・サンドブレ（110μm．C）の SEM 画像（× 200）．各粒子の大きさと大まかな形状の違いが観察できる

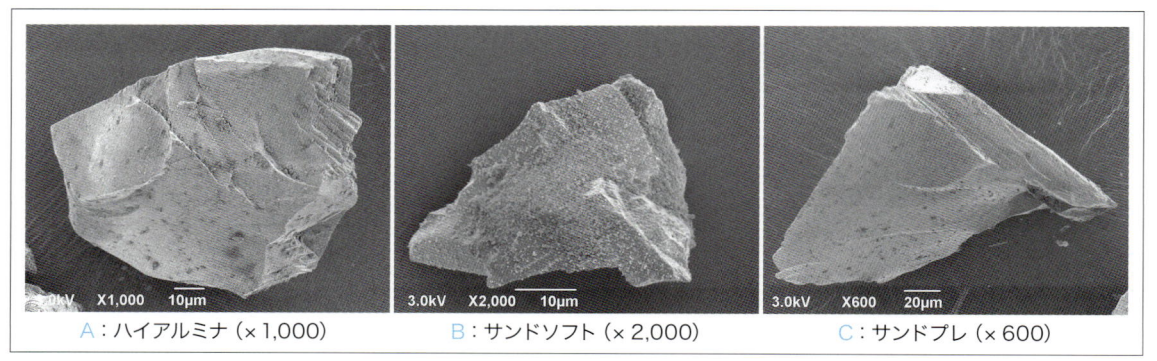

A：ハイアルミナ（× 1,000）　　B：サンドソフト（× 2,000）　　C：サンドブレ（× 600）

Fig.18　粒子単体がほぼ同程度の大きさになるよう倍率を調整した〔ハイアルミナ：× 1,000（A），サンドソフト：× 2,000（B），サンドブレ：× 600（C）〕SEM 画像．ロカテックの両粒子は，ハイアルミナと比較して鋭利な形状をしていることがよくわかる

2.　陶材焼付け後の界面の SEM 観察

　ジルコニアおよびアルミナへの陶材焼付け界面の観察は，10mm × 10mm の平板に 1mm の厚さになるよう各陶材を焼付けた後に，中央部から切断した試料を用いて行った．このため試験体の大きさは，おおむね 10mm × 5mm × 1mm となった．

　界面を観察しているので，観察面のサイズは約 10mm × 1mm となる．この試験体について，SEM を用いてジルコニアおよびアルミナと陶材との焼付状態の観察を行った．なお，比較対象としてメタルセラミックスも加えた．SEM 観察時の倍率は，× 1,500，× 4,000 とした．

a）ジルコニアの陶材焼付界面

　ジルコニアでは，オペーク陶材を 1 層築盛してボディ陶材を焼付けた状態（**Fig.19**）と，ボディ陶材のみを焼付けた状態（**Fig.20**）の界面を観察した．**Fig.19, 20** とも，画像左側の白っぽく見える[注4] 部分がジルコニアで，右側の比較的暗い部分が陶材である．

　ジルコニアにオペーク陶材とボディ陶材を焼付けた断面では，オペーク陶材に含まれるマスキング材が結晶状に点在していることがわかる（**Fig.19**）．ジルコニアにボディ陶材のみで焼付けた界面のほうが鮮明であり，状態を観察しやすい（**Fig.20**）が，両者ともにアルミナサンドブラストによる粗雑な状態の界面に陶材が溶融し，隙間なく焼付いていることが観察できる．

　当然，オペーク陶材とボディ陶材の粒度は異なるが，焼成温度に達することにより完全に溶けているため，オペーク陶材使用の有無にかかわらず，その焼付状態にそれほどの違いはないことを示している．

　要するに，操作性は別にすると，規定の範囲内であれば，焼成過程で溶融する陶材の粒子の大きさは，機械的嵌合力には関係が薄いことが予想できる．

b）アルミナの陶材焼付界面

　アルミナにおいても，ジルコニア同様にオペーク陶材とボディ陶材を焼付けた状態（**Fig.21**）と，ボディ陶材のみを焼付けた状態（**Fig.22**）の界面を観察した．**Fig.21，22** とも，向かって左がアルミナで，向かって

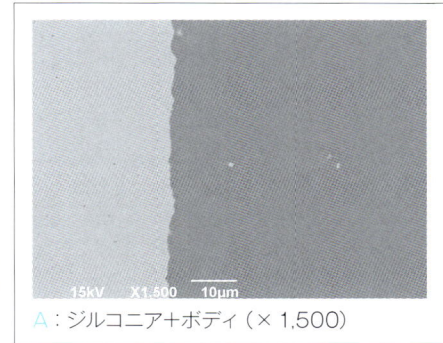

Fig.19 ジルコニアにオペーク陶材とボディ陶材を焼付けた断面の SEM 画像．画像向かって左の無地の部分がジルコニアで，右側が焼付けた陶材である．オペーク陶材に含まれるマスキング材が点在していることがわかる．× 1,500（A），× 4,000（B）

A：ジルコニア＋オペーク＆ボディ（× 1,500）　B：ジルコニア＋オペーク＆ボディ（× 4,000）

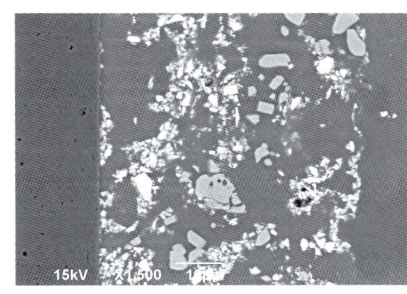

Fig.20 ジルコニアにボディ陶材のみを焼付けた断面の SEM 画像．オペーク陶材使用時の画像と比較して焼付け状態に変わりはない．× 1,500（A），× 4,000（B）

A：ジルコニア＋ボディ（× 1,500）　B：ジルコニア＋ボディ（× 4,000）

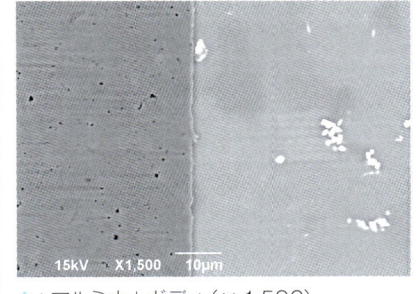

Fig.21 アルミナにオペーク陶材とボディ陶材を焼付けた断面の SEM 画像．白色のマスキング材が多く分布しているように見えるが，ジルコニア用の Vintage ZR と添加量は変わらない．× 1,500(A)，× 4,000（B）

A：アルミナ＋オペーク＆ボディ（× 1,500）　B：アルミナ＋オペーク＆ボディ（× 4,000）

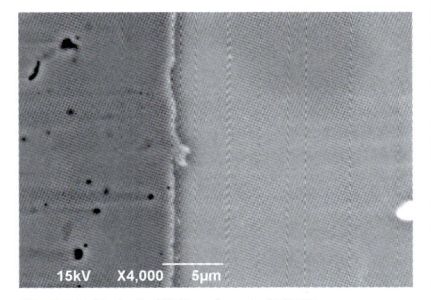

Fig.22 アルミナにボディ陶材のみを焼付けた界面の SEM 画像．界面のわずかなくぼみに隙間なく陶材が溶融し，嵌合していることが観察できる．× 1,500（A），× 4,000（B）

A：アルミナ＋ボディ（× 1,500）　B：アルミナ＋ボディ（× 4,000）

右側が陶材である．オペーク陶材のマスキング材の分布がジルコニアよりも多少多く見えるが，これは画像の撮影部分に多く写り込んでいるだけで，アルミナ用とジルコニア用オペーク陶材のマスキング材添加量に変わりはないとのことである（**Fig.21**）．

ジルコニアと比較すると界面の凹凸は微小であるが，4,000 倍の画像の界面をよく観察すると，特にボディ陶材単体を築盛した画像では，アルミナサンドブラストによりできた凹凸のなかに，陶材が気泡もなくきれいに溶融し焼付いていることが観察できる（**Fig.22**）．

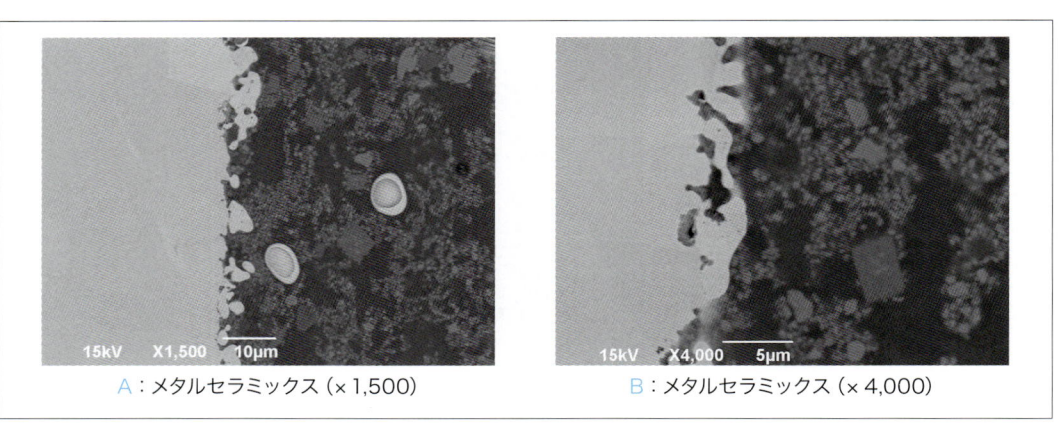

Fig.23　メタルセラミックスの界面の SEM 画像．ジルコニアおよびアルミナと比較すると，界面状態は焼付機構の複雑さを物語っている．×1,500（A），×4,000（B）

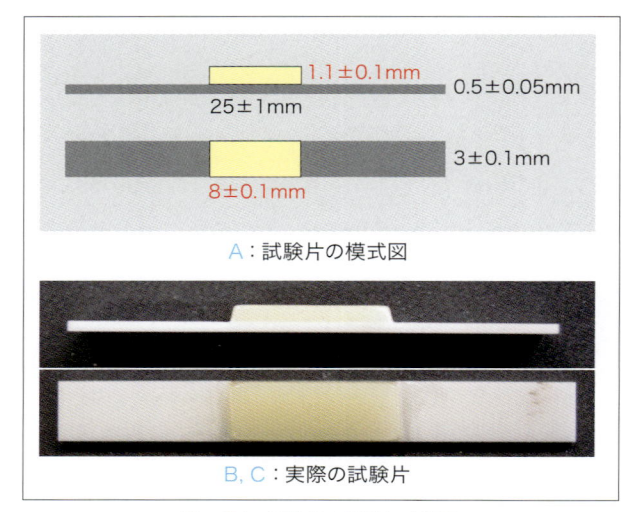

Fig.24　試験片の形状と寸法図

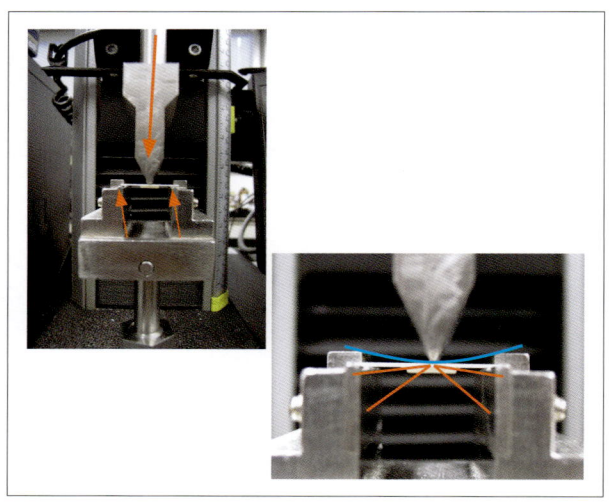

Fig.25　実際の試験状態．3点曲げ治具に陶材面を下にして試料をセットし，ジルコニア面から荷重を掛け，陶材とジルコニア界面での剥離が生じた荷重から焼付強度を算出した（ISO9693 に準拠）

c）メタルセラミックスの界面

　ジルコニアおよびアルミナの陶材焼付界面と比較すると，メタルセラミックスの界面においては，アルミナサンドブラストによる効果も甚大であるのに加えて，酸処理の影響や熱処理後の酸化膜の生成など，界面状態は複雑な形状を呈していることが確認できる（**Fig.23**．向かって左が金属フレーム，向かって右が陶材）．

　この画像からも，メタルセラミックスの溶着機構には，機械的嵌合力に加え，化学的結合力が大きく影響していることが理解できる．

　ジルコニアおよびアルミナを含む一連の界面画像観察から考えると，メタルセラミックスの溶着力がかなり上回っていても不思議ではない．しかし，前述のフレーム3種のせん断試験値（**Fig.2**）を思い返すと，ジルコニアおよびアルミナ表面のわずかなくぼみに，溶融した陶材が入り込んでいるだけの焼付状態が，メタルセラミックスと同等の焼付強度を生じていることには驚きを禁じえない．

注4) SEM 画像におけるコントラスト
　焼付界面の SEM 画像では，組成の違いがコントラストとして現れている．ここで提示した画像においても，重い元素はより明るく，軽い元素はより暗く写っている．
　Zr は Al よりも重い元素なので，ジルコニアのほうがアルミナより明るく（白く）写ることになり，それよりも重い元素で構成された金属部分はさらに白く写っているわけである．

Table.2 焼付陶材（Vintage ZR）の焼成スケジュール

	開始温度	乾燥	昇温	A or V*	最終温度	係留
ジルコニア板熱処理	650℃	3min	60℃/min	A	1,000℃	5min
オペークライナー（1st&2nd）	500℃	8min	45℃/min	V	950℃	1min
ボディ	650℃	3min	45℃/min	V	920℃	1min
グレーズ	650℃	1min	45℃/min	A	910℃	

＊A：大気圧下，V：減圧下

Table.3 アルミナサンドブラストによる表面粗さと焼付強度の実験結果

サンド粒径（μm）	表面粗さ Ra（μm）	焼付強度（MPa）
30	0.230±0.010	27.5±4.1
110	0.489±0.055	27.7±6.9

3. アルミナサンドブラストによる表面粗さと焼付強度との関係

アルミナサンドブラスト処理の条件を変えることにより，表面粗さの状態が変わることは述べてきたとおりである．それでは，その表面状態の違いによる機械的嵌合力に変化はあるのだろうか？

これまで行ってきた実験や観察の分析の結果，表面の状態がより粗雑であれば，焼付面の表面積が増大し，その機械的嵌合力も増大することが予想できる．この予想の真偽を確認するため，以下の実験を行った．

◆Laboratory Test：アルミナサンドブラストによる表面粗さと焼付強度

Material & Method ／幅3mm×長さ25mm×厚さ0.5mmのジルコニア板にロカテックを用いてアルミナサンドブラストを行った（アルミナサンド粒径：30μm，110μm，噴射圧：0.4MPa）．SURFCOM 1500SD（東京精密）を用いて表面粗さを測定後，**Fig.24**に示すような形態に陶材を築盛・焼成した．

スパン長20mmの3点曲げ治具に陶材面を下にして試料をセットした後，ジルコニア面から荷重を掛け，（クロスヘッドスピード：1.5mm/min），陶材とジルコニア界面での剥離が生じた荷重から焼付強度を算出した

（**Fig.25**）．なお，以上の試験はISO9693（金属−セラミック修復システム）に準拠した方法である．

陶材焼成時の条件は**Table.2**のとおりである．なお，焼付け断面観察に使用した試験体も，同様の焼成スケジュールで焼成した．

Result ／実験結果を**Table.3**に示す．結果として，今回の表面粗さの範囲内（ブラスト条件内）で，ジルコニアに対する陶材の焼付き性に差異は観察されなかった．

金属専用陶材の場合，ISO9693で定められた焼付強度の規格値は25MPa以上である．粒径30μm以上のアルミナサンドを用い，0.4MPa以上の噴射圧でサンドブラストを行うことにより，メタルセラミックスと同等の焼付強度が得られるものと考えられる．実際に使用する際は，チッピングなどのおそれがあるため，アルミナサンドブラストの噴射圧は，0.4MPa程度が妥当と考えている．また，粒径30μmと110μmでは後者のほうが2倍以上も表面粗さが大きくなるため，焼付強度が30μmよりも高くなると予想されたが，実際には変わらなかった．表面粗さと焼付強度との間には相関関係があると考えられるが，30μmのサンドブラスト処理で得られる表面粗さであれば，臨床上十分な焼付強度が得られるとともに，それ以上の表面粗さでも焼付強度は飽和し，向上しないことが予想できる．

Chapter 3
歯科用 CAD/CAM システムの概要と考察

CAD/CAM とは

　CAD/CAM とは，コンピュータを利用して製品設計・生産を一貫して行う技法である．このうち，CAD（Computer Aided Design ＝コンピュータ支援設計）は，用語の定義として JIS B3401 に記載されており，「製品の形状，その他の属性データからなるモデルを，コンピュータの内部に作成し解析・処理することによって進める設計」となっている．人の手によって行われていた設計（Design）作業をコンピュータによって支援し，効率を高めるという目的で使用される．

　これが歯科補綴物の製作に用いられる場合は，支台歯など模型の形状をスキャニングし，コンピュータのモニター上にて補綴物（本項ではアルミナやジルコニアフレーム）の設計を行う．この他にも，欧米では口腔内を直接スキャニングするシステムも登場し，臨床応用されている．

　CAM（Computer Aided Manufacturing ＝コンピュータ支援製造）では，データベース化された設計情報および図形などの視覚情報を基にコンピュータ内部で設計モデルを作成し，これに基づいて NC 加工（Numerical Control Machining ＝数値制御による加工法）が可能な工作機械やロボットを制御して生産工程を自動化する．このとき，ドリルなどに代表される削合用工具の刃先の動作を座標値によって定義し，その情報を基に工作機械に内蔵されたサーボモーターが動くことによって工具や被加工物が動作し，加工が行われる．

　一般的に，CAD/CAM は人の手で製作すると製品にむらができる「LSI」（Large Scale Integration ＝大規模集積回路）を代表とする精密電子機器，自動車，建築物などの設計と製造および検査に用いられ，全工程の効率化，品質の向上をもたらした．この他にも，現在では多様な産業に利用されている．

　このように一般工業界では，精密部品などを高精度かつ大量に生産することが CAD/CAM 活用の目的で

あるが，歯科補綴物（フレーム）の製作・加工に用いられる場合は，フレーム設計の元となる模型は二つと同じものはなく，ほぼすべての形状が曲面で構成されているため，設計および加工情報は複雑となり，削合機器には 3 軸以上の高度な制御が求められる．

ジルコニアフレーム材料の製造工程

　現在わが国で受注・生産されている一般的なジルコニアセラミックスフレームの，外注型の製作工程における材料の流れを簡単に述べる．

① ジルコニア粉末（東ソー社製）を，各 CAD/CAM メーカー指定（もしくはメーカーの発売する）のセラミックスメーカーが規定のセラミックスブロックもしくはプレートの形状に加圧成形する．ジルコニアの粒子密度を均一にして焼成後の歪みを少なくするために，パッキングを施したのちに水中にて高い圧力をかけ，等方的に加圧成形する CIP（Cold Isostatic Pressing：冷間等方加圧．**Fig.2**）が行われる．CIP 処理後，用途により仮焼結と完全焼結を施す材料に分かれ，プロダクション工場もしくは，CAM を持つラボに納入される．なお，C-Pro ナノジルコニアは高温下で等方加圧を施す HIP（Hot Isostatic Pressing：熱間等方加圧）で製作されている．

② サテライトラボなどにおいて各システム専用のスキャナを用いて支台歯などの計測を行う．その計測データを，インターネットなどの通信手段を利用してプロダクション工場に転送する（CAD）．

③ プロダクション工場や CAM 保有ラボでは，自社およびサテライトシステムを採用しているラボから転送された計測データを加工データに変換し，前述の半焼結もしくは完全焼結ブロック（プレート）を削り出す．削合加工が行われた後に最終焼結を行う（**Fig.1 ～ 3**）．完全焼結ブロックを使用する場合は削合加工のみ行う．その後，システム

以下，表記は機器名のみとし，製作・販売元の社名は割愛する．

◆ 発売年月

海外と国内での各システムの発売時期をそれぞれ示すことにより，システムの実績がわかる．単に長期間稼働していればよいというものではないが，その間にデータの蓄積やプログラムの改変によりシステムの改善が図られていることが想像できる．

◆ オーダー方式

S-WAVE，Aadva，Cercon，LAVA™ の4システムは，模型送付も受け付けるセンター方式，サテライト方式の両方式を採用している．その他はデータのみを受け付けるサテライト方式である．

◆ スキャン方式

ほぼすべてのメーカーは，高感度CCDカメラもしくはレーザースキャンによる非接触式を採用している．その精度は，日本のユーザーからの要望で年々上がってきている（Part3でも詳述する）．

◆ 製作可能歯数

6〜8歯までを製作限界とするシステムと，単冠からフルマウス（14歯）まで製作可能とするシステムがある．これは，使用しているブロック（プレート）のサイズと，これらをマシンにセットするジグの大きさに左右される．

しかし，14歯まで可能としているシステムでも，削り出すプレートの大きさ（直径と厚み）により限界はある．発注時には，アーチの大きさの他，上下的なサイズにも注意し，それぞれの受注先に確認することが望ましい．また，発表されている歯数はあくまでも，機器とジルコニアプレートのサイズ上，可能であるということである．すなわち，メーカー発表の製作可能本数が，臨床応用できるレベルの精度を達成しているとは必ずしも言い切れないので，注意が必要である．

◆ 削合関係

フルシンター（完全焼結体）を使用しているマシンは，ダイヤモンドバーで削合し，セミシンター（半焼結体）から削合する場合は，多くがカーバイドバーを使用している．加工に使用される削合用バーの消耗状態は，どのメーカーでも使用した時間や回転数を距離に換算して厳しく管理している．また，最小バーの直径が小さいほど，支台歯形態の対応範囲が広くなる（細かい箇所を削合できるが，バーの消耗は早くなる）．

削合は加工データに基づいて3〜5軸制御可能な削合機器によって行われる．この制御軸数とは，削合バーの可動方向と被削合側の可動方向によって決定されている．無論，制御軸の数が多いほど微細な削合が可能となるが，加工データが複雑になることにより，演算能力やメモリ容量など，高いスペックのコンピュータが必要になる．

◆ 最終焼成

セミシンター（半焼結体）ブロックを使用している場合，削合後のフレームを完全焼結する工程においてジルコニアには約20％の焼成収縮が生じる．これを制御するため，個々のマテリアルはバーコードなどで徹底的に管理されている．また，人為的なミスを防ぐために，専用ファーネスにはロック機構が付与されており，焼成工程が完全に終了するまで開けられないようになっているものもある．

◆ ブロックの着色

多くのメーカーが半焼結ブロック（プレート）からの加工後，フレームを特殊溶液（成分は社外秘）に浸透させて着色するシステムを採用している．ちなみに，カラードディスクの発注が増えていると聞くが，専用陶材は下地の色を透過することを念頭に置いて　発注する場合は指定する色調に注意が必要となる．

◆ CAMマテリアル

多くのメーカーの機器が，ジルコニアの他にコバルトクロム合金やチタンやPMMA（ポリメチルメタクリレート），コンポジットレジンを削り出すことができる．その他，オリジナルマテリアルとして，Procera® はアルミナ，C-Pro はナノジルコニアが削合できることが知られている．

Table 調査協力が得られた国内メーカー 11 社の各社 CAD/CAM システムの概要
（掲載はアルファベット順．巻末の System Information 欄も参照してほしい．誌幅の都合により本表では細部は割愛している．詳細については各メーカーに問い合わせていただきたい）

システム名（メーカー）	発売年月	スキャナー機種 & 型式	システム方式	最大ディスク径 & 厚み	使用バー径	軸制御方式・軸数	切削用ジルコニアブロック半焼結	最終焼成温度 & 時間	
Aadva CAD/CAM システム（ジーシー）	2009 年	3Shape D710 3Shape D810	インハウス方式 センター方式	AadvaZirconia ディスク 98.5mm14,18,25mm	2.0, 1.0, 0.6mm（咬合面，内面，マージン）	GM-1000：5 軸 LD-Ⅰ，LW-Ⅰ：3, 5 軸	半焼結		
ARCTICA（カボデンタルシステムズジャパン）	2013 年 6 月	ARCTICA Scan ARCTICA Auto Scan	インハウス方式	ディスクなし	3.6, 2.0, 1.0, 0.6, 0.5mm（咬合面，内面，マージン）	5 軸	半焼結	1,450℃	
BELLEZZA（アイキャスト）	2014 年 4 月	3Shape D810 3Shape D900 3Shape D500	インハウス方式 センター方式（近日開設予定）	ベレッツァプレミアムジルコニア：26mm ベレッツァハイトランスジルコニア：18mm	4X：2.0, 1.0, 0.6mm 5X：ジルコニア用 2.0, 1.0, 0.6 メタル用 3.0, 2.0, 1.5, 1.0	4X：4 軸	半焼結	ベレッツァプレミアムジルコニア 1,450℃	
Ceramill（朝日レントゲン工業）	2013 年 11 月	Ceramill map 400	インハウス方式	Ceramill ZI 12,14,16,18,20,25 mm Ceramill Zolid 12,14,16,18,20,25 mm	2.5, 1.0, 0.3mm（ディスク状マテリアル）1.8, 1.4, 1.0, 0.4 mm（ブロック状マテリアル）	5 軸（A 軸± 30°，B 軸± 180°）	半焼結	1,450℃ 6 ～ 12 時間	
Cercon（デンツプライ三金）	2013 年 2011 年 2012 年	3Shape D-500 3Shape D-710 3Shape D-810	インハウス方式	セルコン ht ディスク 105mm 15,20,25,30mm セルコンベースディスク 106mm 15,20,25,30mm	2.0mm, 1.0mm, 0.5mm（咬合面）	4 軸	半焼結	セルコン ht ディスク 1,500℃ 8 ～ 14 時間 セルコンベースディスク 1,450℃ 8 ～ 12 時間	
C-Pro System（パナソニックヘルスケア）	2014 年 10 月		インハウス方式	ディスク：φ 98 mm 厚み～ 25mm ピン付ブロック形状対応可	φ 2.5/1.0/0.6mm	5 軸	半焼結	使用ジルコニアディスクによる	
	2010 年 1 月	3shape：D500-3SP D800-3SP D810-3SP D900-3SP	オープンセンター方式（3 種類の加工機にて対応）	シリンダー形状：長さ 76mm φ 10 ～ 18 の 6 種類 ナノジルコニア φ 98mm 厚み：10 ～ 35mm の 8 種類 HT ジルコニア φ 98mm 厚み：10 ～ 25mm の 8 種類 ※ピン付ブロック形状対応可	φ 3.0/2.0/1.6/1.2/0.8mm φ 1.3/1.0/0.8 φ 2.5/1.0/0.6	5 軸	完全焼結 半焼結	ナノジルコニア：1,450℃ 2 時間 HT ジルコニア：1,420℃ 2 時間	
ラヴァ™[Lava™]（スリーエムヘルスケア株式会社；3M ESPE）	2006 年	2014 年より株式会社データデザインが DWOS ラヴァ™ Edition として，DentalWings 社製のスキャナとともに販売	センター方式（詳細は要問い合わせ）	すべて直方体ブロック ラヴァ™ プラス ジルコニア（高光透過性ジルコニア）／最大ブロック概形：縦 37mm，横 63mm，厚み 24mm ラヴァ™ フレーム（ジルコニア）／最大ブロック概形：縦 38mm，横 63mm，厚み 15mm（縦 20mm，横 24mm，厚み 24mm）・ラヴァ™ アルティメット：要問い合わせ	0.5mm（咬合面），0.8mm, 1.0mm, 1.5mm, 2.0mm, 2.3mm	3 軸，5 軸	半焼結	ラヴァ™ プラス ジルコニア 1,450℃ ラヴァ™ フレーム 1,500℃ ラヴァ™ アルティメット：要問い合わせ	
Procera®（ノーベルバイオケア）	2000 年	・Genion Ⅰ&Ⅱ ・Forte ・Piccolo ・Model-50	センター方式	ジルコニア ∅ 60mmx 厚み 25mm ※シェード：厚み 20mm	非公開	5 軸（製品により異なる）	半焼結	約 1,600℃ 時間：製品により異なる	
Straumann® CARES（ストローマン）	2010 年 3 月	Straumann CARES Scan CS2 DentalWings 7 シリーズ	センター方式 オープンシステム方式	オープンシステムの場合は加工機に依存	オープンシステムの場合は加工機に依存	スキャナー：5 軸 センター方式：同時 5 軸 オープン方式：加工機に依存	半焼結および HIP（カスタムアバットメント）	センター方式：センター内焼結 オープン方式：選択した材料に依存	
S-WAVE CAD/CAM システム（松風）	2013 年 11 月	3Shape D810 3Shape D900	インハウス方式 センター方式	松風ディスク ZR-SS 98 14,18,26 ブラックスジル 98.5 15,20	2.0, 1.0, 0.6mm（咬合面，内面，マージン）	5 軸	半焼結	松風ディスク ZR-SS 1,450℃ ブラックスジル 1,530℃	
Zeno-Tec®（大信貿易）	2006 年 10 月	3Shape D800/D810/D900	センター方式	98mm/10, 14, 18, 20, 25mm	2mm/1mm/0.7mm（咬合面，内面，マージン）	4 軸／5 軸	半焼結	スタンダードプログラム 1,450℃ /11 時間	

着色方法	対応材料	オープン化への対応の有無	模型のみの受注の有無	製作日数	メーカー保証の有無	無償再製条件	料金加算条件
浸透式 (ZL1～ZL4)	ハイブリッドセラミックスジルコニアセラミックス, PMMA	オープン	OHC加工センターにて対応	ジルコニア3日～チタン2日～	ジルコニア5年破折保証 (規定あり)	模型送り自社スキャナーからのデータ送信 (規定あり)	特になし
着色液浸染法	チタン, ジルコニア, ガラスセラミックス, ハイブリッドレジン, エポキシレジン, PMMA	オープン	－	－	機器1年保証	－	－
カラードディスク使用	5X：ハイブリッドレジン, ジルコニア, ワックス, PMMA, セラミックス 5X：4Xの材料に加えてチタン, コバルトクロム合金	オープン	受注予定なし	※予定ジルコニア中2日(半焼結の場合)ジルコニア中3日(焼結の場合)	検討中	検討中	製作本数により追加加算される予定
浸透式もしくはカラードディスク	ジルコニア, ワックス, PMMA, オールセラミックス, ハイブリッドレジン	オープン			未対応 (2014年秋現在)		
着色済みセルコンhtディスクおよびセルコンベースディスク各種	ジルコニア	オープン(CAD)クローズ(CAM)	施設により異なる	施設により異なる	セルコンZ冠スタンダード認定歯科技工所に限り5年破折保証 (規定あり)	施設により異なる	施設により異なる
左に同じ	ジルコニア, ガラスセラミック, ハイブリッドレジン, ワックスなど	－	－	－	－	－	－
HTのみ着色あり/焼結前浸潤着色	ナノジルコニア, HTジルコニア, ガラスセラミックハイブリッドレジン	あり	なし	1～4歯：中1日5～7歯：中2日義歯床用フレーム：中7日	5年保証	規定あり (要問い合わせ)	フィッティングプラン加算 (模型必要, 調整有り, 中3日) ※オープン対応の場合システム環境により受けれない場合あり
ラヴァ™ プラス ジルコニア：イオン染色液による浸透式 (筆塗りも可能. 未染色を含む9色：歯頸部に向けて濃くなる3層のグラデーション付き) ラヴァ™ フレーム：未染色を含む8色 ※ラヴァ™ アルティメットは要問い合わせ	ジルコニア, ハイブリッドセラミックス (CAD/CAM冠含む)	あり (DWOSラヴァ™Editionのみ)	あり	標準作業日数として, データでの受付の場合は2日, 模型での受付の場合は3日 (ラヴァ™ プラス ジルコニアの場合, および単冠以外は＋1日)	ジルコニア5年破折保証 (規定あり：HP参照 [http://www.mmm.co.jp/hc/dental/])	規定を満たす全ての症例 (模型送り, 自社・他社を問わず受け入れ可能なスキャナーからのデータ送信)	要問い合わせ
シェード ディスクシェード パウダー	アルミナジルコニアチタン/チタン合金コバルトクロム合金	プロダクションセンターのオープン化	ネットワークラボにて受注	3日* *製品により異なる	5年保証	規定あり	なし
センター方式：カラードディスクオープン方式：使用材料に依存	半焼結ジルコニア (透明性2種類) HIPジルコニアチタン (グレード4) コバルトクロム合金各種セラミックス, FRPPMMA (透明, 歯冠色)	オープンシステム対応	Straumannスキャナー所有ラボに送付にて対応	国内ミリングセンター設立中 (納期検討中)	金属修復物10年その他材料5年 (インレー, アンレー, ベニア, パーシャルクラウンは保証対象外)	ストローマン規定による	－
カラードディスク使用	ハイブリッドセラミックスジルコニア, チタンワックス, PMMAハイブリッドファイバー	オープン	S-WAVE加工センターで対応あり	中2～3日	ジルコニア5年破折保証 (規定あり)	模型送り自社スキャナーからのデータ送信 (規定あり)	デザイン加算 (デジタルデザインの場合) ダブルスキャン加算 (ワックススキャンの場合)
カラードディスクおよび専用着色液	ジルコニア, チタン, コバルトクロム合金, PMMA	オープン	なし	中2営業日	5年保証	口腔内破折/模型への不適合 ※適正数値を満たしていることが条件	インプラントブリッジでのアクセスホール角度補正

歯科用CAD/CAMシステムのよもやま話

1. システム稼働までの紆余曲折

　かつてCAD/CAMがわが国の歯科技工現場に導入され始めた当初は，メーカーのサポート体制もあまり整っていない状況であり，問い合わせをしても，内容によっては日本の代理店が本国に照会してその返答を待つというやり取りがなされていた．ゆえに，問題解決に相当の日数が必要となり，それでも解決しない場合には"推測"で稼動させていた試行錯誤の時期もあったとのことで，慣れない機器の操作に対する苦労が偲ばれる．

　いざ稼働テストを行うと，事前に知らされていなかったような，理解を超えるトラブルが次々と発生し，導入テストを繰り返すたびに異なる精度のフレームが製作され，「このシステムを選択して本当に正解であったのだろうか」と頭を抱えたとの声もあった．このオペレーションや加工機器の試験期間はどのシステムにも必要であり，期間はそれぞれ異なるが早くて1カ月，なかには数カ月～半年以上の研修期間を要したものもあったという．

　製作試験において一定の成果を確認した後に，臨床例への挑戦が始まるが，担当者がスキャニング時の3D画像処理に不慣れであったり，CADソフトが日本語に対応していなかったりするなどして，モニター上の指示内容の理解やわずかなトラブルの対処法にも多くの時間を費やすことも多かったようである．

　当初は多くの場合に適合の甘い（緩い）フレームが製作され，それをクレームとしてメーカーに訴えると，真偽はともかくとして「そのようなクレームを言ってくるのは日本のユーザーだけだ」との答えが返ってきて愕然としたとの声も少なからず聞かれた．現在では，逆にわが国のプログラムを海外でも基準にしているとのことである．なお，メーカーによっては，初めは無料で提供されていたサービスが突然有料化されるなど，購入当初の約束と異なる発表がなされ，困惑したという切実な悩みも聞かれた．

2. 歯科医療従事者の"認識"について

　ほぼすべてのフレーム受注ラボが，トリミングした分割復位式の歯列模型，対合歯，チェックバイトを送付してもらい，その模型からスキャニングデータを読み取ってフレームを製作するため，模型の状態が精度の根幹を担っていることは言うまでもない．センターラボでは，あまりに不適切だと判断される模型は返却するようにしているそうだが，多くの場合，ジルコニアセラミックスを歯科医院から受注したラボがフレーム発注元となるため，結局はチェアサイドから再印象に応じてもらえず「これでやってくれ」と指示されるので，「どのような適合状態でもかまわないのでとにかく製作してほしい」発注元から言われて，断腸の思いで作業を進めることもあるという．

　いくら最先端技術を用いていても，それを使いこなすためには，歯科医師，歯科技工士が適切・的確な認識を持ってお

かなければ全く意味がないのだということを，考えさせられる話であった．

3. 適合精度について

　かつて，「適合精度を最も左右するのは何か？」との筆者の質問に，すべてのフレーム受注ラボの担当者は「支台歯形成と印象採得です」と答えた．詳しくは本書Part3 Chapter2にて解説するが，支台歯の形態や方向によって適合状態は著しく変化する．ほんのわずかな部分を「これはCAD/CAMで製作されるフレームのための支台歯形成だ」との意識を持ってもらえていたら……と悔やまれるケースは少なくない模様である．よきにつけあしきにつけ，適合に関する事項にこだわりや関心を示すのはラボサイドのみであり，結果的に適合精度の追求はフレームと模型の関係に留まっていた，ということのようであった．適合精度の向上を目指すためには，以下の対応が必要と考えられる．

・CAD/CAMの応用を前提とした支台歯形成をチェアサイドに依頼する（昨今のCAD/CAM冠の保険適用に際するトラブル事例などを聞くにおよび，CAD/CAMメーカー主催による「支台歯形成啓発講習会」の必要性も感じる……）

・印象精度を計測する術はないので，模型への適合精度向上を図る（CAD/CAM機器および制御するソフトウェアの操作方法を含めた改善）

・フルシステム，サテライトシステムを問わず，経験値をプログラムの向上に役立てる．

　あくまでも支台歯形成は人の手によるものであり，フレーム製作のすべてをマシンだけに頼ることはできない．スキャニング時の模型の修正（平行性やアンダーカットなど）を含む，フレーム焼成後の適合調整など，最後は人の目や手によって調整することで，最終的な適合精度が担保される点は，当分変わることはないであろう．

4. ユーザーの要望

　筆者が見聞きした限りにおいては，かつては使用するCAD/CAMについて，概ね満足しているユーザーが多かったが，運用を続けて経験を重ねるにつれて，メーカーへの要望も含め，さまざまな意見が聞かれた．主な意見として，①一層の精度の向上，②省力化（時間短縮を含む），③材料の低価格化，④プレス加工への対応などを求める声が多くのユーザーから聞かれた．

　しかし，これらの項目の重要度や優先順位は，それぞれラボのフレーム受注量によって大きく異なっていた．受注量の多いラボでは，適合精度の向上も大事だが，最も重要なのは再製率を下げることと省力化であり，手間が掛かるのであれば，メタルセラミックスで対応すればよいとの意見もあった．これは前述したように，チェアサイドから適合の厳密な良否に対する指摘がないことに通じているとも考えられる．

初期の CAD/CAM ユーザーの使用感

　以下，2008 年当時に筆者が 37 名の歯科技工士に実施した，自身が使用する CAD/CAM の使用感に対するアンケート結果の一部を紹介する．本書刊行時点においても，すでに各システムの進歩は目を見張るものがあり，アンケートに示された不満や要望の多くは改善がなされ

ているが，CAD/CAM がわが国においてどのような発展の道をたどってきたのかを知ることで，今後の展望を探る糸口になるかもしれないと考え，あえて当時のままのかたちで提示する（**Fig.5 ～ 11**）．複数回答を可能とした項目もあり，総数が 50 以上になっているものもあるが，ユーザーの"正直な声"が反映されているように思われる．

フレームの満足度と，不満な点（複数回答可）

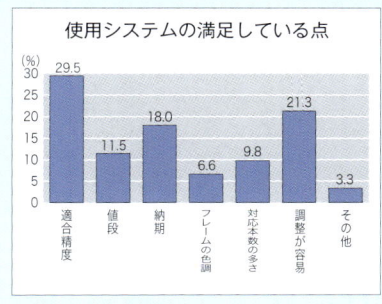
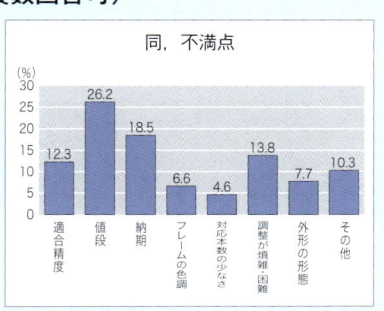

Fig.5, 6 まず満足度が高いものとして順に，適合精度，調整の容易さ，納期となっているが，この調整の容易さとは，ジルコニア自体のことを指すのか，もしくは，適合がよく調整が容易なことを指すのかは不明である．一方，不満点としては，値段，納期，調整の煩雑さの順である．これも業務に携わる歯科技工士が，改善してほしい点として挙げるのはもっともな事由ばかりである．この二つのグラフを並列して考察すると，①適合精度については，ほぼ満足を得られている，②調整のよしあしは，使用しているシステムによるところが大きい，③値段，納期は改善を希望している人が多いということが考えられる．今後，CAD/CAM フレームの臨床導入を考えている方は，これらの意見を参考にしていただきたい

システム選択の理由（複数回答可）

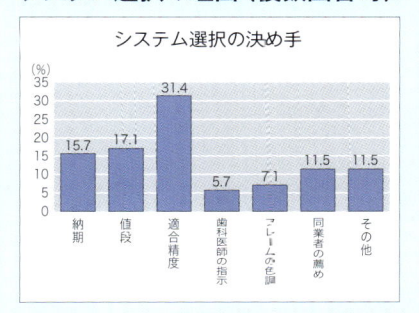

Fig.7 適合精度，値段，納期の順で，歯科技工士の関心の高い順番となっているが，歯科医師からの指示が非常に少ないのは，発注ラボへの信用度が高いのか，歯科医師に関心がないのか……後者でないことを祈るばかりである

フレーム適合精度の満足度と不満な理由

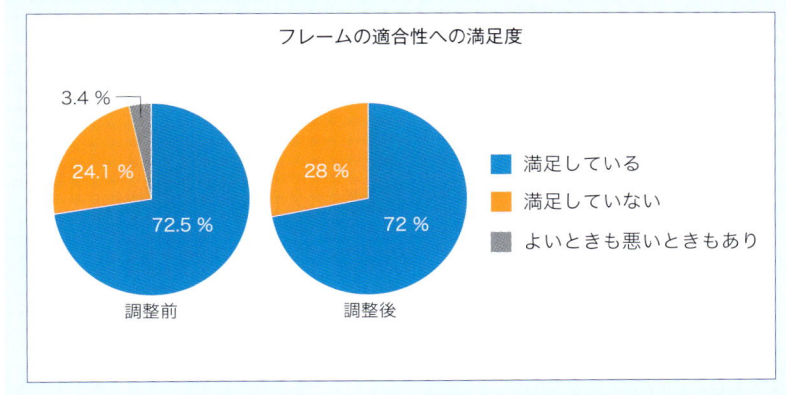

システム導入の経過期間と納期

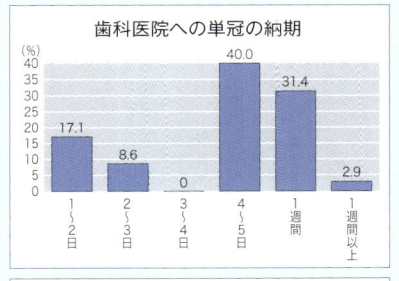
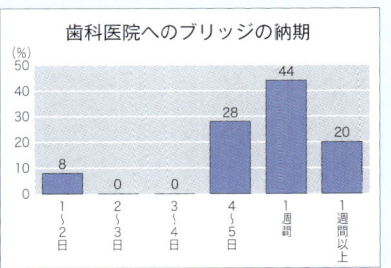

Fig.10, 11 納期が 1 ～ 2 日という回答に関しては，自身のラボにスキャナを導入している方であろう．逆に納期が 1 週間以上というものは，サテライトラボから発注者に転送されるため，1 ～ 2 日ほどの納期が延長しているものと考えられる

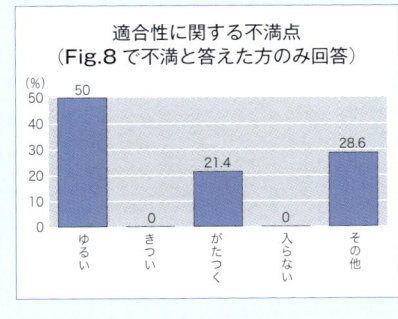

Fig.8, 9 ほぼ 7 割以上の方が満足していると答えている．不満を述べた方に理由を聞いたところ，単冠ではきついという人はおらず，ブリッジでは甘い適合とがたつきを指摘していた

CAD/CAM の将来性と未来像

　冒頭で述べたように，工業界における CAD/CAM の進化のスピードの速さは読者諸氏のご存知の通りであり，ここで言及するまでもないことである．それは歯科技工界にも確実に波及しており，補綴物のフレーム製作の他にもさまざまな応用形態が模索され，すでにいくつかは実用化されている．そこで，すでに臨床応用をされているものも含め，将来何らかの形でわれわれの業務に関連すると予想されるシステムを紹介したい．

A. 3M™ True Definition Scanner (3M ESPE)

　本製品は 3M ESPE の口腔内スキャナである．光源に青色 LED を使用し，動画による計測形式を採用している．1 秒間に 20 枚の 3D 画像を取得することで動画表示を可能にし，1 枚の 3D 画像に 10,000 点以上，1 症例平均して 2,400 万点以上の 3D データが得られ，ポイントで精密に歯の状態を再現する（精度は従来の高精度シリコーン印象と同等以上と発表されている）．口腔内に入るワンド（印象採得に用いるカメラ部分）を旧モデルより小型化し，インターフェイスは操作しやすいタッチパネル形式を採用，計測時間も 60 秒と短縮され，負担の軽減が図られている．模型や補綴物製作への応用も見越して STL ファイルを出力するオープンシステムを採用しており，スキャンデータをチェアサイドのミリングマシンで切削することで「One Day Treatment」を行ったり，ラボにデータを送信して補綴物の削り出しを依頼するセンター方式を選択したりすることができるという（文献 [51] より）．

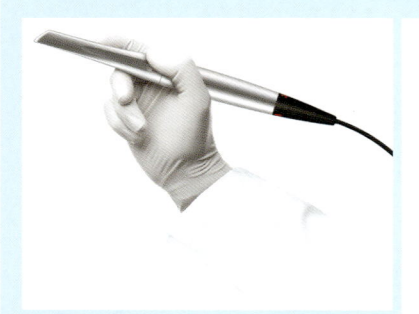 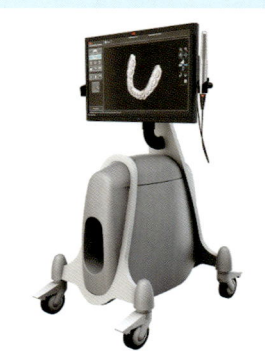 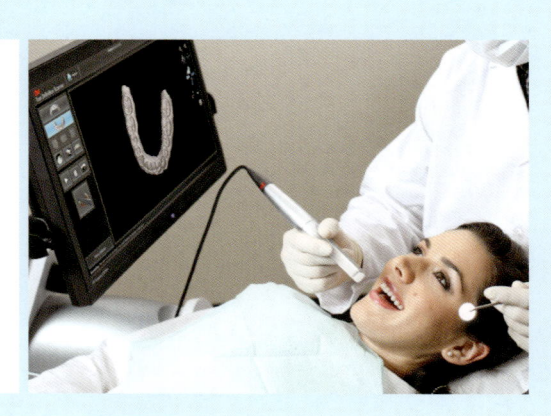

Fig.12 ～ 14　ワンド（カメラ部分），全体像と計測時の様子（画像提供：3M ESPE）

B. 積層構造装置 Z-310 (Z Corporation)

　以前訪れたとあるラボで，ラピッドプロトタイピング（粉末積層法）と呼ばれる製法を用いて模型を製作する造形機『Z-310』(Z Corporation) を使用していた（**Fig.15**）．これは，粉末層にバインダと呼ばれる接着液を噴射し，層構造による形状を造形する機器である．この機器を使用して，CT 画像のデータをもとに診断用模型およびインプラント埋入時のシミュレーション模型製作を試みている．この機構を一言で表すと，「インクジェットプリンタの 3 次元版」であるとの説明を受けた．一般工業界では，CAD を使用して製作された新製品（携帯電話など）のデザインを，実在のフォルムにして検討するために使用されているとのことである．

　この精密さは，ドライスカルの CT 画像から変換した STL データ（CAM 稼動データ）により製作されたサンプルの頭蓋骨を見ていただければ，ご理解いただけると思う（**Fig.16, 17**）．

　しかし，頭蓋骨 1 つ成形するのに 6 時間＋その後の手作業 2 時間の工程に加え，材料費がとても高価であり，採算が合うところまでは達していないとのことである．現在は，大学病院からは口腔外科における症例で，開業医の歯科医師からはインプラント症例で依頼を受けて，それぞれ模型を製作しているとのことである．これらの機器を目の当たりにすると，われわれ歯科技工士を取り巻く状況も，刻一刻と変化していることを改めて認識させられる．ただ，「色」や「形」とばかり言っていては（もちろん，それだけでも大変なのは十分承知しているが），瞬く間に世間から取り残されてしまう危機感を覚えるのは筆者だけであろうか．筆者は今後も，CAD/CAM の長所と，手作業の特性を上手くコラボレーションすることにより，新しい歯科技工を構築し，確立していく必要性を感じている．

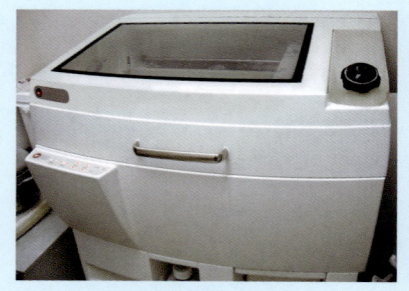 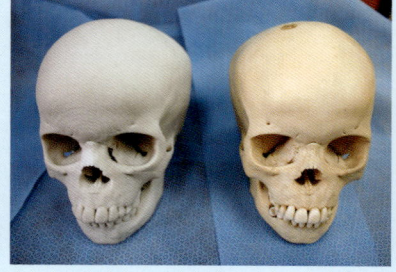 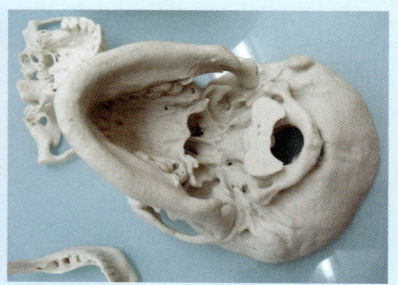

Fig.15　積層造形機『Z-310』の外観．粉末層にバインダと呼ばれる接着液を噴射し，層構造による形状を造形する

Fig.16,17　ドライスカル（**Fig.16**）の CT 画像を読み取り，製作されたサンプル（左）から，クオリティの高さはご理解いただけると思う．またよく見ると層構造で製作されていることがわかる

C. 3Shape Trios（3Shape）

本製品はモニターと PC が一体になっているカートタイプ（キャスター付）と，ラップトップパソコンとスキャナーのみで構成されるポッドタイプ（いずれも機能は同じ）でラインナップされる口腔内スキャナである．スキャニングデータは無線 LAN によってラボに送信できる．スキャン作業はパウダーレスで行うことができるが，他社製品と同様，唾液残留や出血状態，歯肉縁下のスキャンはできない．3Shape 社によれば，適切なフォーカス測定には多少の時間を要するが，操作に慣れれば 4 ～ 5 分で片顎をスキャンできるとしている．

なお，CAD デザインを行う場合には，3Sshape 社製の CAD ソフト（デンタルデザイナー）が必要になる．本製品は「口腔内カメラ」として一般医療機器クラス I の認証を受けているが，デジタル医療機器として CAD/CAM と連動することから管理医療機器クラス I に相当するのではないかとの見解もあるようだ．価格や販売方法なども，わが国の診療スタイルに合わせた試みがなされているとのことである．

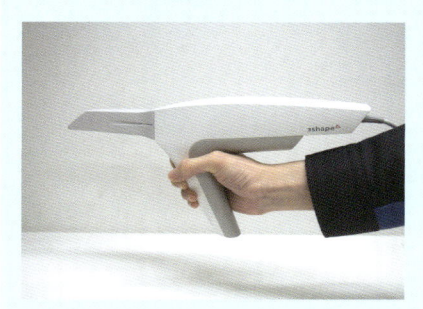 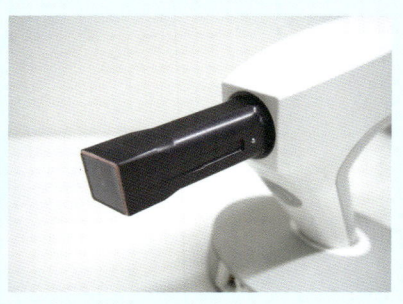 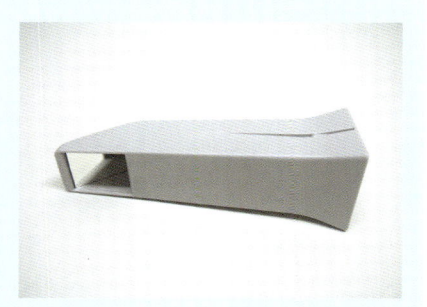

Fig.18 ハンドスキャナー．計測ガンの寸法は 高さ 150mm × 幅 310mm × 深さ 60mm である

Fig.19 スキャナー先端部（カバーを外した状態）．先端部がカメラになっており，適切な焦点に合わせたうえで，スキャンを行う必要がある

Fig.20 スキャナー先端部のカバーは取り外すことができ，オートクレーブ処理などで滅菌しながら約 20 回の連続使用が可能としている．上下顎のスキャンでは 180°向きを変えて装着する

D. iTero シリーズ（WIELAND；大信貿易）

Zeno-Tec® システムでは，ローランド ディー．ジー．社製の小型ミリングマシンを使用するフルシステムとともに，世界規模で補綴物の切削加工を受注する core3Dcenters と提携したサテライト方式の CAD/CAM の展開を行っている．小型の CAM では適当ではない材料や，より高い精度が求められるケースにも対応するという．本システムは世界標準を視野に捉え，いち早くオープン化を進めた経緯もあり，今後の動向にも注目したい（Fig.21 ～ 23．画像提供：大信貿易）．

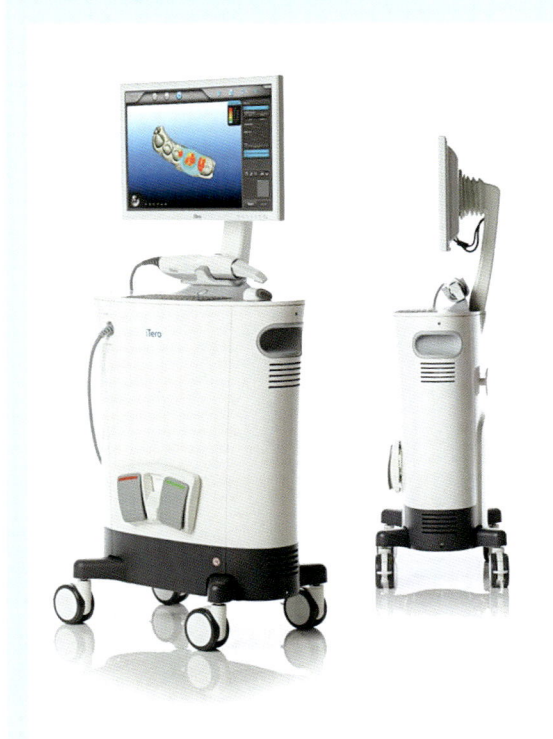

Fig.21 iTero の外観

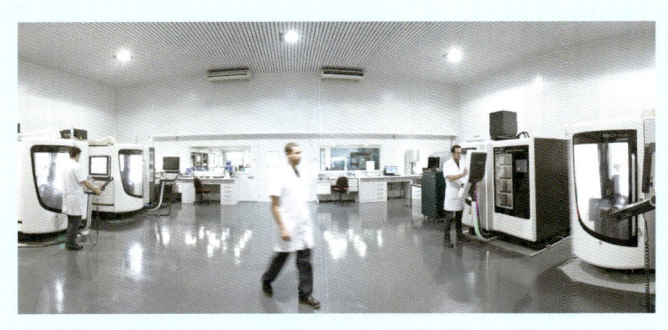

Fig.22 スペインにある core3Dcenters の工場内観．メインマシンとなる加工機（DMG20；ローランド ディー．ジー．）が並んでいる

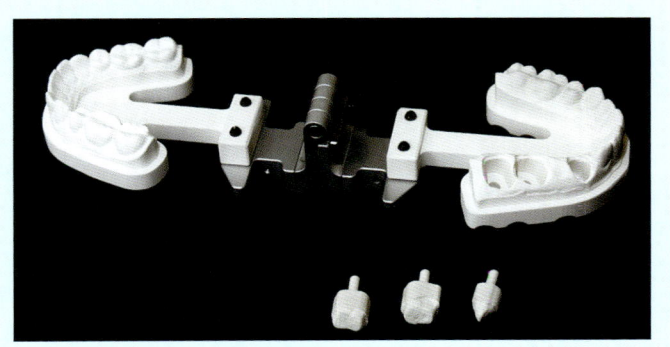

Fig.23 iTero で製作した作業用模型．3D プリンターの模型材には変形が少ないポリウレタン樹脂の切削模型が用意されている

Chapter 4
CAD/CAM ジルコニアフレームの適合精度

ジルコニアブロックの収縮率調査

　CAD/CAMにより製作されるクラウン（フレームを含む）などでは，その適合精度が臨床家として最も興味深く，気になるところである．これはCAD/CAMの登場から10年以上が経過した本書刊行現在においてもしばしば聞かれ，「あのシステムは以前より適合がよくなった」「異なる材料によって適合精度が多少変化することもあるのか？」といった意見や質問を筆者が知人の歯科技工士から受けることも少なくない．

　そこで，わが国でCAD/CAMを揃えている一部メーカーの協力を得て，適合状態の検証（各システムで通常の臨床設定と，あえてセメントラインなどの数値をキャンセルした設定の2通り．詳細な実験条件は後述）を行うことができたので，その結果を供覧する．これは，『歯科技工』2009年1月号（第37巻 第1号）に掲載した拙稿にて行った適合試験では条件などを絞り込めずに目指す結果が得られず，曖昧な検証となったため，条件なども考慮して再検証を行ったものである．

　フレームの適合精度の検証を行う前に，材料としてのジルコニアブロック自体の焼結収縮を考える必要がある．ジルコニア半焼結体を最終焼結する際の収縮が一定でなければ，加工後の適合精度の向上は非常に困難になることは容易に想像がつく．

　一般的にジルコニアの最終焼結における収縮率は20〜30％といわれているが，どの方向にどの程度の収縮を起こすのであろうか？　収縮方向によりその量や大きさに変化が生じる場合は，複雑な加工を行った後のフレーム材の適合精度に多大な影響を及ぼすことが考えられる．筆者は以前より，この素朴な疑問を抱いていた（Fig.1-a，b）．

　この疑問を払拭するため，削合前のブロック材を使用して立方体に加工し，焼結前後の寸法を計測して収縮量・収縮方向の検討を行った．

　使用したジルコニアブロックは，『Cercon』（デンツ

プライ三金）で臨床に供与されている中から，**Fig.2-a**の中央に示す『Cercon Base 38』（Lot 20017086*）を使用した．

　実験方法は，これを**Fig.2-b**のように，ブロックを左（L），中央（C），右（R）に切り分け，それぞれを一辺約10mmの立方体に加工してそれぞれの面間隔（X，Y，Zの3方向）を計測し，Cercon Heatを用いて通常のスケジュール下で最終焼結を行った．焼結後のブロックについて再び面間隔を測定し，それぞれの方向における焼成前後の測定値より収縮率を算出した．

　実験結果となる『Cercon Base 38』（Lot 20017086）の収縮率を**Table.1**に示す．

　この結果から，Cerconのジルコニアブロックは，その部位および方向によって収縮率に差は見られず，ほぼ等方収縮であることが示された（**Fig.3-a，b**）．

　通常臨床に使用される場合は，複雑な形状に削合され，しかもきわめて高い精度を要求されるので当然の結果かもしれないが，材料自体の収縮率がかなり高い精度であることが判明した．また，他の多くのメーカーと同様に，Cerconのジルコニアブロックにはロット番号が刻印されており，その番号ごとに削合データの変換や最終焼成スケジュールも設定されているという．

　このようにCerconでは，ジルコニアの材質に基づいた厳しい品質管理により，高い精度に挑戦していることが伺われる．このほかのシステムにおいても，ほぼ同様の方法でジルコニアブロック（プレート）は厳格な品質

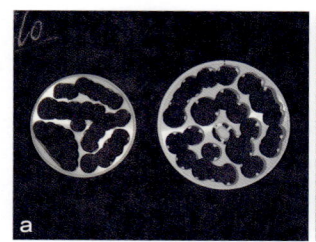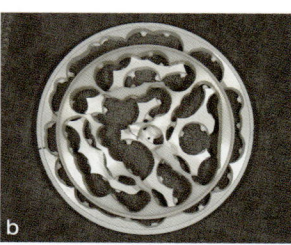

Fig.1-a，b　同サイズの Zeno-Tec® ジルコニアプレートの最終焼結前後の画像．重ねてみると（b），その大きさが20〜30％収縮していることがわかる．はたしてどの方向に収縮しているのであろうか（写真は大信貿易のご厚意による）

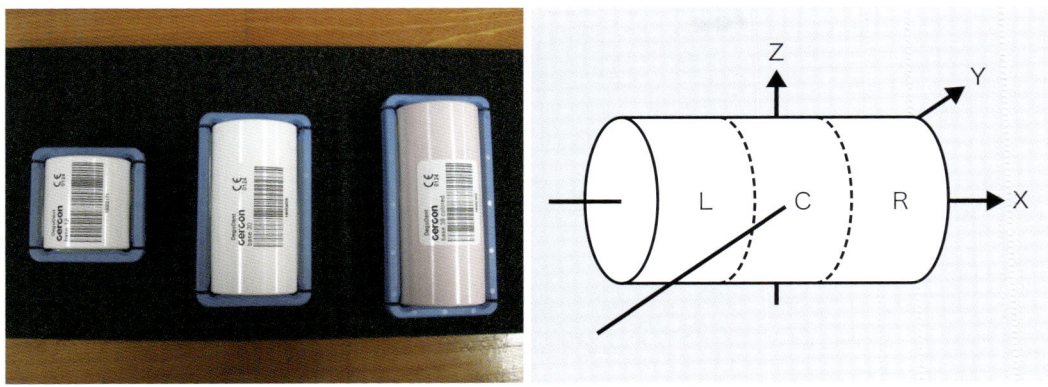

Fig.2-a，b ブロックを左（L），中央（C），右（R）に切り，それぞれを一辺約10mmの立方体に加工し，それぞれの面間隔（X，Y，Zの3方向）を計測した．そして焼結後のブロックについて再び面間隔を測定し，それぞれの方向の収縮率を算出した

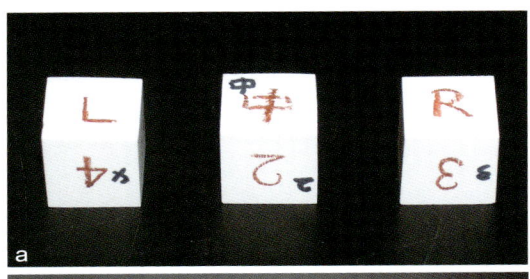

Fig.3-a，b 焼成前（a）と後（b）のジルコニアブロック

Table.1 ブロックの収縮率（％）

方向＼ブロック	L	C	R
X	22.2	22.3	22.2
Y	21.9	21.9	21.9
Z	22.0	21.8	21.9

管理が図られている．

各社単冠フレームの適合精度

　適合精度は，補綴処置の成否を左右する，最も重要な条件の一つである．歯科技工士が臨床で使用する材料をはじめ，メーカーや製作方法を選択する際にも，考慮されるべき案件である．そこで，現在わが国で受注生産されているCAD/CAMメーカーで協力の得られたシステムのフレームの適合精度を検証した．

　実験に際しては，同一の模型の支台歯を複印象採得し，各メーカーに複製した支台歯を送付してCAD/CAMフレームを製作していただいた．つまり，各メーカーに送付した支台歯と完成したフレームは1対1の関係である．ここでお断りしておくが，各メーカーともこの適合精度については，プログラムの改変やバージョンアップにより日進月歩で改良されており，本書が読者諸氏の手に届く時点では，実験時点よりもさらにシステムの改良がなされている可能性もある．後掲のデータはあくまで本書刊行時点における値であることをご了承いただきたい．

＊ ジルコニアブロック（プレート）のロット番号について
ジルコニアブロックに記されているロット番号は，一つのブロックに対して元のジルコニアから仮焼結した際の収縮率から算出して，最終焼成時の収縮率を予想しているとのことである．つまり，計測されたCADデータを，使用されるジルコニアブロック（プレート）の各収縮を補償する大きさに変換した後，削合している．

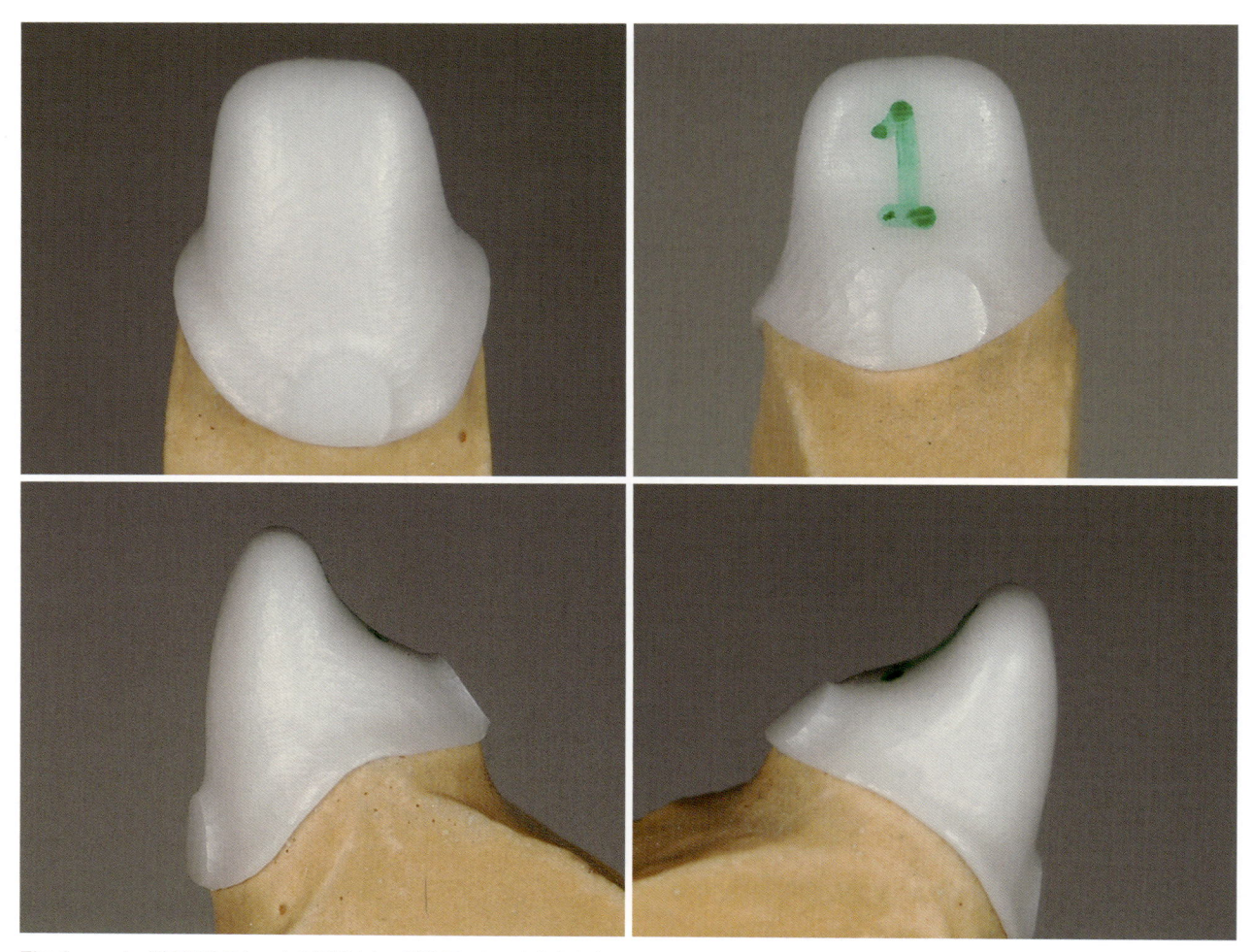

Fig.4-a～d　測定時のフレームの切断方向. 試験用フレームを支台歯にセメント合着した後, 唇舌的, 近遠心的に支台歯のほぼ中央部で切断した

　使用したCAD/CAMは,『Aadva CAD/CAMシステム』（ジーシー）,『Ceramil』（Amann Girrbach；朝日レントゲン工業）,『Cercon』（デンツプライ三金）,『C-Pro System』（パナソニックデンタル）,『Lava™』（3M ESPE）,『Procera®』（Nobel Biocare）,『Straumann® CARES CAD/CAM』（Straumann）,『S-WAVE CAD/CAMシステム』（松風）,『Zeno-Tec®』（Wieland；大信貿易. 以上アルファベット順）の9種で, これらで製作したフレームを比較対照として計測を行った. 実験に使用するフレームはいずれも, 以下の項目を依頼条件とした.

・ワックスアップをダブルスキャンする方法は採用せず, 外形は各システムに委ねる
・1つのデータから2本のフレームを製作する
・普段受注している臨床ケースと同じように製作する

　測定に際し, 2通りの適合条件（通常の臨床設定と, セメントラインなどの間隙を0に近づけた極少設定）を与えたフレームを「唇側と舌側から頬舌的にほぼ支台歯中央部」「近遠心的にほぼ支台歯中央部」の2方向に切断した.

　測定方法としては, 2通りの適合条件×3本＝計6本のうち, 4本を使用した. フレームをスキャニングに適当とされる形態を模倣した準試験用支台歯にセメント合着した後, レジンを包理し, 唇舌的および近遠心的に支台歯のほぼ中央部で切断し, 計測を行った（**Fig.4-a～d**）.

　計測位置は, 唇舌面で切断したフレームは近遠心部, 近遠心面で切断したものは唇舌側部, 切縁からマージン付近まで5カ所（切縁部①は共通）の計10カ所を計測点とした（**Fig.5-a, b**）.

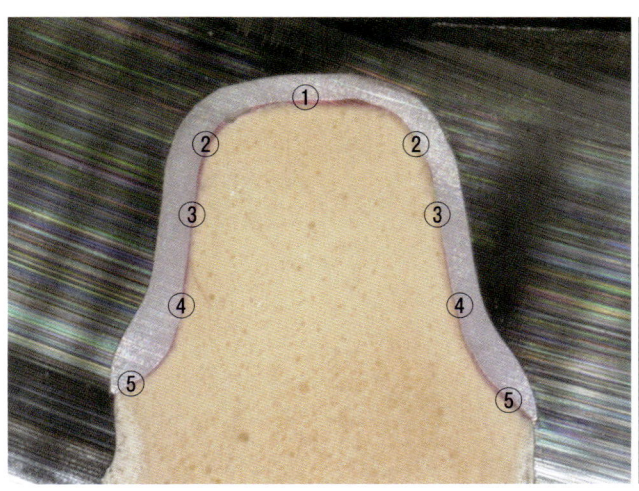
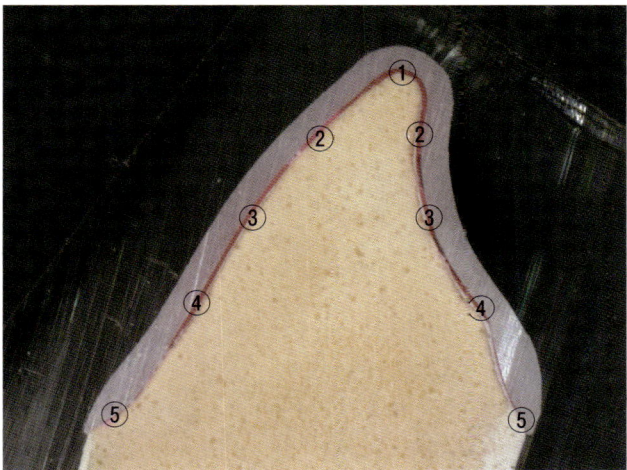

Fig.5-a, b 計測部位は唇側面, 舌側面, 隣接面の間隙に計 5 カ所とした

各社フレームの適合精度計測結果一覧

各社フレームの計測結果の一覧を **Table.2** に示す.

なお, セメントラインなどの数値を可能な限り下げた（0 もしくはその近似値）条件では準試験用支台歯に復位させられないと, 多くのシステム担当者からの指摘も当然あったところだが, 試験体の数に限りがあるため, その箇所を明記してもらい, 必要最小限の支台歯削合は条件内とした.

次節でシステムごとの検証結果を報告するが, **Table.2** を見る限り, 切縁部以外では, どのシステムもおおよそ似通った数値となっている. この切縁部の空隙は最少ミリングバーの直径の差であることは, 読者諸氏もご承知のことと思う（かといって, 極端に細いバーを用いると, バーの目減りや破損の確率も高くなり, 現状ではコスト面からも臨床応用は困難であろう）.

適合に大きな影響を及ぼすセメンラインの設定値は, すべてのシステムでユーザーが任意に数値を変更することができるが, 筆者の聞くところでは, スキャニングを行っているサテライトラボの多くで, よほどのことがない限り, メーカー推奨値を変更することはないそうだ. したがって, **Table.2** の結果は, CAD/CAM の歯科臨床導入後に蓄積された "経験値" によって導き出された "着地点" であると解釈できる.

各社フレームの適合状態の特徴

以下, システムごとの検証結果を提示するが, 実験に際しては各システムの適合における傾向を探るため, 以下の個別データを基に図やグラフを作成した.

a：計測部位のうち切縁部①②とマージン部⑤の, 唇側面, 舌側面, 近遠心隣接面の値を表にしたレーダーチャート.

b：唇舌側面, 近遠心面でカット後に撮影した断面画像.

支台歯のスキャニングにおいて, どのシステムでもセメントラインはマージン部とその他と異なる 2 種類の設定が可能で, オペレーターが任意の位置や幅で設定できるようになっている. これらを踏まえ, ①と⑤の位置の値でレーダーチャートを作成した. 断面画像については, 石膏支台歯とフレームはレジンセメント（レジセム：松風）のクリア色を使用した. なお, 各システムの合着過程で, セメントを着色するとセメント層が鮮明になることに気づいたことから, システムにより界面が白っぽい色とピンク色という異なる色を呈していることをご承知いただきたい. 残念なことに, 支台歯によっては切断時に使用した水によって石膏が侵食されて界面が見づらくなっているものもあるが, 実験そのものには影響ないとしてそのまま掲載することにした. なお, 各システムの詳細については, Chapter3 の **Table** と巻末の System Information 欄も参照されたい.

Table.2　各社 CAD/CAM で製作したフレームの適合性の計測結果（アルファベット順．単位：μm）

	部位	高精度設定				臨床設定			
		Fig.8-a		Fig.8-b		Fig.8-c		Fig.8-d	
Aadva CAD/ CAM システム		近心	遠心	唇側	舌側	近心	遠心	唇側	舌側
	①	236	236	180	180	232	232	248	248
	②	139	204	53	66	140	167	73	81
	③	16	29	61	84	20	10	48	107
	④	27	65	46	179	34	63	35	66
	⑤	78	33	94	57	79	42	59	46
		Fig.11-a		Fig.11-b		Fig.11-c		Fig.11-d	
Ceramill		近心	遠心	唇側	舌側	近心	遠心	唇側	舌側
	①	200	200	98 (max196)	98 (max230)	216	216	94 (max161)	94 (max176)
	②	101	252	95	132	73	50	41	82
	③	8	201	44	151	0	0	24	66
	④	51	96	45	88	0	58	22	50
	⑤	99	133	79	56	62	86	40	55
		Fig.14-a		Fig.14-b		Fig.14-c		Fig.14-d	
Cercon		近心	遠心	唇側	舌側	近心	遠心	唇側	舌側
	①	77	77	116 (max374)	116 (max374)	64	64	89 (max372)	89 (max261)
	②	149	149	93	203	92	121	41	148
	③	57	57	53	50	22	10	50	51
	④	52	52	73	46	31	34	50	47
	⑤	47	47	37	53	74	32	46	61
		Fig.17-a		Fig.17-b		Fig.17-c		Fig.17-d	
C-Pro System		近心	遠心	唇側	舌側	近心	遠心	唇側	舌側
	①	150	150	50	50	65	65	75	75
	②	53	79	40	53	22	0	0	36
	③	18	26	34	58	0	0	0	33
	④	28	25	29	41	0	10	0	14
	⑤	44	123	54	26	52	37	60	18
		Fig.20-a		Fig.20-b		Fig.20-c		Fig.20-d	
Lava™		近心	遠心	唇側	舌側	近心	遠心	唇側	舌側
	①	30	30	78	78	136	136	100	100
	②	51	100	52	49	106	130	99	47
	③	24	18	35	46	32	61	40	61
	④	28	43	29	62	72	51	50	58
	⑤	53	39	30	39	91	112	82	67
		Fig.23-a		Fig.23-b		Fig.23-c		Fig.23-d	
Procera®		近心	遠心	唇側	舌側	近心	遠心	唇側	舌側
	①	85	85	80	80	58	58	85	85
	②	51	47	75	83	44	16	45	80
	③	30	13	76	90	0	32	51	66
	④	44	29	80	66	37	16	69	20
	⑤	30	84	24	33	25	43	25	18
		Fig.26-a		Fig.26-b		Fig.26-c		Fig.26-d	
Straumann® CARES		近心	遠心	唇側	舌側	近心	遠心	唇側	舌側
	①	143	143	210	26	131	131	156	156
	②	131	97	117	105	69	65	127	76
	③	109	28	119	133	58	70	99	113
	④	140	45	91	108	24	38	96	22
	⑤	61	59	78	52	52	22	31	37
		Fig.29-a		Fig.29-b		Fig.29-c		Fig.29-d	
S-WAVE CAD/ CAM システム		近心	遠心	唇側	舌側	近心	遠心	唇側	舌側
	①	70	70	65	65	98	98	68	68
	②	0	28	51	74	42	15	50	41
	③	34	33	24	90	16	12	82	70
	④	29	42	30	33	6	47	48	42
	⑤	45	40	53	56	73	98	68	28
		Fig.32-a		Fig.32-b		Fig.32-c		Fig.32-d	
Zeno-Tec®		近心	遠心	唇側	舌側	近心	遠心	唇側	舌側
	①	178	178	185	185	252	252	141	141
	②	44	99	72	65	65	63	44	56
	③	9	15	47	41	14	10	23	73
	④	31	50	58	37	25	56	43	28
	⑤	64	45	56	18	53	48	69	29

※以下，アルファベット順に掲載

1 | Aadva CAD/CAM システム（ジーシー／ミリングバー最小径：0.6mm）

　多くのシステムにいえることだが，支台歯の切縁部の適合状態は，どうしても最小のバーの直径に左右されることが多いようである．これに対して，測定部位②〜④の中央部からマージン付近にかけての適合状態は良好である．手指による適合状態の検証を行ってみると，臨床設定では，筆者の臨床技工で経験したフィット感に準じた良好な状態を示し，高精度設定はそれをわずかにタイトにした感じて，着脱を行うと多少抵抗がある状態であった．本システムでは，切縁部の値を無理に変更することなく，フレーム製作後に石膏支台歯を削合せずに適合させることを主眼に置いてフレームが製作されているようである．測定数値からは，通常臨床設定と高精度設定とで間隙の差はほとんど見られない．逆にいえば，通常臨床において良好な適合状態を示す設定で，フレームが製作されているといえる．

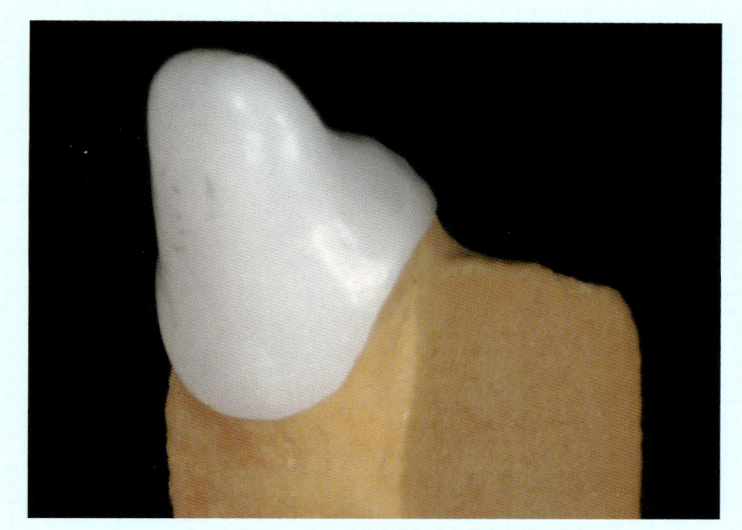

Fig.6　Aadva CAD/CAM システムにおけるフレームの合着時

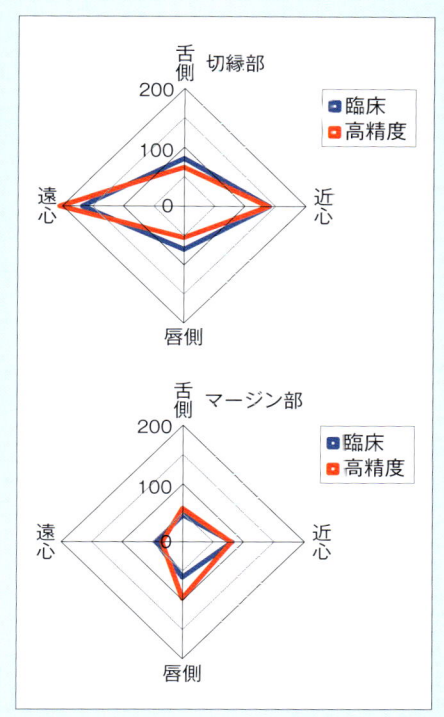

Fig.7-a, b　同，各計測点の計測結果のレーダーチャート（単位：μm）

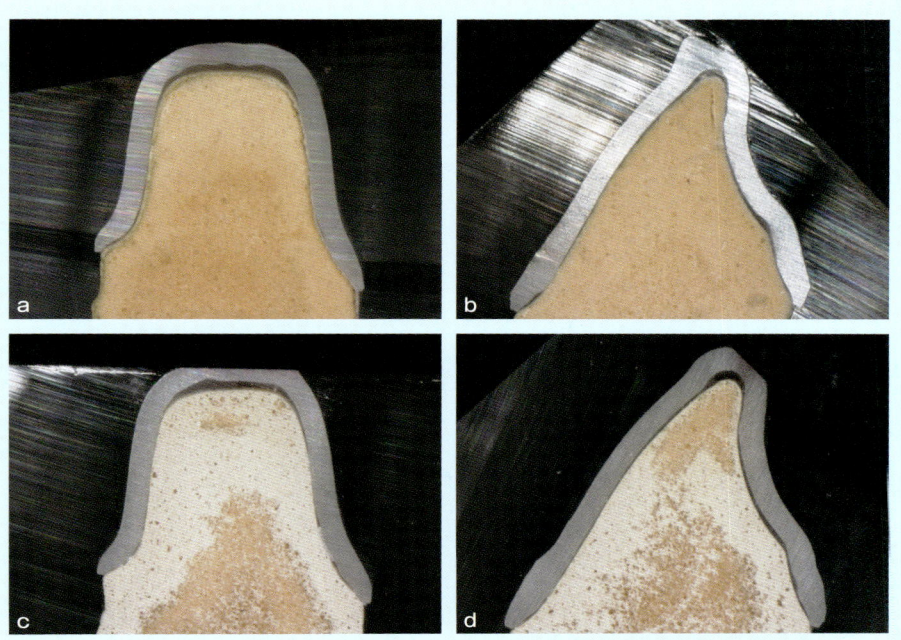

Fig.8-a 〜 d　同，フレームの支台歯との間隙量（**a**：高精度設定隣接面，**b**：高精度設定唇舌面，**c**：臨床設定隣接面，**d**：臨床設定唇舌面）

2 ｜ Ceramill（Amann Girrbach；朝日レントゲン工業／ミリングバー最小径：0.8mm）

　切縁部（①）の大きな値は，ミリングバーの直径が大きいためのツールリリーフ（ミリングバーの直径よりも細い支台歯の場合，過度に薄くなり破折などが生じないために，自動的に膨らませて設計する機能）である．これに対し，中央部からマージン部では多少大きな値もみられるが，手指による適合検証を行ったところ問題ないレベルであり，さらに高精度設定では，測定部位③，④の測定数値にも表れているとおり，さらに良好なフィット感を示していた．しかし，部分的に高精度の状態が再現されていることから，システム自体のポテンシャルは高いことを示している．スキャナーの設定値を詳細に検討し，適切なオペレーティングを行うことにより，一層ハイレベルの適合状態を再現できることを示唆している．

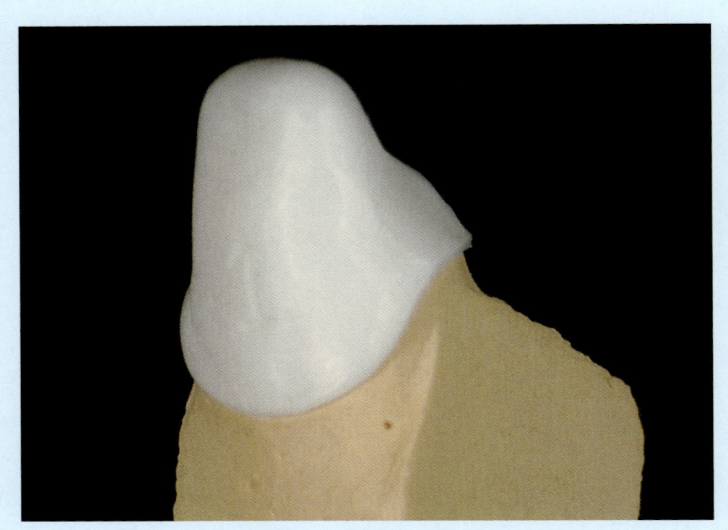

Fig.9　Ceramill におけるフレームの合着時

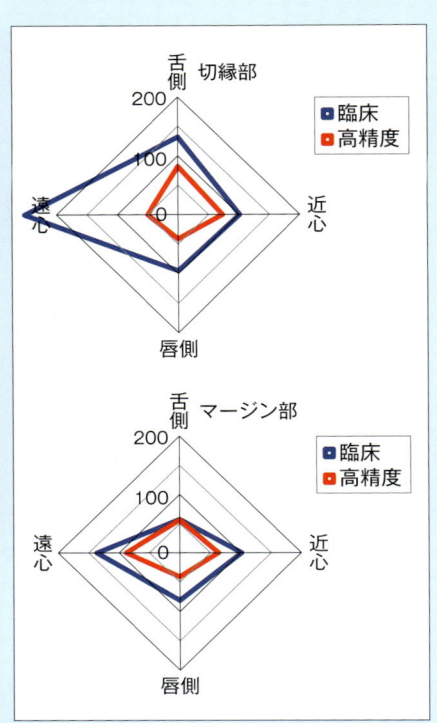

Fig.10-a，b　同，各計測点の計測結果のレーダーチャート（単位：μm）

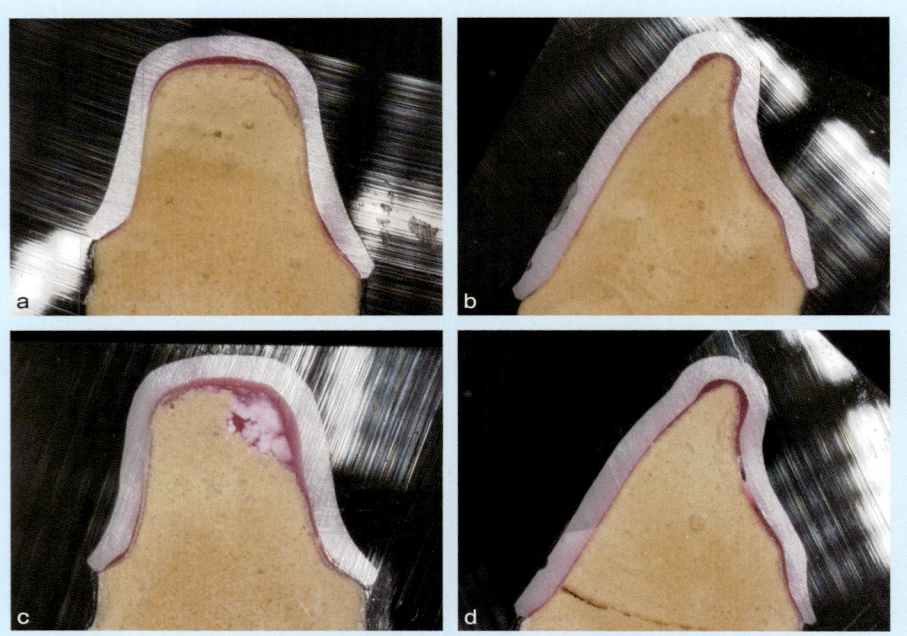

Fig.11-a～d　同，フレームの支台歯との間隙量（a：高精度設定隣接面，b：高精度設定唇舌面，c：臨床設定隣接面，d：臨床設定唇舌面）

3 ｜ Cercon（デンツプライ三金／ミリングバー最小径：1.0mm）

　本システムも切縁部（①）の大きな値は，ツールリリーフによるものである．やはり，最少径が 1.0mm であると②の部分にまで影響を与えていることがわかる．しかし，本システムは発売から 10 年以上が経過しており，わが国で稼働しているシステムの中でも草分け的な存在である．その経験値から，③〜⑤の中央部以下の適合状態はとても安定していることを示している．特にマージン部（⑤）は臨床，高精度設定ともに高い適合性を示していることがわかる．フィット感の検証でも同様に，両設定にわずかな違いを感じる程度で，優良な適合状態を示していた．

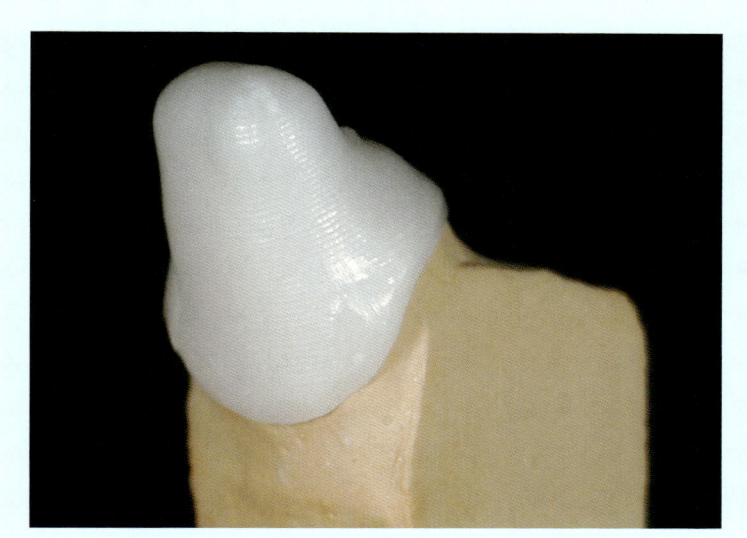

Fig.12 Cercon におけるフレームの合着時

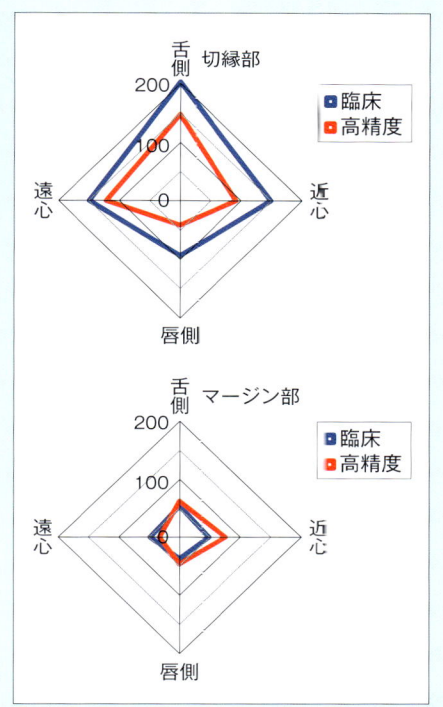

Fig.13-a，b 同，各計測点の計測結果のレーダーチャート（単位：μm）

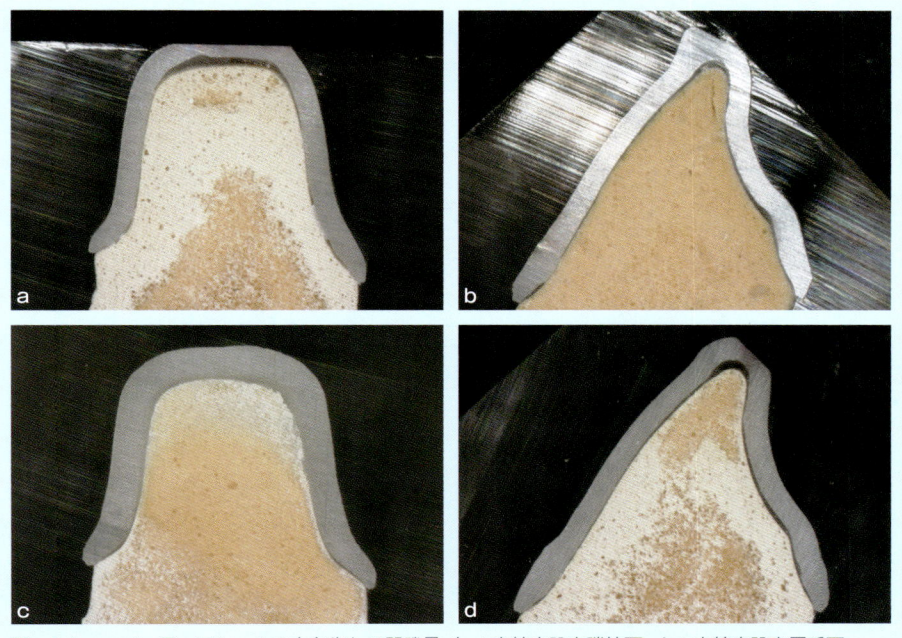

Fig.14-a 〜 d 同，フレームの支台歯との間隙量（a：高精度設定隣接面，b：高精度設定唇舌面，c：臨床設定隣接面，d：臨床設定唇舌面）

4 ｜ C-Pro System（パナソニックデンタル／ミリングバー最小径：0.8mm）

　今回検証を行ったなかで，唯一異なるマテリアル（C-Pro ナノジルコニア）を採用しているシステムである．C-Pro ナノジルコニアは，通常使用される 3Y-TZP に対して，曲げ強度が 3 割程度高いことが知られている．完全焼結した HIP 体を削るため，最終焼結時の収縮や変形の心配はない．この特徴から，切削時間やミリングバーの消耗によるコストの問題は残るものの，検証結果に示される数値は見事なものといわざるをえない．完全焼結後のミリングに加え，スキャニング時の詳細な設定とミリングマシンの品質の高さが両立されていることを物語っている．これは手指による脱着での適合状態の検査を行っても同様であり，適合のよい金属冠のフィット感に似たものを感じた．まさに，たゆまぬ研鑽と研究の成果がこの結果を導いたといえるだろう．旧システムからの大幅な改変を断行し，ここまでの良好な変貌を遂げたことは称賛に値する．

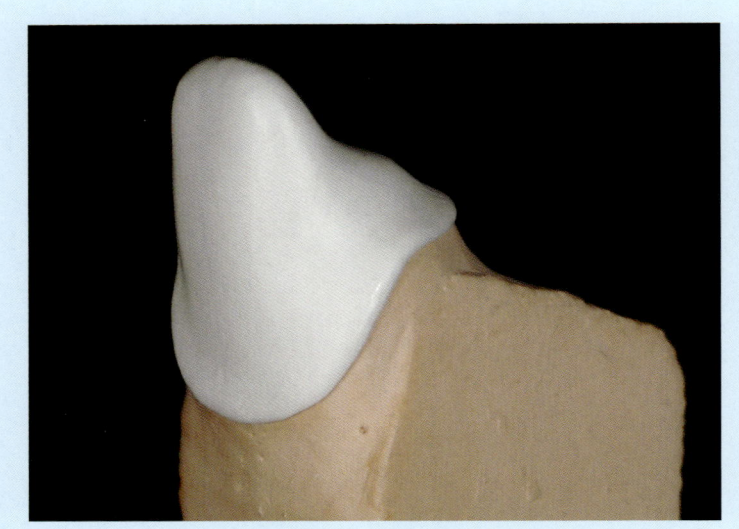

Fig.15　C-Pro System におけるフレームの合着時

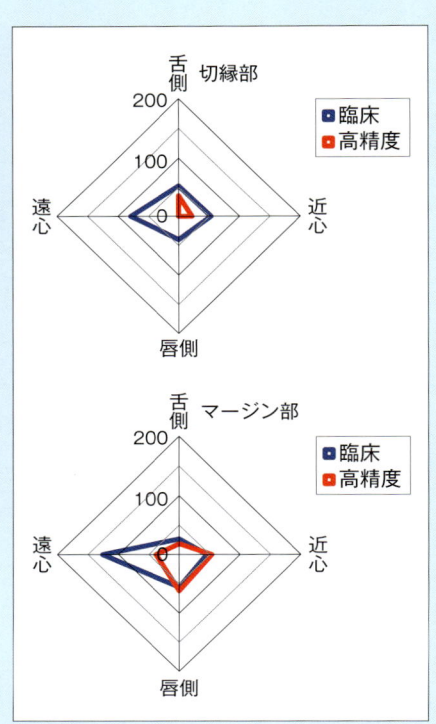

Fig.16-a，b　同，各計測点の計測結果のレーダーチャート（単位：μm）

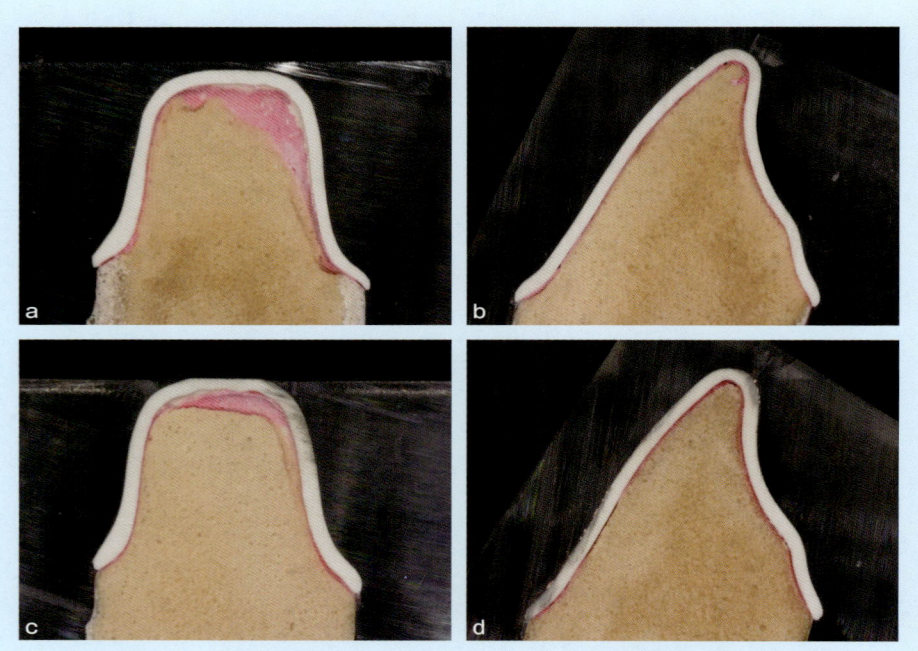

Fig.17-a～d　同，フレームの支台歯との間隙量（a：高精度設定隣接面，b：高精度設定唇舌面，c：臨床設定隣接面，d：臨床設定唇舌面）

5 ｜ Lava™（3M ESPE ／ミリングバー最小径：0.5mm）

　周知のとおり，わが国でCAD/CAMフレーム製作なされた当初から活躍しているシステムである．スキャナーではソフト面で数次のバージョンアップが図られたが，ハードは発売当初のマシンで推移している．スキャナーの優れた性能とセンター方式による高精度なミリングマシンとの組み合わせによるクラウンやフレームは，システム稼働当初より高い評価を得ている．多くの経験から導かれたであろう臨床設定値は，多少緩く感じるかもしれないが，手指による適合感に違和感はなく，これまで筆者の臨床技工では，適合に関する問題が起こったことはない．セメントに着色していないので断面画像は少々見づらいが，均等なセメントスペースが確認できる．なお，本システムは稼働時期が早く，その後の評判も良好であったことから，他の後発システムが臨床設定値を考える際に影響を与えたとも仄聞している．

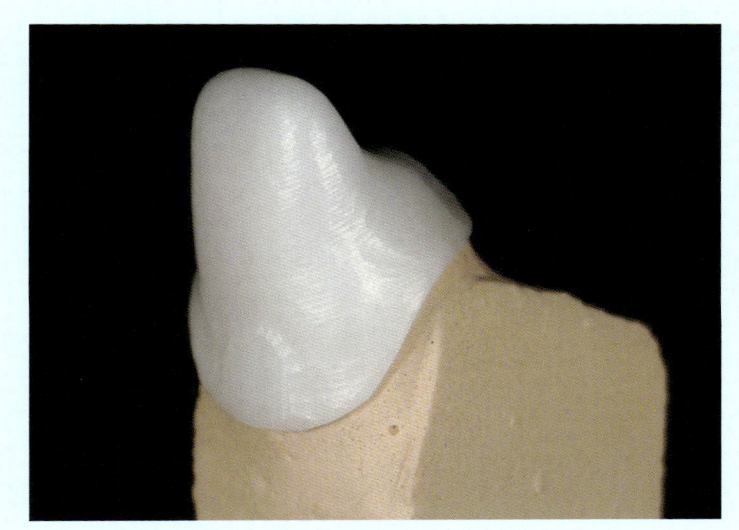

Fig.18　Lava™ におけるフレームの合着時

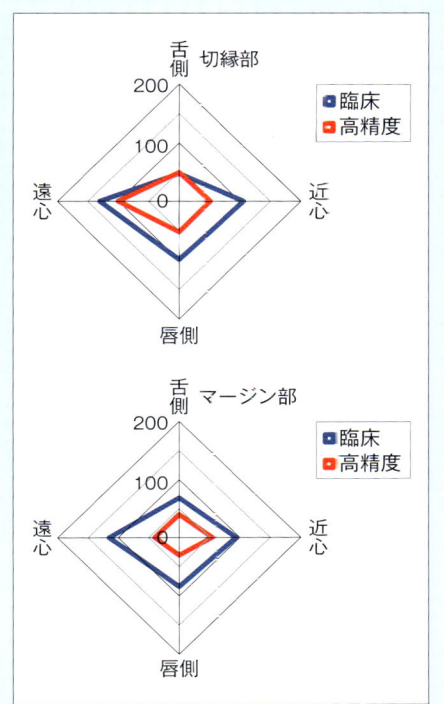

Fig.19-a，b　同．各計測点の計測
結果のレーダーチャート（単位：μm）

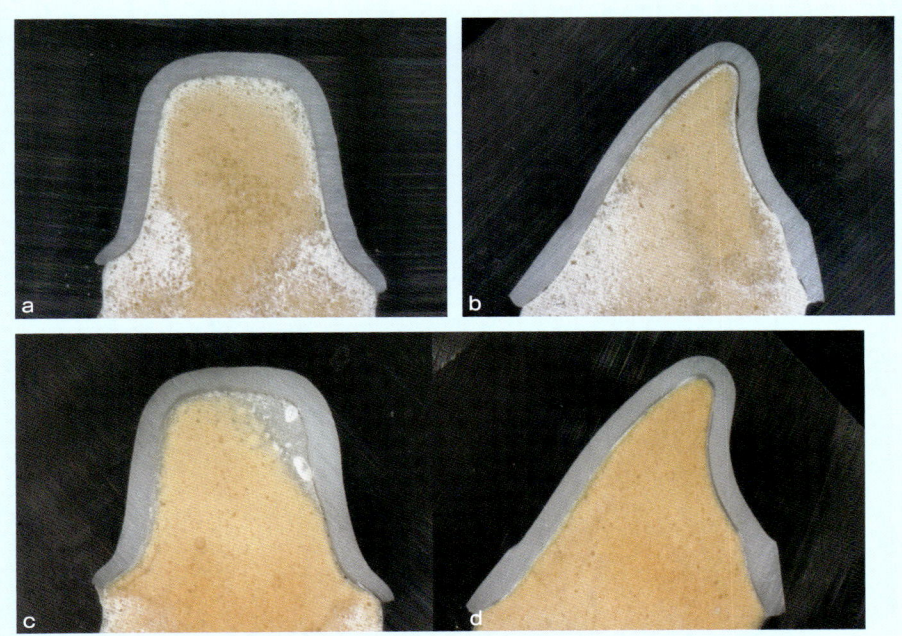

Fig.20-a 〜 d　同．フレームの支台歯との間隙量（a：高精度設定隣接面，b：高精度設定唇舌面，
c：臨床設定隣接面，d：臨床設定唇舌面）

6 ｜ Procera® （Nobel Biocare ／ミリングバー最小径：該当せず）

　Procera®（ジルコニア）の単冠製作システムでは，スキャニングデータを基に焼結収縮を見越したサイズの支台歯形状に加工した耐火模型に対し，ジルコニアやアルミナのパウダーを高圧で圧接して製作される．このため，全体にわたって平均的な間隙が認められる．また，同システムでは，適合条件として「通常」と「きつめ」の2種類のみが用意され，それ以上タイトなセッティングは，選択肢として設定されていないとのことである．手指による脱着を行ってみても，両設定の違いは実にわずかであり，いずれも臨床に十分供与できるレベルであると感じた．臨床提供の観点から，切縁部の間隙はあえて大きくなるように設定されていると想像している．

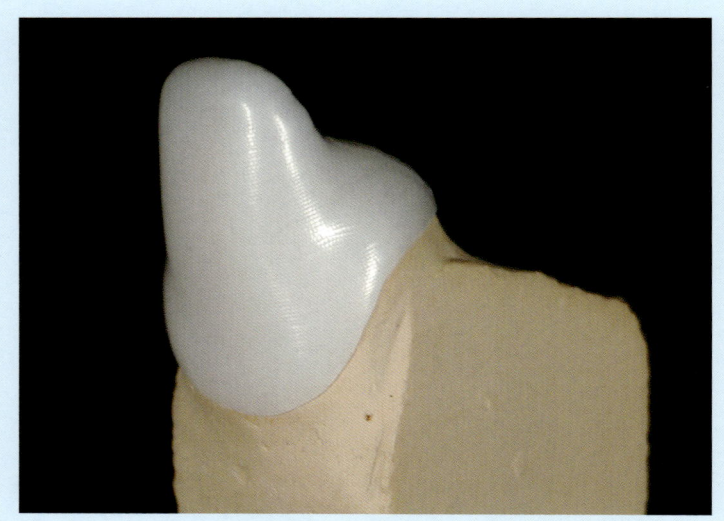

Fig.21　Procera®におけるフレームの合着時

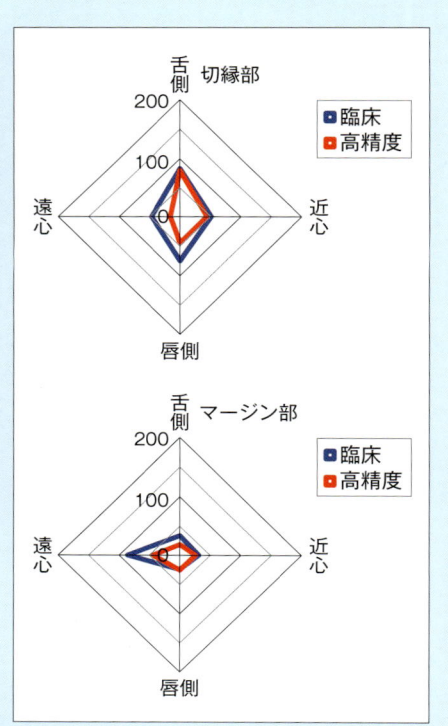

Fig.22-a, b　同，各計測点の計測結果のレーダーチャート（単位：μm）

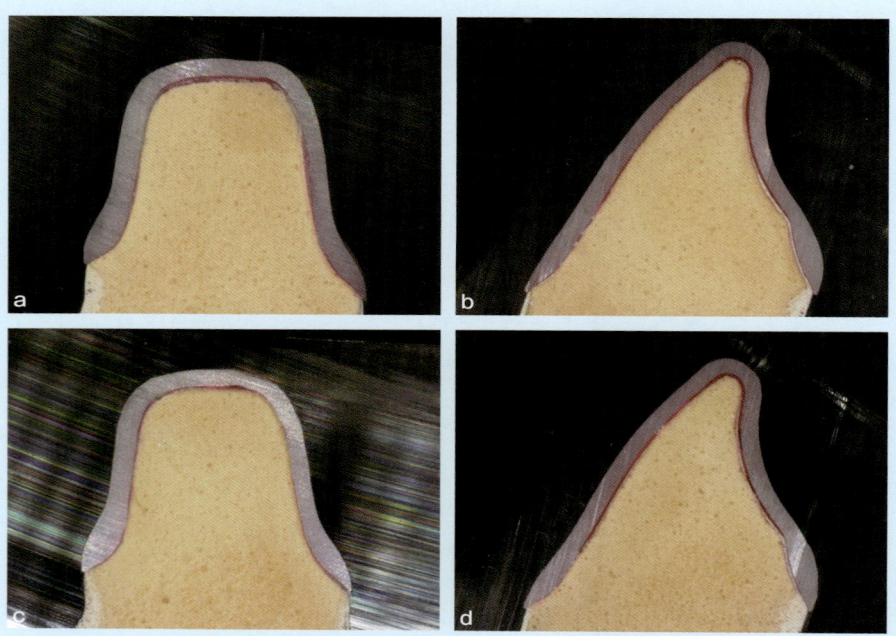

Fig.23-a ～ d　同，フレームの支台歯との間隙量（a：高精度設定隣接面，b：高精度設定唇舌面，c：臨床設定隣接面，d：臨床設定唇舌面）

7 │ Straumann® CARES CAD/CAM（Straumann／ミリングバー最小径：0.5mm）

　通常臨床の切縁部から中央部付近の設定は，少々ゆるめな設定がなされているようである．断面画像からもマージン部以外では，ほぼ均等にスペースが設定されていることがわかる．しかし，通常臨床のマージン部（⑤）や，高精度設定では高い適合性を示していることから，あえて臨床では設定値を緩和していることが予想される．手指による適合の感じは，両設定とも良好な適合状態を示しており，わずかに高精度がタイトな状態を示していた．これまでの経験や他のシステムと比較しても違いは認められず，臨床レベルとしては十分な適合力を発揮することは，間違いないと確信した．

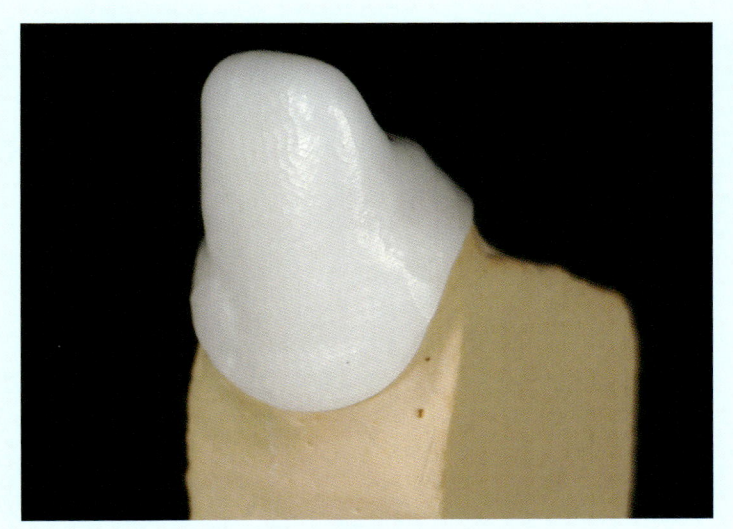

Fig.24 Straumann® CARES CAD/CAM におけるフレームの合着時

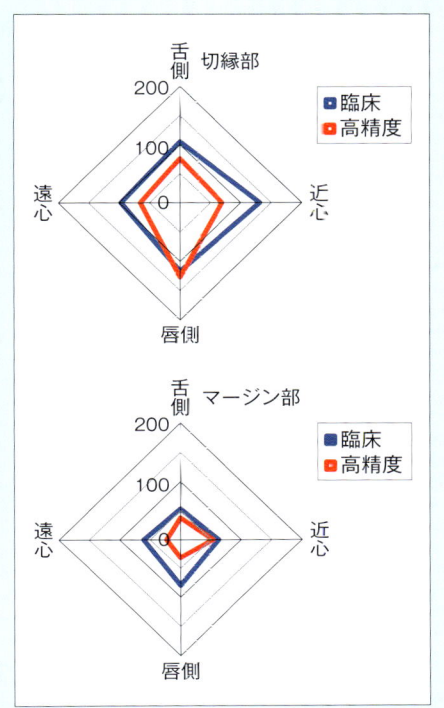

Fig.25-a，b 同，各計測点の計測結果のレーダーチャート（単位：μm）

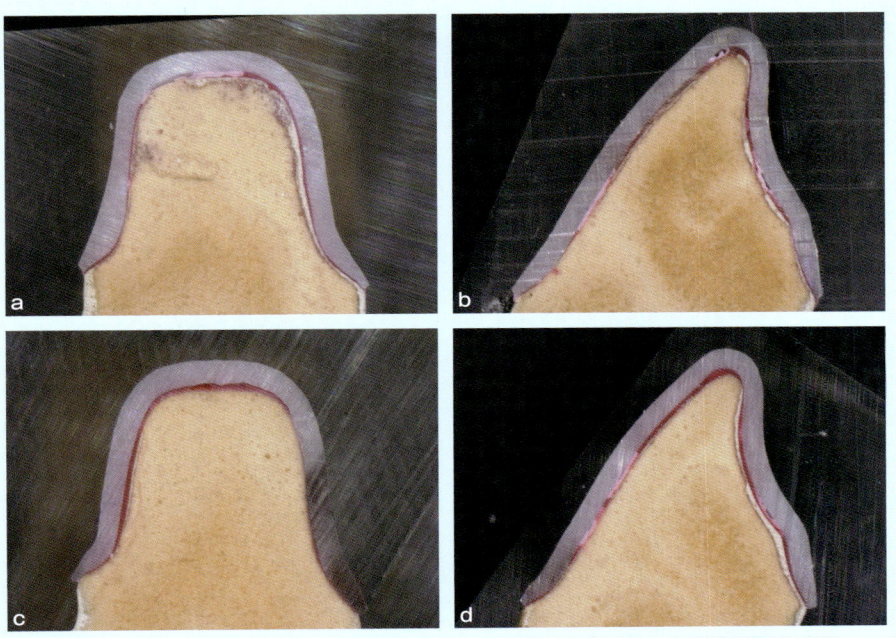

Fig.26-a〜d 同，フレームの支台歯との間隙量（a：高精度設定隣接面，b：高精度設定唇舌面，c：臨床設定隣接面，d：臨床設定唇舌面）

8 ｜ S-WAVE CAD/CAM システム（松風／ミリングバー最小径：0.6mm）

　高精度設定に限らず，通常臨床設定でも非常に高い適合精度を示している．平均値からすると，C-Pro System と同等もしくはそれ以上の値となっている．今回検証したシステムのなかでは最後発であり，これまで発表されたさまざまなデータを参考にできたこともあるだろうが，逆に CAD/CAM フレーム製作の経験値はほとんど蓄積を持っていないなかでこの数値を導出できたことは見事だといえる．手指による検証でも，両設定ともレーダーチャートが示すとおりの精度の高さが感じられた．しかし，筆者の経験から，この設定値で製作されたクラウンやフレームについて，実際の臨床ではここまでの適合が必要なのか，この適合精度に"適応"できる臨床家は果たしてどれほどいるのかという疑問は残る．すなわち，高精度設定では問題ないが，通常の臨床設定では，もう少しセメントラインの設定の値を増やしてもよいのではないかと感じた．ともあれ，半焼結ブロックを切削するフレーム製作システムとしての完成度の高さは証明できたのではないだろうか．

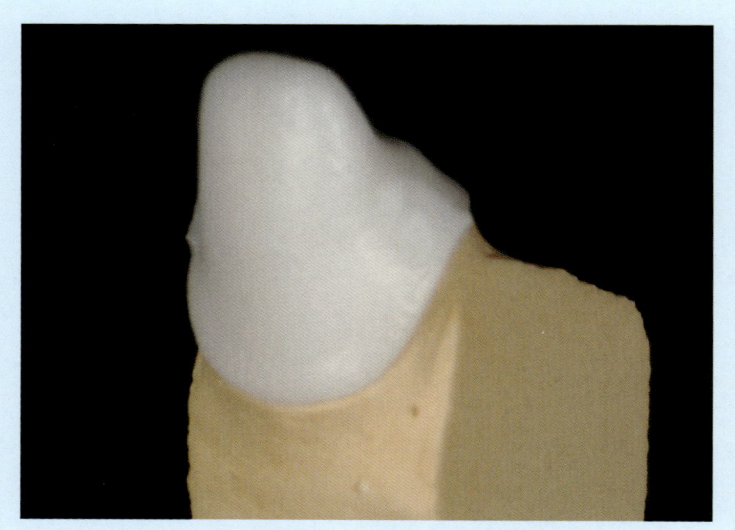

Fig.27　S-WAVE CAD/CAM システムにおけるフレームの合着時

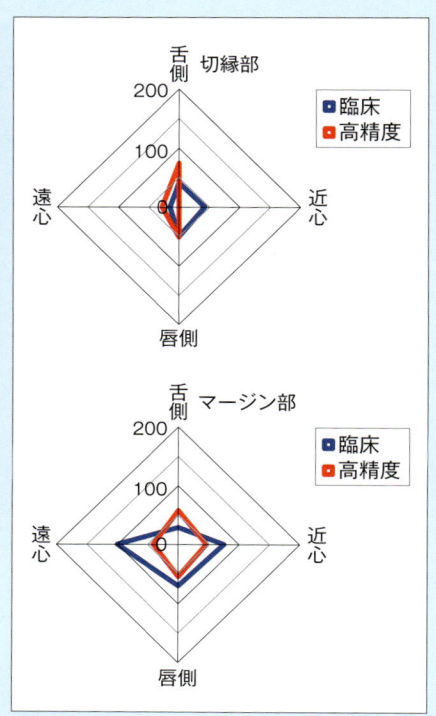

Fig.28-a, b　同，各計測点の計測結果のレーダーチャート（単位：μm）

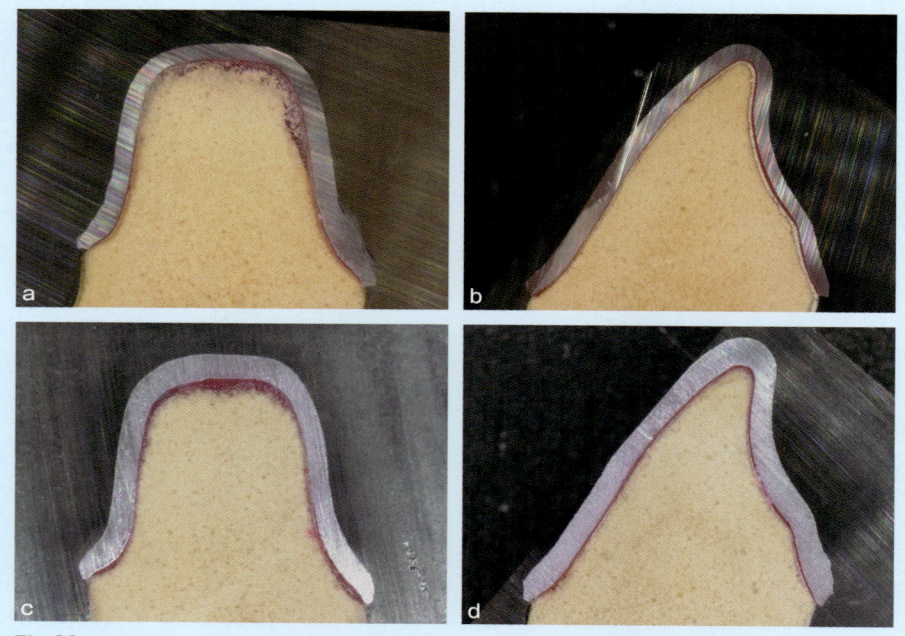

Fig.29-a ～ d　同，フレームの支台歯との間隙量（a：高精度設定隣接面，b：高精度設定唇舌面，c：臨床設定隣接面，d：臨床設定唇舌面）

9 | Zeno-Tec®（WIELAND；大信貿易／ミリングバー最小径：0.7mm）

　通常臨床設定，高精度設定ともに，①〜⑤の計測位置において大きな数値のばらつきは見られず，安定的な間隙を示している．わが国でCAD/CAM が登場した当初から稼働しており，豊富な実績と経験から臨床技工に則したバージョンアップが図られてきたことを示すものである．手指による脱着を行ってみても，両設定とも良好な状態であり，高精度設定では多少抵抗を感じるフィット感であった．本システムは，いち早くオープン化への対応と大手ミリングメーカー（3D Cores）との提携も行っており，金属や高分子材料などの材料の導入や，より多様なインプラントへの活用といった，今後広がるであろう臨床応用に，適合精度の向上も含めて期待が持てる．

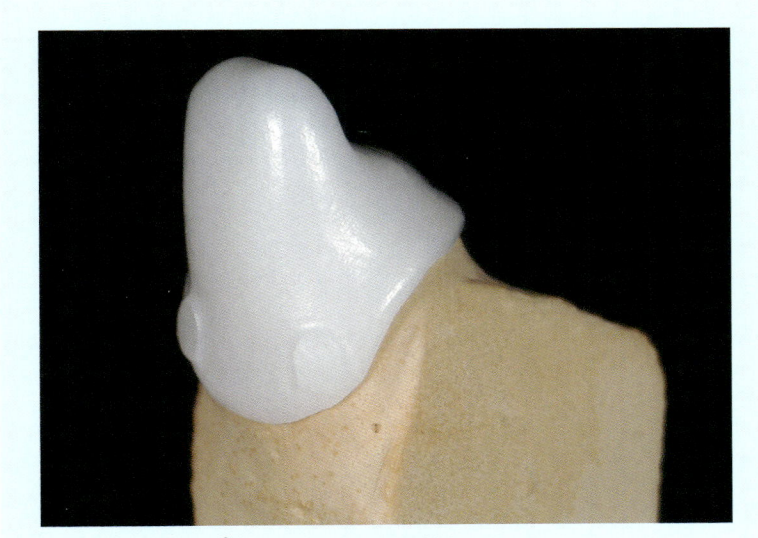

Fig.30 Zeno-Tec®におけるフレームの合着時

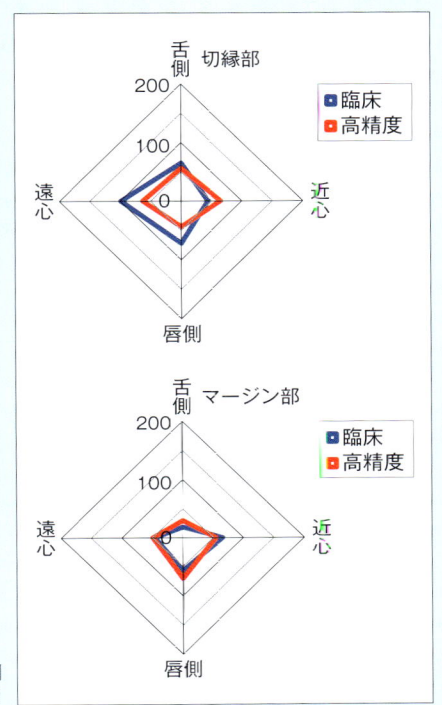

Fig.31-a, b 同，各計測点の計測結果のレーダーチャート（単位：μm）

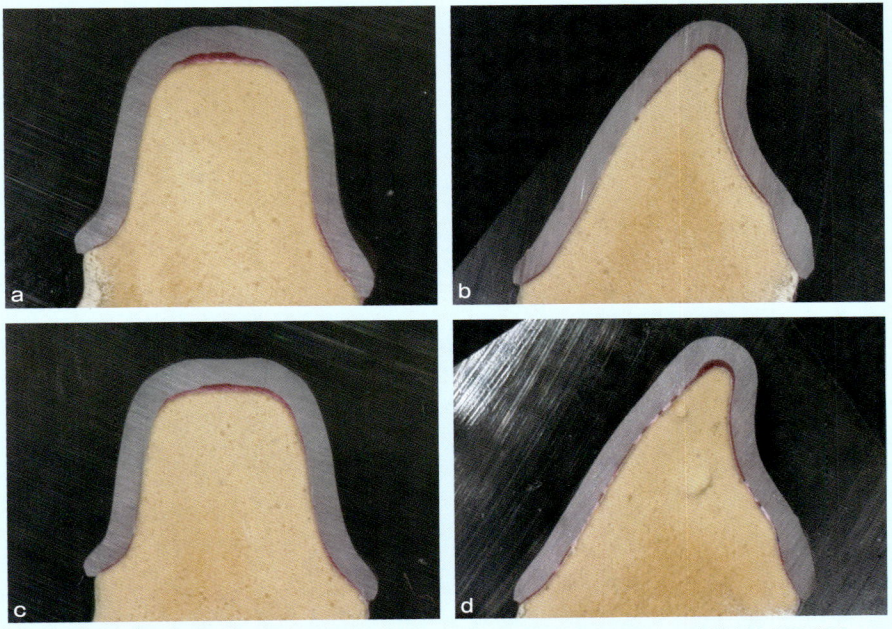

Fig.32-a 〜 d 同，フレームの支台歯との間隙量（**a**：高精度設定隣接面，**b**：高精度設定唇舌面，**c**：臨床設定隣接面，**d**：臨床設定唇舌面）

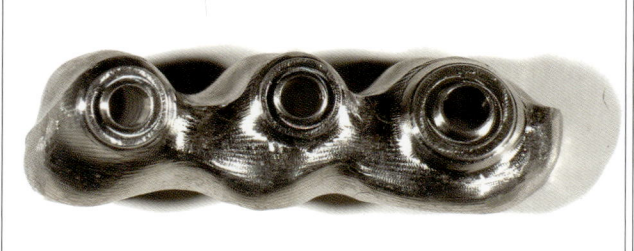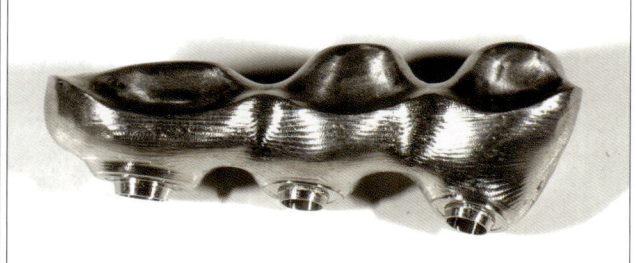

Fig33-a, b　プロセラインプラントブリッジ（チタンフレーム）の基底面と外観. 各社システムにおいて, 高い適合精度が求められるインプラントブリッジへの対応が進みつつある

各社フレームの適合精度調査結果の考察

　以上の検証結果から考察される事項を以下にまとめる.

・通常臨床設定, 高精度設定ともに, 検証したすべてのシステムにおいて, 高い適合精度を発揮できるポテンシャルを持っていることがわかった.

・通常臨床設定では, これまでの臨床実績の蓄積や情報交換が進んだことにより, 各メーカー間の数値のばらつきは見られず, 特に"経験豊富"なシステムでは, より安定的な数値が設定されていると想像できる.

・ミリングバーの直径により, 切縁部の間隙がある程度広くなる設定がなされており, 0.7mm以上（検証した支台歯の場合）になると切縁部にツールリリーフが発現する可能性が増す.

・手指による実際の適合感も, 測定値と準じる感触であったが, 臨床的な観点からは, ある程度のセメントラインの設定は必要であると感じた.

・スキャニングを念頭に置いた支台歯形成と, 場合によってはリリーフの設定が, 適合精度に影響を与えることが認識された.

　2点目の考察に示したように, 現在わが国で稼働しているCAD/CAMは, 臨床実績と経験を重ねた結果, おおよそどのシステムも切縁部・マージン部等, 支台歯の部位別に適切なセメントラインの設定を把握できているとのことである. 手指によるフィット感の感覚調査でも, 各社間の大きな差は感じられなかったが, 適切と思われるセメントラインが設定されたフレームの着脱感触は, 筆者の経験から見ても, 特に良好であった.

　筆者もいくつかのCAD/CAMを臨床技工に応用して

いるが, 模型上はもとよりチェアサイドから適合に関するクレームを受けることは皆無に等しく, むしろ好ましい感想をもらうことのほうが多い. これも, メーカー各社の長年の努力と研鑽の賜物であろう.

　今回は単独支台歯における調査であったが, 複数歯やブリッジの症例では, 各支台歯の歯軸方向の相違など, さらに厳しい条件が適合精度に大きく関与することになる. さらに近年では, 各社システムのインプラント上部構造への対応が進んでおり, わが国で使用されているさまざまなインプラントシステムに応じた, アバットメントレベルをはじめ, 高度な適合精度が求められるフィクスチャーレベルのインプラントブリッジへの活用も始まっている（**Fig33-a, b**）. これに対し, システムによっては, 不適切な支台歯形成がなされている模型やスキャニングデータに対しては, セメントラインなどをあえて大きく設定し, 「浮き上がり」や「不適合」を避けるという話を聞いたことがある. むろん, それは再製を避けるための処置であるが, 精度面では優れた結果を出すことのできるジルコニアセラミックスが, そのような臨床の現実に合わせた状態で出荷・納入され, そのスペックを発揮できていない現状には, 何とも言いようのない虚しさを感じてしまう.

　われわれ歯科医療従事者は, マシンやシステムの優劣ばかりを追求するのではなく, それらの性能を有効に活かせるような知識と技術を身に付け, その応用に際して細心の注意を払う必要を強く感じる. 今後も各システムにおける対応症例の拡大や精度向上もさらに進むであろうが, 発注者である歯科技工士（スキャニングオペレーターを含む）自身の技術の研鑽にも期待したいところである.

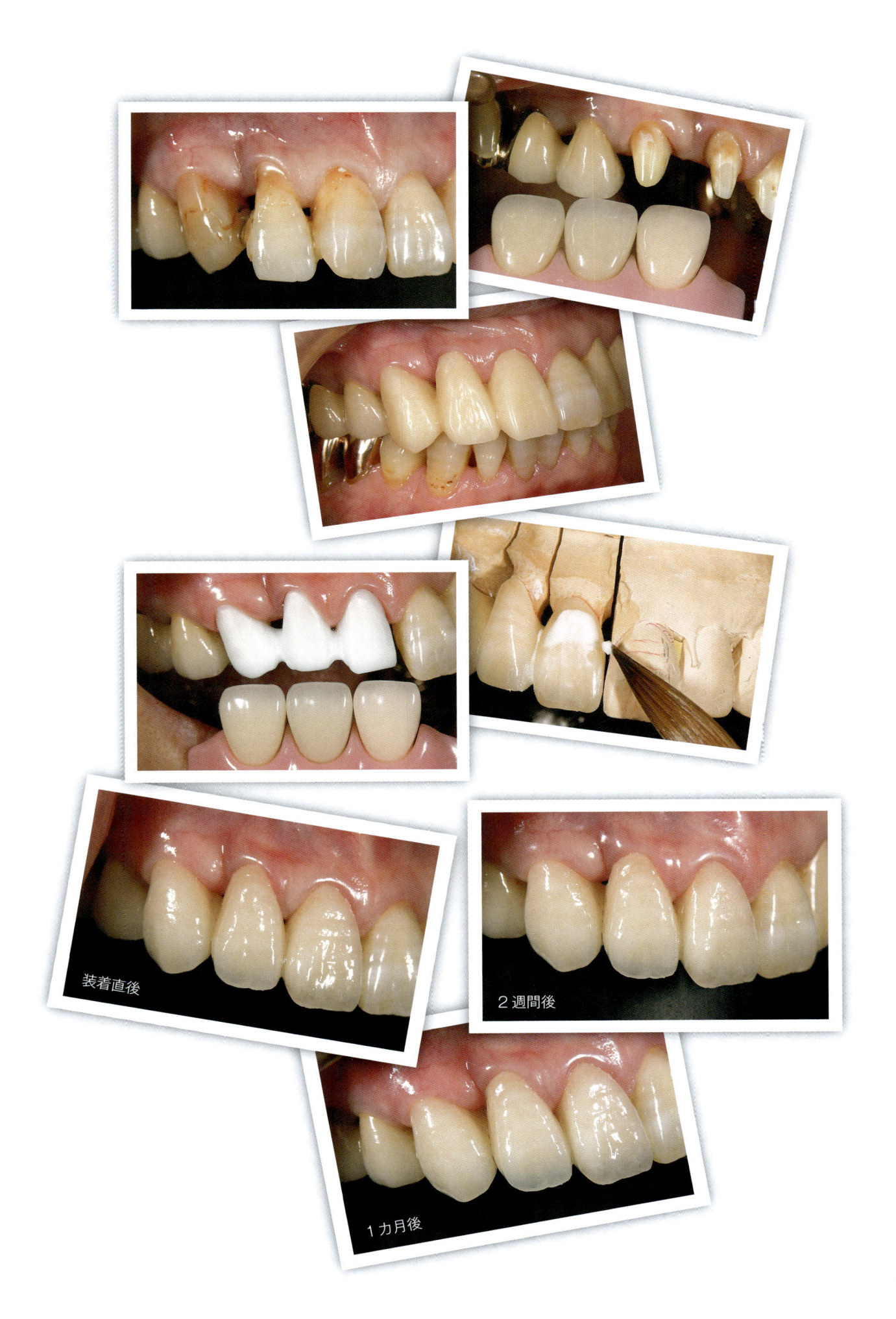

装着直後

2 週間後

1カ月後

Chapter 5
陶材の物性から見た築盛時の注意事項

理工学的データに基づく陶材の基本操作

　本書刊行現在，CAD/CAM オールセラミックス用陶材としては，アルミナフレーム用，ジルコニアフレーム用のものが歯科材料メーカー各社から発売されている．すでにオールセラミックスレストレーションを手がけられている読者諸氏は，どのメーカーからどのような陶材が発売されているか，よくご承知のことと思う．

　しかし，ジルコニアやアルミナに専用陶材を焼付けるために，両者がどのような特性を持っているかを理解したうえで，オールセラミックスを製作している方は，はたしてどれくらいおられるであろうか．

　メタルセラミックス用，オールセラミックス用ともに，各専用陶材は焼付けた後の強度を含めて物性の向上が図られてはいるが，これを最大限発揮できるように，術者としてもメカニズムを理解しておく必要がある．特にジルコニアに関しては，フレーム材料そのものが高強度であるため，焼付けられた陶材もまた同様の強度を有しているかのような誤解に基づいて，歯科医師に間違った情報を伝達していることはないだろうか．

　また，最近の専用陶材のインフォメーションなどを見聞すると，まるでどのような取り扱いをしても安全であるとの誤解を招く危険を感じることがある．単に，焼付け作業や，形態修正後にグレージングを行って研磨・完成に至るまでの間に，クラックやチッピングが生じなければよいわけではない．過酷な口腔内環境下で長期間安定した機能を発揮することこそが，補綴物の使命であることは周知のとおりである．

　それぞれの取り扱い事項を遵守することは言うに及ばず，症例に応じた製作法を勘案し，可能な限り強靭な補綴物を製作することが，歯科技工士としての責務と考えるのは筆者だけだろうか？

　以上のことから本項では，オールセラミックス用焼付陶材についての解説に先立ち，専用陶材の物性や，他の材料に陶材を焼付ける際の注意点など，基本に立ち返ることから始めていく．

専用陶材の概要

　オールセラミックス用陶材の特徴を解説する前に，前述したように専用陶材とはどのような成分で構成され，いかなる方法で製造されているのか，またその特性を活かした使用法など，一度原点に返って検証してみる必要があると感じ，本節の冒頭で述べることにした．すでによくご存知の方は，本節は読み飛ばしていただいて差し支えない．

　ここ数年来，筆者の知る限りでは，陶材という材料を使用する際に必要な基礎を語る論文はほとんど見かけられず，すばらしい審美再現結果や，あたかもどのような扱いをしても安全であるというような見解ばかりを目にする．無論，専用陶材も改良が進み，製品が発表された当時と比較すれば，飛躍的に扱いやすくなっているのは事実である．

　しかし，メタルセラミックスと同様にオールセラミックスの場合においても，フレーム材として使用されているジルコニアやアルミナと専用陶材とは，組成も強度も異なる材料であり，その取り扱いに一定のルールがあることは，明らかである．

　そもそも，われわれ歯科技工士が使用している専用陶材は，陶磁器とは異なる，独特の材料であることを理解する必要がある．歯科用陶材も陶磁器原料も，化学的にはほぼ同様の成分で構成されているが，各成分の含有量や，製造方法が大きく異なっている．これをごく簡単に述べると，陶材は製造工程において原料同士の複雑な化学反応をすでに終了させてある．つまりわれわれ歯科技工士は，陶材を単に加熱して焼き固めるだけで，色調再現性の高い安定した焼き上がりになるように調整してある粉末を使用しているのである．

　また，同時にメタルセラミックスの単冠や少数の連続冠などの場合は，乾燥から焼成まで，20 〜 30 分の時間で完了するようになっている．小学生の頃，図画工作の

時間の陶磁器製作では，同じ素地を使用しても異なる色調の作品ができていたことを思い出す．焼成にあたっては，まず何日も乾燥させた後，焼成にも長時間かけたことを記憶されている方も多いはずである．

このように，われわれが日々築盛・焼成している陶材は，陶磁器と同じセラミックス材料にカテゴライズされてはいるが，その使用方法から見ても，大変特殊であることがご理解いただけるであろう．

各専用陶材の組成

歯科用の陶材には，陶歯を製造する場合に使用されるものも含まれるが，本項では，フレームに対して焼付ける専用陶材について述べる．

専用陶材は，メタルにしろジルコニアなどのセラミックスにしろ，異なる材質に焼付けるため，熱膨張係数の調整に加えて安定した色調の再現性，操作性など，さまざまな工夫が凝らされている．特に熱膨張係数の調整に関しては，クラウンの製作工程やその後の口腔内における機能回復の面で大変重要であり，われわれ歯科技工士

をはじめ術者にとって関心の高い案件であるため，後述する．

各社のメタルセラミックス用，アルミナ用，ジルコニア用陶材の成分を Table. 1 ～ 3 に示す．加えて Vintage Halo，Vintage AL，Vintage ZR の構成成分を円グラフにて，曲げ強さを棒グラフにて比較してみる（Fig.1 ～ 4）.

これらの資料から，専用陶材は SiO_2（二酸化ケイ素），Al_2O_3（酸化アルミニウム），B_2O_3（酸化ホウ素），Na_2O（酸化ナトリウム），K_2O（酸化カリウム），CaO（酸化カルシウム），MgO（酸化マグネシウム）などで構成されており，各社とも大きな違いはない．そして，メタル・ジルコニア・アルミナの専用陶材はいずれもほぼ同様の成分で構成されていることがわかる．

以前は，構成成分を長石（feldspar），石英（quartz），陶土（kaolin）という鉱物名で表記していたが，現在は酸化物名で表されていることが多い．専用陶材はその成分の含有量から，陶磁器というよりもむしろガラスに近いことがわかる（Table.4）.

Table.1 メタルセラミックス用陶材（一部）の組成，曲げ強さに関しては，標準偏差を考慮すると VM13 が有意に高く，それ以外はほぼ同等であると考えられる

製品名		Vintage Halo	VM13	InLine	Duceram KISS	Creation CC	スーパーポーセレン AAA
製造元		松風	VITA	Ivoclar Vivadent	DeguDent	KLEMA	クラレノリタケデンタル
組成 (wt%) (*1)	SiO_2	60.9	58.8	58.7	63.3	57.4	63.7
	Al_2O_3	14.9	15.0	14.5	14.0	15.1	14.1
	B_2O_3	2.3	3.0	3.4	—	4.6	—
	Na_2O	7.6	6.6	6.4	7.4	5.7	10.2
	K_2O	11.7	10.7	11.3	13.8	11.3	9.3
	CaO	1.2	1.6	2.1	0.8	2.0	0.8
	MgO	0.6	0.6	0.1	0.1	—	0.8
	BaO	—	—	1.5		1.8	
	Others	—	BaO SnO_2 ZrO_2 TiO_2 Y_2O_3	CeO_2	Sb_2O_3 Fe_2O_3 BaO Rb_2O SnO_2 ZnO	TiO_2 CeO_2	Sb_2O_3 Li_2O Y_2O_3 ZrO_2
3点曲げ強さ (MPa)		89.7 (12.8)	127.1(13.1)	68.1 (6.8)	71.3 (6.7)	84.5 (8.7)	87.9 (9.8)
含有結晶		リューサイト					

※括弧内の数値は標準偏差
*1：組成については，酸化物換算値

そして，曲げ強さについては，多少の違いはあるものの，ジルコニア（1,000MPa 以上），アルミナ（約400MPa）のフレーム材の曲げ強さよりはるかに低い値であることに着目しなければならない．

また，各陶材の製造方法から見ても，粉末化した後に混合した原料を，溶融工程を経て製造されている

（**Fig.5**）．このような溶融・急冷によりガラス化させる工程は「フリット化」と呼ばれる．

この工程によって陶材が安定なものとなり，焼成を繰り返してもガスが発生して気泡になったりすることを防いでいる．さらに，陶材に必要とされる透明性も付与している．

Table.2　アルミナ用陶材（一部）の組成

製品名		Vintage AL	VM7	Creation AV	Cerabien
製造元		松風	VITA	KLEMA	クラレノリタケデンタル
組成 (wt%) (*1)	SiO_2	65.1	64.0	66.9	73.7
	Al_2O_3	13.5	14.6	13.1	9.5
	B_2O_3	5.4	6.4	4.8	1.3
	Na_2O	5.2	4.6	6.9	6.1
	K_2O	5.5	8.3	4.9	5.6
	CaO	1.5	1.7	1.0	0.7
	MgO	0.4	—	0.7	0.5
	Others	Li_2O Sb_2O_3	—	TiO_2	CeO_2 Sb_2O_3 Li_2O Y_2O_3
3点曲げ強さ（MPa）		98.9（13.1）			
含有結晶		含有結晶なし			

※括弧内の数値は標準偏差
*1：組成については，酸化物換算値

Table.3　ジルコニア用陶材（一部）の組成

製品名		Vintage ZR	VM9	IPS e.max Ceram	CerconCeram KISS	Creation ZI	Cerabien ZR
製造元		松風	VITA	Ivoclar Vivadent	DeguDent	KLEMA	クラレノリタケデンタル
組成 (wt%) (*1)	SiO_2	57.9	60.4	61.2	59.5	63.4	69.4
	Al_2O_3	17.1	15.5	10.5	13.1	11.9	12.3
	B_2O_3	4.5	4.5	—	4.1	—	0.6
	Na_2O	7.1	5.7	10.6	8.4	11.7	7.3
	K_2O	8.7	9.1	7.4	9.0	7.1	7.7
	CaO	3.5	1.7	2.0	3.2	3.0	0.7
	MgO	0.3	0.4	—	—	—	0.7
	SrO	—	—	1.8	—	—	—
	BaO	—	1.7	—	1.6	1.4	—
	ZnO	—	—	2.4	—	—	—
	Others	—	ZrO_2 SnO_2	ZrO_2 TiO_2 CeO_2	CeO_2	ZrO_2 TiO_2 CeO_2	SnO_2 CeO_2 Li_2O Y_2O_3
3点曲げ強さ（MPa）		85.2（11.0）					
含有結晶		リューサイト					

※括弧内の数値は標準偏差
*1：組成については，酸化物換算値

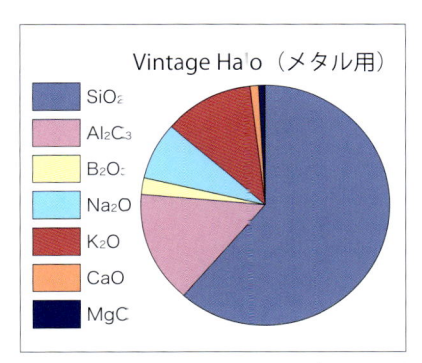
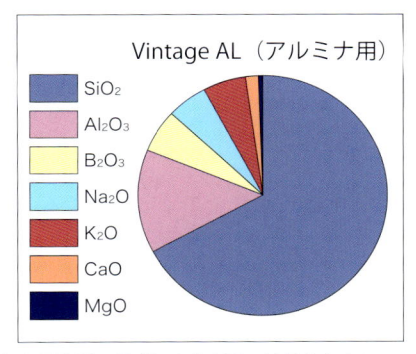
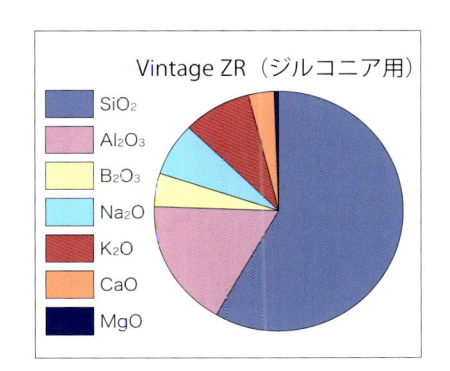

Fig.1 〜 3　メタル，アルミナ，ジルコニア用の各専用陶材の組成に大きな違いは見られない

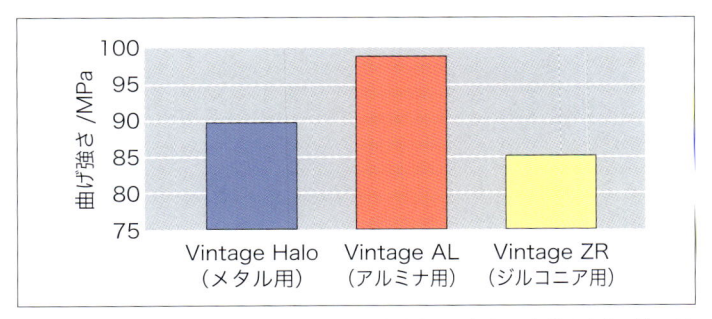

Fig.4　Vintage Halo，AL，ZR の３点曲げ強さ．各専用陶材は多少の違いは
あるがほぼ同様の値を示している．ジルコニアやアルミナなどのフレーム材の
曲げ強度よりはるかに低い値である．つまりフレーム材の強度≠クラウンの強
度であることを認識する必要がある

Table.4　陶材・ガラス・陶磁器のおおよその組成

組 成 (wt%)		陶材	アルミノシリケートガラス	硬質磁器
	SiO_2	55 〜 75	52 〜 56	58 〜 73
	Al_2O_3	10 〜 18	12 〜 16	18 〜 36
	B_2O_3	0 〜 7	5 〜 13	―
	Na_2O	5 〜 12	0 〜 0.8	―
	K_2O	5 〜 14	0 〜 0.8	1 〜 8
	CaO	0 〜 4	16 〜 25	0 〜 4
	MgO	0 〜 1	0 〜 6	―

※本表より，陶材はその組
成においても磁器よりも
ガラス（アルミノシリケー
トガラス）に近いことが
わかる．すなわち，陶材
はそのほとんどがガラス
（ガラスマトリックス）か
ら構成されており，ガラ
スの基本骨格をなす SiO_2
と Al_2O_3 の量が近いこと
からも，陶材とガラスが
その構造においても近い
ことが予想できる

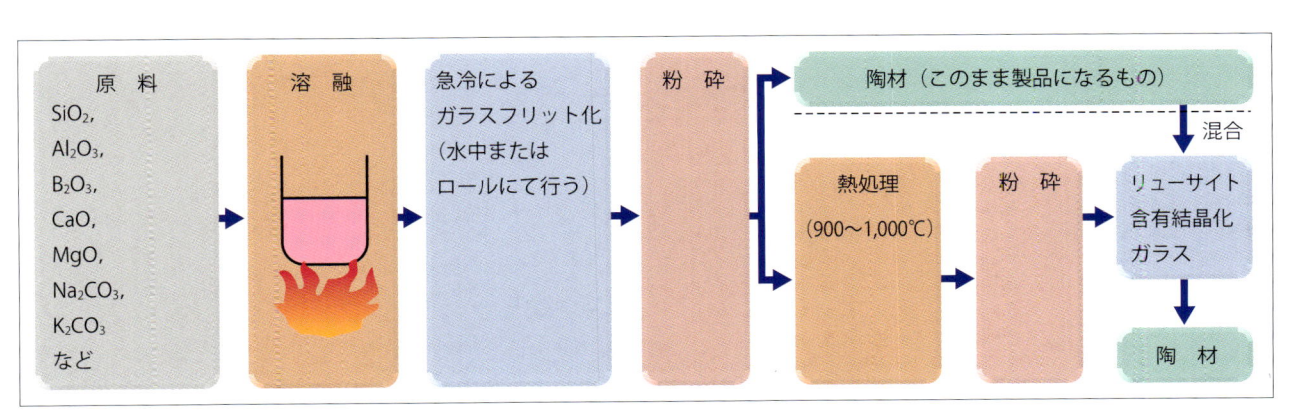

Fig.5　専用陶材の製造法の一例

Table.1 に示した物質の他に，以下のものが混合されている．

① 着色材（Pigment）

主として金属酸化物であり，各陶材の色調により配合率が決定されている．この金属酸化物は，酸化チタン（白黄色），酸化コバルト（青色），酸化鉄（黄・褐色）などである．これらが含まれる理由は，1,000℃付近の高温で繰り返し焼成しても退色することのない安定した性質が陶材に求められるからである．Vintage シリーズでは，この金属酸化物をガラスで一層コーティングした後に混合することで，セラミックスクラウン表面付近の金属酸化物が口腔内に溶出することを防止し，人体への悪影響を軽減する工夫を行っている（**Fig.6-a，b**）．

② 蛍光材（Fluorescence agent）

焼成したクラウンに自然な蛍光性を持たせるために，希土類〔rare earth elements．分離精製の難しい元素類……イットリウム（Y），エルビウム（Er），ユーロピウム（Eu），ランタン（La），プラセオジウム（Pr），サマリウム（Sm），セリウム（Ce）など〕の酸化物が混入されていることが多い．陶材の蛍光材のほかにも，ジルコニアをはじめ歯科用セラミックス材料にさまざまな用途で使用されている（後述）．また，これらの希土類は非常に高価であり，キログラムあたり数百万円もするものもある．

③ リューサイト結晶（Leucite crystal）

専用陶材のクラウン製作時の焼成温度による分類では，現行製品の多くは低溶（850 〜 1,060℃）陶材に分類されるが，10年程前から融点の低いメタルに焼付けが可能な超低溶陶材（780 〜 900℃）も発売されている．また，専用陶材の一部には，「結晶化ガラス」と呼ばれ，フリッ

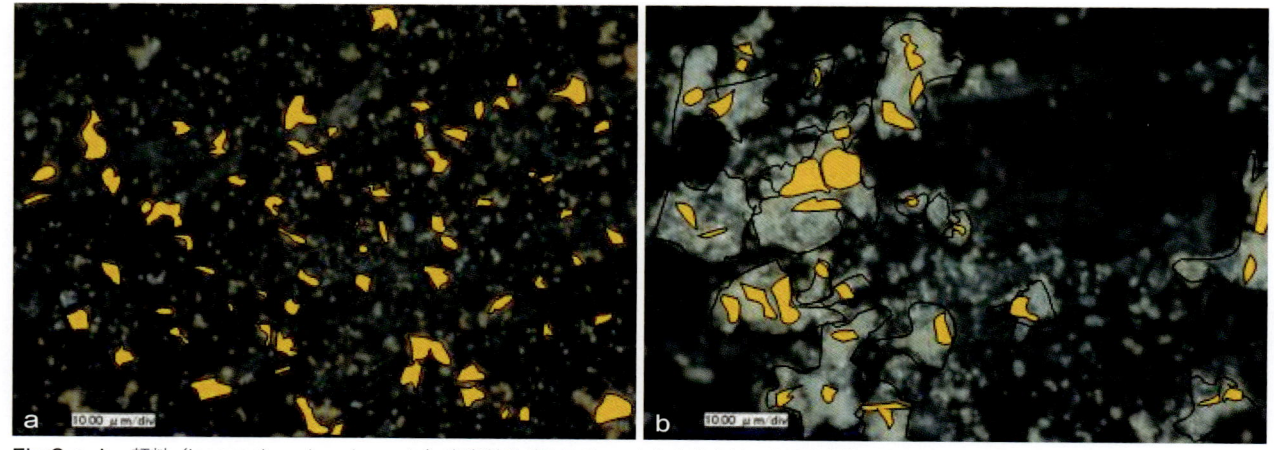

Fig.6-a，b 顔料（inorganic color pigments）を歯科用ガラスでコートした着色材．金属酸化物の溶出低減と色調安定性（陶材の繰り返し焼成）が図られている．図中 a の黄色の顔料が b ではガラスでコーティングされている（松風社資料より）

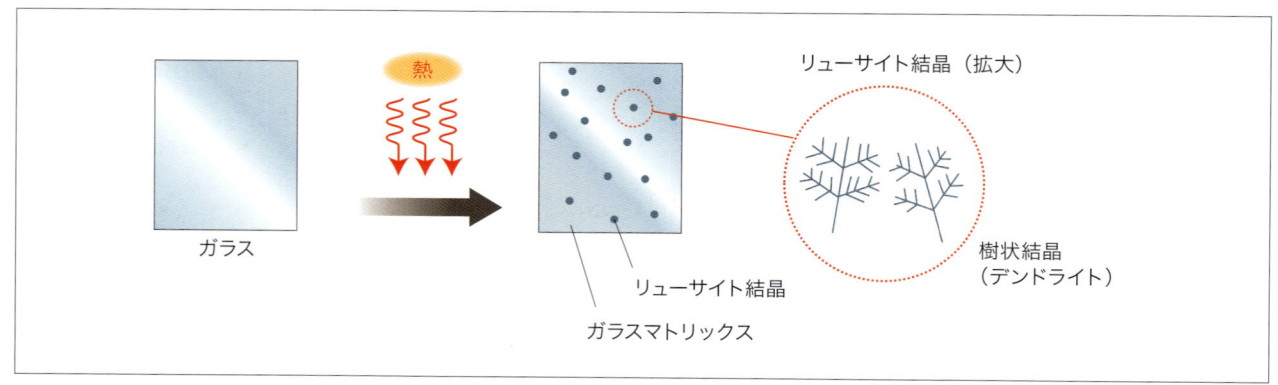

Fig.7 リューサイト結晶析出の模式図

ト化を行った後に再度焼成することにより，ガラス中に結晶を析出させたものがある．この結晶化のメカニズムは非常に複雑なため，本節ではごく簡単に述べるにとどめる．詳しく知りたい方は専門書をご覧いただきたい．

一部のガラスは，特定の温度で熱処理を行うことで，ガラス中に結晶が析出する．結晶粒子の大きさや析出量は，元のガラス（「母ガラス」と呼ばれる）の組成により異なるが，結晶の量が多ければ陶材全体の性質に大きく影響を及ぼす．熱膨張に関しても同様であり，陶材全体の熱膨張に大きく関与するのがリューサイト（$KAlSi_2O_6$）結晶である．陶材の熱膨張係数を大きくしたい場合は，ガラス中のカリウム成分を意図的に多くするなどしてリューサイト結晶を析出しやすくしている（**Fig.7**）．

そして，各陶材の性質をどのように設定するかにより，これら結晶の配合量が決定される．たとえば，メタルセラミックス用陶材では，使用されるメタルの熱膨張係数が高いので，陶材側の熱膨張係数も高くする必要があり，リューサイト結晶を配合している場合が多い（**Fig.8, Table.1 ～ 3**）．反対に熱膨張係数がそれほど高くないアルミナ用陶材には配合されておらず，ジルコニアフレーム用陶材には，メタルセラミックス用の半分ほどの割合で配合されている．また，リューサイトはその融点の高さから，焼成中に築盛した陶材の型崩れを防止する骨材の役割もある．

したがって，リューサイト結晶が配合されていない陶材は，焼成による熱膨張の変化は少ない代わりに，焼成時の収縮（変形）が大きくなる傾向がある．たとえば築盛した陶材の肉厚部分(多くの場合，歯冠中央部)に向かって収縮（変形）し，せっかく苦労して築盛した陶材が，焼成後に傾斜してその形態が崩れる危険性があることを理解する必要がある．

ここで，同一の臨床模型から製作したアルミナフレームとリューサイト結晶が配合されていない Vintage AL を使用して，コンデンスの回数を通法どおりに行ったものと，十分に行わずに築盛したクラウンの焼成収縮による影響を比較した（**Fig.9**）．

リューサイト結晶が配合されていない陶材は，肉厚部分に向かって多少収縮(変形)を起こす傾向が見られるが，コンデンスが不十分なまま焼成を行うと，その傾向はさらに顕著に現れる．

特に咬合状態によりベニアタイプにフレームを設計した場合は，口蓋（舌）側に築盛される陶材はより少なくなるため，唇側面方向に切縁部が傾く危険がある．このような場合は，十分なコンデンスを行うなど，唇側中央部方向への収縮量を軽減させる配慮が必要である（**Fig.10-a ～ d**）．

そして，本節で最もお伝えしたいことは，専用陶材は，その組成や結晶構造の違いにより，フレームの熱膨張に可能な限り沿うように設計されているが，<u>焼成方法や温度によりその性質を十分に発揮できないような場合には，たちまちクラックの発生に見舞われたり，メーカー発表値の強度を持続することが不可能になったりする</u>という点である．

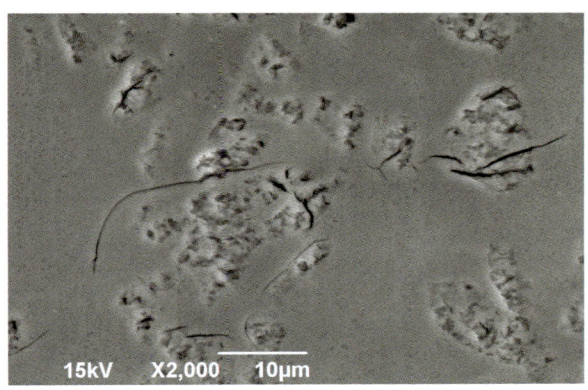

Fig.8 Vintage Halo に含まれるリューサイト結晶の SEM 画像．ガラスマトリックス中に樹状構造（デンドライト）の結晶が確認できる（図中に見えるクラックは SEM 観察時のエッチング処理によるもの）

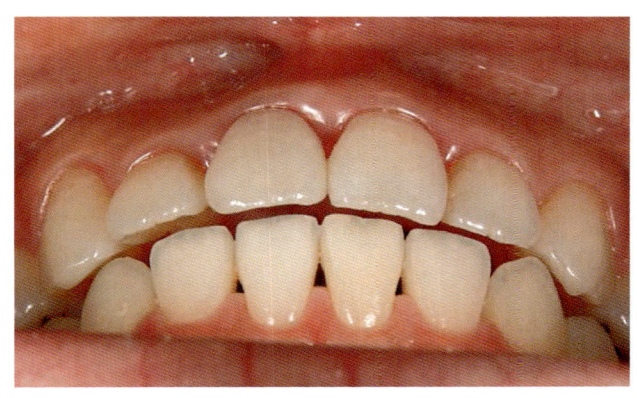

Fig.9 クラウンの焼成収縮による影響を比較する実験に使用した臨床例（咬合面観）

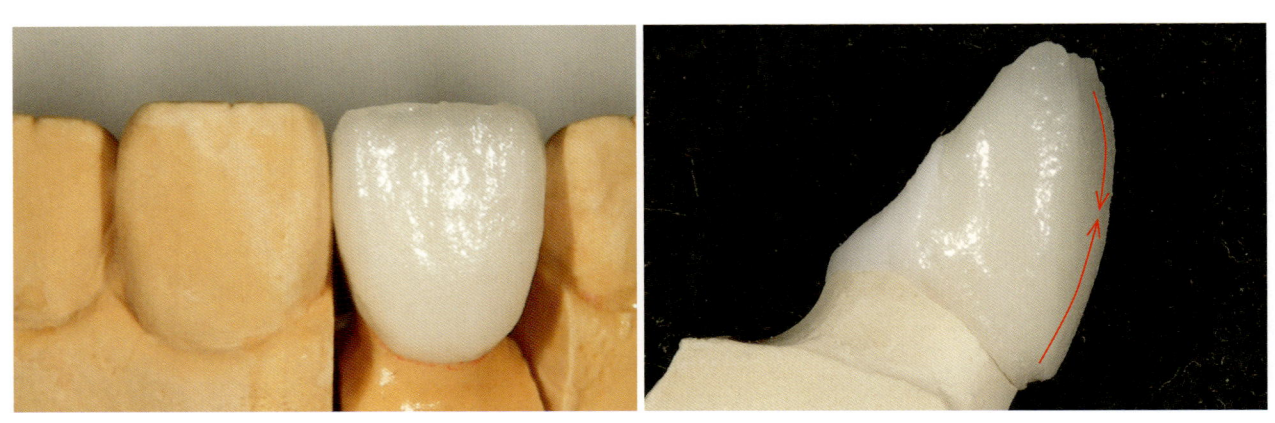

Fig.10-a, b　焼成収縮による唇側傾斜（a：唇側面観，b：側方面観）. コンデンスが不十分であったり築盛方法を間違えたりすると，ジルコニア用陶材は焼成収縮がより大きくなる傾向が見られる〔中心の肉厚部（b の矢印方向）に向かって収縮する〕

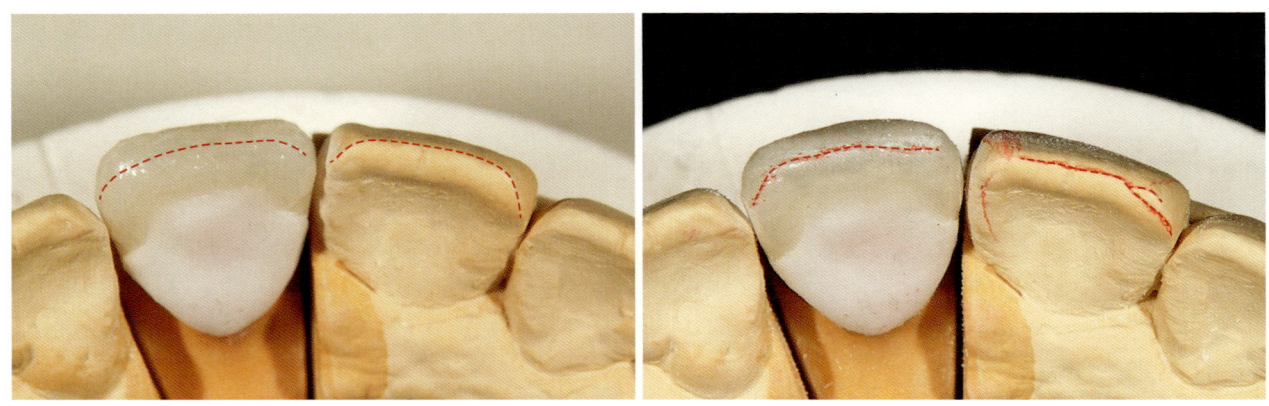

Fig.10-c, d　適切な築盛が行われた場合（c）と，収縮量が大きい場合（d）の比較（咬合面観）. ベニアタイプの場合は，口蓋側に築盛する陶材の量が少ないため，肉厚の歯冠中央部方向への焼成収縮が増大し，切縁が倒れてしまうことがある. このため十分なコンデンスと，築盛時の工夫が必要になる

Fig.10-a ～ d　コンデンスの回数がクラウンの焼成収縮に及ぼす影響の比較

専用陶材と各フレーム材に対する熱膨張係数の関係

　専用陶材の大きな特徴として，焼付ける陶材とフレームの熱膨張係数が重要であることは多くの歯科技工士がご存知のことと思うが，専用陶材の熱膨張係数がどのように設定されているか，ここで説明したい.

　まず，専用陶材の熱膨張係数は，フレーム材料（メタル・アルミナ・ジルコニア）のそれよりも低く設定されている. これは，陶材が引張応力に極端に弱いことから，冷却時にはフレーム材料に引張応力がかかり，陶材側には圧縮応力がかかるように設計されているためである.

　一般的には，両者の熱膨張係数の差は 1×10^{-6}/℃程度と言われている. 現在市販されている陶材には，熱膨張係数が必ず表示されており，アルミナやジルコニアの場合は，ほとんどの陶材がこの範囲内に収まるように設計されている. 熱膨張係数に幅のある金属の場合において

も，数値を確認すれば容易に判断できる.

　しかし，陶材は焼成の方法（時間や回数）によっては熱膨張係数に変化をきたすことを理解しておかなければならない. 加えて，臨床ではフレームの形状や大きさに左右されることもあり，症例によっては，フルオート型のポーセレンファーネスのヒートレートや係留時間などの設定をマニュアルで変更しておかなければならない場合がある. メーカー発表値は，どのようなケースを想定して算出しているか，担当者に確認することも有効であろう.

　陶材の熱膨張係数を大きくするときには，リューサイト結晶を配合していることを前述した. このリューサイト結晶による熱膨張への影響は，焼成温度600℃付近にあるガラス転移点付近までが主であり，それ以上の高温域では陶材中のガラスマトリックスの膨張量が急激に大きくなるため，リューサイトの含有による膨張効果は相

対的に小さくなる．また，リューサイト結晶はガラスマトリックスの組成によって，熱履歴（回数焼成や焼成時の係留時間など）でその結晶量が増減し，結果的に熱膨張係数が変動することがある．

これを嫌って，熱履歴にかかわらずリューサイト結晶量を一定に保つようにして，熱膨張係数を安定化させている陶材もある．このような設計のもとで製造されたVintage Haloを使用して，筆者が焼成回数による影響を計測する実験を行った際は，ボディ陶材，エナメル陶材による十数回の焼成を繰り返したが，クラックや気泡の発生などの変化は確認できなかった（**Fig.11**）．

もちろんこれは単冠で行った実験であるので，ブリッジワークのようにメタルの形状や大きさが複雑になれば，何らかのトラブルにつながる危険性は十分に考慮されなければならない．加えて，過度な焼成回数による界面からの気泡の出現をはじめ，リューサイトとは異なる結晶質の析出による失透や，顔料の変色・退色による陶材の色調の変化に注意すべきことは言うまでもない．

このように熱膨張係数についても，使用している陶材の特性をよく認識したうえで臨床応用することが，さまざまなトラブルの回避や，強度の高いクラウンの提供につながると考えている．

専用陶材と各フレーム材の冷却速度を考慮した熱膨張率の比較

専用陶材の組成は，フレーム材の材質によって大きな違いがないことは前述したが，一方で各材料の持つ固有の特徴に由来する注意事項も存在する．

前述したように，現在われわれが主にフレーム材として使用しているジルコニアやアルミナはそれぞれ熱膨張係数が一定であるので，発売されている各社の専用陶材の熱膨張係数もほぼ同等で，フレーム材の熱膨張係数よりも低く設計されており，焼付けた後に陶材側に圧縮応力がかかることで，安全かつ最大限の強度を発揮できるように設計されている（**Fig.12**）．

また，これは周知の事実であるが，クラックや破折によるトラブルをわれわれが確認できるのは，陶材の加熱時ではなく冷却時である．専用陶材の場合，通常700℃以上の温度域では陶材は溶融状態であり，フレーム材と陶材はいわゆる固体と液体の関係であるため，両者の熱

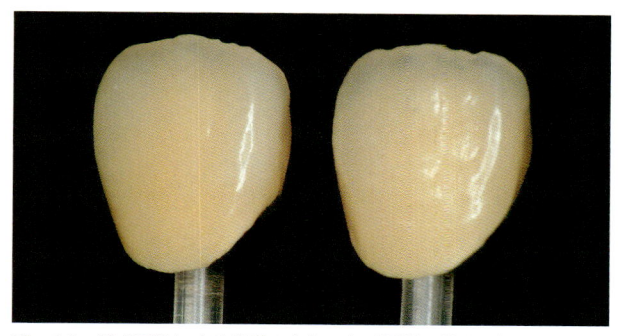

Fig.11 焼成回数による色調の変化．左は通常の焼成回数で製作したもの．右はボディ・エナメル陶材を築盛した後，十数回の焼成を繰り返したものだが，クラックや気泡などの発生は確認できず，ガラス化が進んで多少は暗くなっているが，基本的な色調再現性に大きな変化はみられない（文献[41]より）

収縮量の差により発生する応力を考慮する必要はない．しかし，両者の温度が700℃を下回った時点で陶材の固化が進み，固体と固体が嵌合（メタルセラミックスの場合は溶着）することで，両者の冷却収縮量の違いによる応力が発生する．

専用陶材の熱膨張（収縮）率を理解し，発生する応力をコントロールすることは，焼成方法やクラウンの強度に密接に関係しているため，引き続き説明を加える．

オールセラミックス用陶材について述べる前に，まずはメタルセラミックス用陶材のデータを用いて説明を行い，両者を比較することでより理解を深めていきたい（**Fig.13**）．

山本[11]は，熱伝導率の異なる金属と陶材が溶着し複合体となる場合には，全く同じ速度で冷却したときの熱膨張関係を検討するだけでは不十分であり，金属と陶材がそれぞれ異なった速度で冷却された場合を想定しなければならないと述べている．つまり陶材は，冷却速度の如何にかかわらず，700℃前後で固化する．このため，金属が早く冷えた場合と遅く冷えた場合，陶材はより熱収縮している状態の金属や，より膨張している金属と複合体を形成する．この場合におけるそれぞれの応力関係も考慮する必要性を説いている．

Fig.13は，陶材に対して金属（フレーム）が早く冷える場合と，遅く冷える場合を考慮して描いたグラフである．ここで，陶材が固化をしはじめる700℃において，両者の温度差が50℃であると仮定する．金属が陶材に比べて早く冷える場合は，金属の冷却曲線は実線より下の点線を辿ることとなり，陶材が700℃の時点で金属は実際には650℃の熱膨張係数となる．逆に金属が陶材に比

べて遅く冷える場合は，金属の冷却曲線は実線より上の点線を辿り，陶材が700℃の時点での金属の熱膨張係数は750℃の値となる．

　両者いずれの場合においても陶材が700℃の時点では金属と陶材との間に熱膨張差による応力は発生していない（陶材はまだ軟化している状態であるため）．そして温度が700℃よりも低くなると，それぞれの場合において陶材は固有の冷却曲線（熱膨張曲線）を辿って室温まで冷却していく．この場合，金属の冷却曲線である点線よりも陶材の冷却曲線が下を走る場合，陶材側に引張応力，点線よりも上を走る場合は，陶材側に圧縮応力が働くこ

とになる．

　このグラフは，実際の焼成状態を非常によく表しているグラフあり，通常は金属のほうが陶材よりも早く冷却するため，セラミックスクラウンを可能な限り早く冷却することを推奨している．

　なお，この文献が書かれた時代，ポーセレンファーネスの設定は手動で行われており，最終温度に達したクラウンを目視することができたとしても，山本が金属と陶材の冷却時の温度差を臨床経験から50℃と想定したことに対して，驚きを禁じえない．

　以下，この条件に倣い，ジルコニア用陶材とフレーム

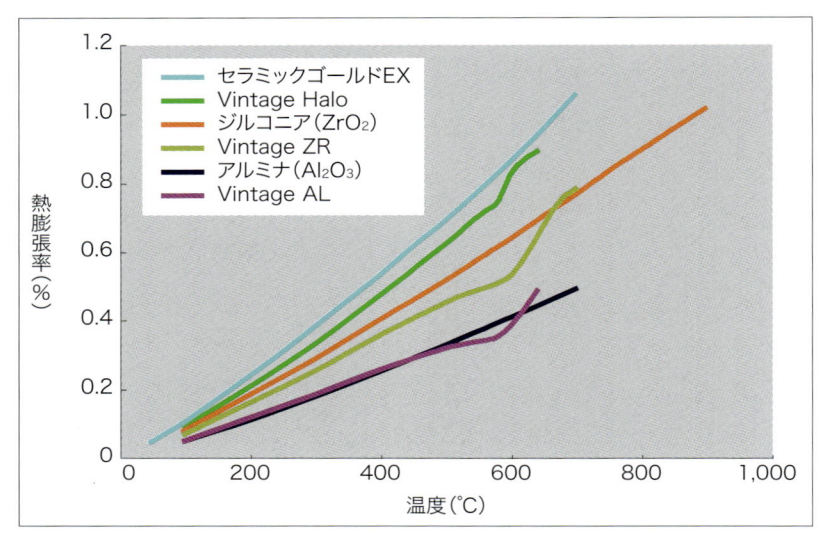

Fig.12　フレーム材と陶材の熱膨張曲線．セラミックゴールドEX（金合金．松風）-Vintage Halo，アルミナ-Vintage AL，ジルコニア-Vintage ZR の組み合わせでの熱膨張曲線を表す．各フレーム材に対して陶材の熱膨張が低く設計されていることがわかる（資料提供：松風）

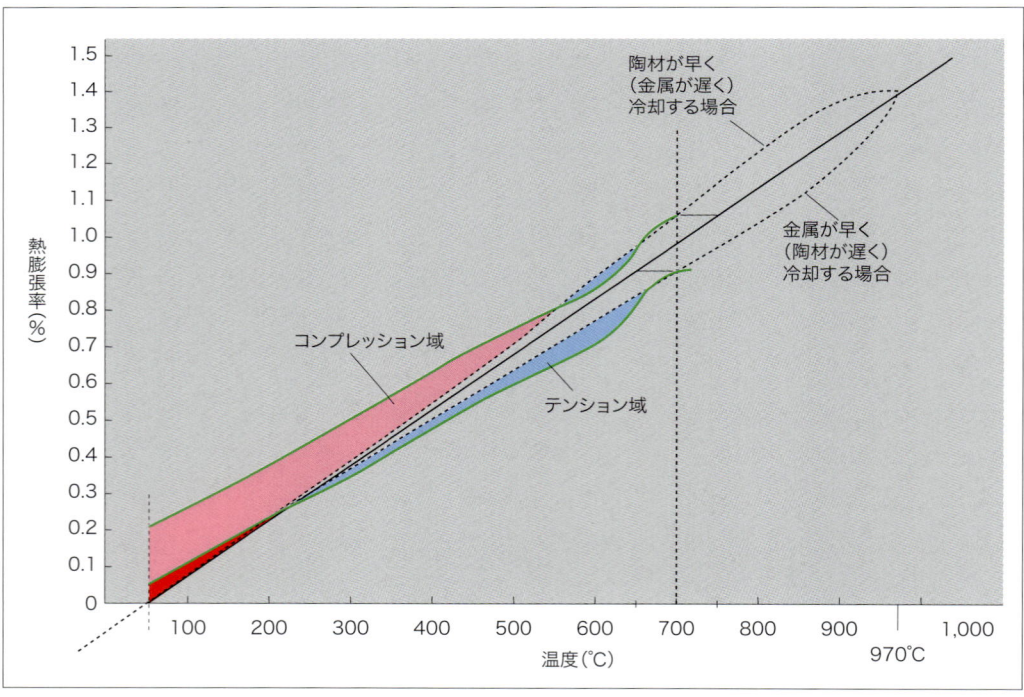

Fig.13　金属と陶材とがそれぞれ異なった速度で冷却され，陶材の固化する温度である700℃での金属と陶材との温度差が±50℃であると仮定した場合の熱収縮曲線の模式図（文献[1]より）．黒色の直線は金属の熱膨張曲線であり，陶材に比べて金属のほうが早く冷える場合は下側の点線の経路を辿り，逆に陶材に比べて金属のほうが遅く冷える場合は上側の点線の経路を辿る．それぞれの場合において，緑で示された陶材の熱膨張曲線を重ねたとき，緑の線が点線よりも下を走る領域では陶材側に引張応力が発生し，緑の線が点線よりも上を走る領域では陶材側に圧縮応力が発生する

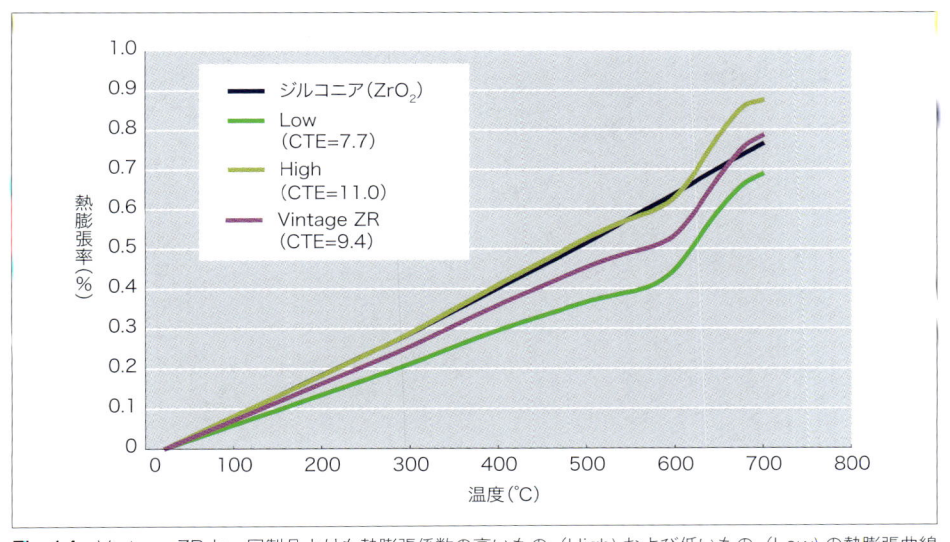

Fig.14 Vintage ZR と，同製品よりも熱膨張係数の高いもの（High）および低いもの（Low）の熱膨張曲線

Table.5 各材料の熱伝導率と比熱

	金	アルミナ	ジルコニア	陶材
熱伝導率 (W/m·K)	293	26	3	1
比熱 (J/kg·K)	126	775	456	795

注：陶材のデータは近似した組成であるアルミノシリケートガラスの値を載せている

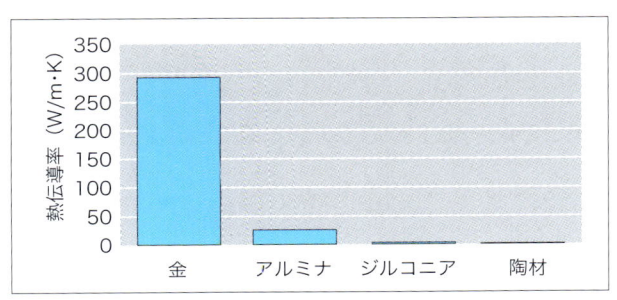

Fig.15-a 金，アルミナ，ジルコニア，陶材の熱伝導率．金との比較では，アルミナは約 1/10，ジルコニアは約 1/100 であり，非常に熱が伝わりにくいが，陶材に対しては比較的近似値を示していることがわかる

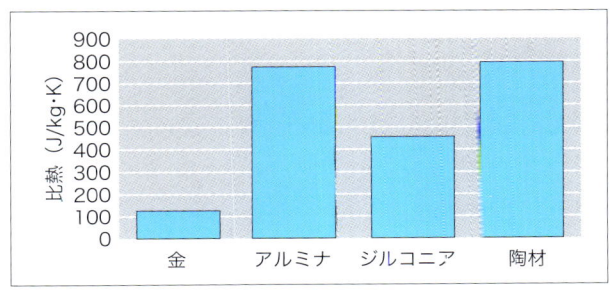

Fig.15-b 同．比熱．金に対しアルミナは約 6 倍，ジルコニアは約 4 倍の熱量を要する．そして陶材に対しては，アルミナはほぼ同等であり，ジルコニアは約 60％の熱量を要することがわかる

の熱膨張（収縮）の関係を検証し，安全な焼成条件や取り扱い方法を模索していきたい．

　Fig.14 は，Vintage ZR と，同製品よりも熱膨張係数の高いもの（High）および低いもの（Low）の熱膨張曲線を示している．Fig.15-a, b, Table.5 は，金，ジルコニア，アルミナ，陶材の比熱と熱伝導率のグラフである．比熱とは，単位重さあたりの物質の温度を 1℃ 上げるのに必要な熱量（熱容量）であり，熱伝導率は物質の熱の伝わりやすさの程度を表す量である．

　熱伝導率は，金と比較するとアルミナは約 1/10，ジルコニアは約 1/100 であり，逆に陶材とは近似値を示している．比熱は金に対して，アルミナは約 6 倍，ジルコニ

アは約 4 倍であるが，こちらも陶材とは比較的近い値を示している．

　つまり，金との比較では，ジルコニアやアルミナは温まりにくく冷めにくい．つまり，その性質は陶材に比較的近いことがご理解いただけるであろう．

　前述のとおり，メタルセラミックスの場合の陶材の固化温度である 700℃ での金属との温度差を ± 50℃ と仮定した条件を基にして，ジルコニアの場合を考えると，その温度差は金，ジルコニア，陶材の比熱より，約 15℃ と仮定するのが妥当と考えられる．

　ジルコニアセラミックスが焼成後，放冷される場合は，フレームと陶材の比熱や熱伝導率の差がメタルセラミッ

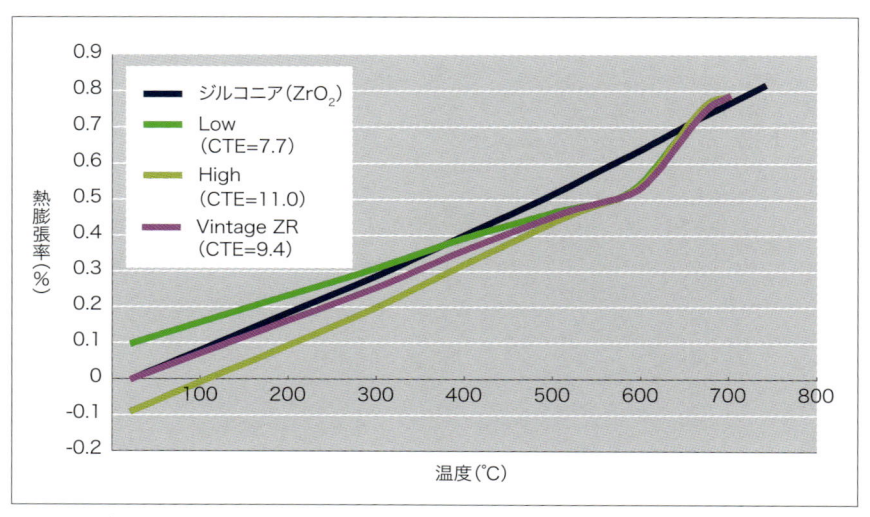

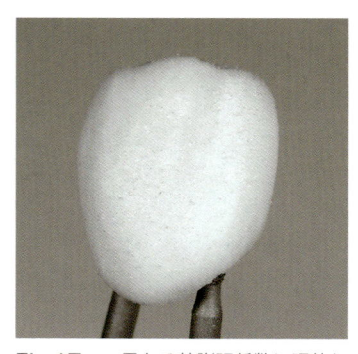

Fig.16 ジルコニアフレームと陶材の温度差を考慮した Vintage ZR，High，Low の熱膨張曲線

Fig.17-a 異なる熱膨張係数に調整した陶材をジルコニアフレームに築盛したもの

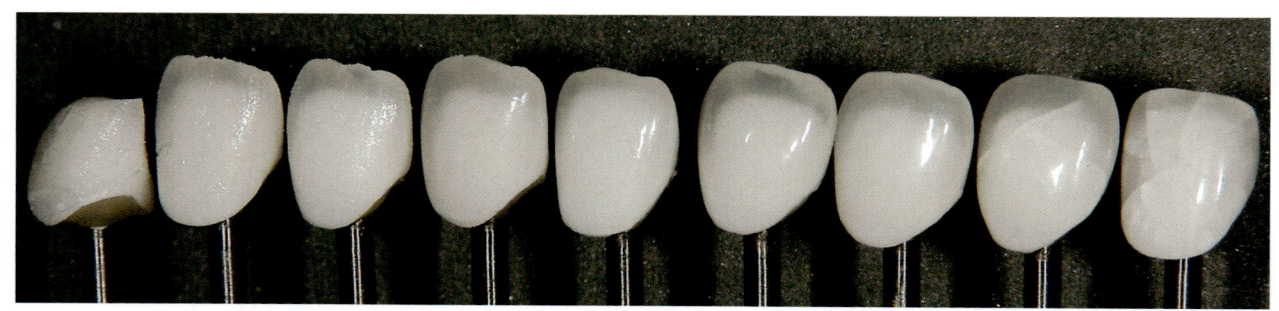

Fig.17-b 築盛陶材の熱膨張係数は，左から 6.9，7.1，7.3，7.6，9.4（Vintage ZR），11.0，11.5，12.0，12.2 である．High では熱膨張係数＝ 12.2 でテンション型，Low では熱膨張係数＝ 7.1 でオーバーコンプレッション型のクラックが認められた．それ以上もしくは以下に調整した陶材では，焼成（冷却）中に陶材が飛んでしまい，焼付けること自体が不可能な状態であった

クス（陶材焼付鋳造冠）ほどにはないことから，最も外側に位置している陶材のほうが早く冷えると考えても差し支えない．

　そこで，**Fig.13** に倣って，700℃での膨張係数を同様の値にプロットし直したうえで，700℃における陶材とジルコニアフレームの温度差を 15℃に設定し，陶材のほうがジルコニアフレームよりも早く冷えるとすると，**Fig.16** のようなグラフとなった．

　この場合，Vintage ZR では室温において，圧縮応力も引張応力もかかっていない状態を示している．しかしながら，先に冷えた陶材の表層には圧縮応力がかかっており，その応力はフレームに近づくにつれて徐々に小さくなり，ジルコニアと陶材との接合界面ではゼロになると考えられる．つまり，陶材側には圧縮応力のみが発生していることになる．

　High では過大な引張応力，Low では過大な圧縮応力

によってクラックが入るものと考えられる．

　なお，Vintage ZR の熱膨張係数＝ 9.4 を基準にして，熱膨張係数をあえて高・低（High，Low）方向に変化するように調合し，それらを実際にジルコニアフレームに焼付け，できあがったクラウンのヒートショック試験（0℃の氷水に 5 分間浸漬し，その後 100℃の沸騰水に 5 分間浸漬するサイクルを 5 回繰り返す試験）を行ってみても，値をかなり大きく変更しない限りクラックは入らなかった．しかし High では熱膨張係数＝ 12.2 でテンション型，Low では熱膨張係数＝ 7.1 でオーバーコンプレッション型のクラックを確認した．そしてそれ以上に熱膨張係数を上げる，もしくは下げるように調整した陶材では，焼成後はフレームに焼付いてすらいない状態であった（**Fig.17-a,b**）．この結果から，Vintage ZR の熱膨張係数＝ 9.4 という数値は，十分に安全性の高い設計であることが判明した．

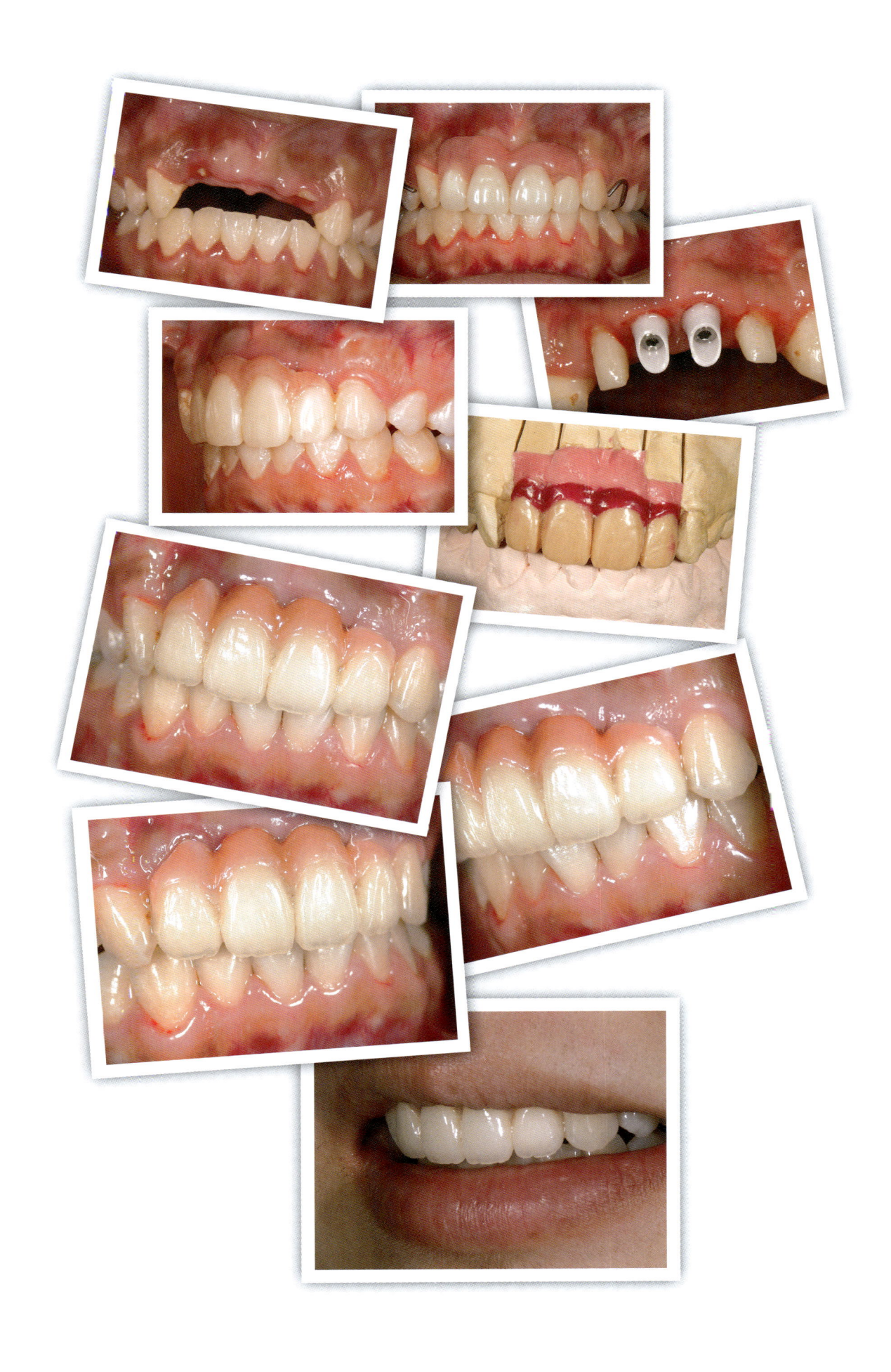

Chapter 6
ジルコニアの特性に適応する焼成スケジュールの重要性

ジルコニアの熱伝導率を再認識した症例

　種類ごとに異なる熱膨張係数を持つ金属に対応する必要があるメタルセラミックスとは異なり，アルミナおよびジルコニアフレームのように，常に一定の熱膨張係数を持つ材料に陶材を焼付けるオールセラミックスの場合，専用陶材の組成や熱膨張係数の観点からは，作業時のトラブルに対して過敏にならなくてもよい．

　しかし，技術の進歩とともにCAD/CAMの精度が向上し，適応症例が多様化してきたいま，製作に関して注意を要する点はむしろ拡大しているともいえる．特に，顎間距離や欠損部位の多寡によって，補綴物自体の体積・重量が増大する傾向があるインプラントの上部構造体にジルコニアフレームを使用する場合には，当然フレームの設計も症例ごとの状況に準じたサイズとなることが予想される．

　ここで，焼成スケジュールの設定に関する知識が不足していたために焼成時のトラブルを繰り返した例（すべてインプラント支台の全顎的な補綴症例）を紹介する．本症例に限らず，筆者のラボでは築盛陶材の厚みを考慮したフレームの設計を行うため，ほぼすべての症例でダブルスキャニング用のワックスアップを行っている．このスキャニング用のワックスパターンのサイズを検討した結果，Zeno-Tec®でジルコニアフレームを製作することとした（**Fig.1**）．

　同システムにおける最大サイズのジルコニアプレート（最終焼結前でΦ98mm×高さ25mm）を使用してフレームは製作されたが，コネクターカット後の重量は28.5gと，それまで経験したことのないサイズであった（**Fig.2**）．

　無論，大型フレームの場合はメタルセラミックスでもスケジュールの変更は行うが，デリケートな陶材に対して過剰なストレスを与えることは避けたい．そこでメーカー設定の焼成条件から昇温速度を5℃/min低く，

係留時間を1分から2分に，焼成温度を10℃程高く，というわずかな変更にとどめた．

　しかし，ボディ陶材の一次焼成後，ブリッジ全体の焼付け状態を見ると，明らかな焼成不足が認められた．そのうえ，1」の切縁部付近にクラックが確認され，この部分は手指で押すと簡単に剥がれ落ちてしまった（**Fig.3-a，b**）．この部分を修正した後，さらに昇温速度を下げ，係留時間をさらに長くしたが，エナメル陶材焼成後，同一部位にボディ焼成後と同じようなクラックが入った（**Fig.4-a，b**）．クラックの部位を大幅に削除した後，再築盛・再焼成を行った．最終的な焼成スケジュールの設定は以下のとおりである（変更後の設定は**Fig.30-a，b**を参照）．

- ・昇温速度：25℃/分（標準：50℃/分）
- ・係留時間：2分（標準：1分）
- ・下降時間：5分（標準：設定なし）

　上記設定に変更した後は焼付状態も改善され，円滑に作業が進行すると思われたが，内部ステインを塗布し，内部ステインの通常スケジュールで定着焼成をした後に行ったエナメル陶材の二次焼成後に，ステインの焼成不足による気泡が大量に発生した（**Fig.5**）．「ボディ陶材，エナメル陶材とは異なり，ステイン自体の厚みは非常に薄く，築盛ではなく塗布感覚であるので，焼成スケジュールは通常の設定でよい」という筆者の誤った思い込みが招いた結果であった．これは，体積の大きいジルコニアフレームを使用する場合に，フレーム側に相当の熱量が奪われてしまい，ステイン材とエナメル陶材に焼成不足が生じたことが原因と考えられる．

　前述のように，症例によっては，メーカー推奨設定値を勘案しながら焼成スケジュールの設定変更を行ったとしても，焼成不足に陥ることもある．このような事態を回避するには，個々の症例（特にフレーム体積が大きくなる場合）に応じた適正な焼成スケジュールの設定が不可欠であると痛感したのである．

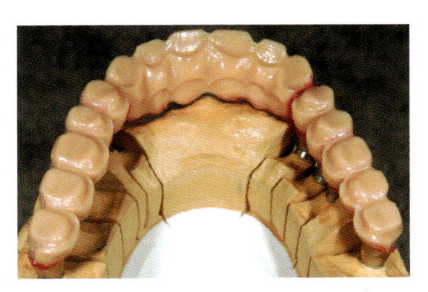

Fig.1 インプラント上部構造体のダブルスキャニング用ワックスパターン．サイズを考慮して Zeno-Tec®システムでフレームを製作した

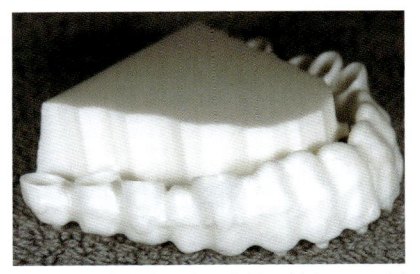

Fig.2 コネクターカット前のジルコニアフレーム．スプルーカット後の重量は28.5gと，これまで使用したことのないサイズであった

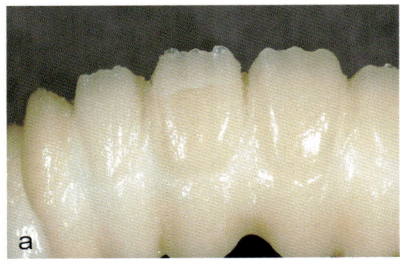
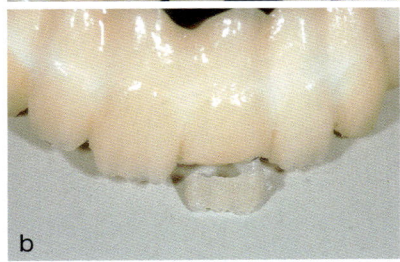

Fig.3-a，b ボディ陶材の一次焼成後．全体的に焼付け不足が認められ，1｜の切縁部付近にクラックが観察された（**a**）．この部分を手指で押すと簡単に剥がれ落ちた（**b**）

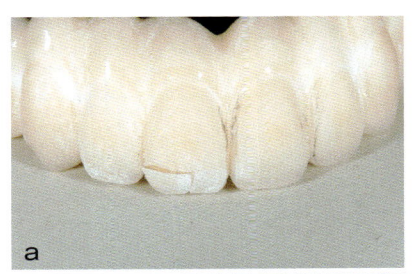
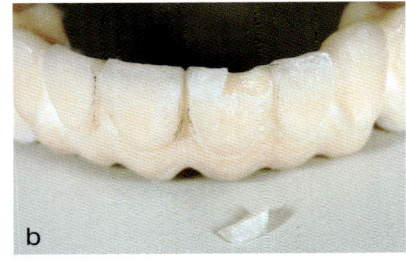

Fig.4-a，b エナメル陶材の一次焼成後．ボディ陶材の破折部分は修正を行ったが，焼成スケジュールの設定変更が不十分であったため，同部位にボディ陶材の焼成後と同様のクラックが生じた

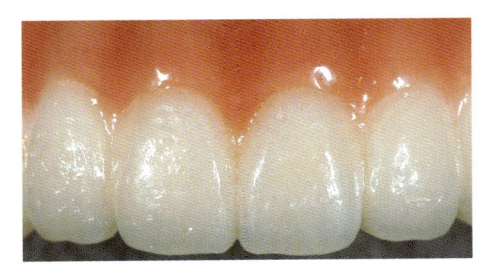

Fig.5 エナメル陶材の二次焼成後．内部ステインの焼成不足から，気泡が大量に発生した．薄く塗布するステインであれば通常の焼成スケジュールでも焼成が可能であるとの筆者の誤った思い込みが招いたものである

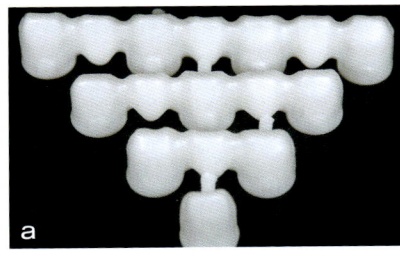
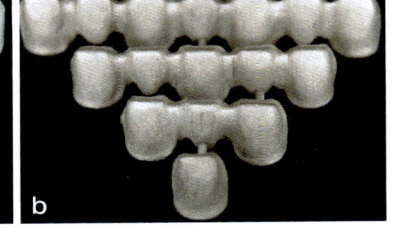

Fig.6-a〜b 筆者が以前行った実験で使用した，ほぼ同形のメタルおよびジルコニアフレーム．両者の熱伝導の違いに有意差は認められたが，ジルコニアフレームは7本でも5g程度の重量であったため，本数による有意差は確認されなかった

ジルコニアの特性を考慮した適正な焼成スケジュールの探査

ジルコニアフレームの特性を考慮した適正な焼成スケジュールの設定について，筆者はジルコニアの比熱と熱伝導率が金属と大きく異なっていることに着目し，フレーム重量とジルコニアの熱伝導との関係を調査する必要性を感じた．以前筆者が実施した実験では，実験用の支台歯にワックスアップを施し，単冠および3・5・7本のブリッジのフレームを金属とジルコニアで製作してクラウン内部に温度センサーを設置し，それぞれのフレーム材料に適した焼成スケジュールにて内部の温度を測定した．この結果，金属とジルコニアにおける熱伝導率の違いに有意差は認められたが，7本ブリッジジルコニアのフレームの重量が5gに満たないために，ブリッジの本数の違いによる有意差は確認できなかった（**Fig.6-a，b**）．

このため，本書では新たに，臨床に供するフレームに見立てた，重量の異なる馬蹄型のジルコニアブロックを6種類（5g，10g，20g，30g，40g，50g）製作し，ブロックのほぼ中央部分に中ほどまで穴をあけて，熱電対にて内部の温度を測定する実験を試みた．そして，以前実施した実験用ジルコニアフレームに陶材を築盛・焼成し，築盛量の増加に伴うフレームの温度変化についても調査した．

以下，別欄にて実験概要と結果を報告する．

Experiment Overview

● 使用材料・機器

ジルコニア：ブラックスジル（松風）　　電気炉：エステマットスリム（松風）

センサー：K熱電対　　記録計：midi LOGGER GL220（GRAPHTEC）

● 実験用フレームの製作方法

1. フレーム重量の焼成温度に対する影響調査

　最終焼成後のフレームの重さが5g，10g，20g，30g，40g，50gとなるよう設計した．なお，5gのフレームは10gのものを中央より切断して使用したため，設計図は起こしていない（**Fig.7-a〜f**）．臨床に供するロングスパンブリッジを想定して馬蹄型のデザインとし，描画は設計用ソフト（GO 2 dental；松風）を使用した．

2. ポンティック本数の焼成温度に対する影響調査

　サンプル用模型にワックスアップを施し，中央部にあたる中切歯から1，3，5本のポンティックを有するジルコニアフレーム（12本ブリッジ）を製作し，各ブリッジのポンティック中央下部に温度センサー測定用の穴をあけた．なお，各フレームの重量は17.5gに揃えてある（**Fig.8**）．

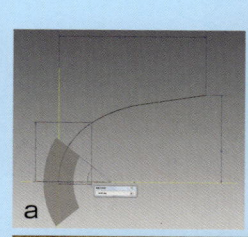
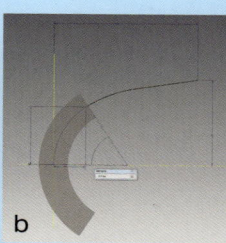
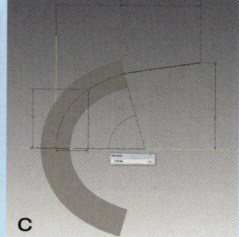
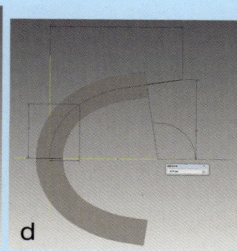
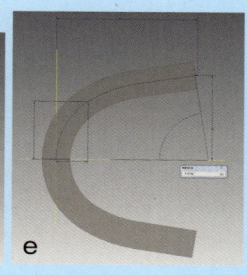

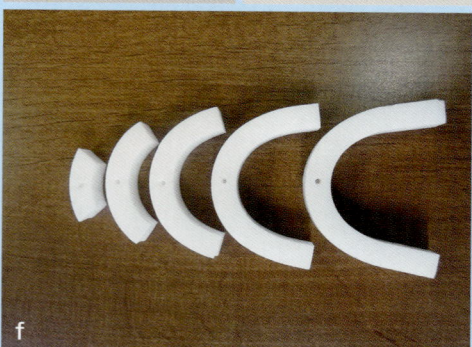

Fig.7-a〜f　フレーム重量の変化による温度変化測定用フレームの設計図（10g，20g，30g，40g，50g）．5gフレームは10gフレームを中央より切断して製作したため，設計図は起こしていない

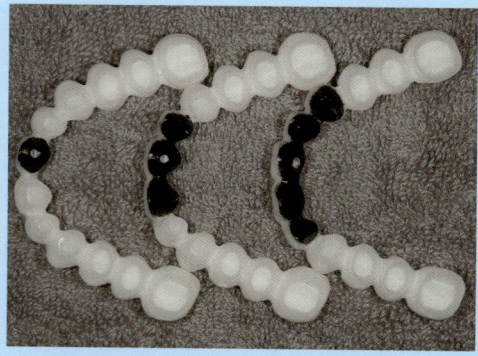

Fig.8　サンプル用模型の前歯部にそれぞれ1，3，5本のポンティックを設けるようにワックスアップを施し，ダブルスキャンにてジルコニアフレームを製作して，ポンティック中央下部に温度測定用の穴をあけた

● 熱電対（温度センサー）の設置

　熱電対（温度を測定するセンサー）は，フレーム内部温度計測用とマッフル内の環境温度計測用の2つを設けた．そして焼成台（ステージ）の裏面から上面にかけて穴を2箇所あけ，熱電対とコードを下部より通し，焼成ピンとほぼ同等の高さになるように調整し，セットした（**Fig.9-a，b**）.

　ジルコニアフレームの内部温度計測用の位置は，基本的にフレームやブリッジのほぼ中央の温度を測定できるよう考慮した（**Fig.9-c，d**）.

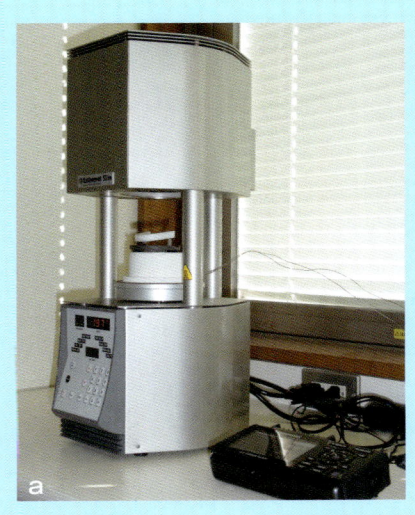

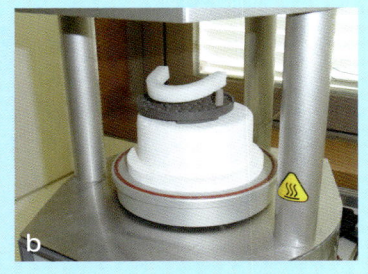

Fig.9-a，b　実験に使用した機器（本文参照）．熱電対の取り付け位置は，温度の安定が見込めるマッフル内後方の任意の位置に設定．内部温度と炉内温度を計測するため，焼成台（ステージ）の裏面から上面にかけて穴を2箇所あけ，熱電対とコードを下部より通し，焼成ピンと同等の高さになるように調整しセットした

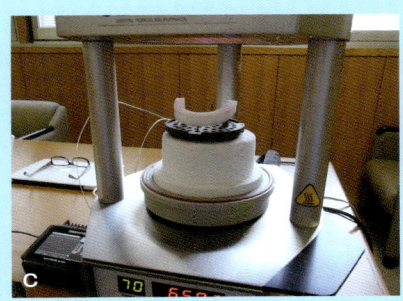

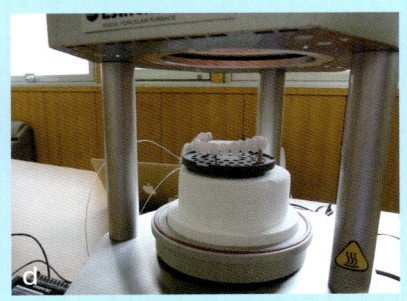

Fig.9-c，d　馬蹄型フレーム（c）とブリッジ（d）を熱電対にセットした状態．ジルコニアフレームの内部温度計測用の位置は，ほぼ中央の温度を測定できるよう考慮した

● 焼成条件

　焼成条件はメーカーの推奨する焼成スケジュールを基本とした．本来であれば，陶材の焼成は通常の補綴物製作時と同様に真空下で行いたかったのであるが，焼成台の熱電対の電気コードを通す穴から空気が入り，真空値が必要量に達しないことと，真空に引く際に流入する空気によって炉内温度が安定しないことが予備実験で確認されたため，真空焼成ではなく大気焼成にて実験を行った．昇温速度は，メーカー推奨値が40〜60℃/minとなっているため，中間の50℃/minとした．

	乾燥温度 （℃）	乾燥時間 （分）	ヒートレート （℃／分）	焼成温度 （℃）	係留時間 （分）	真空値 （mmHg）
ジルコニア用陶材（Vintage ZR）	650	3	50	920	1	—

Experiment Overview

● 実験条件

実験①：焼成トレーの有無による環境温度の変化

　ジルコニアフレームの内部温度計測に先駆けて，焼成トレーの有無による環境温度の変化を測定した．後述するジルコニア専用陶材の焼成スケジュールを実行し，ポーセレンファーネスのマッフル内の2カ所に設置した熱電対によってプログラム進行中の炉内温度を0.1秒ごとに測定する．実験前後には電気炉の昇温時のぶれによる影響がないことを確認した．

実験②：重量の異なるジルコニアフレームの内部と環境温度の測定

　Fig.7，8に示したフレームの中央部分に穴を開けて内部に熱電対を挿して焼成スケジュールを実行し，環境温度とともにフレーム内部の温度変化を測定し，トレーのみの場合と各重量のフレームをセットした場合の温度の比較を行った．

実験③：異なるフレーム形態が及ぼす内部温度の変化

　フレームの重量とともに，その形状が内部温度に影響を及ぼすかどうかについても調査の必要があると考えた．任意の模型に6┼6の支台歯形成後，前歯部を1，3，5本のポンティック形態に変えてそれぞれワックスアップを行った．これをダブルスキャンにて計測し，ジルコニアフレームを製作した．その中央部のポンティック下方に熱電対をセットする穴をあけ，実験②と同様のジルコニア専用陶材の焼成スケジュールにて，フレーム内部の温度と環境温度を測定した．

実験④：焼成スケジュールの変更による内部の温度変化

　熱伝導率が低いジルコニアフレームを使用する場合の最適な焼成スケジュールを模索するため，重量の異なるフレームの通常設定での焼成時における内部温度を計測した．そのデータ（値は後述）から比較判断しやすい重量のフレームを選択し，後の係留時間，昇温速度，最高温度，昇温速度と係留時間をそれぞれ変更した場合で，フレーム内部の温度と環境温度を測定した．

実験⑤：陶材の通常築盛と多量築盛時のフレーム内の温度測定

　ジルコニアフレームに専用陶材を通常築盛量（約0.2g）と，多量築盛（約0.5g）を施した場合の影響を調査するため，フレーム内部温度を測定した．

実験結果①　焼成トレーの有無による環境温度の変化

　通常，陶材焼成時には材質の違いはあれど，焼成トレーを使用することが一般的である．そのため，焼成スケジュールは焼成トレーを設置した状態で適切な状態となるように設定されていると思われがちであるが，実はトレーの有無による温度の変化が少なからずあることが実験から示されている．金属などの熱伝導率の高いフレームを使用する場合はそれほど神経質になることはないが，ジルコニアなどでは焼成プログラムの設定時に注意する必要がある（**Fig.10**）．

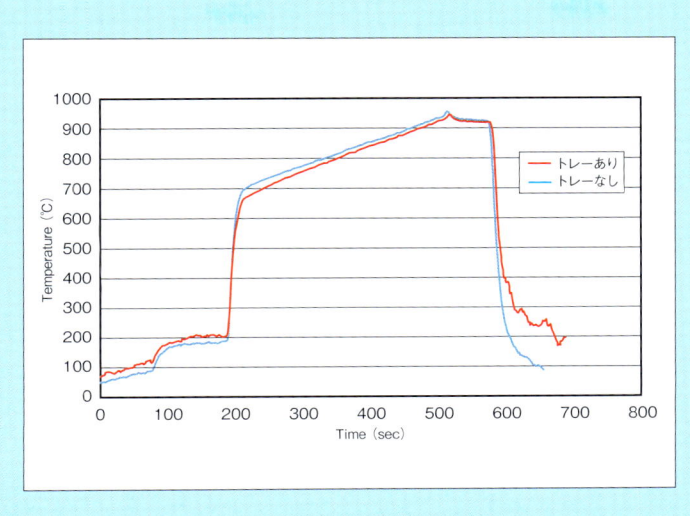

Fig.10 トレーの有無による環境温度の変化. 今回の実験では黒色トレーを使用しており, トレー設置の有無による温度変化が観察できる. 焼成スケジュール設定時にはこのことを考慮する必要がある

実験結果② 重量の異なるジルコニアフレームの内部と環境温度の測定

　重さの異なる各フレームすべてについて, 内部の温度を比較してみても, プログラム上の最高温度 (920℃) に達していない (**Fig.11, 12**). これは, 炉内環境温度 (ジルコニア表面の温度と捉えてもよいだろう) が設定温度に達していることからも, 内部温度との差が5gのフレームでも生じていることがわかる. さらに, その環境温度は50gの大きなフレームを入れてもほとんど変化はない.

　重量の違いで内部温度に最も大きな差を示しているのは10gと20gのフレームであり, 次いで5gと10gである. それ以上の重量がある30g, 40g, 50gにはさほど大きな温度変化は見られなかった. とはいえ, 臨床で多く使用されるであろう5g〜20gのフレームにおける温度変化が顕著であったことは, 焼成スケジュールの管理に配慮が必要であることを示す結果となった. また, 30g以上のフレームに大きな温度差が検出されなかったことは, フレームがマッフル内の全周から熱を受けるため, 内部温度測定位置から距離のある, 馬蹄型後方が伸びることによる重量増加の影響を受けなかったものと推察している.

　なお, 5g程度の重さのジルコニアフレームは臨床において日常的に使用されており, その折に筆者はジルコニア用の通常設定から焼成プログラムを変更していないのであるが, 色調や状態に不具合を感じることはない. そこで, 次に内部温度測定値と環境温度測定値からグラフを用いて算出したフレームと陶材の界面の温度 (以下, 想定界面温度と呼称する) にて検証を行うことにした.

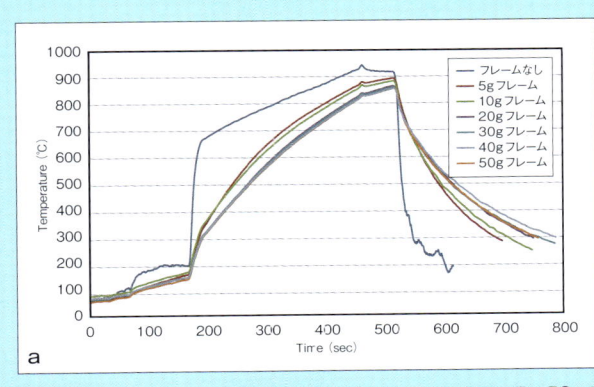

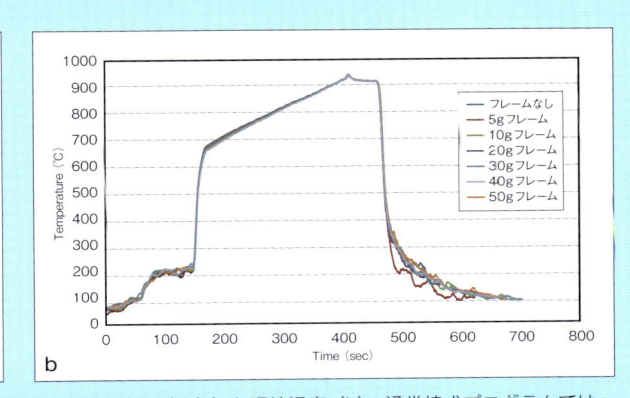

Fig.11, 12 ジルコニアの通常焼成プログラムによる, 5〜50gの各フレーム内部温度 (a) と環境温度 (b). 通常焼成プログラムでは, すべての重さのフレームで設定最高温度の920℃に達していないことがわかる. 他方, 環境温度は重量や体積が増加してもほとんど影響がないことを示しており, 環境温度をフレームの表面温度としてもよいと考えられる

Experiment Overview

　実験条件としては，焼成プログラムの中から係留時間終了時を選択し，縦軸に温度，横軸にジルコニアフレームの中心（測温部位）からの距離をとった．側温部位からジルコニアフレーム表面までの距離は4mmであり，陶材の築盛厚みを2.0mmと想定すると，距離が0mmのところがジルコニアフレーム測温部位，6.0mmのところが陶材表面（環境温度）となる．測温部位からジルコニアフレーム表面までの距離は4.0mmであるので，この位置がジルコニア-陶材の界面となる．ジルコニアと陶材の熱伝導率が同一であると仮定すれば，フレーム内部温度と環境温度の2点を直線で結び，距離4.0mmのラインと交わった点の温度が，ジルコニア-陶材界面の温度であると推定できる．例えば，5gフレームの場合，その温度は約906℃であった．ジルコニア用陶材（Vintage ZR）の焼成温度はメーカー推奨で900〜920℃とされており，推定されたジルコニア-陶材界面の温度はその温度を超えている．この結果から臨床において問題を生じなかったものと考えられる（**Fig.13**）．

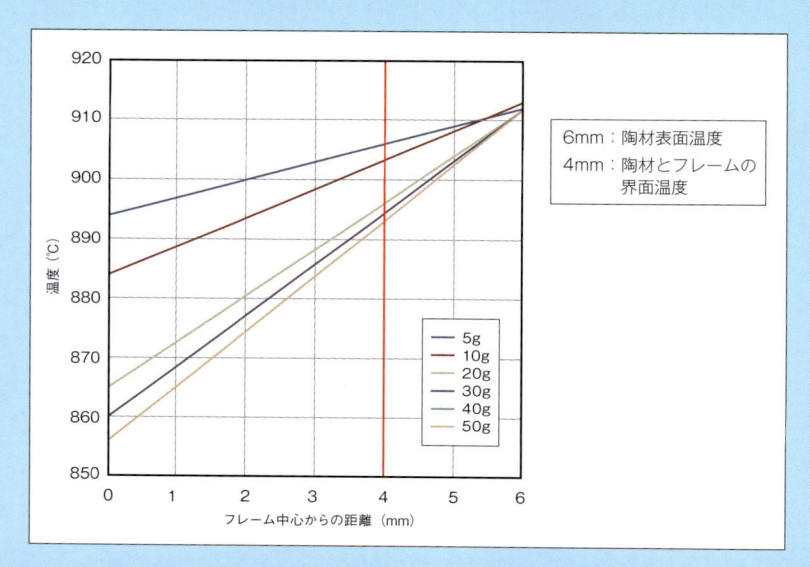

Fig.13　ジルコニアと陶材の想定界面温度．縦軸に温度，横軸にジルコニアフレームの中心（測温部位）からの距離を取り，距離0mmがジルコニアフレーム測温部位，6.0mmが陶材表面（環境温度）とする．測温部位からジルコニアフレーム表面までの距離は4.0mmであるので，この位置がジルコニア-陶材の界面と判断することができる．ジルコニアと陶材の熱伝導率を同一と仮定すれば，フレーム内部の温度と環境温度の2点を直線で結び，距離4.0mmのラインと交わった点の温度がジルコニア-陶材界面の温度であると推定できる

実験結果③　異なるフレーム形態が及ぼす内部温度の変化

　フレーム重量が内部の温度に与える影響があることは実験②により明らかになった．次に，ほぼ同一のケースにおいて，ポンティックの本数が増えた場合にフレーム内部温度へ与える影響を調査した．

　6+6のサンプル模型に歯冠形態のワックスアップを施し，中切歯を中心にポンティック数を1本，3本，5本と変えたフレームを製作した．そして中央のポンティックの下部に測定用の穴をあけ，熱電対を内部に触れるよう設置した．これらのフレームをジルコニアの通常焼成スケジュール（昇温速度：50℃/min）と昇温速度30℃/minに変更した焼成プログラムを実行した場合の内部温度測定を行った（**Fig.14, 15**）．なお，本実験では異なるポンティック数による形状の相違と内部温度観察を目的としているため，それぞれのフレームの重量は17.5gに統一した．

　昇温速度が50℃/minである通常焼成スケジュールにて試験を行ったが，すべてのフレームにおいて内部温度の昇温挙動に違いは見られなかった．したがって，本実験に使用したフレームでは，形態の違いによる焼成スケジュールの変更を行う必要はないことが示唆された．このことから，極端なフレーム形態を取る場合については検証を行っていないため言及を差し控えることを前提とするが，臨床ではさまざまなフレーム形態に遭遇するなか，フレーム重量に注意を払っておけば，ポンティック数などの形状変化にはさほど神経を使わなくてもよいと筆者は考えている．

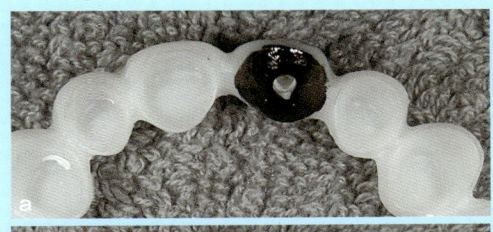
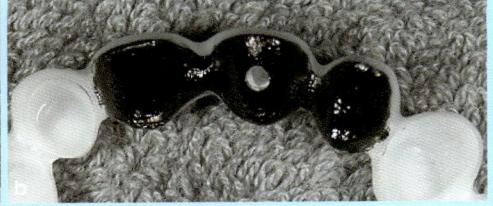
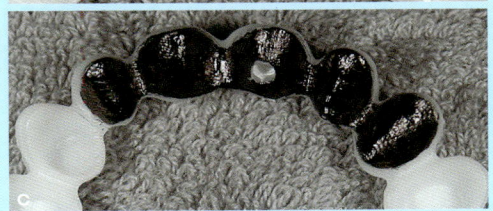

Fig14-a～c　重量を17.5gに統一し，ポンティック数を変えたほぼ同形のフレーム．ポンティックの正確な内部温度を測定するため，熱電対が中央部分に位置するように考慮し穴をあけた．穴が見やすいよう黒インクで塗ってある

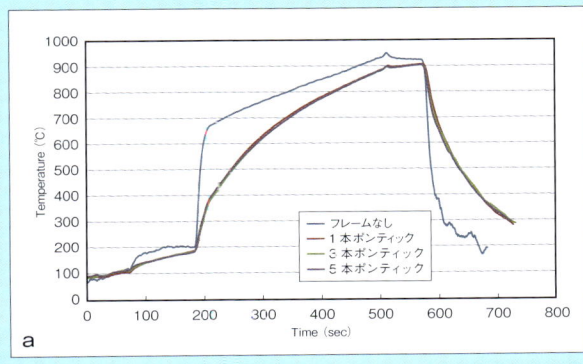
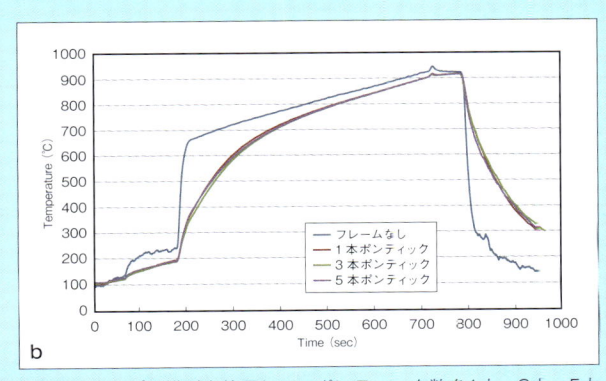

Fig.15-a, b　ポンティック数を変えたフレーム（同一重量）の内部温度変化．サンプル模型を使用して，ポンティック数を1本，3本，5本に変えた後，重量を17.5gに統一したフレームを製作し，aに昇温速度50℃/min，bに昇温速度30℃/minの場合の焼成条件による内部温度を示した．その結果，ポンティックの本数によらず，ほぼ同一の昇温挙動が示され，形状の変化にはそれほど神経質になる必要はないことが示された

実験結果④　焼成スケジュールの変更による内面の温度変化

　本実験では，臨床で主に使用される5gのフレームから，インプラント上部構造を想定した50gのフレームまで，すべての実験用フレームの内部温度と環境温度の測定を行った．金属と比較して熱伝導率の低いジルコニアフレームでは，専用陶材の焼成スケジュールにおいて，最高温度が設定された炉内温度に達していなかったことが実験②で明らかになった．そこで，設定値に近いマッフル内の環境温度にフレーム内部の温度を近づけるため，焼成スケジュールの中から，係留時間，昇温スピード，最高温度をそれぞれ変更し，環境温度および内部温度の測定を行うことにした．なお，上記設定の変更を行った場合に，他の条件は専用陶材の通常設定値のままとしている．以下，各条件を変更した場合の実験結果を供覧する．

Experiment Overview

a：係留時間の変更

　製作本数が多い場合やブリッジの外形が大きくなる場合には，ジルコニアフレームに限らず一般的に行われている焼成スケジュールの変更措置である．今回は係留時間を通常設定の1分に加えて3分，5分に変更し，10g，30g，50gのフレームの内部温度と環境温度を測定し，通常スケジュールとの比較を行った．

　いずれのフレームにおいても，係留時間を変更しても温度上昇時の挙動はほぼ同じ曲線を描いており，係留時間の変更でフレーム内部の最高温度が変化していることがわかる．10gでは，1分係留では880℃付近でありボディ陶材の最低焼成温度である900℃に達していないが，3分，5分に延ばすと到達している．しかし30g，50gでは3分係留時でも900℃に達していない．

　5分間の係留を行うことですべてのフレームが900℃に達しているが，環境温度すなわち陶材表面は，900℃以上の高温域で6分近くもさらされることになり，過度なガラス化による色調変化や焼き垂れが心配される（**Fig.16-a〜c**）．

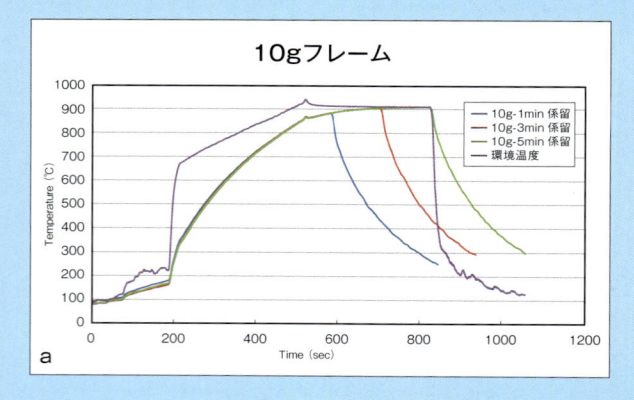

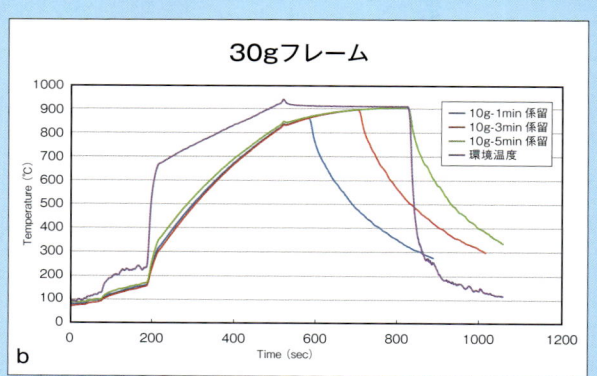

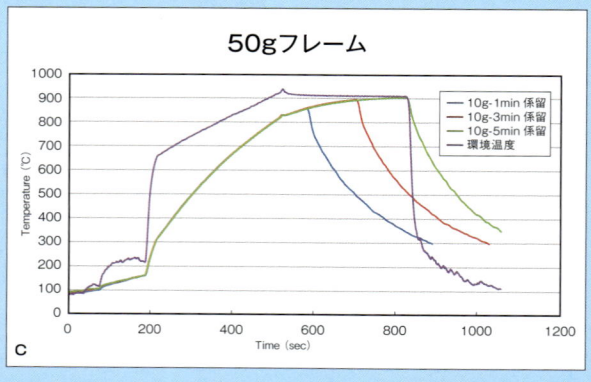

Fig.16-a〜c　フレームの係留時間変更時の温度変化．10gでは3分の係留で900℃に達している．他方，30g，50gでは5分係留しないと900℃に達しておらず，これでは表面が高温域に長時間さらされることになる

次に，今回使用した実験用フレームの表面から2mm（フレームの中心から4mm）内側の想定界面温度を，温度勾配グラフで検証する（**Fig.17-a～c**）.

これによれば，1分の係留で専用陶材の焼成温度900℃を超えているのは10ｇのみであるが，3分以上の係留を行うことにより，30ｇ，50ｇ共に900℃の温度に達している．フレーム重量が10ｇを超えてきた場合は，3分係留を行うことにより，界面付近の焼き付け可能温度を維持できる事を示す結果となった.

b：昇温速度の変更

昇温速度（ヒートレート）の変更も，臨床技工では必要に応じて頻繁に行われている変更措置である．実験の結果，10gのフレームの通常設定（50℃/min）では1分係留終了時に900℃に達していないが，30℃/minに変更することにより，係留時間後半で何とか到達している.

しかし，30g，50gでは30℃/minに変更しても900℃に達していない．このことから，30g以上の重量のフレームを使用した場合，30℃/minの昇温速度変更のみでは適当ではないことが示唆されたといえる．ただし，これ以上昇温速度を遅くすると，高温域の炉内時間が長くなり，陶材の発色性や表面状態の崩れが懸念される（**Fig.18-a～c**）.

想定界面温度を温度勾配グラフにより検証を行ってみると，通常スケジュールの50℃/minで900℃に達しているのは10gのフレームのみであるが，30℃/minに変更すると，50gのフレームでも標準温度に達していることがわかった（**Fig.19-a～c**）．なお，前述したようにこれはあくまでも陶材とフレームの界面温度を想定したものであり，遅い昇温による色調や陶材自体の物性への影響は考慮していないことを重ねてお断りしておく.

ここで，焼成スケジュールの「徐冷」について簡単に述べておく．山本[75]によれば，熱伝導率が低いジルコニアへの焼き付けの際，徐冷操作は有効であるが，その効果を得るには長時間をかけて厳密な温度管理を要するとしている．逆に，短時間の不適切な徐冷操作はかえって問題を引き起こすことが懸念され，日常の臨床技工の焼成作業には，通常の急冷（徐冷操作なし）を推奨している．このため，今回の実験では徐冷の実験は行わなかった．詳しくは参考文献を参照されたい.

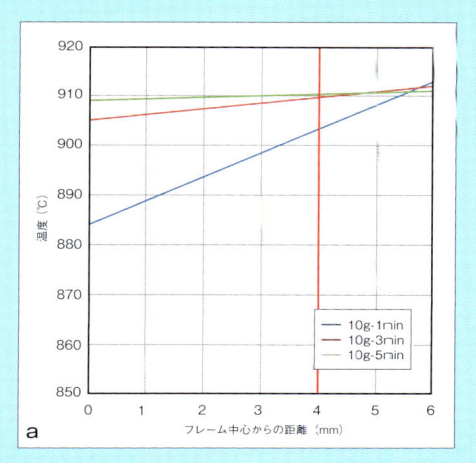

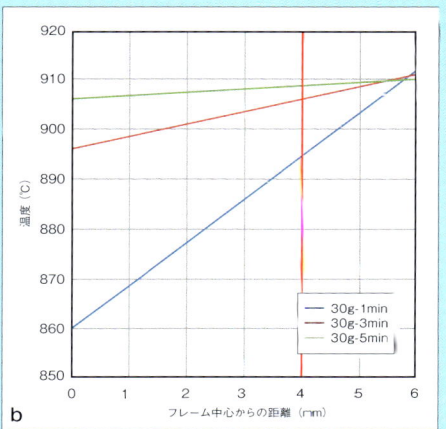

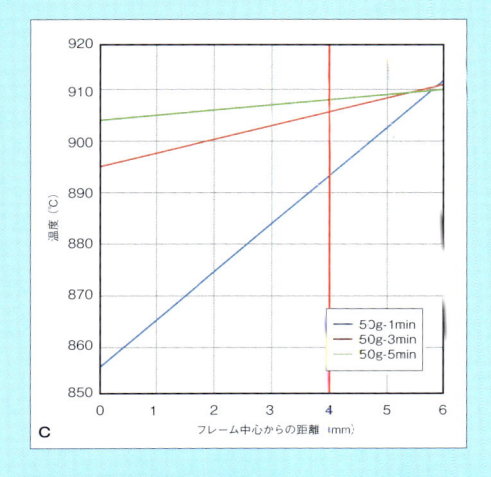

Fig.17-a～c 係留時間変更時の想定界面温度（a：10g, b：30g, c：50g）．各フレームの1分，3分，5分係留時の温度勾配を示す．陶材とフレームの界面温度と想定した中心から4.0mm（想定界面温度）の温度は，1分係留では10gのみが焼成可能温度に達しているが，3分以上行うことにより，30g以上のフレームでもその温度に到達する

Experiment Overview

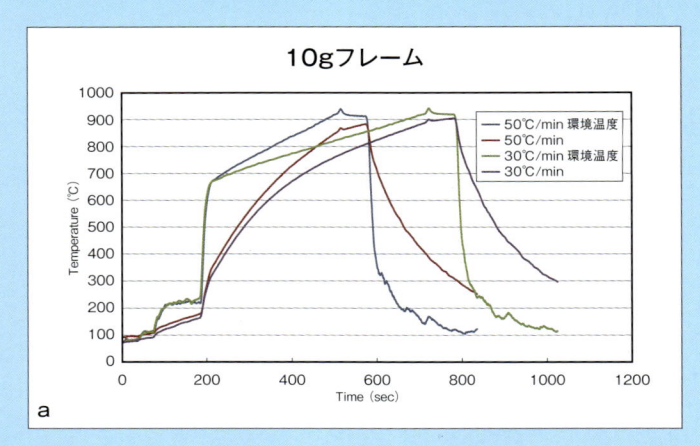

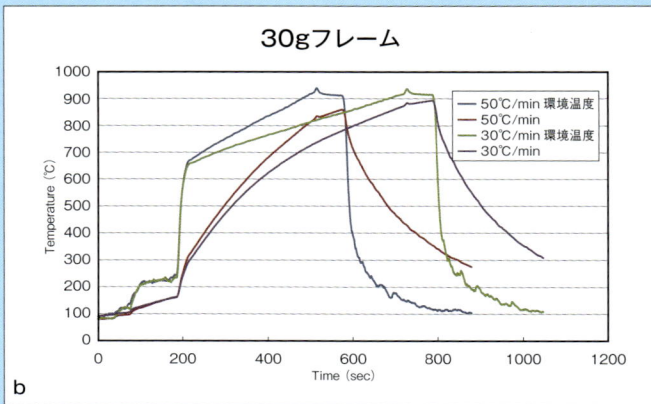

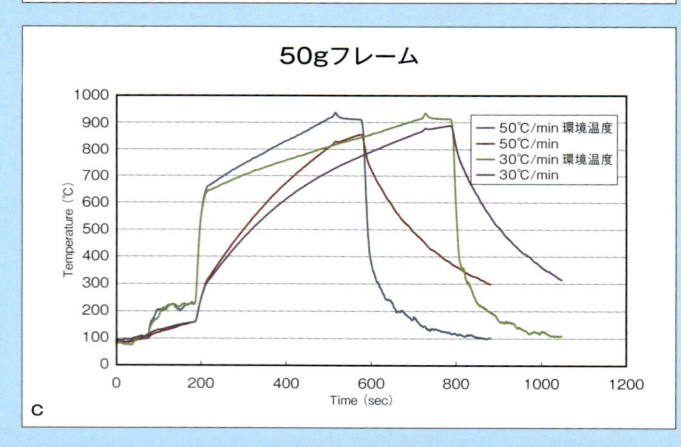

Fig.18-a～c フレームの昇温速度変更時の温度変化（a：10g，b：30g，c：50g）．ヒートレートを50℃/minと30℃/minに設定した場合の内部温度と環境温度を示す．10gでは30℃/minで焼成温度（900℃）に達しているが，30gと50gでは到達していないことがわかる．

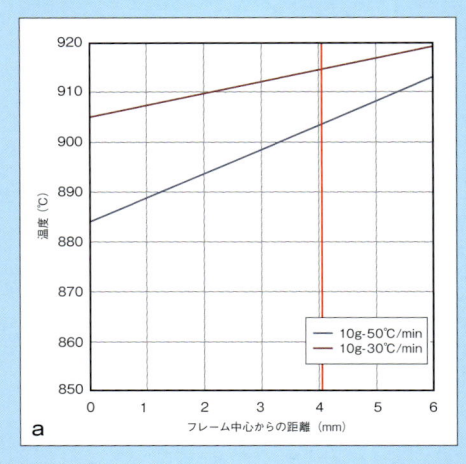

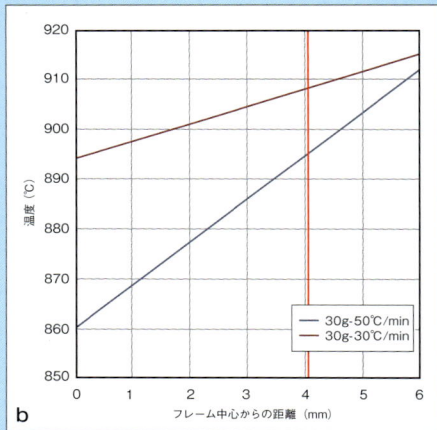

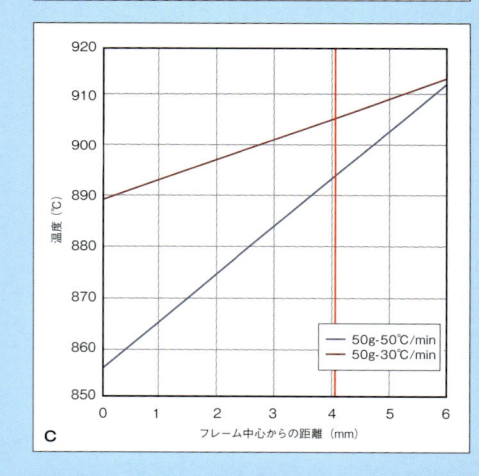

Fig19-a～c 昇温速度変更時の想定界面温度（a：10g，b：30g，c：50g）．標準スケジュールの50℃/minで900℃に達しているのは10gだけであるが，昇温速度を30℃/minに変更することにより，測定したすべてのフレームで900℃以上の温度が確保されている

c：最高温度の変更

　熱伝導率が低い材料を使用する場合，設定値よりも高温にすることは理論的に誤りではないと思うが，陶材の色調やデリケートな物性を考慮すると，筆者は焼成温度を引き上げることには抵抗がある．このため，これまでの臨床技工経験では，フレームの材質に関わらず，最高温度の変更を行った記憶はほとんどない．

　今回の実験では，最高温度を920℃から950℃に変更して内部温度と環境温度を測定した．1分間の係留後，測定した10g，30g，50gのフレームはいずれもほぼ最低焼成温度（900℃）に達している（**Fig.20**）．しかし同時に，環境温度（陶材表面の温度）が950℃付近で係留されるため，外形はもとより内部構造の崩れや，陶材自体の物性や発色性に対する大きな影響が憂慮される．

　想定界面温度も，920℃の焼成温度では10gのフレームしか900℃を超えていないが，950℃に変更すると，30g，50gともに930℃付近まで上がっていることがわかる．他の条件変更と比較しても，920℃と950℃の温度の差が大きく，界面温度も標準の920℃を超える高い温度を示しており，望ましい状態であるとは思えない結果を示している（**Fig.21-a～c**）．

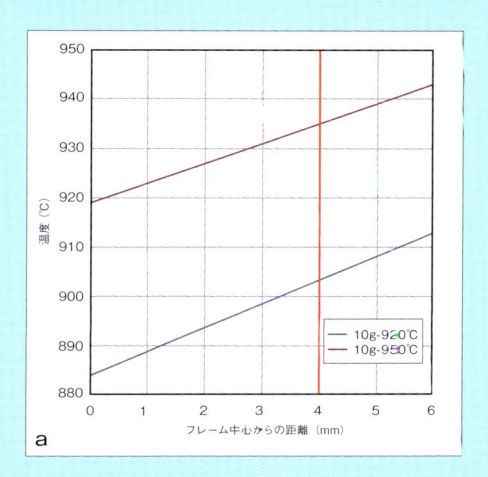

a

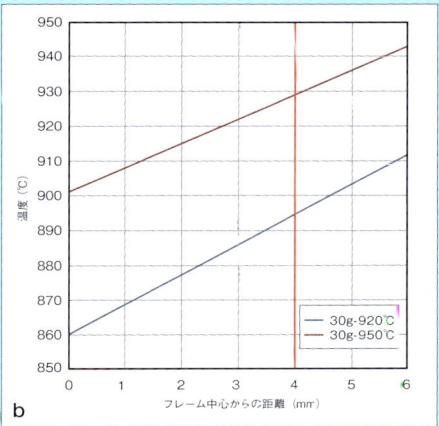

b

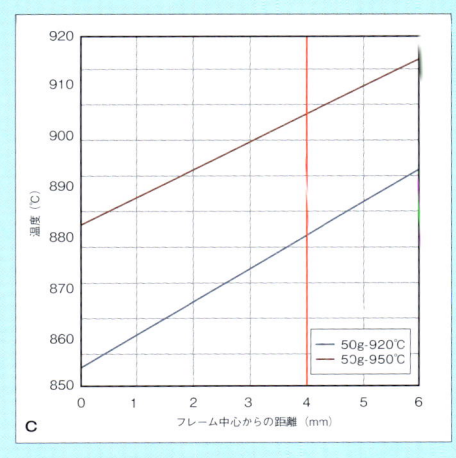

c

Fig.21-a～c　焼成温度変更時の想定界面温度（a：10g，b：30g，c：50g）．焼成温度変更時の界面温度を示す．920℃では10gしか界面温度で900℃に達していないが，950℃に変更すると，他のフレームの界面温度も930℃付近まで上昇している．他の条件変更よりも標準スケジュールとの温度差が大きく，陶材表面が高温でさらされることもあり，臨床技工で選択するのは望ましいとはいえないだろう

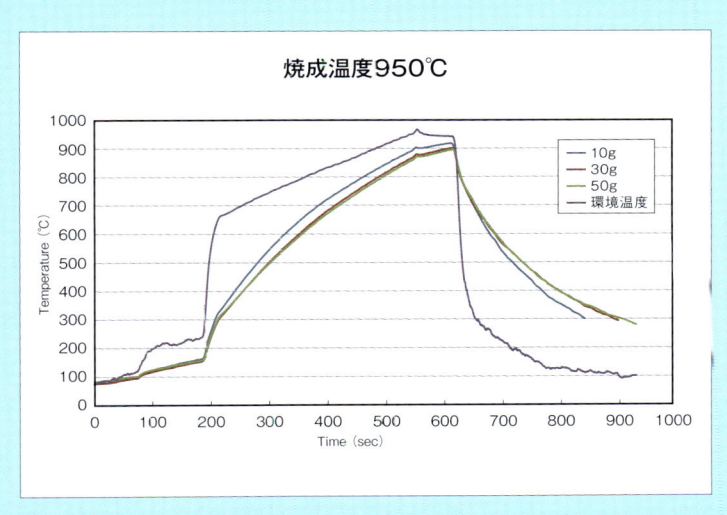

Fig.20　フレームの焼成温度変更時の温度変化（a：10g，b：30g，c：50g）．焼成温度を950℃に変更したスケジュールにおける10g，30g，50gのフレームの内部と環境温度測定値を示す．各フレームともに900℃付近に達しているが，陶材表面温度が高温で係留されるため，製作者としてはあまり選択したくない変更措置である

Experiment Overview

d：昇温速度と係留時間の変更

　前述の測定結果から，昇温速度を30℃/minに変更することに加え，係留時間を3minに変更して内部温度の測定を行い，その実験結果から界面温度の想定を行った．

　昇温速度が30℃/minの場合は，10gのフレームでは係留時間が1分を超えると900℃に達するが，30g，50gでは2分後でも到達しておらず3分の係留時間が必要なことがわかった（**Fig.22-a，b**）．

　想定界面温度は，これまでの焼成条件変更時の結果から，予想通りすべてのフレームで900℃に到達していた．30gと50gは25℃/min+3分係留の条件でも計測していたが，30℃/minで十分な界面温度を示していることがわかった（**Fig.23-a～c**）．

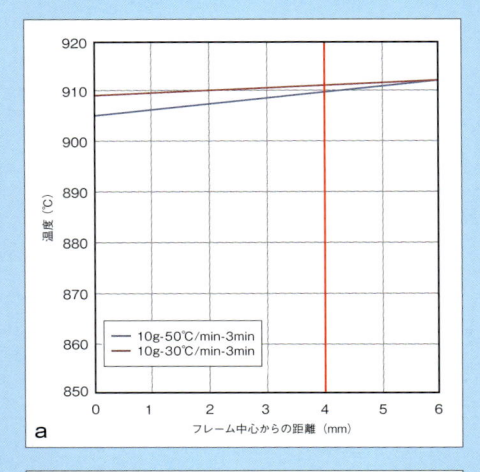

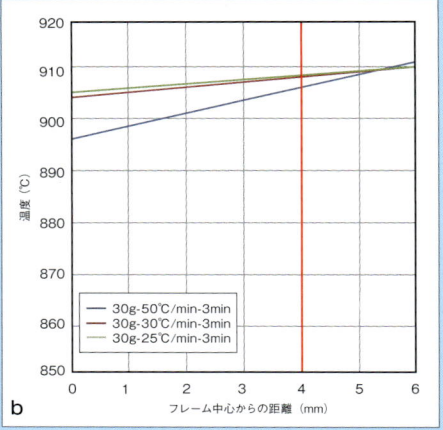

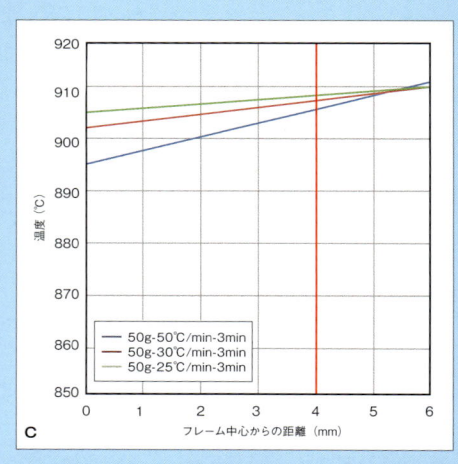

Fig.23-a～c　昇温速度＋係留時間変更時の想定界面温度（a：10g，b：30g，c：50g）．すべて重さのフレームで900℃に到達していた．30gと50gは25℃/min+3分係留でも計測したが，30℃/minで十分な界面温度を示している

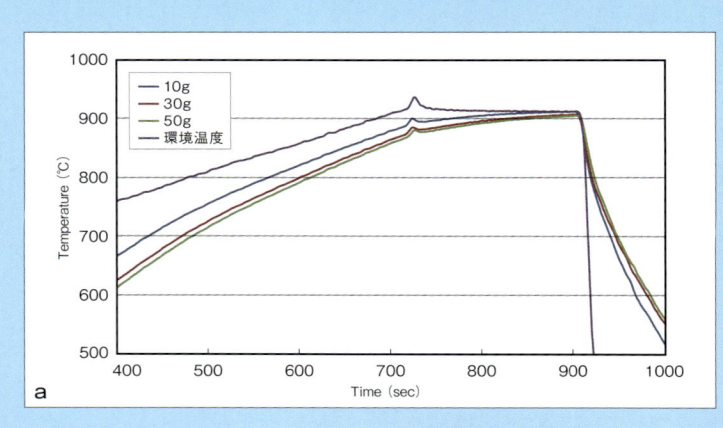

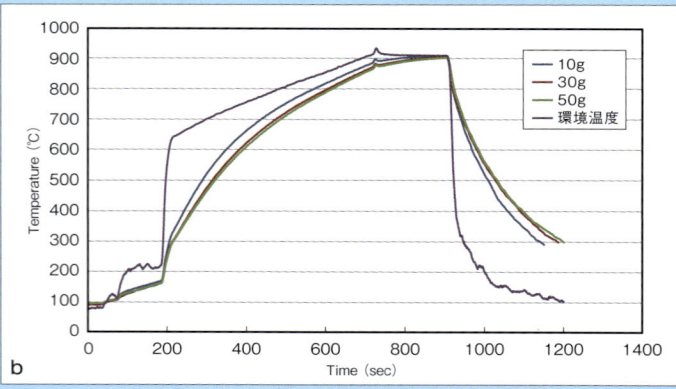

Fig.22-a，b　フレームの昇温速度＋係留時間変更時の温度変化昇温速度30℃/min，3分係留時の内部温度の測定を行い，その結果から界面温度の想定を行った．昇温速度が30℃/minの場合は，10gのフレームでは係留時間が1分を超えると900℃に達するが，30g，50gでは2分後でも到達していない

実験結果⑤ 陶材の通常築盛と多量築盛時のフレーム内の温度測定

　ジルコニアフレームとほぼ同様の熱伝導率の専用陶材をフレームに焼き付けた場合，築盛量によってフレーム内部の温度に影響が及ぶかどうか，調査を行った.

● 所要時間の算出方法

1. 昇温時間

　ステージが炉内に入った直後は，焼成台やフレームに熱量を奪われて温度上昇に遅れが生じるが，その後，炉内熱源により一気に温度が回復し，オーバーシュート（炉内がプログラム温度よりも高くなる状態）が起こる．このオーバーシュートが始まるポイントを温度上昇の遅れが解消されたポイントと判断し，オーバーシュート開始ポイントとした．そして，ステージが炉内に入った時点から，オーバーシュート開始ポイントまでの時間を，昇温時間とした（**Fig.24**）.

2. 冷却時間

　最高温度までの昇温または係留が終了し，ステージが下降を始めた時点から，測定温度が400℃になるまでの時間を冷却時間とした．なお，作図により時間を算出した関係上，誤差はおよそ±5秒であると考えられる.

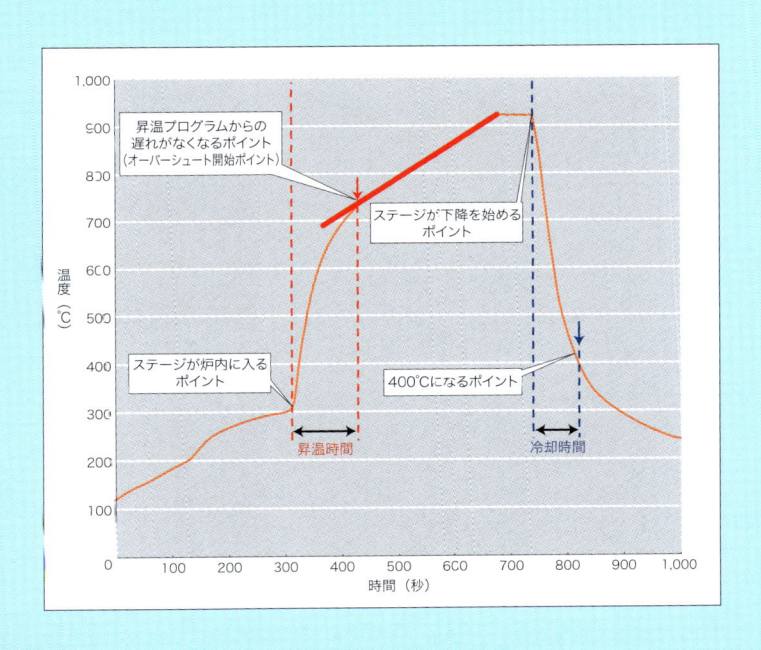

Fig.24　昇温時間と冷却時間
　昇温時間：ステージが炉内に入った直後は，焼成台やフレームに熱量を奪われて温度上昇に遅れが生じるが，その後，炉内熱源により一気に温度が回復し，オーバーシュート（炉内がプログラム温度よりも高くなる状態）が起こる．このオーバーシュートが始まるポイントを温度上昇の遅れが解消されたポイントと判断し，オーバーシュート開始ポイントとした．そして，ステージが炉内に入った時点から，オーバーシュート開始ポイントまでの時間を，昇温時間とした
　冷却時間：最高温度までの昇温または係留が終了し，ステージが下降を始めた時点から，測定温度が400℃になるまでの時間を冷却時間とした
（注）作図により時間を算出した関係上，誤差はおよそ±5秒であると考えられる

Experiment Overview

a：陶材の通常築盛と多量築盛時のフレーム内の温度測定

　これまでフレーム単体の温度調査を行ってきたが，本節では専用陶材を焼き付けた場合のフレームに及ぼす影響に関する実験結果と考察を供覧する．

　フレーム単体の場合と同様，ロングスパンのフレームになるに従って，昇温側および冷却側での所要時間が長くなっている．しかし，フレーム単体の場合と比較して，特に所要時間には差が現れなかった（**Fig.24**）．通常の築盛量では，フレームに奪われる熱量のほうが大きく，所要時間には影響が及ばなかったと考えられる．

　次に，単冠と7本ブリッジに通常の2倍ほど量の追加築盛を行い（**Fig.25**），再度測定を行った（**Fig.26-a, b**）．通常築盛量（1歯あたり約0.2g）では陶材築盛の有無の影響は現れなかったが，多めに築盛すると（1歯あたり約0.5g），陶材築盛の影響が所要時間の増加として現れた（**Fig.27-a, b**）．

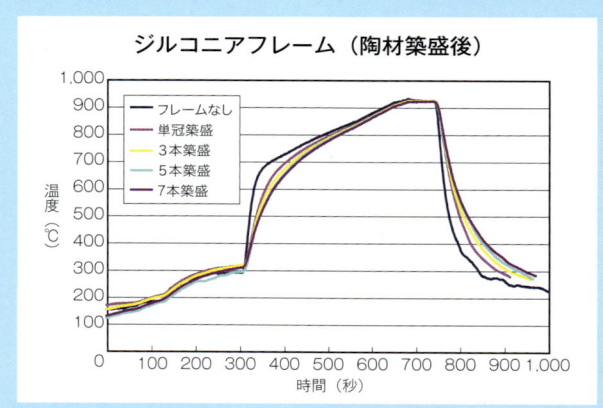

Fig.24　ロングスパンのフレームになるに従って，昇温側および冷却側での所要時間が長くなっているが，フレーム単体の場合と比較すると，特に冷却側では所要時間に差が現れなかった

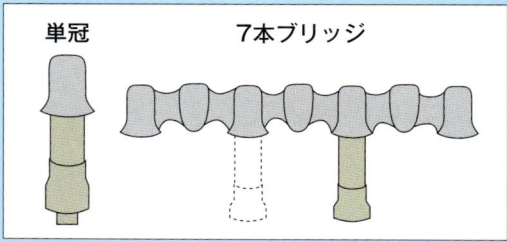

Fig.25　ブリッジは可能な限りほぼ中央のクラウンの温度を測定できるように考慮した

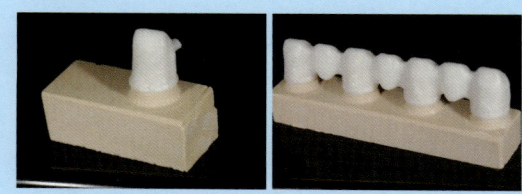

Fig.26-a, b　陶材築盛量の違いによる内部温度への影響の調査に使用した単冠と7本ブリッジのフレーム

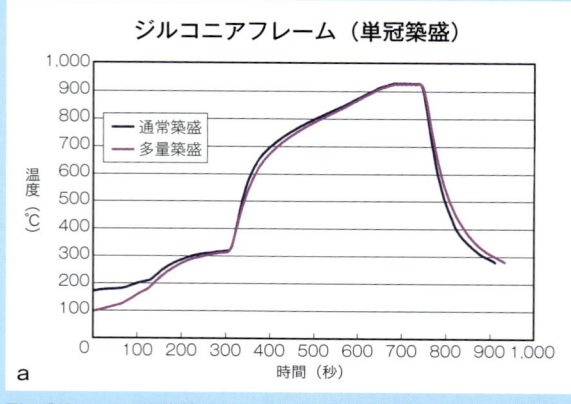

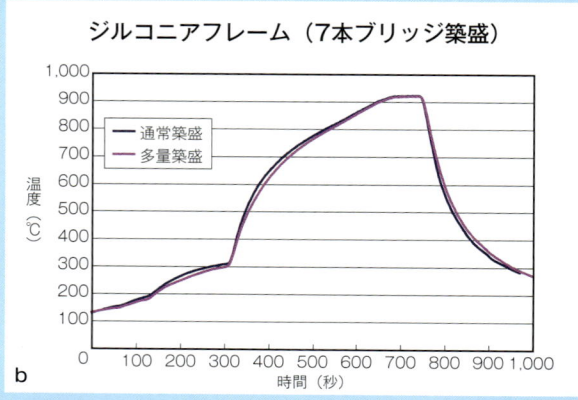

Fig.27-a, b　通常築盛量（1歯あたり約0.2g）では陶材築盛の有無の影響が現れなかったが，多量築盛（1歯あたり約0.5g）になると，陶材築盛の影響が所要時間の増加として現れた

b：単冠と7本ブリッジの陶材焼き付けに関する冷却時間の比較

　単冠と7本ブリッジにおいてフレームのみの場合と陶材を築盛した場合（通常時と多量時）の，冷却に要した時間の計算結果を示す．それぞれ，冷却に要した時間からフレームなしで空焼きした場合の冷却時間を引いたものを，実質冷却時間とした（**Fig.28，29**）．

　次に，通常量の2倍程度の追加築盛を行って再測定を行ったところ，これだけの量の陶材を築盛すれば，さすがに冷却時間にも大きな影響が出てくることが判明した．それぞれのフレームに陶材を築盛した場合の冷却所要時間は，通常築盛量ではフレーム単体の場合とほぼ同一であり，多量築盛量となって初めて差が現れた．今回の測定のような1歯あたり0.2g という築盛量では，陶材に依存した熱量の影響が見えにくかったためと考えられる．

　さらに予備実験として，通常築盛と多量築盛時の熱量を計算し，その違いをジルコニアの比熱から算出したところ，ユニット数が増加するほど，比例して熱量も増大していることがわかった（**Table.1**）．

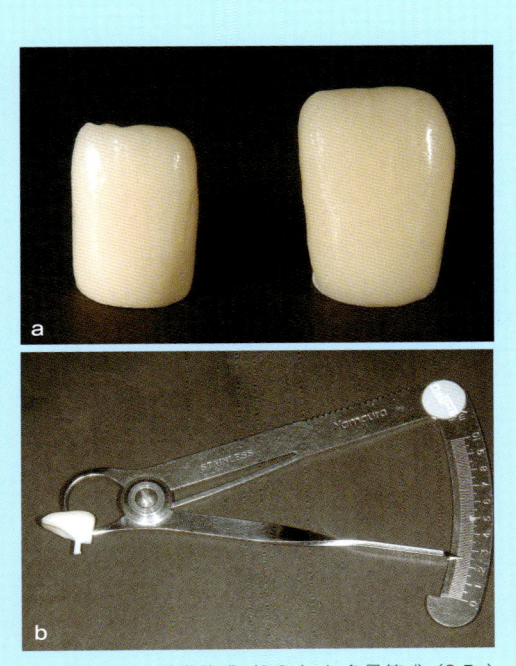

Fig.28-a, b　通常築盛（0.2g）と多量築盛（0.5g）を行った単冠（**a**）．厚みを計測すると，陶材の厚みは2mm ほどであった（**b**）．

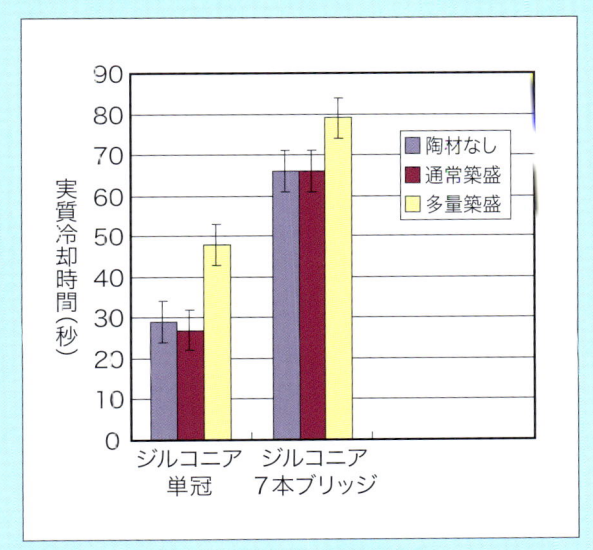

Fig.29　陶材築盛量による実質冷却時間の比較．通常の2倍ほど追加築盛をすることにより冷却時間にも大きな影響が生じる

Table.1　ジルコニアの場合　（300℃→920℃までの昇温過程）

	フレーム重量 (g)	陶材量 (g)	多量陶材量 (g)	合計熱量 (J)	
	熱量 (J)	熱量 (J)	熱量 (J)	通常築盛	多量築盛
単冠	0.57	0.23	0.52	274	417
	161	113	256		
7本ブリッジ	4.97	1.60	3.39	2,194	3,076
	1,405	789	1,671		

ジルコニアフレームによる各種昇温試験結果の考察

今回の実験により示された事項を以下にまとめる.

① 焼成用トレーの有無も炉内温度に少なからず影響することが認められ，熱伝導率が低いジルコニアフレームを用いる場合には注意する必要がある.

② 5g，10g，20g，30g，40g，50g の実験用馬蹄型フレームを使用した内部温度の測定において，標準焼成スケジュールでは最も一般的に使用される 5g でも最低焼成温度 900℃ に達しなかった. しかし，5g フレームの想定界面温度は 900℃ を保っていた.

③ ②のうち 5g ～ 20g のフレームにおける温度変化が顕著であった，これに対して 30g 以上のフレームには大きな差が検出されなかった.

④ 17.5g に統一した 6十6 のサンプルフレームの中切歯付近を，ポンティック数を 1 本，3 本，5 本として形態変化を施したが，内部温度の差は発現しなかった.

⑤ 係留時間の変更では，30g，50g のフレームで内部温度が 900℃ に達するためには 5 分の係留時間が必要であった.

⑥ 昇温速度変更において，30g，50g のフレームでは 30℃ /min に変更しても内部温度が 900℃ に達せず，30g 以上の重量のフレームの内部を設定温度まで上げるには，30℃ /min の昇温速度変更のみでは適当ではないことが示された.

⑦ 950℃ への焼成温度変更では，10g，30g，50g のフレームともに内部温度がほぼ最低焼成温度（900℃）に到達していた. 同時に陶材表面の温度が 950℃ 付近まで上がるため，形態の崩れや陶材の物性，発色性への影響が懸念された.

⑧ フレーム中心から約 4mm の想定界面温度は，係留時間，昇温速度の変更ですべて 900℃ に達した.

⑨ 昇温速度を 30℃ /min，係留時間を 3 分に変更したところ，10g のフレームは係留開始 1 分後に内部温度が 900℃ に達するが，30g，50g では 2 分後でも到達せず時間がなかった.

⑩ 陶材築盛は通常量（一歯あたり 0.2g 程度）では内部温度に影響はないが，1 歯あたり約 0.5g の多量築盛になると，所要時間の増加として現れた.

以上のことから，まず焼成トレーの影響に加えて，5g 程度のフレームであっても，内部まで設定温度に上がっていない場合があることに留意する必要がある. そして，フレームの重量が 10g 以上になった場合には，焼成スケジュールの変更は必須であるが，ポンティックの数など形態変化については，さほど影響がないことがわかった.

したがって，フレーム重量が 10g を超えてくる場合は，**焼成温度は通常のまま昇温速度 30℃ /min，係留 3 分**を基本スケジュールとすることが推奨される.

このことは，内部ステインなどを極薄に塗布する場合も同様であり，焼成不足からのトラブル回避のために，スケジュールのアレンジを考慮しなければならない. また，インプラントの上部構造体製作時に，歯肉色陶材の応用や補綴物の長径が増すことによって多量築盛を余儀なくされる場合は，より一層の昇温速度の減速や係留時間の延長を行う必要性が示唆された.

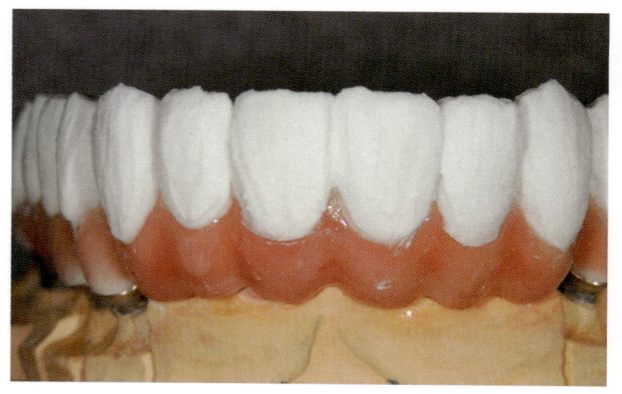
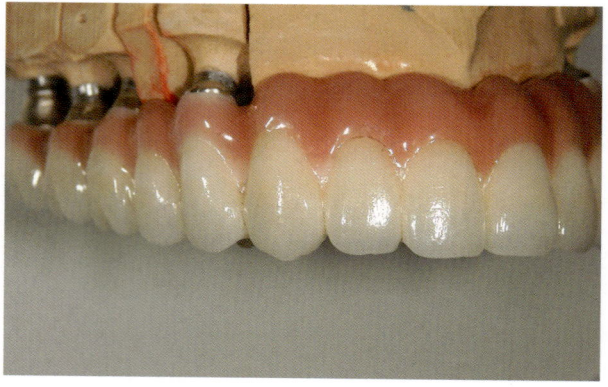

Fig.30-a，b　変更した焼成スケジュールにおける修正と焼成後の状態. 本項冒頭のトラブルが発生したケースで，ボディ陶材部分まで削合してエナメル陶材や透明陶材の修正を施した. 焼成スケジュールの変更後は新たにトラブルを生じることはなかった

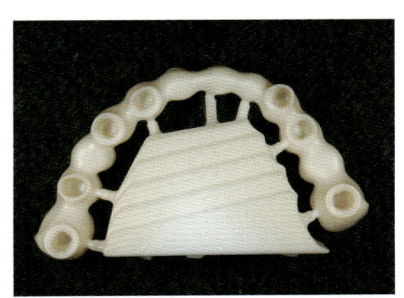

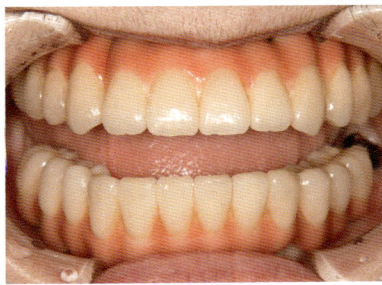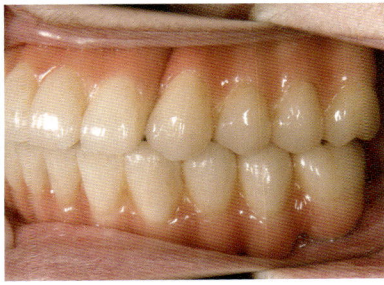

Fig.31-a～c　築盛量の多くなるインプラント症例．適切な焼成スケジュールに変更して以降，ロングスパン症例の補綴物製作で焼成不足などに由来する陶材のトラブルは現れていない

Table.3　ジルコニアの焼成スケジュールに関する留意点

- フレーム重量が 10g を超えてくる場合は，昇温速度 30℃/min，3 分係留を基本とする．ポンティック数などフレーム形状の違いは，陶材焼成への影響は認められない

- フレームの重量が5g程度であっても，焼成トレーの影響も考慮し，場合によってはスケジュール変更が必要になる

- インプラント上部構造など陶材を多量に築盛する場合は，焼成に際して与える熱量をさらに確保する必要がある

- 陶材の厚みが2mm以上になる場合や歯冠長が長くなるケースで，築盛量が極端に増える場合は，フレーム重量に関わらず昇温速度と係留時間を変更する

＊　　　　＊　　　　＊

　単にトラブル回避という観点からだけではなく，材料の特性を活かした安全策を選択することこそが，歯科技工を業として行う者の責任であることは，本書ですでに繰り返し述べてきたところである．

　本項冒頭で紹介した，重量約30gのフレームにおける焼成不足からのトラブルは，ひとえに筆者の知識・配慮不足から引き起こされたものであり，「未経験だから」の一言で済まされるものではない．今振り返ると，わずかな修正では施しようがない大きなトラブルを経験したことによって，今回の実験を行う必要性を痛感するに繋がったことは，せめてもの救いであった（**Fig.30-a, b**）．

　これまで，ジルコニアへの陶材焼付における焼成スケジュールの変更は，単に「金属よりも熱伝導率が低い」という大まかな情報にのみ依拠して，事実上，術者の経験と勘を頼りで行われてきたことが推察される．今回の実験結果から，フレーム重量の増加とそれに伴う焼成スケジュール変更に関して，一定の方向性は示すことができたのではないかと筆者は考えている（**Fig.31-a～c**）．

　Table.3にジルコニアフレーム使用時の焼成プログラム変更に関する注意点を示すが，今回の実験においても，30g以上の重量のフレームで内部温度差が確認できなかったことなど，すべての疑問が解決されたわけではない．今後も研鑽を積むとともに，残された疑問点を可能な限り追及し，その解明を目指すことを改めて強く感じている．

Chapter 7
ブリッジフレームの連結部断面積における強度比較

臨床上必要なジルコニア強度の再確認

これまで臨床家により発表された，ジルコニアをはじめとするオールセラミックス補綴に関する文献，講演の多くが，その高い審美性に着目したものであり，ジルコニアセラミックスの製作工程における物性の保持や強度低下に関する注意事項に言及したものはあまり見られない．これは一般的に流布しているデータの裏付けにより「ほぼどのような症例にも適応できる，応用範囲の広い材料」との認識を持たれているためであろうことは想像に難くない．

実際，「ジルコニアだから安心だ」または「どのような難症例もジルコニアを使えば大丈夫」などの話を，歯科医師からも歯科技工士からも耳にすることがある．極端に言うと，「ジルコニアはメタルとセラミックスの長所を余さず兼備し，弱点のない，まさに"夢の材料"だ」というような認識である．かつて口の端に上った「ホワイトメタル」という表現も，この認識に基づくものであろう．しかし，現時点においてこのような見方が過大評価でなく真実であるとすれば，種々のトラブルは起こらないはずである．

われわれ術者・製作者が最も留意すべきは，どのような材料の強度にも限界があり，それを十分に理解したうえで臨床に供さなければならないということである．**ジルコニアに関しては，「1,000 ～ 1,200MPa の曲げ強さを有する」という数値だけが独り歩きをしているように筆者には思われてならない．**一方，ジルコニアを用いてブリッジのフレームを製作する際の連結部分の断面積の大きさについては，比較的初期の頃から注意を促す報告が見られ，その点については配慮が及んでいたようである．

そこで筆者は，これらのデータや報告を実際に確認することと，断面積の違いによるブリッジフレームの強度への影響を調査することを目的に実験を計画した．方法としては，あらかじめ製作した金属支台歯に3ユニットブリッジの形態を設計し，ジルコニアフレームを提供しているメーカーに製作を依頼．その試験用フレームを用いて万能試験機による破壊実験を行い，連結部断面積の違いによる強度の測定を試みた．

実験用フレームの設計と実験概要

実験用フレームは，実験趣旨への理解と協力が得られた Zeno-Tec® で製作した．

フレームは小臼歯と大臼歯を想定した支台歯に大臼歯大のポンティックを1歯分入れる3ユニットブリッジの形態とし，適合する支台歯はクラウン用ワックスで成型してそれをコピーし，コバルトクロム合金で鋳造した．このため，スキャン依頼時における金属支台歯とフレームは1対1の関係である．

連結部断面積は，前歯部で $6mm^2$，$9mm^2$，$12mm^2$ の3種類を製作し，連結部分の断面積と強度の関係を調査した（**Fig.1**）．

これら実験用フレームの設計にあたり，ブリッジ連結部断面積の大きさの違いがフレーム強度に及ぼす影響を調査する実験であるため，可能な限りデータに反映するような形態を考えることを最優先とし，以下の条件を設定してメーカーに依頼した（**Fig.1**）．

破壊試験を行う際には固定器具が滑らないように留意した．

・臼歯3ユニットブリッジ ポンティック連結部 $6mm^2$ 型，$9mm^2$ 型，$12mm^2$ 型

前述したフレームの厚みはいずれも 0.6mm とし，ポンティック上部はフラットな形状にする．ポンティック基底部はマージン部より 2.2mm（支台高さの1/3）に設定し，**Fig.1** のような形状とする．ポンティック連結部は幅（頬舌方向）4mm，高さは $6mm^2$ の場合 1.9mm，$9mm^2$ の場合 2.8mm，$12mm^2$ の場合 3.8mm の楕円形状とする．

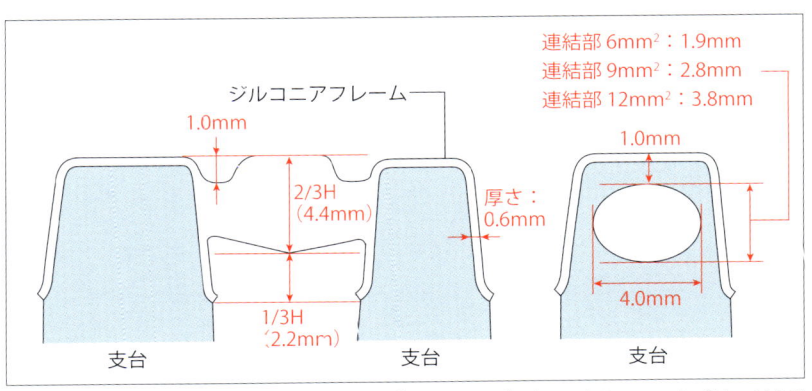

Fig.1 ポンティック連結部 6mm² 型と 9mm² 型，12mm² 型の臼歯 3 ユニットブリッジを設計し，ジルコニアフレームをメーカーに発注した

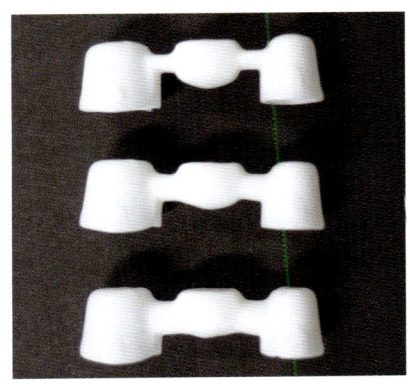

Fig.2 実験用フレーム比較図．上から断面積 6mm²，9mm²，12mm² のフレーム．破壊強度を調べるために特別にメーカーの協力を得て製作した．断面積 12mm²，9mm²，6mm² の順に，上下的に薄く設計されている．断面積 6mm² は，他のフレームと比較すると連結部分が薄く，脆弱に見える

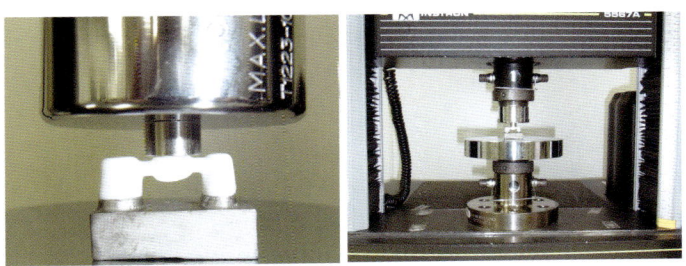

Fig.3-a, b 『万能材料試験機 インストロン 5567』を使用し，フレームの中央部に荷重をかけるため適当なジグを使用した

実験方法と分析方法

実験用フレームは（**Fig.2**），マージンなどを含めて調整は一切行わない状態で，5 セットずつをレジンセメント『レジセム』でメーカー推奨の取り扱い法に準じて合着した．その際，金属支台は『メタルリンク』，フレーム内冠は『AZ プライマー』を用いてプライマー処理を行った．インプラント上部構造ではテンポラリーセメントを使用する場合もあることから，『IP テンプセメント』（以上，松風）で仮着しての破壊試験も行った．

仮着したフレームは 3 セットずつで，レジンセメントで合着したフレームと同数でないため参考値ではあるが，レジンセメントとテンポラリーセメント両者の接着状態の違いが，フレーム強度に影響を与えるかどうかを調査した．

なお本項では，接着方法を分類するために，<u>レジンセメントを使用した場合を「合着」，テンポラリーセメントを使用した場合を「仮着」，両方を指す場合を「接着」と呼ぶこととする</u>（なお，本実験はジルコニアでブリッジフレームを製作する場合に，十分な強度を発揮できるコネクター面積を探る目的で行った．歯根膜をはじ

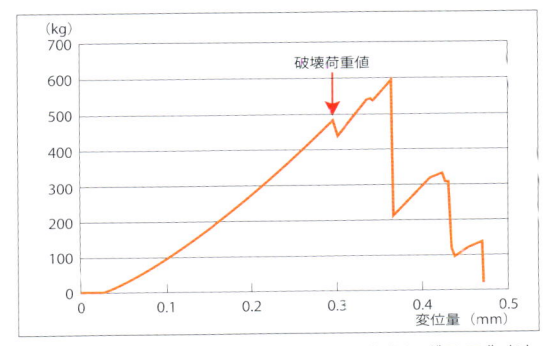

Fig.4 本試験機の破壊強度値は上記のようにグラフ化される．いくつもの山が描かれており，フレームが数次の段階を経て完全に破壊されることを示す．このうち最初の山を破壊荷重値として採取した

めとする，さまざまな緩衝機構を持つ口腔内を想定したものではないことを，あらかじめお断りしておく）．

使用した試験機は『万能材料試験機インストロン 5567』（インストロンジャパン カンパニーリミテッド），クロスヘッドスピードは 1mm/min である．フレームの中央部に圧力をかけるため，適当な大きさのジグを介して加重試験を行うことにした（**Fig.3-a, b**）．

破壊荷重値は，本実験で得られたデータに表されたいくつもの山のうち，最初の山の頂点の値となる．これはフレームが数次の段階を経て完全に破壊される過程のなかで，最初にフレームのどこかに，クラックないしチッピングが発生した時点の荷重の値でもある（**Fig.4**）．続く山は荷重の増加とともにさらに何カ所かの破壊が起こり，最後には応力がかからない状態（完全に破壊した状態）になることを示している．こうなるとフレームは完全に破壊される（**Fig.5**）．

また，読者諸氏の理解が深まるように，実験用フレームの破壊荷重データにさらにいくつかのデータを加えて，多角的にジルコニアフレームの強度分析の解説を行っていくことを考えた．

その手法として，一般的にジルコニアの3点曲げ試験値による曲げ強さは1,000〜1,200MPaであるという報告を援用して，今回行った破壊試験によるデータの検証を行ってみたいと考えた（**Fig.6**）．

もちろん，棒状に加工されたジルコニアの曲げ強さと，今回製作したブリッジ形態のジルコニアでは単純な比較はできない．しかし，**臨床での使用を想定した加工を施したフレームが，直線的なジルコニア棒よりも曲げ強さが強ければ問題はないが，弱ければフレーム形態を根本から考え直す必要がある．**

したがって，あくまで参考値ではあるが，ブリッジの歯冠部分やポンティック部分の形態は考慮せず，断面積6mm^2，9mm^{2}および12mm^{2}のジルコニア角棒につ

いて，スパン長13mm（ブリッジのクラウン間距離と同一）で3点曲げを行ったと仮定し，破壊荷重の算出を試みた．

このとき，断面積6mm^{2}のフレームでは，ジルコニアの曲げ強さを1,000MPaと仮定した場合，破壊荷重は154kgfに，曲げ強さを1,200MPaと仮定した場合，破壊荷重は185kgfとなる．同様に断面積9mm^{2}では，1,000MPaの場合に破壊荷重は282kgfに，1,200MPaの場合には339kgfとなり，断面積12mm^{2}では，1,000MPaの場合に破壊荷重は433kgfに，1,200MPaの場合には520kgfとなる（**Table.1**）．

つまり，6mm^{2}の連結部断面積の試験体が154kgf以上で破壊されていれば，1,000MPa以上の曲げ強さを持っていたことになり，185kgf以上であれば，1,200MPa以上の曲げ強さを持っていたことになる．断面積9mm^{2}のフレーム連結部が282kgf以上で破壊されていれば1,000MPa以上の曲げ強さを持っていたことになり，

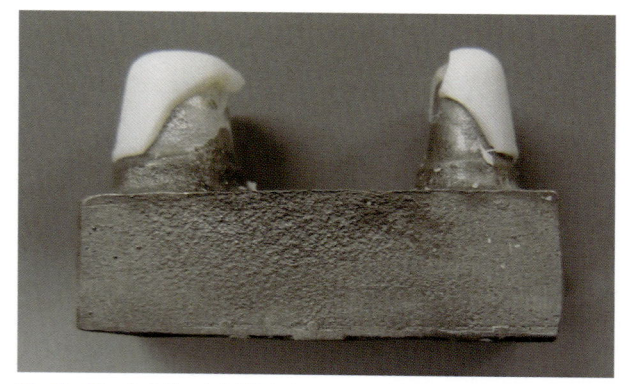

Fig.5　**Fig.4**のデータを採取したフレームが完全に破壊した状態．ほとんど原型を留めていない

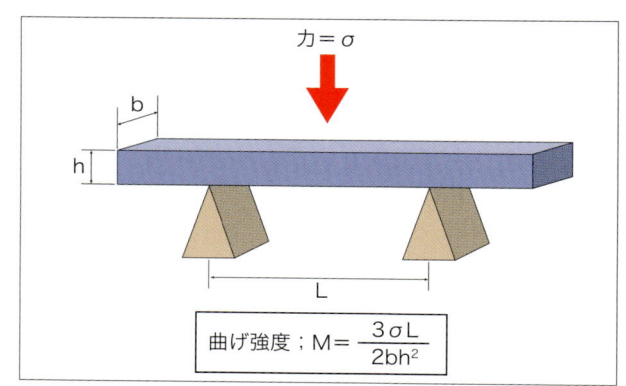

Fig.6　両端支持の3点曲げ試験のイメージ図

$$曲げ強度；M＝\frac{3\sigma L}{2bh^2}$$

Table.1　断面積6 mm^2，9 mm^2，12 mm^{2}のジルコニア角棒（曲げ強さが1,000 MPaと1,200 MPaの場合）をスパン長13mmで3点曲げを行った場合の破壊荷重

3点曲げ	曲げ強さ 1,000MPa の場合 (kgf)	曲げ強さ 1,200MPa の場合 (kgf)
連結部断面積 6mm^2	154	185
連結部断面積 9mm^2	282	339
連結部断面積 12mm^2	433	520

339kgf以上であれば1,200MPa以上の曲げ強度を持っていたことになる.

同様に12mm²では，433kgfで1,000MPa，520kgfで1,200MPaとして曲げ強さの目標値と仮定した．この範囲と各フレームの破壊荷重値を比較することで，臨床家になじみの深い数値で表現でき，実験データに対して理解が深まると考えた.

前述のとおり厳密には試験体の形態が異なるために同等には比較できないが，フレームの破壊強度（kgf）に対して同一グラフに参考値として入れて比較することにより，ジルコニア本来の曲げ強さと今回の試験値との比較を行うことができると予想を立てた．**つまり，臨床を模倣したブリッジ形態を形成した場合に，一般的に言われているジルコニアの曲げ強さである1,000～1,200MPaの強度を有しているか否かの目安になる**と考えたのである.

今回の実験条件をまとめると，以下のとおりである.

・支台歯—コバルトクロム合金製（コバルタン：松風）
・フレーム形状—3ユニットブリッジ形態，連結部断面積6mm²，9mm²，12mm²
・スキャン＆フレーム製作—上記の条件を含む設計図をもとに，CADシステムにより製作．スキャン時の支台歯とフレームは1対1の関係
・接着様式—合着用レジンセメント（レジセム：松風），仮着用セメント（IPテンプセメント：松風）

を使用．マージンをはじめ，フレーム調整は一切行わない.

以下，データの検証・考察とともに，実験後のフレームの画像から破壊状態を詳しく観察し，各フレームの破折態様による傾向があるか，断面積の違いによる傾向が見られるかなどの分析も行う.

なお，すべてのフレームにおいて，第一大臼歯の最大咬合圧である80kgfを遥かに超える破壊荷重を示していたことを先に記しておく.

実験結果の検証と分析

1. フレーム形態

画像と設計図を並べるとわかりやすいが，ポンティックの大きさや連結部の形状は，設計図に記載された略図や寸法の再現を目指しているようである．連結部分は直線的で，ポンティックの寸法もかなり高い精度で設計図に迫っていると言える（**Fig.7-a, b**）.

製作依頼時（2008年頃），筆者はZeno-Tec®システムのスキャナとコマンドを送る専用ソフトを有するラボを取材したことがある.

その際，支台歯模型のスキャニングを行った後の設計自由度がかなり高いシステムであったと記憶している．その後，何度かのバージョンアップが行われており，スキャニングマシンの機能向上と合わせて，フレームの精度は進歩を続けている.

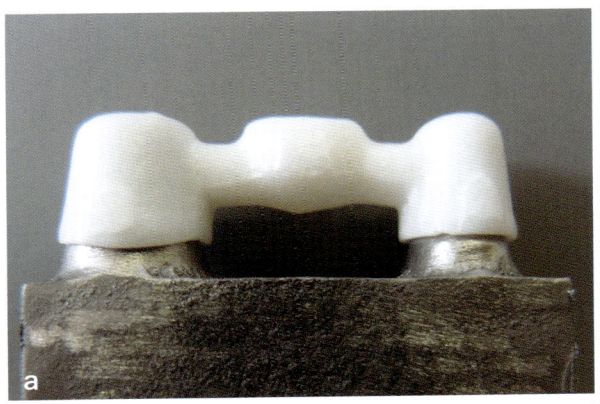
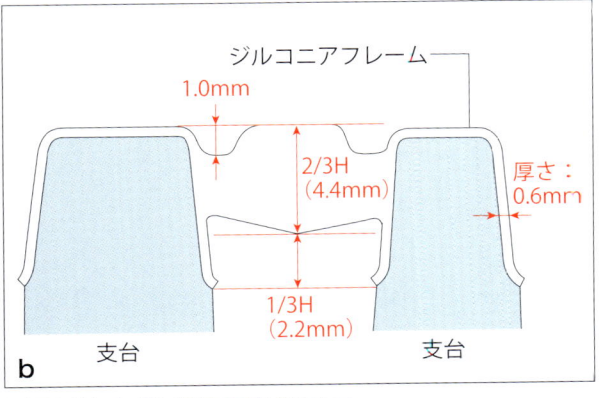

Fig.7-a, b フレーム（断面積12mm²）．ポンティック部や連結部など設計図に対して，高い精度で再現されている

2. 破壊試験の検証

破壊試験の結果を **Fig.8**，**Table.2** に示す．**Fig.8** より一見強度不足とも思えるが，連結部断面積 12mm² でレジンセメントを使用して合着したものでは高い強度を誇っている．Zeno-Tec® では，当初から連結部断面積を前歯部で 9mm² 以上，臼歯部で 12mm² 以上に設計することを推奨していたことから見ても，臨床上全く問題のない破壊強度であることは間違いない．

特徴的な点として，断面積 9mm² と 12mm² は，合着グループと仮着グループとの間に 2 割程度の破壊荷重差があるのに対して，断面積 6mm² は両者ともに 100kgf と，接着条件による破壊荷重差が見られなかった．また，断面積 6mm² では，参考値ではあるが，1,000MPa の 3 点曲げ強度に対応する破壊荷重である 154kgf にも達していないため，ジルコニア本来のパフォーマンスを発揮できていないと考えられる．

実験後の画像観察では，レジンセメントのグループは断面積 9mm²，12mm² どちらもクラウンが破壊されているフレームが多い．その時点まで強度を保っていることを示していると考えられる．断面積 6mm² では，断面積 9mm²，12mm² の場合のように連結部分を残してクラウン部分が飛散し，破壊されているのは 1 セッ

トに留まっており，5 セット中 4 セットで完全に連結部分から破壊されている．これは，断面積 9mm² や 12mm² のグループではほとんど見られなかった現象であり，応力によってクラウン部分が破壊される時点よりも以前に，フレームの連結部分が耐えられなかったことを示していると考えられる（**Fig.9-a ～ c**）．

これに対して，テンポラリーセメントのグループは一見すると原型を保ったままの状態であるように見える．破壊荷重が 200kgf 未満であった断面積 9mm²，6mm² のグループは，セメントが早い段階で破壊され，金属支台とフレームとの剥離が発生して偏位的に応力がかかったため，ジルコニアのもつ強度を十分に引き出すことができなかったと予想される（**Fig.9-d ～ f**）．

しかし，両セメントの強度の影響も考慮すれば，臨床ではインプラントなどテンポラリーセメントで仮着する場合に，特に連結部分の大きさや形状に注意を払うべきである．

もう一度 **Fig.8** のグラフの値を検討すると，断面積 6mm² は両接着条件ともに破壊荷重は約 100kgf であり，合着グループと仮着グループでは，壊れ方は全く異なっている．

このことから，テンポラリーセメントが破壊されて

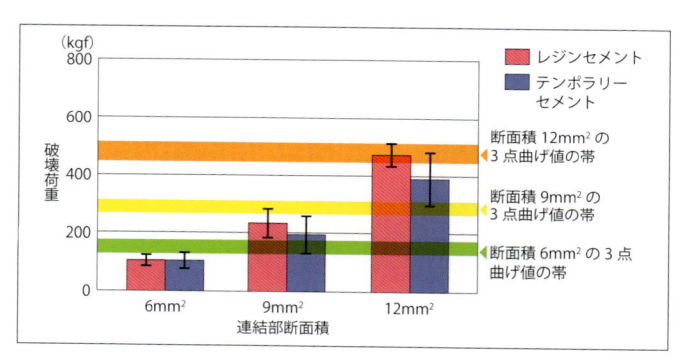

Fig.8 フレーム断面積 6mm²，9mm²，12mm² の破壊荷重

Table.2 連結部断面積 6mm²，9mm²，12mm² の破壊荷重（kgf）および標準偏差（括弧内）

	連結部断面積 6mm²	連結部断面積 9mm²	連結部断面積 12mm²
レジンセメント	99.3kgf（22.7）	222.7kgf（51.8）	470.1kgf（41.1）
テンポラリーセメント	100.0kgf（22.6）	189.4kgf（84.5）	384.7kgf（93.5）

剥離する荷重と，ジルコニアフレームの連結部分が破壊されてしまう荷重に大きな差はないことが予想される．臨床上，100kgf の破壊荷重では，臼歯部の最大咬合圧の 80kgf と近く，経年的に見ると不測の事態を招くことも予想される以上，補綴物として長期間安定した機能を期待するのは相当に心もとないどころか，危険であると言わざるをえない．

3. 各断面積のたわみ量の比較

ここで，今回のデータの原点に戻り，断面積 6mm²，9mm²，12mm² の破壊荷重値のグラフから再度分析を行う．**Fig.10** は，レジンセメントで合着した 5 セットの破壊試験の全データから，平均的な値を抜粋してプロットしたグラフである．

断面積 6mm² の場合の試験荷重を変位に対してプロットし，断面積 9mm²，12mm² と比較すると，断面積 6mm² は傾きが小さく，少ない荷重に対しての変位量が大きいことがわかる．このことは，断面積 6mm² の場合，より少ない荷重でフレームの変位（たわみ）が大きくなるため，本来はジルコニアフレーム上層に焼付けられている，たわむことのできない陶材が剥がれる危険性が高いことを予想させる．断面積 9mm² と 12mm² のブリッジフレームでは，荷重に対する変位量（たわみ量）に有意な差が認められなかった．

断面積 6mm² のフレームは，数値上は第一大臼歯の最大咬合圧とされている 80kgf を十分とはいえないまでもクリアしている．しかし，このような連結部断面積が小さいフレーム形態では，前段で述べたように荷重に対しての変位量が大きくなり，陶材剥離の危険性が増すと考えても差し支えないだろう．

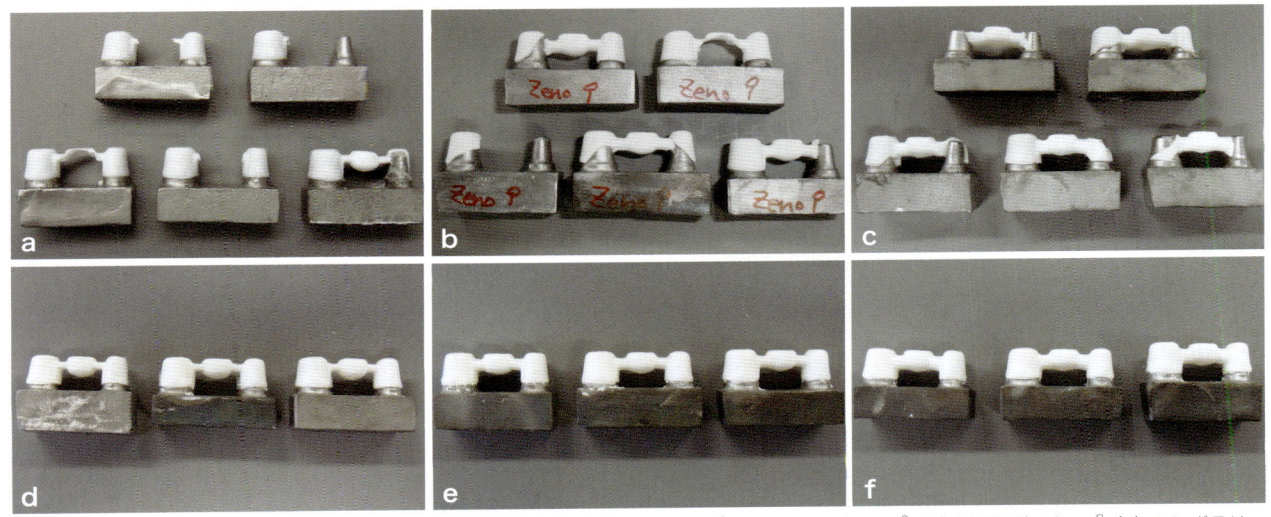

Fig.9-a ～ f　破壊実験後のフレーム．（a）レジンセメントで合着した断面積 6mm²，（b）同断面積 9mm²，（c）同断面積 12mm²，（d）テンポラリーセメントで仮着した断面積 6mm²，（e）同断面積 9mm²，（f）同断面積 12mm²．

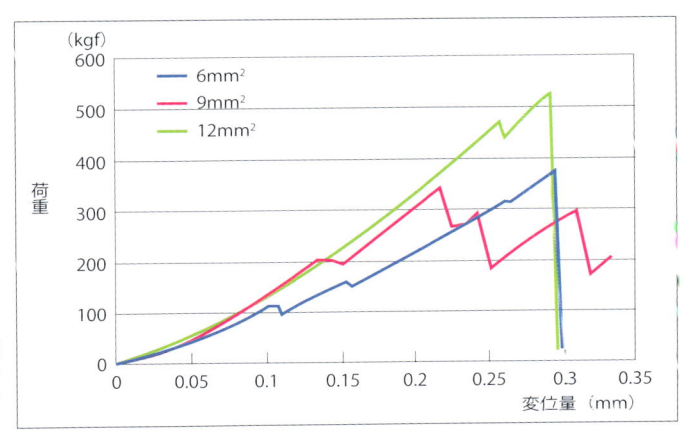

Fig.10　連結部断面積 6mm²，9mm²，12mm² の平均的破壊挙動．断面積 9mm² や 12mm² と 6mm² とを比較すると，その傾きは小さく弱い荷重にしての変位量が大きいことがわかる

破壊試験のまとめと考察

　そもそも，本実験を思いついた動機は「ジルコニアは本当に，臨床において一般に言われているような強度と高い靱性を示すのか？」という素朴な疑問からであった．そして，各社システムで採用しているジルコニアの原料は，東ソー社製のジルコニアパウダーであるが，半焼結体の製造方法や加工方法はシステムごとに異なり，ジルコニアフレームの強度の程度の差となっていることなどに興味が湧いたのも事実である．

　世界各国と同様に，わが国においても，高強度セラミックスを使用したCAD/CAMのはしりは『Procera®』システムであり，支台歯に対して接触式のスキャナーを用いた計測データに基づく単冠の製作を皮切りに，システムはその後の多様な広がりを見せた．

　実験の発想当時にはこの影響も手伝って，ワックスアップによるダブルスキャンを行うより，専用ソフトを使用してモニター上でフレームをデザインすることが多かったように記憶している．本書刊行時点の状況であれば，CAD/CAMを利用して，一旦レジンフレームを形成した後に，ダブルスキャンで同一の形態を製作できたであろう．また，本文中にも触れたが，レジンセメントやテンポラリーセメントの弾性も実験結果に少なからず影響を及ぼしているであろうことは想像に難くない．

　しかし臨床では，補綴物は表層から陶材，ジルコニアフレーム，各種セメントの複合体として口腔内に装着されている．そのうえ，緩衝機構を持つ天然支台歯とそれを持たないインプラント支台の場合では，複合構造物（補綴物）が受けた応力は複雑に分布することが予想される．山本[75]はジルコニアと陶材の複合体に関する調査報告を行っているが，筆者としてはさらにセメントを介在させた調査にも興味を持っている．しかし，これは本文中でも述べたとおり，あくまでもジルコニアで製作したブリッジコネクター部の必要面積を検証したものである．さまざまな緩衝機構をもつ口腔内条件とは異なることを前提としていることは，重ねてご理解いただきたい．さらに，フレームの形態によって強度も大きく変化することは，周知のとおりである．

　さまざまな角度から本実験を振り返ると，実に多くの反省点や改善すべき点が存在することは事実である．それらの反省点を踏まえたうえで，本実験結果に対して私見を交えて分析してきた．以下，今回の調査結果および考察をまとめる．

・実験したすべての条件で最大咬合圧とされる数値を超える破壊強度を示し，臨床導入には問題のないことがわかった

・今回調査したフレームでは，断面積 $9mm^2$ と $12mm^2$ とを比較すると，断面積 $12mm^2$ の破壊強度が増大していた．これにより，ブリッジの連結部断面積の目安として前歯部 $9mm^2$，臼歯部 $12mm^2$ という数値に大きな意味が存在することが証明された

・レジンセメントで合着する場合と比較して，テンポラリーセメントで仮着する場合は，約20～30％ほど破壊荷重が下がり，接着方法の違いで強度差が生じることがわかった．このため，インプラント上部構造など，テンポラリーセメントを使用して仮着状態で口腔内にて長期間機能させる場合は，連結部断面積や，マージン部分の過調整（薄くしすぎること）に十分な注意を払う必要があることが示唆された

・断面積 $6mm^2$ のフレームでは，破壊荷重においてレジンセメントとテンポラリーセメントとの差はほとんど見られず，両様式ともに約100kgf程度であった

・断面積 $6mm^2$ のフレームは，断面積 $9mm^2$ に対して4割程度，$12mm^2$ に対して3割程度の破壊荷重値に留まった．したがって，連結部断面積 $9mm^2$ を下回るフレームは，極端に破壊強度が低下することが懸念される

・断面積 $6mm^2$ のフレームは，断面積 $9mm^2$ や $12mm^2$ のグループと比較すると，一定荷重でのたわみ量が大きいことが示された．したがって，フレーム断面積が $9mm^2$ を下回るとフレームのたわみに起因する陶材の剥がれなどの危険性が増すことが懸念される．

Part 2
CAD/CAMジルコニアセラミックスの色調再現に関する事項

Preface

CAD/CAMジルコニアレスレストレーションは，審美性の回復においても高いレベルが要求される．本Partでは，ジルコニアセラミックスの重要な一翼を担う色調再現に関する考え方や手法を基礎から詳細に解説する．「陶材を使用した積層構造による色調再現を行う」という点においては，メタルセラミックスとジルコニアセラミックスにおける考え方や手法は基本的には共通しており，必要に応じてメタルセラミックスの製作法を応用する場合もある．その他，色調再現操作におけるベーシックからアドバンスレベルの事柄まで，臨床技工を行ううえで本当に必要な情報をまとめるべく，稿を進める．

Chapter 1
色調再現操作の前準備

Introduction

　近年では審美修復が全盛をきわめ，数多くの歯科技工学術誌にその手法が紹介されているが，それらを読むと，多くの論文において以下の2点が目に付くように思う．

・優れた発表者のみが応用できる感覚的技法を紹介しているもの

・結果写真（ファイナル）の美しさをクローズアップしたもの

　無論，われわれ歯科技工士が審美再現を行ううえで，写真（画像）は最も大切な見本であり，また結果を判断する重要なアイテムであり，きれいな結果画像を目標とすることに異論を挟むつもりはない．しかし，われわれ一般の歯科技工士が臨床技工で画像を使用する第一の目的は，美しい結果画像を入手するためではなく，情報（＝画像）を正確に陶材の色調情報に転換し，より効率的に製作する技法に用いるためではないだろうか．つまり，芸術作品の製作を目的とすることとは，別の視点で考えなければならない．科学万能のこの時代，そろそろ感性を理性に変えて色調再現を捉えてもよいのではないだろうか．

　すなわち重要なことは，多くの報告に見られるような，「個々のケースに対してどの色番手のパウダーを使用したか」ではなく，「そのパウダーをどのような考えで選択したか」である．パウダー選択においてしっかりとした考え方や基準があれば，どのようなケースに遭遇したとしても，大きな間違いを起こす確率を大幅に減少させることができる．また，塗布する割合や量の数値化が困難なステイン材やテクニックを使用する場合においても，基本的な考え方を確立したうえで操作することにより，陶材築盛と同様に高レベルの色調再現性を実現できる．

　本Partでは，「感性や主観に頼る天才的な（一般的ではない）技法」と「美しい結果」のみが語られてきた天然歯様の色調再現について，可能な限りわかりやすく系統立てた見解を展開するとともに，天然歯や陶材の色調を理解しやすいように分類したうえで，色調再現操作の新たな手法として，その解説に踏み込んでいきたい．また，シェードテイキング用デジタル機器のデータをはじめ，歯科技工士が補綴物を製作するにあたってどのような情報が必要であり，また歯科技工士自身がどのように考えることがシェードマッチングを成功に導くかについても述べてみたい．これらの分析をもとに，陶材を扱う歯科技工を始めて間もない読者や，すでに歯科技工士として臨床に取り組まれている方であっても，使用する陶材のメーカーを問わず応用でき，材料と技術に対する理解がより深まるよう，工夫を凝らし解説を進める所存である．

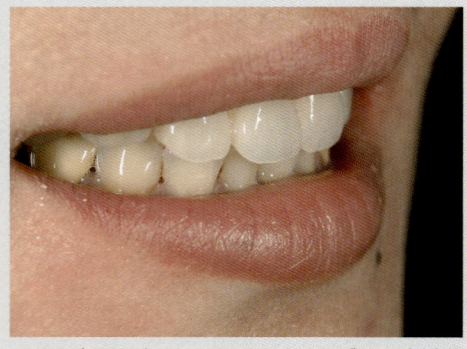

▲2 1｜1 2ジルコニアセラミックスブリッジ症例（1｜ポンティック）

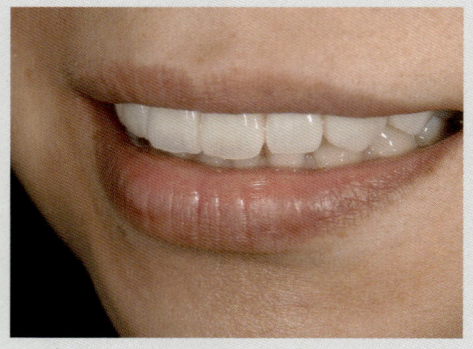

▲4＋4ジルコニアセラミックスクラウン（単冠）症例

シェードマッチングの基本概念と環境整備

1. シェードマッチングを阻害する問題点

複雑で千差万別な天然歯色調に挑むためには，歯科技工士自身が目標と考え方を確立したうえで取り組む必要があるように思われる．

「審美再現に有利といわれているジルコニアセラミックスレストレーションであっても，天然歯色調を再現することは大変難しい」との見解に異議を唱える方はまずおられないと思う．これは，高度なシェードマッチングを成功させるにあたって，依然として数多くの困難な状況が存在し，障害となっているからにほかならない．われわれ歯科技工士が審美再現を目指す場合に，それがどのような環境下で行われているかについて考察してみると，臨床技工におけるシェードマッチング操作の問題点は，以下の7つに大別できる．

① 適切な比色環境の不備

シェードテイキングが行われる場所（チェアサイド）と製作場所（ラボサイド）の光源の不一致などのほか，シェードテイキングに適さないカメラによる撮影や，画像観察用に調整されたモニターを使用していない場合も，比色環境の不備に含まれるものと考えている．

② 色対比効果による見え方の誤差

色対比効果とは，バックグラウンドの色の違いにより，対象物の見え方が変化することである．これは歯科技工士の間ではかなり一般的な概念として浸透した感がある．1997年に山本により考案されたシェードテイキング時に擬似歯肉（ガミー）にシェードタブを装着した写真が，多くの症例報告で見られるようになったこともその証であろう（**Fig.1-a，b**）．

③ 歯冠色を表す適切な表色法の不備

世界的なスタンダードとなっているVITA Luminシェードの表色法（A系統，B系統，C系統，D系統）には，その配列や不足する色の問題などから，シェードテイキング時に適切な表色を行えない場合がある（**Fig.2**）．

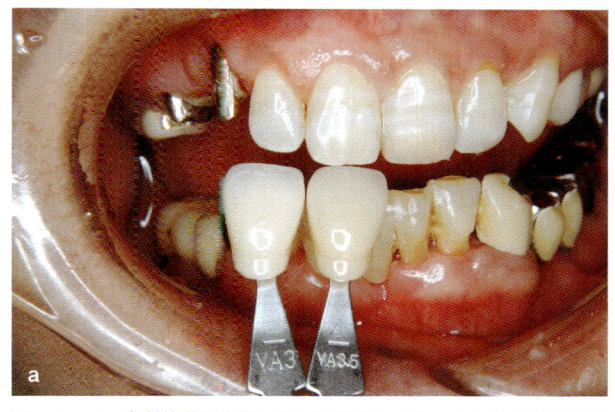
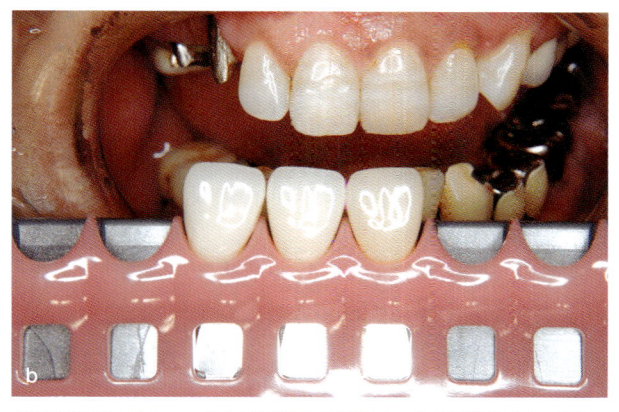

Fig.1-a，b 色対比効果を軽減する擬似歯肉（ガミー）使用の有無による，同一口腔内におけるシェードタブの見え方の違い．よく観察すると，ガミーを装着していない写真（a）では，1｜の着色帯はVA3.5の基本色に近似しているように見えるが，ガミー装着により色対比効果が軽減された写真（b）を見ると，それよりも濃い色調であることがわかる．なお，bのタブは左からVA2，VA3，VA3.5である

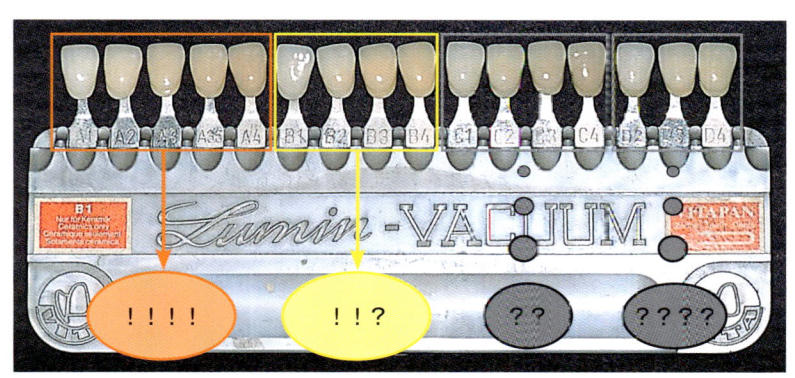

Fig.2 約50年以上も前に考案されたVITA Luminシェードガイド．色見本とはいえ，たった16色で複雑な天然歯色調を網羅することが可能なのだろうか？

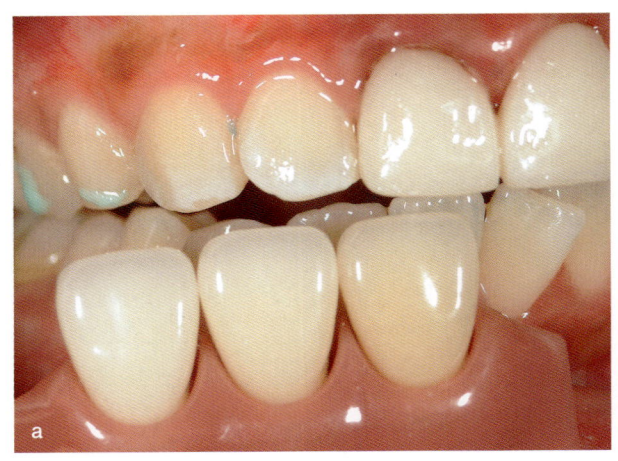
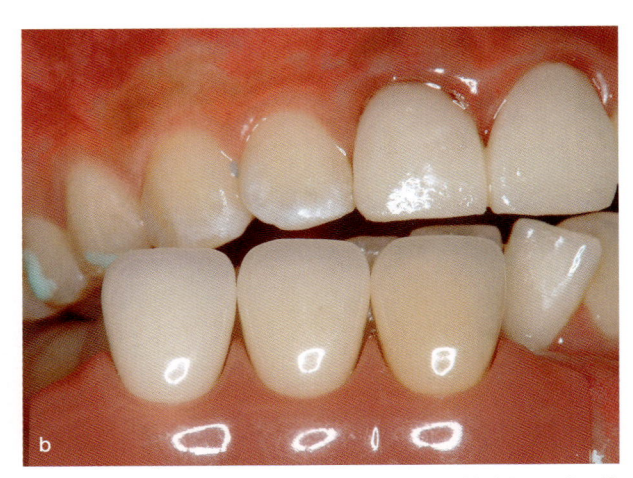

Fig.3-a, b　同一口腔内をシェードテイキング専用カメラ（アイスペシャル C-1；松風）で撮影した画像（**a**）と，特別な設定がなされていない通常のカメラで撮影した画像（**b**）の比較. 両者の見え方の違いは明らかである. もし，**b**のような赤く見える画像だけを用いてシェードテイキングを行った場合，基本的な色調を見誤る可能性が高い

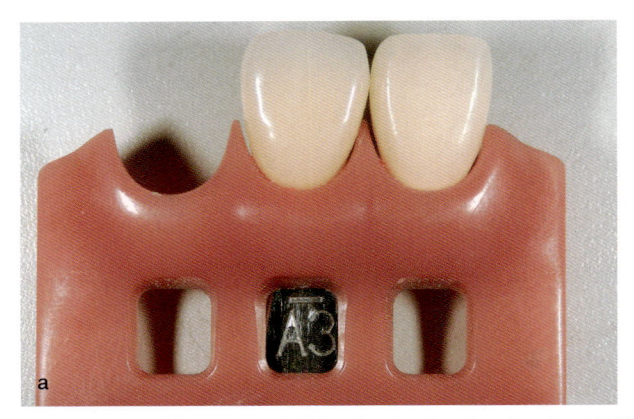
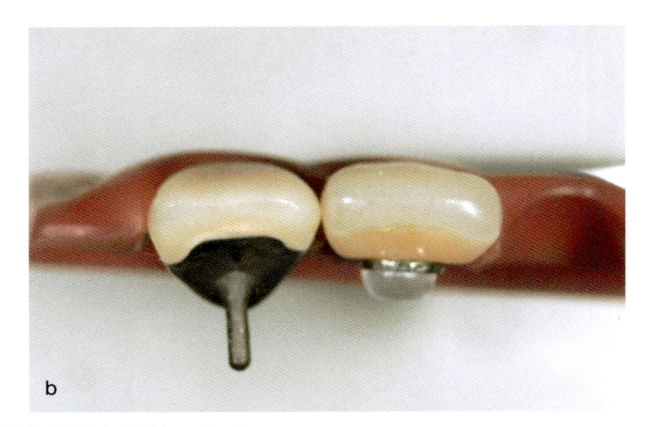

Fig.4-a, b　既製のシェードタブとメタルセラミックスクラウンの比較. 両者の見え方が異なっている

④　シェードガイドと天然歯の色空間のずれから生じる，表現できないシェードの存在

表色法と同様に，VITA Lumin シェードに代表されるA〜Dの表色法には，実際の天然歯の色空間と比較して不足色調が多く存在する. また，特殊なキャラクターを持つ天然歯の存在も無視できない. ③，④についてはChapter2 にて詳しく述べる.

⑤　正しい感覚情報（画像データなど）についての認識不足

①の比色環境の不備にも通ずるが，色調再現操作に使用している画像データが適切に撮影されているか，あるいは画像を表示する表示モニターが正しく設定・表示されているかも確認する必要がある. これらの重要性を理解していなければ，シェードマッチングは一段と困難をきわめることになる（**Fig.3-a, b**）.

⑥　シェードガイドと陶材材料の色調誤差の存在への製作者の認識不足

前段で触れたように，シェードガイドは多くの場合，陶歯の材料で製造されている. このため組成や積層構造が異なる専用陶材とは微妙に色調が異なっている（**Fig.4-a, b**）.

⑦　セラミックスクラウン製作時の色調確認と管理不足

セラミックスクラウン製作時には，フレームの材質を問わず色調の確認が不可欠であり，少なくともオールセラミックスクラウン製作時には，色調確認用の擬似支台歯を用いて何度も確認を行う必要がある（**Fig.5-a 〜 c**）.

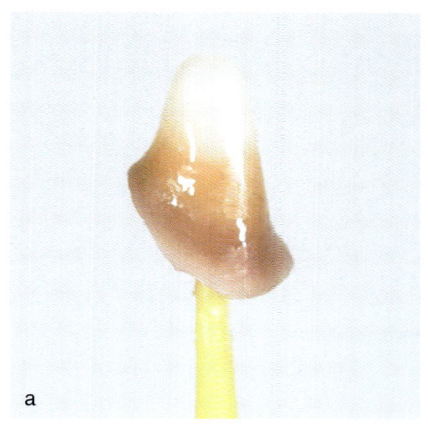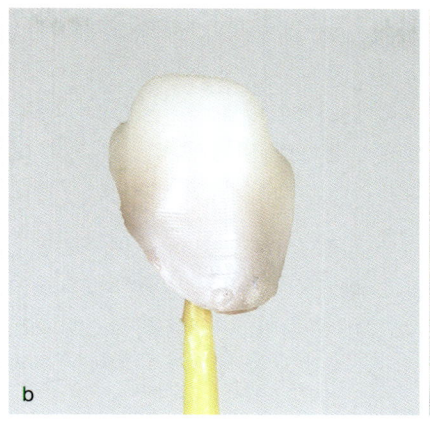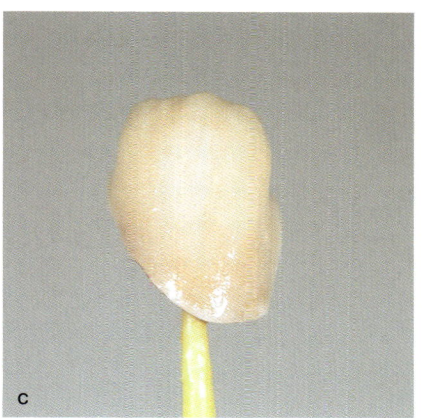

Fig.5-a〜c オールセラミックスクラウンの製作時には色調確認用の支台歯をワックスなどで製作し（a），焼成後の色調確認を可能な限り行うことが必要となる．bは何も手を加えていないアルミナコーピングの色調，cはオペークデンティンをアレンジして焼成した後の色調である，着色した支台歯の色調を透過していることがわかる

このように，シェードマッチング操作には，初心者にとって解決策の糸口を見つけ出すことすら困難な現実が依然として存在する．本Partではこれらの問題を整理し，できる限りわかりやすく解決していきたい．

2．1回の製作で「合格点」を得るには

臨床技工操作におけるさまざまな要素において例外なく通ずることであるが，色調再現において大切なことは，可能な限り1回の製作で合格点を取ることである．この合格点のラインをどこで引くかによって，当然ながら補綴物のクオリティは大きく変わってくるが，筆者の場合は，それが患者と歯科医師が満足するレベルであれば十分であると考えている．

しかし，製作した補綴物が合格点を大きく下回り（患者も歯科医師も容認できない程度）となって焼き直しを何度も行わなければならないようであれば，その原因はパウダー選択の考え方や基準が確立されていないからに他ならない．そして，度重なる焼き直しを行うことは，その労力もさることながら，多くの場合に経営者でもある歯科技工士を経済的に追い詰めることにもなる．

もちろん，より高い完成度を目指す場合にも，基本的な手法を身に付けてパウダーの選択基準を確立することによって，シェードのわずかなズレであっても修正箇所を明確にすることができ，焼成回数の軽減とハイレベルな色調再現を目指すことが可能となる．

なお，筆者は以下の考えに基づいてシェードマッチング操作を行っている．

- ・歯科技工士が直接患者のシェードテイキングやシェードマッチング操作を行わない（チェアサイドにて歯科技工士が直接観察，撮影することはしない）
- ・チェアサイドで取得されたデジタルデータ（後述するShadeEyeの計測データやシェードテイキング用カメラによる画像データなど）を使用して，ラボワークのみでセラミックスクラウンなどを製作する
- ・天然歯の色調再現に必要な色調に関する知識を一通り理解しておく
- ・正しいポーセレンワークを習得する
- ・臨床的に満足を得られるレベルのシェードマッチングを行い，可及的に1回の製作で完了させる（これは天然歯の色調再現を効率よく行うことが目的であり，芸術作品の創作を目指すものではないとの考えに基づいている）

年々経験を重ねるごとに，色調再現に関する考え方は可能な限りシンプルに構築できるように心がけている．もはや，必要なレベルのシェードマッチングを行うために，過大な時間と労力をかけている時代ではないと考えているのは筆者だけであろうか．歯科技工士自身の負担を軽減し，失敗を繰り返さないためには，確固たる考え方の基盤を構築したうえで，的確な知識と技量を磨き，身に付けていくことこそが原則と考えている．

シェードテイキング操作前の必要事項

1. 未熟なポーセレンワークがもたらす諸問題

　色調再現方法を説明している学会発表や論文を見ると，発表者が日常臨床で用いているメーカーの陶材を用いた，エフェクト（特殊）色やステインの細かい配合を含めた複雑な築盛図をしばしば見かける．筆者自身もこのような築盛図を過去に何度も発表した経験がある（**Fig.6**）．

　どのような色番手の陶材を使用したかということについては，築盛図を作成しておけばある程度参考になることは間違いない．しかし，陶材操作を始めて間もなかったり，不慣れであったりする方や，報告症例に使用されていたメーカーの陶材を活用していない方にとっては，特殊色などのおおまかな色傾向は理解できたとしても，微細な色調再現法について掌握することは困難である．

　もし，使用陶材や「色」に対して理解不足のまま，誌面などに掲載された築盛図どおりに選択した陶材番手を使用して，本人の感覚のみで補綴物の製作にトライしたとすれば，たちまち失敗して，取引先から再製作の連絡が入ることであろう．

　そして，何がいけなかったのかを理解ができないまま失敗を繰り返してしまい，苦しみの輪廻に巻き込まれた挙句，「もはや余計なことはすまい……」と開き直るとともに，製作者ではない歯科医師に責任を押し付けて，A2，A3 のシェード番号のみの陶材操作に戻ってしまう……．このような経験談を耳にしたことのある方は，存外おられるのではないだろうか．

　このような事態に陥った場合，多くの方は，陶材選択のプロセスに不備があったと考えがちである．つまり，シェードテイキングの手法や，使用している機器や陶材に問題があるとの判断を下してしまうのである．しかし，そもそもの原因はポーセレンワークが確立されていないことによるものであり，上記の諸問題は，それを解決した後に直面する事項である．

　もしこれらのことを十分に理解していないか，あるいは適切なポーセレンワークを習得できていなければ，いかにシェードテイキング用に高額機器を購入したり環境を整えたり，製作者が直接チェアサイドに出向いたりしたとしても，問題の解決は望めないであろう．

2. ポーセレンワーク確立の重要性

　ここで，色調再現操作においてポーセレンワークが確立できていないとどのような問題が生じるのか，さらに詳しく説明する．

　周知のとおり，シェードマッチング操作とは，天然歯の色調をセラミックスや歯冠修復用レジンなどの異なる材質で製作したクラウンに置き換えたときに，色調を天然歯と同様に揃えることである．

　ということは，この置き換えるもの（クラウンなどの製作物）の製作方法が確立されていなければ，いくら正確な画像データなどを使用しても，天然歯のその色調は再現できないことになる．

　たとえば，マスキング用のオペーク陶材や一部の特殊色以外は，半透明な色調になるように調色されているため，築盛する厚みによって，焼成後の色調は当然変化することになる（**Fig.7**）．

　セラミックスクラウンでは，メタル，ジルコニア，アルミナなどのフレームの材質に関係なく，色調再現に使用できるスペース（厚み）は，多くの場合，フレーム込みで約 1.5 〜 2.0mm の範囲内である．

　専用陶材は，このわずかな間隙のなかでさまざまな色調を表現するために，微少な厚みの変化でも色調が大きく変更できるように陶材が設計されていることは，製作手順を思い浮かべることでご理解いただけるはずである．

　ただし，支台歯形成が人の手によって行われることや，補綴歯が生活歯か失活歯かの違いなどから，色調再現に使用できるスペースは，同一口腔内であっても大きく異なることもある．

　ここで，エポキシ樹脂模型の支台歯を使用して，意図的に形成を変えることで，その上に製作したメタルセラミックスクラウンの色調や見え方がどのように変化するのかを観察した結果を示す（**Fig.8**）．支台歯切縁部の厚みが薄い箇所では，オペークが透けているだけではなく，薄い色調になっていることに注目してもらいたい．

　このことから，セラミックスクラウンでは陶材自体の厚みと色調再現性が密接に関連していることがわかる．これこそが，セラミックスクラウンでの色調再現における要注意事項である．

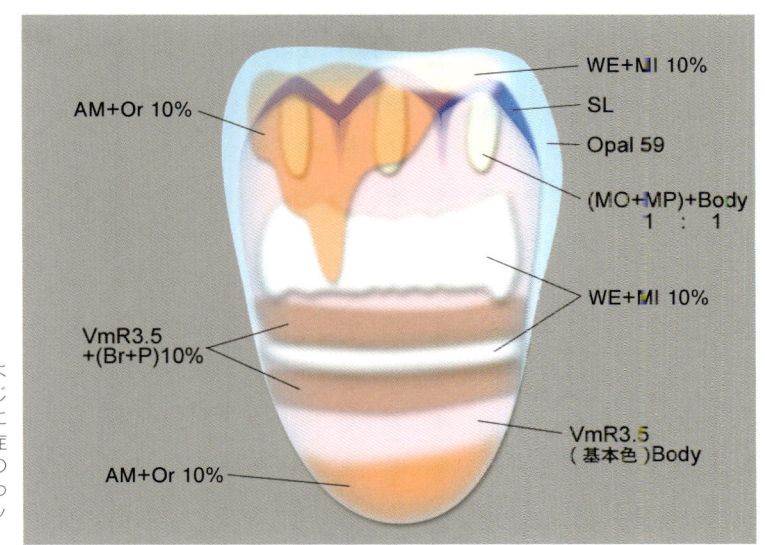

WE+MI 10%
SL
Opal 59
(MO+MP)+Body
　　　1 : 1
WE+MI 10%

AM+Or 10%

VmR3.5
+(Br+P)10%

VmR3.5
(基本色)Body

AM+Or 10%

Fig.6 一般的な陶材の築盛図（文献[43]より）. 図の作成者が使用している陶材と同じメーカーの製品を使用している人には参考になると思われるが, 築盛量や厚みは個々の症例や歯科技工士によって千差万別であるので, 築盛方法に至るまでの詳細な解説を行わない限り, 実質的には発表者個人のテクニックを作図したものと考えてよい

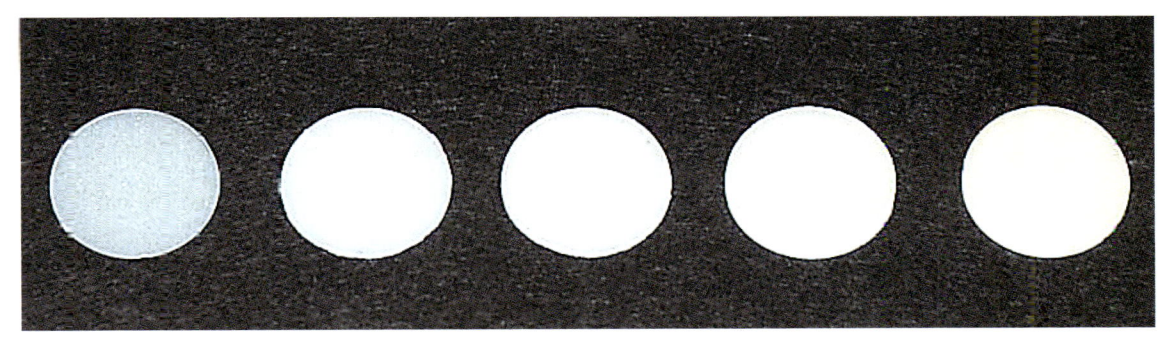

Fig.7 A3 のボディ陶材を使用して, 厚みを変えて製作したペレット. 半透明であるので厚みの変化による見え方の違いは一目瞭然である. 厚みは左から 0.34mm, 0.54mm, 0.81mm, 1.04mm, 1.21mm

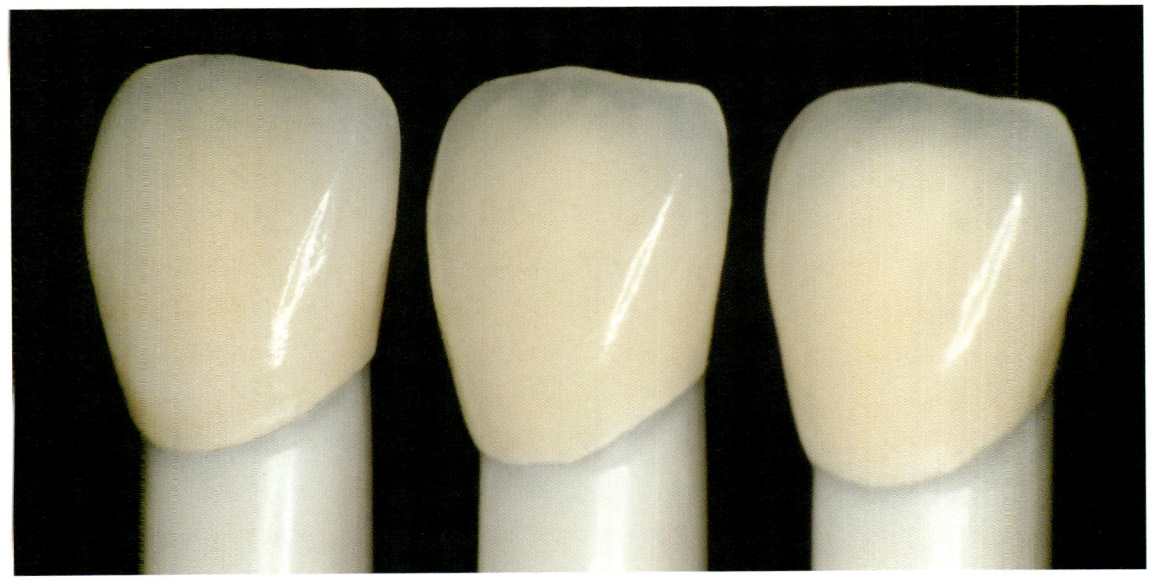

Fig.8 形成量の異なる支台歯に装着したクラウンの色調. 左から, メタルセラミックスクラウン製作時における通常の形成, 生活歯を模倣したやや不十分な形成, 不十分な形成. オペークの反射に加えて, 色調が薄くなっていることがわかる

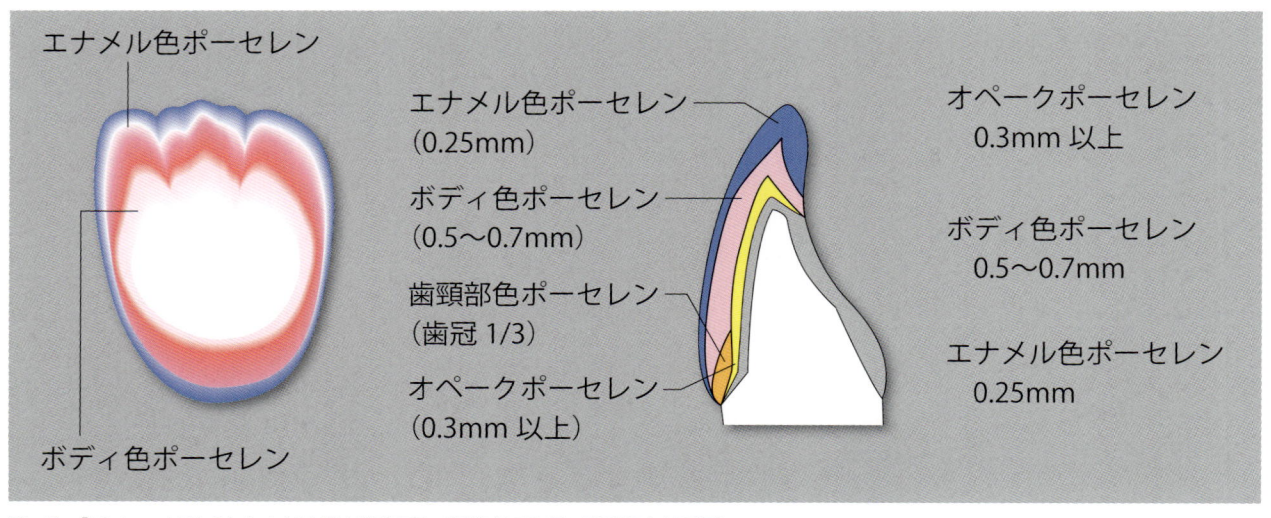

Fig.9　『Vintage HALO』における基本築盛厚み（同陶材の取扱い説明書より引用）

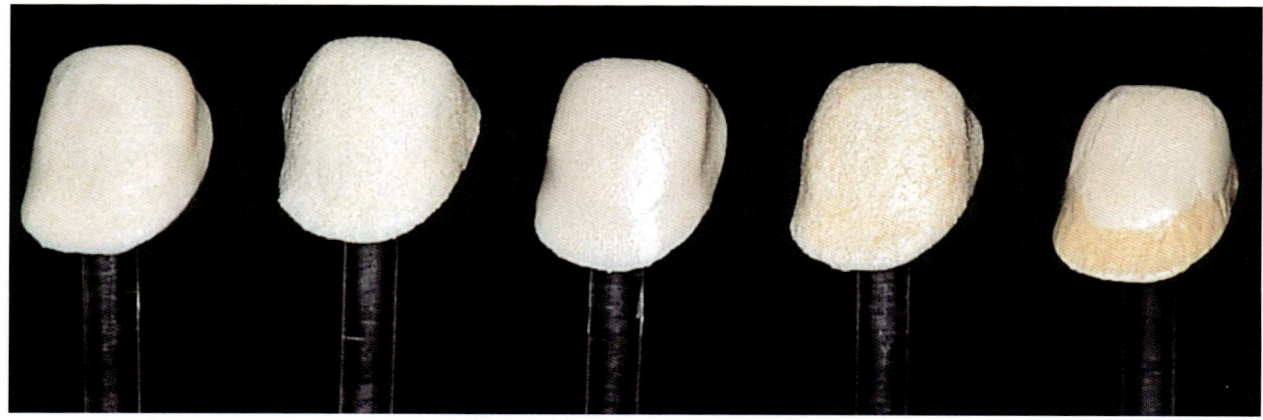

Fig.10　陶材メーカー各社のメタルセラミックス用陶材のオペーク陶材を焼付けた後の色調の比較. メーカーにより発色コンセプトが大きく異なっていることがわかる（文献[44]より引用・改変）

シェードマッチングを目指す築盛の基礎

1. 築盛厚みの重要性とカスタムシェードガイド製作

　Vintageシリーズ（Vintage HALO, Vintage ZR, Vintage AL）では，基本となる築盛厚みが明確に示されており，その再現性も非常に安定している（**Fig. 9, 10**）. もちろん，各メーカーの陶材は開発コンセプトの違いなどから発色方法も各社各様である. Vintageシリーズ以外の陶材を使用している読者は，基本の築盛厚みなどについてはそれぞれの発売元のメーカーに問い合わせてほしい）.

　ただし，それぞれの陶材の長所を最大限に発揮するためには，たとえば通常の陶材の厚み（1.5〜2.0mm）ができるケースにおいて，適切なカットバックを行い，透明陶材やエナメル陶材を可能な限り正確に築盛で

きなければならない. そして，臨床においてそれを難なく繰り返すことができる築盛テクニックを有することが，色調再現を成功に導く大前提になる.

　それらのテクニックを習得する方法として，筆者はメタルセラミックスによるカスタムシェードガイドの製作をお勧めする. メタルセラミックスで製作する理由としては，オールセラミックスではフレーム材や陶材の透過性を活用することから，基本的にはオペーク陶材を使用しない. このため，初心者を含めて陶材の色調を十分に理解できていない人にとっては，完成後の色調の判別が困難となる危険性をはらんでいるからである. さらに，色調を一定にした色調確認用の支台歯を製作する必要があるため，基本的な色数だけでも製作しようとすれば，相当に煩雑な作業が予想されるからである（**Fig.11-a,b**）.

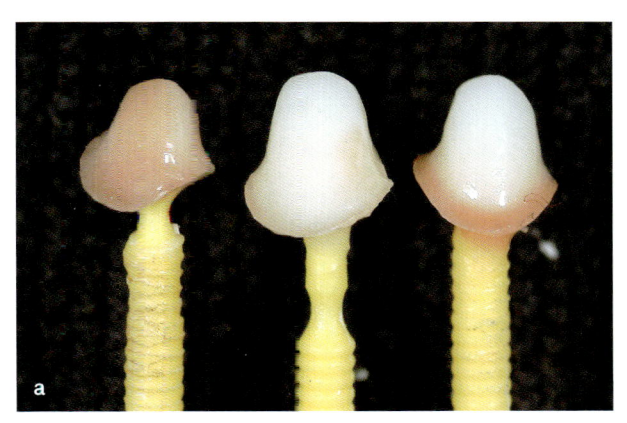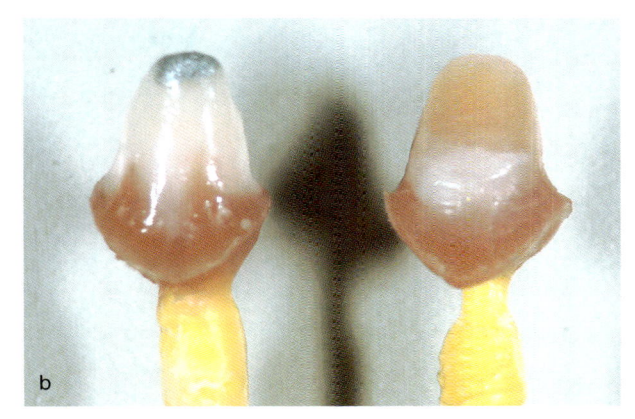

Fig.11-a,b 同一患者の色調確認用ワックス支台歯. オールセラミックスのカスタムシェードガイドを製作するのであれば, 異なる透過性による色調への影響を確認するため, 仮に1人の患者であっても各支台歯ごとに製作する必要がある. 同一患者の異なる修復部位ごとにワックス支台歯を製作した

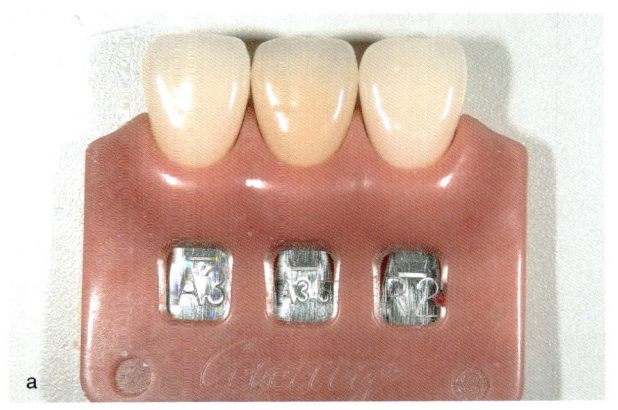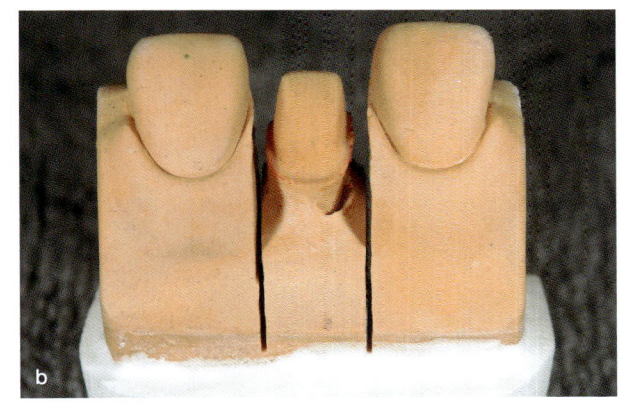

Fig.12-a,b シェードタブをガミーホルダーに装着した状態で印象を採得する. その後, クラウンの厚みを計算したうえで支台歯形成を行い, 模型を製作する. 後の陶材築盛に大きく影響するため, 作業は慎重に行う

加えて, 透過性のあるジルコニアなどのフレームでカスタムシェードガイドを製作しても, 症例ごとに厚みが異なる場合が多く, シェードテイキング時の判断に間違いを起こしやすくなるおそれがある. 透過性があるオールセラミックス材料によるシェードガイドは, 色見本として適当とは言えず, その利用には疑問を持たざるを得ない. 以上の点ら考慮して, 陶材自体の色調を学習したり, 築盛の訓練を行ったりするときには, カスタムシェードガイド製作用に用意したメタルフレームにオペーク陶材を築盛・焼成して一定の下地を準備したうえで, ボディ陶材とエナメル陶材を築盛し製作することを推奨する.

以下, Vintage HALO を使用したカスタムシェードガイドの製作方法を簡単に述べる.

① シェードタブを装着したシェードガイドホルダーの印象を採得して模型を製作し, クラウンの厚みを逆算した支台歯形成を行う. これにより, 完成したシェードガイド用クラウンをシェードガイドホルダーやガミーホルダーに装着して, 実際のシェードテイキングに使用できる (Fig.12-a,b).

② 必ずワックスで模刻したうえで, ポーセレンルームの厚みや形態を確認してカットバックを行い, メタルフレームを製作する. その後, 慎重にメタル調整を行い, Fig.13-a に示す9点で厚みを計測しておく (Fig.13-a～c).

③ 通法どおりメタルフレームを調整し, オペーク陶材 0.3mm 以上, ボディ陶材 0.6mm, エナメル陶材 0.25mm を正確に築盛する.

なお, 各陶材はその都度焼成し, 先述の9点で厚みを計測して, 可能な限り正確な厚みとなるように調整を行う (Fig.14-a～c).

このように正確に厚みを計測したカスタムシェードガ

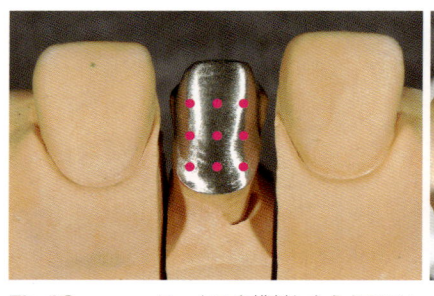
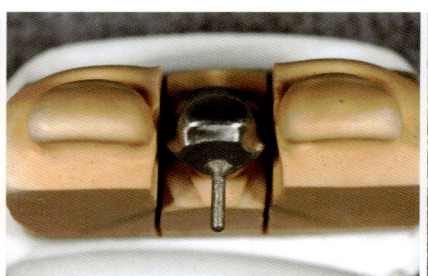
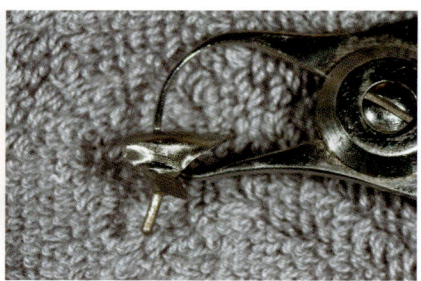

Fig.13-a～c ワックスを模刻したうえでフレームを製作する．メタル調整は可能な限り均一な厚みになるように，慎重に行う．その後，a に示す9点（●）の厚みを計測し，記録しておく

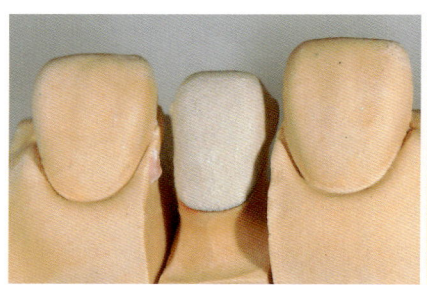
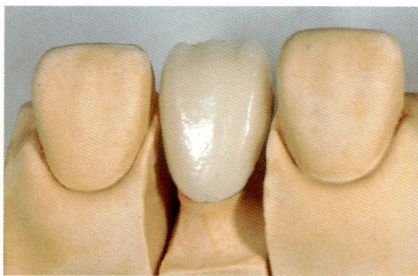
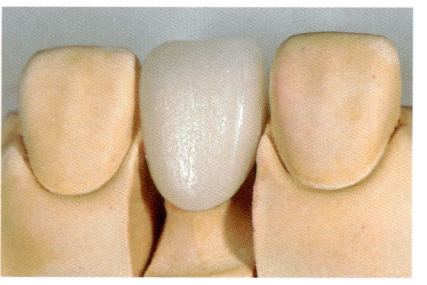

Fig.14-a～c オペーク陶材，ボディ陶材，エナメル陶材をそれぞれ焼成したところ．基本築盛厚みを遵守してその都度計測する．Vintage HALO では，ボディの表層にはオパールエナメル一色のみを築盛する．エフェクト陶材，ステイン，オペークデンティンなどの特殊色は使用しない

イドを完成させた後に，測色器である『ShadeEye NCC』（松風．本書刊行現在は取り扱いなし）の陶材モードを使用して測色を行うと，ほんのわずかでも築盛ミスがあれば，それによって狙っていた色調からずれていることが比較的頻繁に起こる．

しかし，基本的な築盛厚みを遵守したメタルセラミックスクラウンであれば，一定の築盛厚みという基準があるため ShadeEyeNCC のデータに多少ずれが生じていても，シェードテイキングに使用する場合にはなんら問題はない．カスタムシェードガイドと陶歯を原材料とした既存のシェードガイドの色調を比較すれば，その違いは明らかである（**Fig.4-a,b**）．以上のことから，築盛訓練を兼ねたカスタムシェードガイド製作の必要性が認識していただけるのではないだろうか（**Fig.15**）．

もし Vintage シリーズ以外の陶材を使用している人にとっても，自身の使用する陶材の色調を確認するうえで，カスタムシェードガイドの製作はおおいに役立つ．前述したように，オールセラミックスではオペーク陶材を使用しなかったり，あるいは築盛量を抑制したりするなどしてフレームの透過性を色調再現に応用するケースが多いため，ボディ陶材やエナメル陶材の適切な築盛技法を習得

しておくことの重要性がより一層増してくる．それを訓練していなければ，臨床でポーセレンルーム（築盛スペース）の厚みが変化したような場合に，色調の変更などの対応に苦慮することは容易に想像できる．

そして，自身が使用する専用陶材の本来の色調を理解し，それぞれの陶材における正確な築盛技術を習得した後に，シェードテイキングは行われるべきである．つまり，自身の基本操作の確立後，初めて特殊色などのキャラクタライズに踏み込むことができるのである．

2. 臨床応用に適した基本築盛法

前述したように，正確なポーセレンワークを習得することが，色調再現を行ううえでの第一歩となる．とはいえ，この技術によって可能になることは，ある程度均一なポーセレンルームが確保されている症例での，A2，A3 などのシェード番手そのままの再現のみである（これを正確に再現できるだけでも十分賞賛に値するが……）．

ボディ陶材とエナメル陶材のみの築盛では，とても臨床に堪えうる色調再現性が得られないことは周知のとおりであり，基本的な色調を再現する場合においても，多少の応用技術は必要である．このことは，

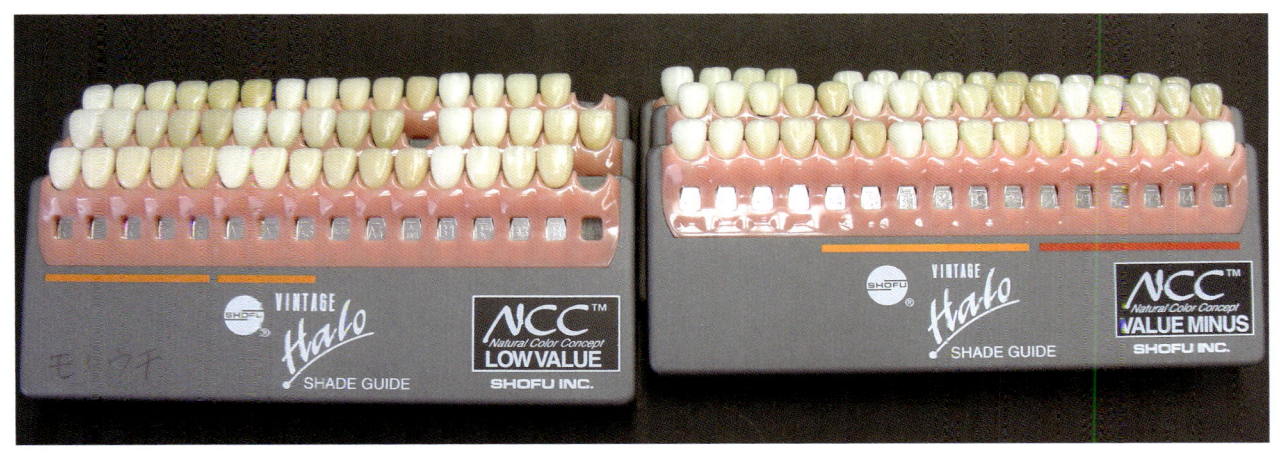

Fig.15 陶材の厚みを計測して，筆者が主催するポストグラデュエートコースの受講生が在籍中に製作したカスタムシェードガイド．臨床技工にとても役立っているとのことである

陶材築盛に関するさまざまな文献においても言及されており，それぞれの歯科技工士がオリジナルの応用方法を採用しているはずである．

以下に述べる応用法も，そのような手法の一つとして捉えていただきたい．まずは筆者がロングスパンの症例などに活用している基本色を紹介し，エフェクト陶材の使用法についても併せて述べる．

作業手順としては，以下のとおりである．

① 従来（通法）ごおり，ボディ陶材にて模刻（形態を回復）し，エナメル陶材を築盛する厚みをカットバックする

② 透明陶材をマメロン部分に築盛する

③ 隣接部と横走隆線部分にホワイティッシュなエフェクト陶材を築盛する

④ 基本色に沿ったエナメル陶材を築盛する

これまで各所で紹介されてきた築盛方法と大きく異なることはないが，ここで注意すべきは，透明陶材やエフェクト陶材の築盛厚さである．

前述したように，半透明な陶材は築盛する厚みによってその色調が変化するが，透明陶材やエフェクト陶材は少量で効果が出るように調色されていることが多く，厚みがわずかに違うだけでも色調に大きく影響を及ぼすことが懸念される．

したがって，通常とは築盛厚みの異なる症例では，可能な限り一定の厚みで築盛して色調再現効果を安定させることが重要である．すなわち，一定の厚み

で築盛したときに効果の出る色調を把握しておき，適宜選択するのである．以下，透明陶材とエフェクト色陶材の築盛方法のみを紹介する．

ここで述べておきたいことは，以下の2点である．

・透明陶材は，基本的には1色を用いる

ボディ陶材のマメロン部分の切れ込みを細かく入れ，その上部に透明色を築盛するだけで，厚い部分と薄い部分を作ることができる．これだけでも切縁部分の透明色の強弱をかなり容易に付与できる．

・ホワイト系のエフェクト陶材の築盛はほぼ同一の厚みで行う

隣接部分に関しては，やや多めにカットバックしてやわらかなホワイト系のエフェクト陶材を用いる手法もある．他方，ある程度濃いホワイト系のエフェクト陶材を調合し，0.1〜0.2mm程度の築盛厚みに統一することにより，症例ごとにポーセレンルームにばらつきがあっても比較的容易に対応することができる．このことから筆者は，ホワイト系のエフェクト色は2〜3色に絞り，後者の築盛方法を採用している．

そして，これらの築盛を行う場合には，カットバックの量や形態を一定にすることのほか，陶材の水分コントロールを的確に行い，焼成時に生じる収縮を可能な限り安定させることが重要である．

もちろん，そのための繰り返しの訓練が必要であることは言うまでもない（Fig.16-a〜f）．

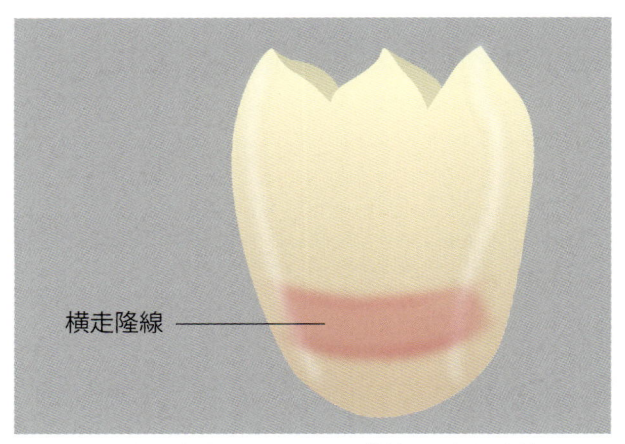

Fig.16-a　ボディ陶材のカットバック．模刻したボディ陶材のカットバックを通法どおりに行う．横走隆線部分は，幅1～2mmほどの幅で，深さ0.2mmほど掘り込む

横走隆線

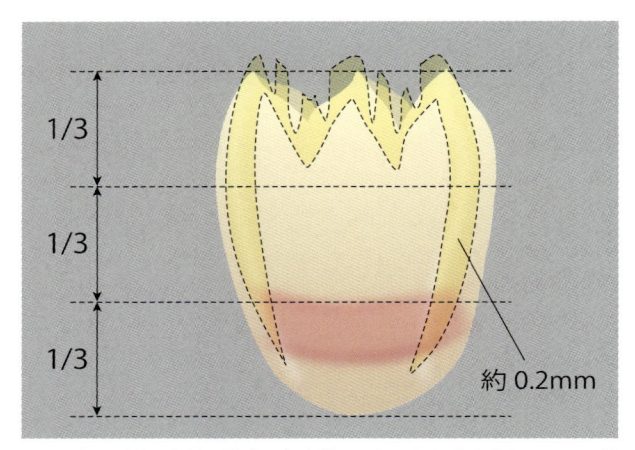

Fig.16-b　透明陶材の築盛．各陶材メーカーから発売されている一般的な透明陶材（Vintage ZR ではオパールT）を，近遠心隆線部に角を作るように歯頸部に向かってスムーズに築盛する．そして切縁部分から1/3程度まで0.2mm程度の厚みで被覆し，マメロン部分の強弱（厚薄）を付けておく

約0.2mm

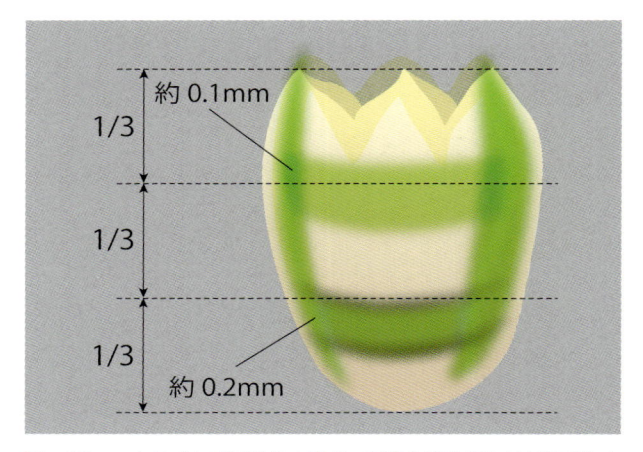

Fig.16-c　ホワイト系特殊色の築盛．近遠心隆線部先ほど築盛した透明陶材を覆うように築盛する．そしてカットバックした横走隆線部（0.2mm程度）と歯冠中央部から少し切縁寄り（0.1mm程度）に積層築盛する

約0.1mm
約0.2mm

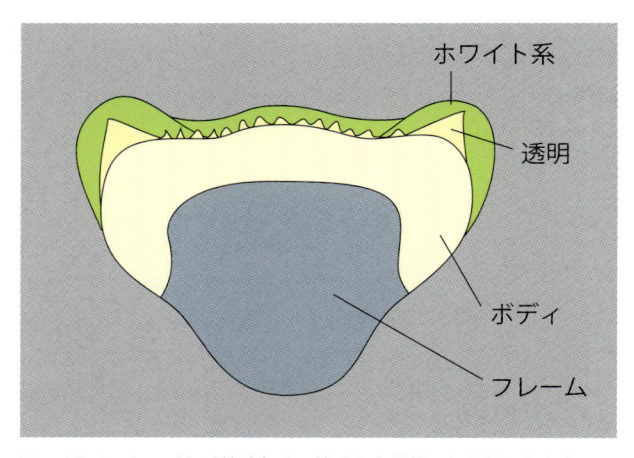

Fig.16-d　ホワイト系特殊色まで築盛した状態の切縁観．角を立てるように築盛した透明陶材と，その上に覆うように築盛したホワイト系特殊色の状態を示す（理解しやすいようにやや強調して表現している）

ホワイト系
透明
ボディ
フレーム

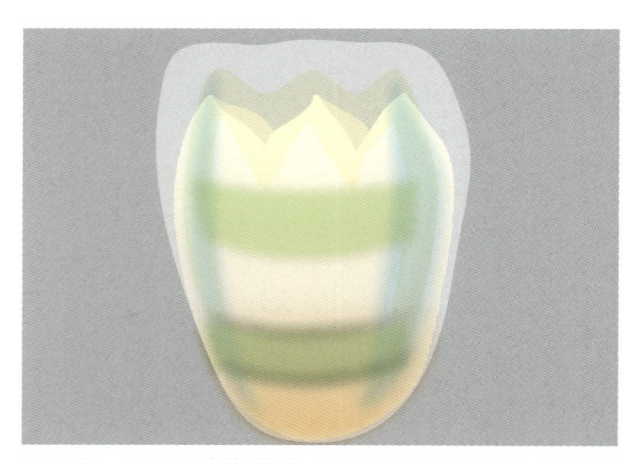

Fig.16-e　エナメル陶材の築盛．歯頸部に透明陶材とボディ陶材を混合したサービカルトランス陶材を築盛し，エナメル陶材を通法どおり適量（焼成収縮を考慮して2割ほど多めに）築盛する

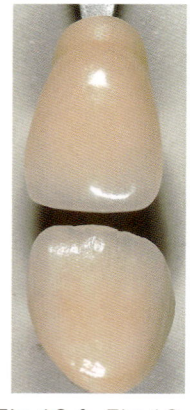

Fig.16-f　Fig.16-a～eの築盛法に沿って製作したA3色のメタルセラミッククラウン．一見A3シェードガイドと同色であるが，特殊色を使用している

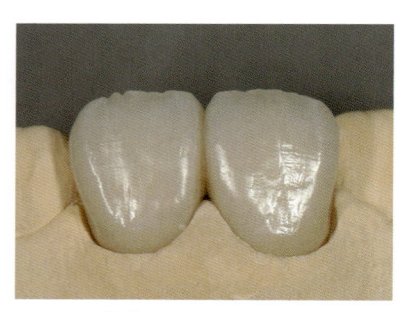

Fig.17　築盛厚みが取れないメタルセラミックスのケース．日本人の天然歯は薄いため，症例によってはメタルフレーム込みで1mm程度に仕上げなければならないこともある

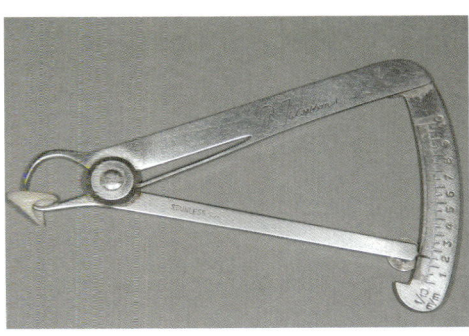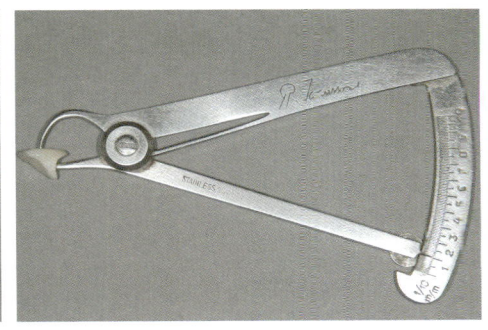

Fig.18-a b 完成時の厚みの計測. 厚みの異なるジルコニアセラミックスの色調を合わせるために模型の支台歯を調整し, おおむね平均 1.5mm（ 2 ）と 1.0mm（ 1 ）のジルコニアセラミックスを製作した

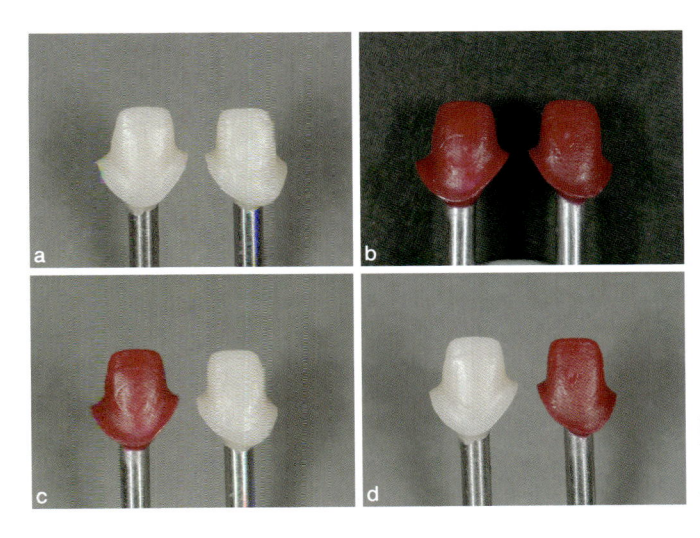

Fig.19-a ～ d 上顎左側中切歯（厚み約 1.5mm）と上顎右側中切歯（厚み約 1.0mm）をそれぞれ歯冠色および赤色ワックスで製作した支台歯に装着した際の見え方の違いの実験（本図は製作した支台歯の状態）

ジルコニアセラミックスの築盛厚みと見え方の違い

臨床技工では, 十分なポーセレンルームが確保できない症例に遭遇することも珍しくはない. このような場合でも, 築盛厚みが規定量（必要量）確保できない状態で, 可能な限り審美的に仕上げることが要求される. ポーセレンルームが薄い場合の築盛法については, 筆者がその操作を学び始めた当時から多種多様な手法が発表されている. 元来, 厚みの薄い日本人の天然歯の色調再現操作は, 限られた中での創意工夫の歴史といっても過言ではない（**Fig.17**）.

メタルセラミックスを例に取った以上の説明によって, 厚みと色調の関係を把握することは, セラミックス技工の成否を決定付ける重要なファクター（要素）の一つであることがご理解いただけたと思う. 透過性を持つジルコニアフレームを使用したオールセラミックス技工においても, 筆者は厚みと見え方についてその初期より興味があり, これまで各種実験を行っ

てきた.

以下, サンプル用模型を用いて上顎両側中切歯の支台歯を調整し, 厚みが上顎左側でおおむね 1.5mm, 上顎右側でおおむね 1.0mm となるようなクラウンを製作した（**Fig.18-a, b**）. 同時に歯冠色および赤色のワックス支台歯も製作し, 4 通りのパターンにて並列し, その見え方の違いの検証を行ったので, その結果を示す（**Fig.19-a ～ d**）. 製作条件と手順は以下のとおりである.

・ジルコニアフレームの調整後の厚みに, 両側とも平均 0.4mm 程度に調整した
・ベースの色調は A3 とし, 前述した基本築成法を採用した
・1.5mm のクラウンはボディ陶材単体（A3）を, 1.0mm のものは A3 色のオペークデンティンとボディ陶材を適宜混合して使用した
・厚みが薄く発色の不足している部分には, 補助的に内部ステインを使用した

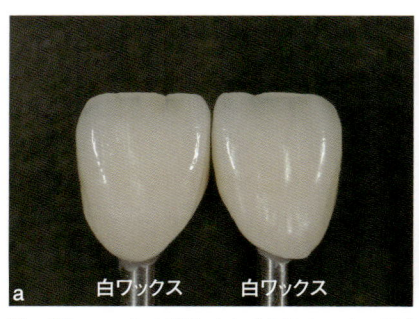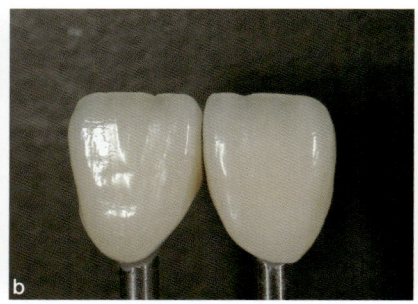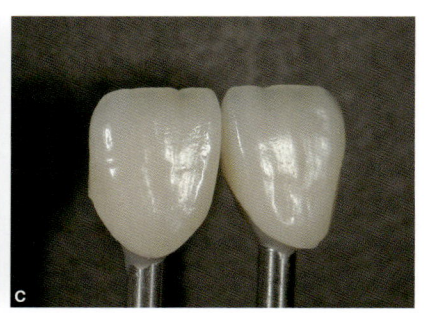

白ワックス　　白ワックス

Fig.20-a ～ d　両側ともに歯冠色ワックス製支台歯を装着した際の見え方の違い．ジルコニアセラミックスの持つ明るい色調が発揮されていることがわかる．両側での色調差も認められない

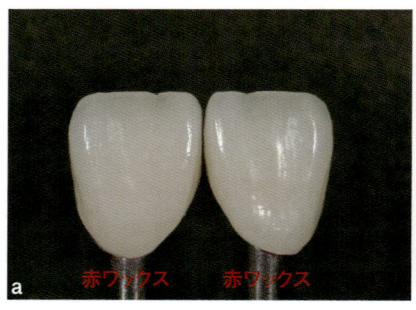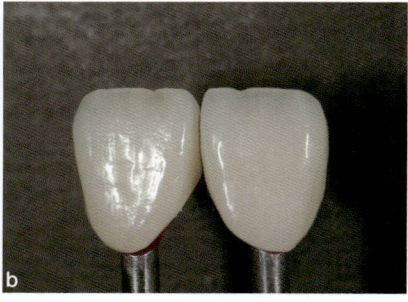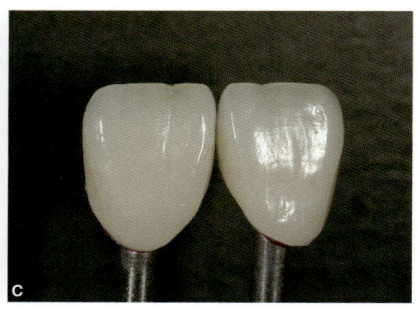

赤ワックス　　赤ワックス

Fig.21-a ～ d　両側ともに赤色ワックス製支台歯を装着した際の見え方の違い．歯冠色の支台歯と比較すると，両側とも多少明るさは減少しているが，オペークデンティンやマスキング処理の効果によって，両側での大きな見え方の違いは確認できない

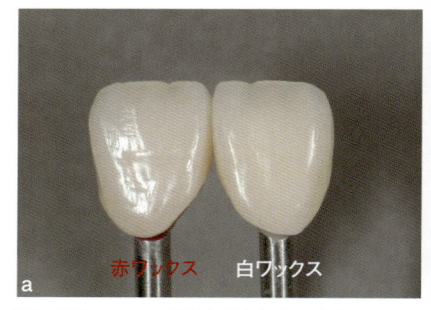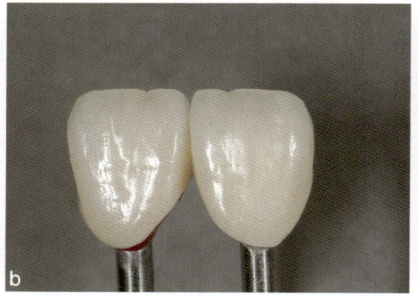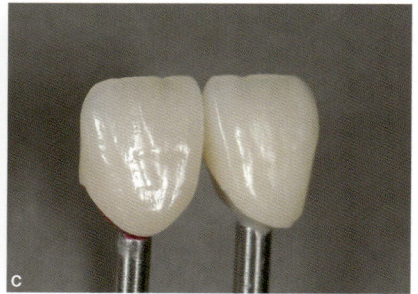

赤ワックス　　白ワックス

Fig.22-a ～ c　上顎左側中切歯に赤色ワックス支台歯，上顎右側中切歯に歯冠色ワックス支台歯を装着した際の見え方の違い．必要な厚みが確保されているため，濃い色の支台歯でも大きな影響を及ぼしていないことがわかる

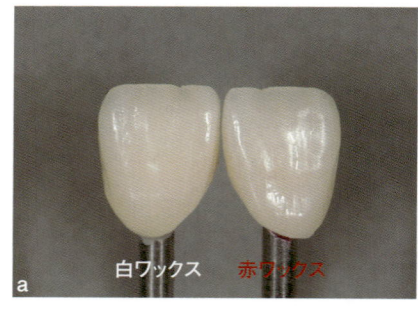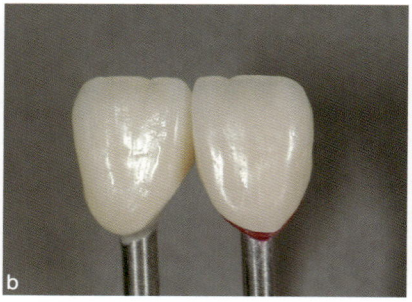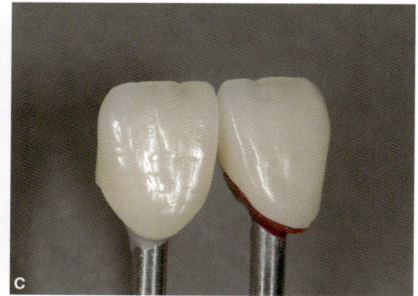

白ワックス　　赤ワックス

Fig.23-a ～ c　上顎左側中切歯に歯冠色ワックス支台歯，上顎右側中切歯に赤色ワックス支台歯を装着した際の見え方の違い．唇側の厚みが薄いために，オペークデンティンなどを使用した効果も届かず，一見して見え方が異なっている

　検証の結果，歯冠色ワックス，赤色ワックスを用いた場合のいずれにおいても，支台歯の条件を揃えた場合では両側とも厚みの違いによる見え方の変化は認められなかった（**Fig.20，21**）．しかし，両側でそれぞれ異なる支台歯に装着した場合では，厚みがおおよそ1.5mmである左側クラウンを赤色ワックス装着した場合はわずかな見え方の違いにとどまっているように感じるが，1.0mmのクラウンを赤色ワックス支台歯に装着すると，厚みが薄いために支台歯の色が透過してしまい，工夫した築盛効果が十分に

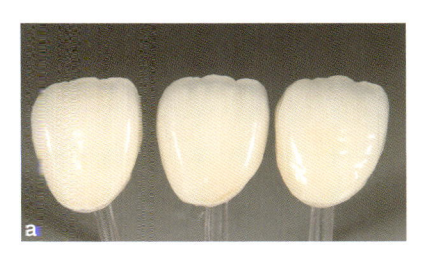

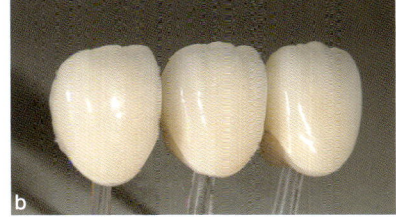
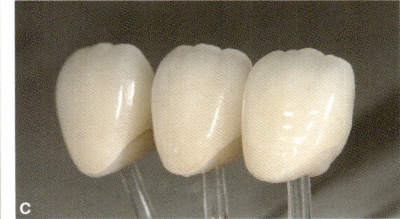

Fig.24-a～c　ジルニニアフレームの厚みを0.1～0.2mmほど変化させて製作したクラウンによる見え方の違い（図中左から右に向かってフレームの厚みを増している）．さまざまなテクニックを駆使することにより，大きな見え方の変化を抑制することができる

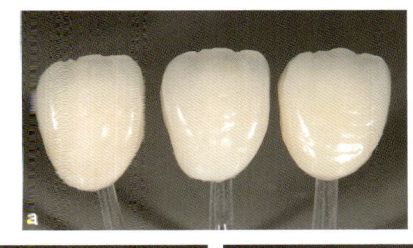

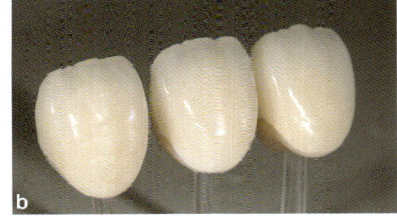
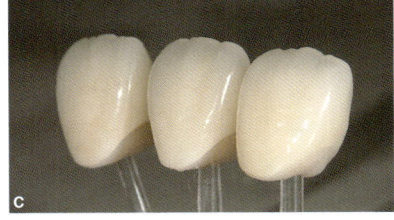

Fig.25-a～c　ボディ陶材を0.1～0.2mmほど変化させて製作したクラウンによる見え方の違い（図中左から右に向かってボディ陶材の厚みを増している）．全体の厚みはほぼ同じであるので，ボディ陶材が薄い場合はニナメル色の影響が大きくなるが，築盛方法や陶材自体の色調を理解することにより，臨床応用の可能性が広がる

発揮されず，見え方に大きな変化が生じていることがわかる（**Fig.22，23**）．ジルコニアフレームを使用したクラウンは，オペーク陶材をほぼ使用しないため，メタルセラミックスほどオペーク層の反射が強く表れることは少ないが，一方で透過性のコントロールが難しいという側面を有している．支台歯の色調が透過しても問題ない場合はよいが，臨床では失活歯による変色やメタルコアの挿入などにより，下地の色が問題となる場合も少なくない．したがって，使用する陶材の透過性を熟知したうえで目標となる番手を選択し，マスキング操作やボディ陶材のアレンジ，内部ステインなどを工夫することにより，本実験で示したような厚みが大きく異なる場合もある程度の色調統一が図れるようなアレンジが求められる．

　臨床で隣接する支台歯の色調と厚みがいずれも異なるといった，複雑で厳しい条件の症例にも少なからず遭遇する．しかし，製作手順や技術をしっかりと確立したうえで，使用するマテリアルの色調や特性を把握することにより，千差万別な難易度の高い臨床ケースへも対応が可能となる（**Fig.24，25**）．ただし，薄い厚みのフレームで有利とされるジルコニアセラミックスであっても，色調再現に最低限必要な築盛厚みの確保は必須である．チェアサイドへの伝達も含め，この点は製作者としてしっかりと心得ておかなければならない．以上の検証から，透過性のあるジルコニアクラウンもさまざまな工夫を凝らすことにより，厚みや支台歯の色調の変化にもある程度の対処が可能であることが示唆された．これを受けて，Chapter2からはシェードマッチング成功のための第一歩として，正しい陶材選択に必要な「色調の基本事項」についての解説を進める．

Chapter 2
シェードテイキング時に必要となる色の基礎知識

色の三属性と人の目の識別能力

1. 色彩学の歩みと歯科技工士による色調分析法

　シェードマッチングを目指すためには，オペーク陶材，ボディ陶材，エナメル陶材などの層構造を築盛した場合における，基本的な色調再現の技法を習得することが先決であることをChapter1で述べた．これにより，自身が使用している専用陶材のシステムに備わる色調を把握する重要性，マスキング陶材や一部の特殊色以外の半透明陶材の厚みと色の関係を，ご理解いただけたと思っている．

　複雑な天然歯色調の再現に挑むにあたっては，多色築盛や内部ステインなどの高度な技法に真っ先に目を奪われるのではなく，まずはカスタムシェードガイドを製作するなどして，基本的な知識と技術をしっかりと習得しておくことが重要である．これらの事項を踏まえて，シェードテイキング操作について考える．

　シェードテイキングとは，まさしく天然歯の色調を読み取ることであるため，まずは色そのものに関する基礎的な事柄を理解する必要がある．しかし，この「色」について掘り下げていくと，かなり難解で広範囲にわたる説明を要することになる．

　現代の色彩学では，大きく分けて光学に重点を置いた物理学的要素，眼から入り網膜に映し出された光が，大脳後頭部の視覚領へ伝達されて色を知覚する仕組みをとらえる神経生理学的要素，その知覚された色を人がどう感じ取るかなどの心理学的要素の三本の柱で構成されているといわれている．

　「色はどのような仕組みで見えているのか？」という疑問は太古の人びとも抱いていたようで，色彩の研究は古くから行われていた．その歴史は遠くギリシャ時代（紀元前500年頃）にまでさかのぼり，関心の高さがうかがえる．その後，人の眼に対する物体の見え方を科学的に証明するため，多くの科学者・物理学者・医学者らがその研究に心血を注いでいる．

　色を科学的に読み取る作業は，遠い昔からさまざまな分野の人びとによる，長期にわたる研究を経て徐々に解き明かされて現在の色彩学へと引き継がれてきたが，科学万能とも言われる現代においても，非常に難解な分野であることに変わりはない．

　現在，われわれ歯科技工士が色調分析を行うときには，多くの経験から得た知識と技術を複合的に考慮して進めている．この分析に必要な見識は，大きく3種類に分けられると考えている．

① 色彩学の基礎を学び，カメラやパソコンなどのデジタル機器にも精通し，その画像処理ソフトを駆使して「色」を科学的に分析する

② 天然歯とシェードガイドを比較してその色差から分析する

③ 陶材またはステインの色調を熟知したうえで，近似した色から天然歯色調を分析する

　これらすべてを高レベルで習得していれば，素晴らしい結果につながることは想像に難くない．いわゆる"トップセラミスト"と呼ばれる人たちは，主体となる要素はさまざまであるが，これらの事項を，時に本人も自覚がないままに組み合わせて駆使していると推定してもよいだろう．それでは，これから色調再現操作に挑む人や，一般の歯科技工士にとって理解しやすい手法，すなわち臨床に導入しやすい方法とは何か，ということをこれから探っていきたい．

　結論から言うと，いずれの手法も重要であり，どれも外すことはできないのであるが，前述の要素のうち，②を除けば，器材の開発者や専門家のレベルにまで知識や技術を到達させる必要はないと筆者は考えている．

　以下，患者や歯科医師が満足するような臨床レベルの色調再現操作を行うために必要な最低限の見識と，臨床をこなすごとにその理解を深めることが可能な手法を紹介したい．これにより，少なくともシェードのミスマッチによる再製作を大きく減少させることは，間違いないと考えている．

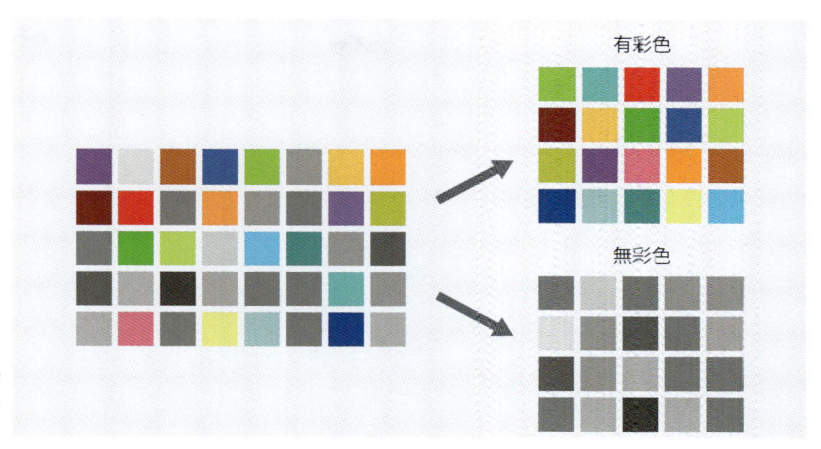

Fig.1 「色」大別の概念図. 色は大きく「無彩色」と「有彩色」に分けることができる　無彩色は白・黒・グレーであり, 有彩色はそれ以外の全色調が相当する

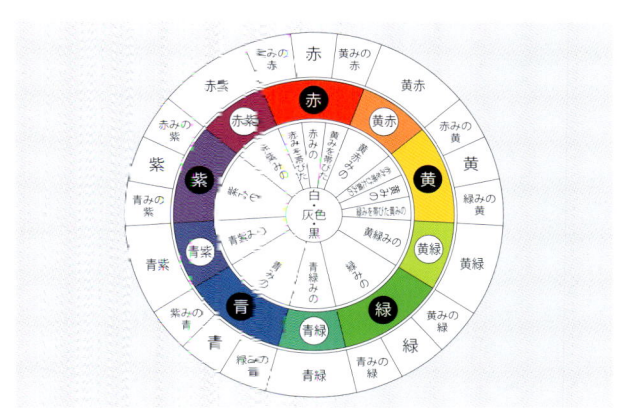

Fig.2 色相環図. 各色の「色」の種類を表す

Fig.3 明度の概念. 各色の明るさを表す. 無彩色の白に近いほど明度は高く, 黒に近いほど明度に低くなる

　なお, 前述したとおり, 本論は患者や術者が満足するレベルの色調再現を目指す技法を述べるものである. 並外れた低価格を希望し, 陶材その他の材料の色調や物性はもとより, 安全性をも確認しないまま第3国で製造された責任のないセラミックスクラウンは, 論外であるという立場で述べることを, あらかじめ付記しておく.

2. シェード分析に重要な色の三属性の理解

　本論は「色の三属性」(明度・彩度・色相)を理論展開の基盤としているため, まずは「色」に関するごく基礎的な解説を行う. これは, 人が「色」を理解するうえで最も重要であり, これを文章で伝えるためには, どうしても理解していただきたい事柄である.

　色調に関する発表や論文などに頻繁に登場する「明度」「彩度」「色相」とは, 色の三属性と呼ばれる. 膨大な「色」を的確に表現し, また色に関する情報を他者に

間違いなく伝達し, 正しく使用するために分類・体系化された, 顕色系の表色系の基になるパラメーターである (この他, 混色系と呼ばれる基になる色 (光) を選択し, それらの混色量により色を表す表色系がある).

　色を大別すると, 「白・グレー・黒……無彩色」と「左記以外の色……有彩色」に分類することができる (**Fig.1**). しかし, 無彩色と有彩色の境界をはっきりとさせることは困難である.

　そして, 前述の明度・彩度・色相は「色」にしかない性質であり, 明るさの強弱の度合い, 色みの強さ (鮮やかさ) の度合い, 色の種類を表している (**Fig.2～4**). この三属性で色を表す場合には, 3種類の係数が存在するので, 必然的に3次元 (立体) 的な描写方法を採ることとなる. これをモデル化したものを「色立体」あるいは「色空間」と呼び, 代表的なものにマンセル色立体やL*a*b* 表色系による色空間の概念図がある (**Fig.5**).

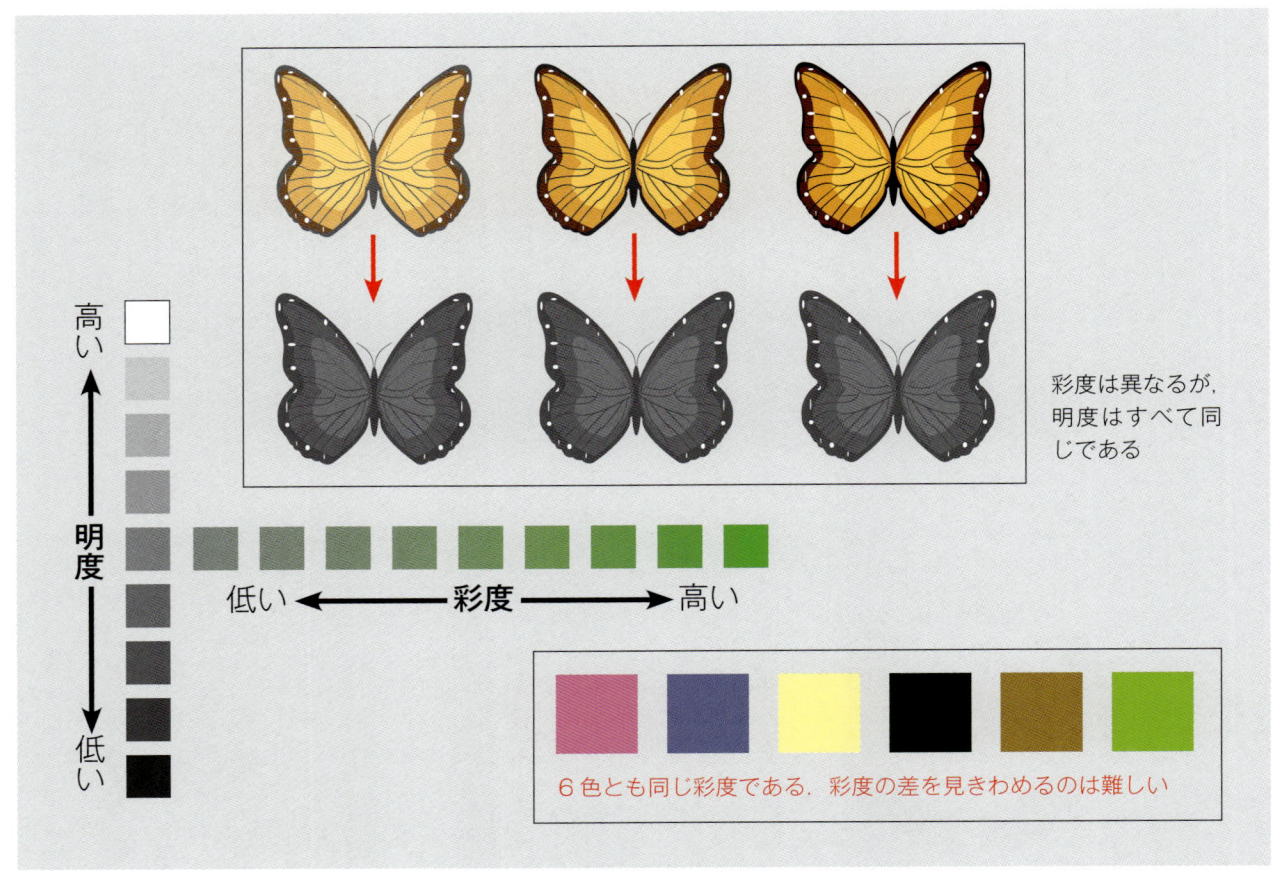

Fig.4 彩度の概念. 色みの強さの度合いを示す. 無彩色の軸から最も離れている色がその色相の純色（最も彩度の高い色）となる. 色の三属性のうちで**最も判別が困難**であり, 特に**異なる色相の彩度を判断することは至難の業である**

この色立体や色空間を無彩色の軸で縦に切ると, 同一の色相で明度・彩度が異なる等色相面が現れ, 水平の切断面には同一明度で, 彩度・色相の異なる等明度面が描写される（**Fig.6**）. これを, L*a*b* 表色系を使用して, 2次元で表す場合にそれぞれ L*–C* 平面図や, a*–b* 平面図に色調データをプロットする（**Fig.7, 8**）. 配色や目標とする色を理解する場合には, 色空間（立体）のなかでそれがどのような位置関係に存在するのかを把握することが重要である. 比色の対象物である天然歯色調が色空間内でどのような位置関係にあるかを理解し, それをしっかりとイメージできるようにすることが, 陶材選択の重要な足がかりとなる（**Table.1**）.

① 明度（Lightness）

・明るさの強弱を示す

・白……高明度, 黒……低明度

・無彩色, 有彩色ともにある性質である

・物体の見え方に非常に大きく影響を及ぼす

・隣接する色面における明度の関係を「コントラスト」と呼び, 明度差が強い場合を「コントラストが高い」, 弱い場合を「コントラストが低い」と表現する

② 彩度（Chroma）

・鮮やかさ（色み）の度合いを示す

・無彩色の軸に近いほど低く, 遠いほど高くなる（最も離れている色がその色相の「純色」となる）

・彩度の度合いを正確に判断することは困難である. これは, 人が色を見るとき, 色相や明度の情報が強すぎることが原因とされる

③ 色相（Hue）

・色の種類を表す

・無数に存在する色のグラデーションのなかから, 人の目で判別が容易な, 代表的な色を選択している また, 色の三属性の他に, 色の調子や状態をトーン

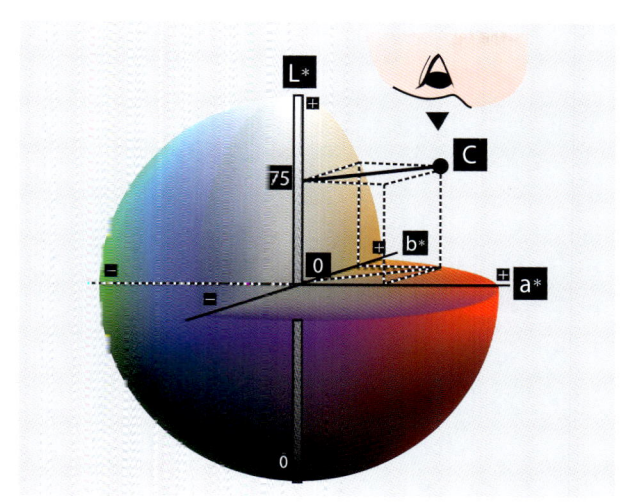

Fig.5　L*a*b*表色系表記における色空間の概念図．縦軸をL*値，横軸をa*値とb*値で表す．C*値は原点からの距離であるため，$C^* = \sqrt{a^{*2}+b^{*2}}$ で求められる〔Fig.5〜8までは『NCC DVD（松風）』より引用，改変〕

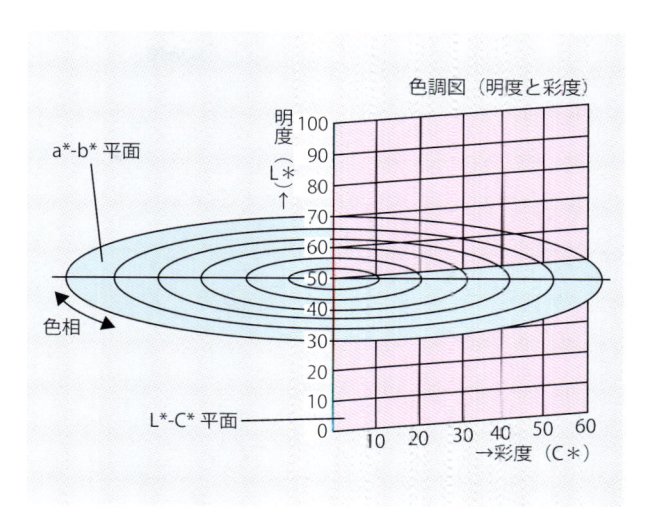

Fig.6　L*a*b*表色系表記の色空間における等色面と等明度面の関係．L*a*b*表色系を用いる場合，等色面をL*-C*平面図，等明度面をa*-b*平面図と呼ぶ．これらを用いることにより，空間上の色データを平面に表すことができる

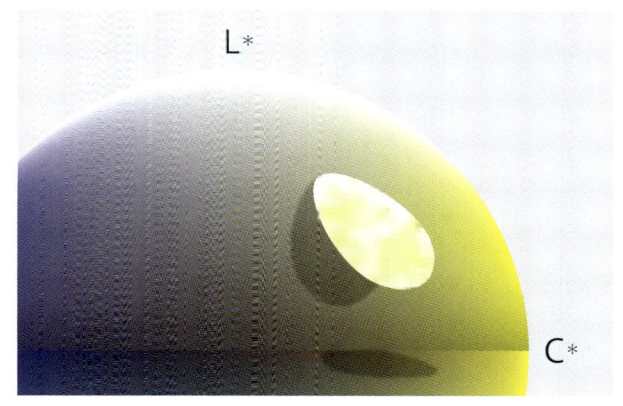

Fig.7　色空間上の天然歯データプロット図のL*-C*平面観．L*a*b*表色系色空間に天然歯データをプロットし，L*-C*平面の斜め上からみた3Dイメージ．L*-C*平面図では，明度と彩度が同じ色は同一線上に表される

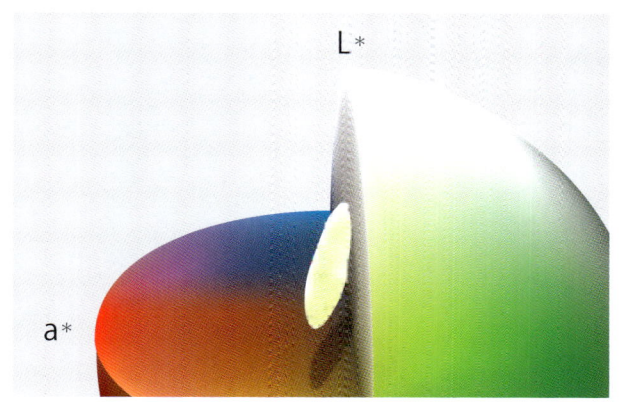

Fig.8　同，a*-b*平面観．同じくL*a*b*表色系色空間に天然歯データをプロットし，a*-b*平面の斜め上からみた3Dイメージ．a*-b*平面図では，同一明度の色相の異なる色が放射線上に表される

Table.1　色の三属性の特徴

① **明度（Lightness）**
・明るさの強弱を示す
・白……高明度，黒……低明度
・無彩色，有彩色ともにある性質である
・物体の見え方に非常に大きく影響を及ぼす
・隣接する色面における明度の関係を「コントラスト」と呼び，明度差が強い場合を「コントラストが高い」，弱い場合を「コントラストが低い」と表現する

② **彩度（Chroma）**
・鮮やかさ（色み）の度合いを示す
・無彩色の軸に近いほど低く，遠いほど高くなる（最も離れている色がその色相の『純色』となる）
・彩度の度合いを正確に判断することに困難である．これは，人が色を見るとき，色相や明度の情報が強すぎることが原因とされる

③ **色相（Hue）**
・色の種類を表す
・無数に存在する色のグラデーションのなかから，人の目で判別が容易な，代表的な色を選択している

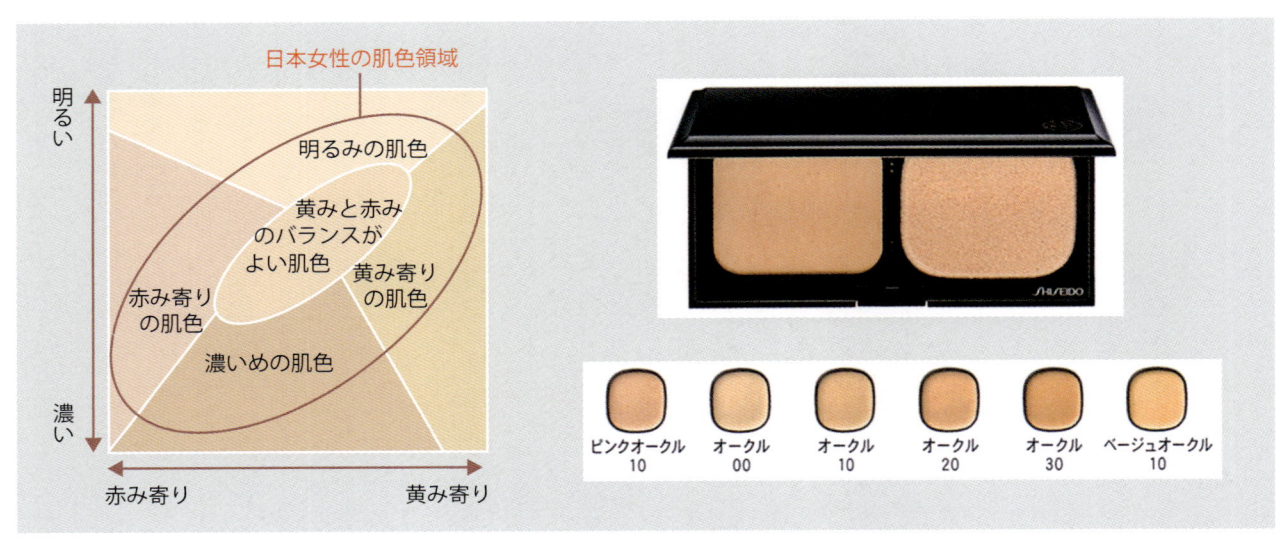

Fig.9 化粧品のファンデーションと肌色の説明図．左図では縦軸を濃度，横軸を色相として表しており少々わかりづらいが，**トーン（濃度）とは明度と彩度を複合した色調の表し方**である．特に日常生活では，色の三属性で色を見るよりも，色相とトーンで判断しているはずである．「暖色系のパステルトーンのインテリア」「淡いダークな感じのファッション」というような表現を耳にしたことはないだろうか？　化粧品メーカーによれば，この表現が顧客の理解を最も得られやすいという．本図における肌色の表し方も，まさにトーンに基づいたものとなっている（資生堂ホームページより）

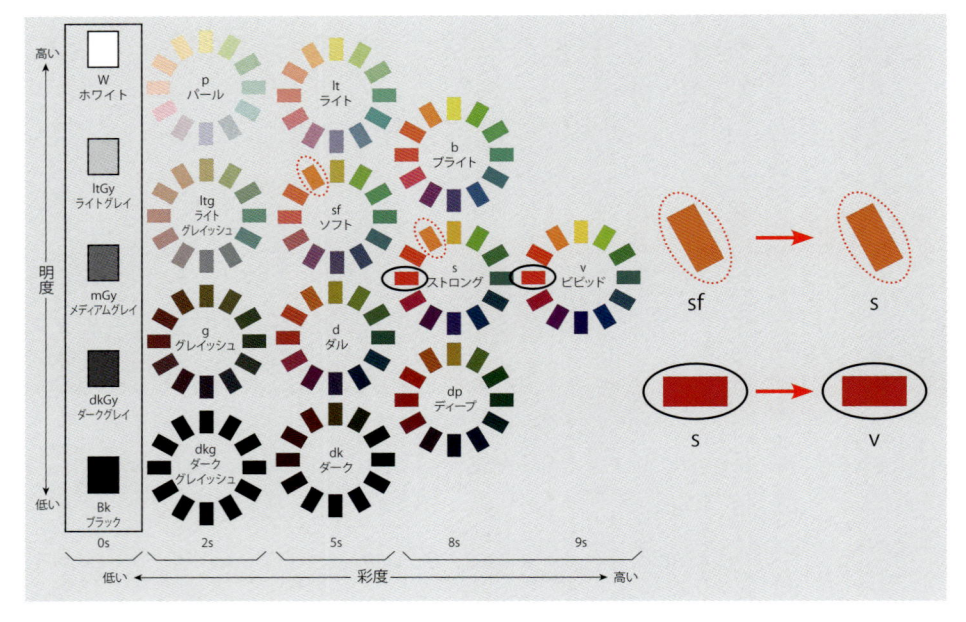

Fig.10　トーンの分類．縦軸に明度，横軸に彩度を表しており，L*a*b* 表色系の L*-C* 平面図と同一面であると考えてよい．このなかで点線で囲ったオレンジは，明度が下がり彩度が上がっているためその違いを認識しやすいが，実線で囲った赤は同一明度で彩度だけが下がっており，その違いは判断しにくい．彩度のみの区別を図ることは，人の眼に非常にわかりにくいことが理解できる

（Tone；濃度）と表現することがある．これは明度と彩度の特徴を複合した色調を指し，色の明暗・強弱・濃淡などの調子を表している．

具体的には「明るい赤」や「鮮やかな赤」などと，色の修飾表現として使われることが多く，赤はどのような赤なのか，色相を形容することで色を伝えようとしている．この「明るい」や「鮮やか」というのは明度や彩度に関わる言葉で，色相に関係なく，形容詞でグルー

プ分けを行っている．JIS の系統色名とも対応しているため，テーマを決めて配色する場合には非常に便利であり，最近ではデザインやファッションの世界で広く普及しているようである（**Fig.9，10**）．

以上，われわれ歯科技工士が天然歯色調を比色して，「色」を判断する場合に必要な基本事項を述べてみた．今後，これらの用語が頻繁に登場するので，よく理解して読み進めていただきたい．

Lumin シェードガイドとその表色法

1. シェードガイドに求められるメカニズム

歯科技工士が色調再現を行うための道具として，最も身近な比色アイテムはシェードガイドである．しかし，そもそも色見本としてのシェードガイドの必要条件とは何か？ もし天然歯に近いシェードガイドナンバーを選択することだけであれば，色見本になるものなら何でもよいはずである．

シェードガイドの本来の役割とは，シェードタブと比色しながら，天然歯の色調を探り出していくことである．その証拠に，どのような手法を用いてシェードマッチング操作に挑んだ人でも，製作前後の写真には必ずシェードガイドを写し込んでいる．そして，複雑な色調で構成されている天然歯との比色を行うためには，計測可能なスケールの大きさと理解しやすい配列がなされていることが必要条件となる．

たとえば，洋服を作るときなどの身体測定に，歯科技工士が使用するサイズのデバイダーやノギスを使う人はいないであろうし，また，それらの計測器のスケールの単位が馴染みの薄い寸や尺，またはインチなどで表されていても，なかなかイメージがつかめない．このことは，歯科技工士がシェードテイキングを行うほとんどの場合にシェードガイドを比色対象とする今日の現状で

は，非常に重要なことである．

しかし，筆者はみずから主催するポストグラデュエートコースを通じて陶材の操作法についての指導を長年にわたって行っているが，比較的経験の豊富な歯科技工士でも，シェードガイドの配列のメカニズムをしっかりと理解したうえで使用している人は少ないと感じることが多々ある．

2. 既存のシェードガイドに存在する問題点

そもそも，今日使用されている多くのシェードガイドには，以下の2つの大きな問題点がある．

- 最も基本となる天然歯色調とされている A3 が明確にされていない
- シェードガイドの配列基準が曖昧である．

Fig.11 ～ 13 は『VITA Lumin シェードガイド』（以下，Lumin シェード）のプロット図である．

これを拡大して，A3 のプロット付近をよく見てほしい．これらの周囲にある天然歯はすべて A3 なのだろうか？ 換言すれば，どの範囲までが A3 なのだろうか？

これは当然どの色にも言えることであるが，非常に曖昧ではっきりしていないことがわかる．また，シェードガイドは色の見本である以上，系統立って整理されていなければならないが，各シェードタブの色の配列や間隔を見ても明白である（**Fig.14**）．

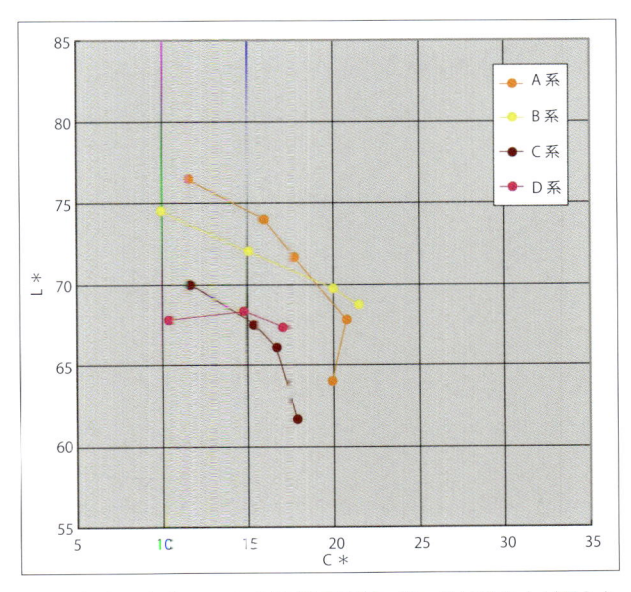

Fig.11 Lumin シェードの L*-C* 平面図．統一性はほとんど見られず，これで色見本としての機能が果たせるのかどうかは疑問である（文献[43] より引用・改変）

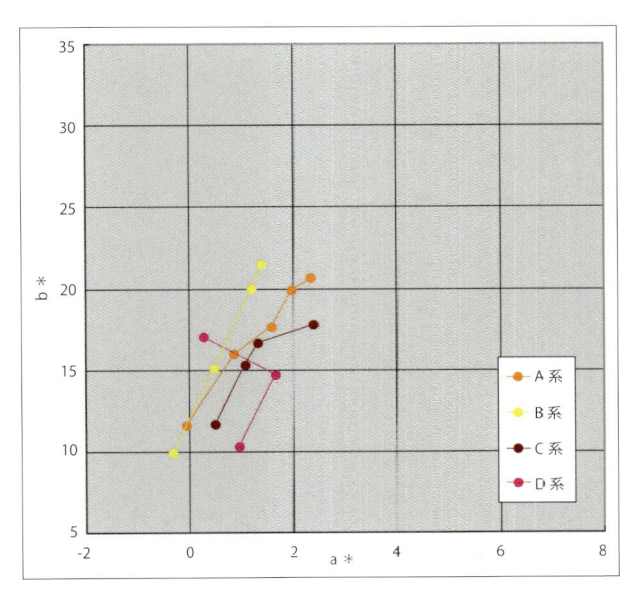

Fig.12 同，a*-b* 平面図．A ～ D のシェードタブが色相別の配列になっているのであれば，重複する線があってはならないはずである（文献[43] より引用・改変）

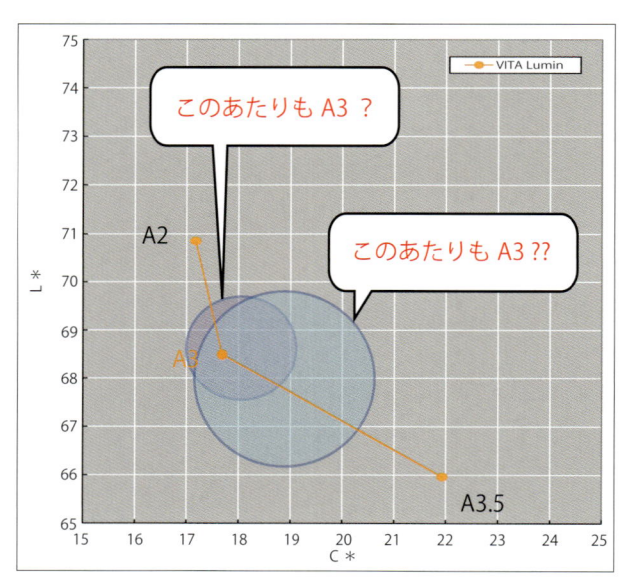

Fig.13 A2 〜 A3.5 プロットの L*-C* 平面図（拡大図）．A3 プロット付近の色調は，観察者によっては，すべて A3 と判断されるかもしれない．基準が明確にされていない状態で，製作者はどのように色調を決定するのであろうか？

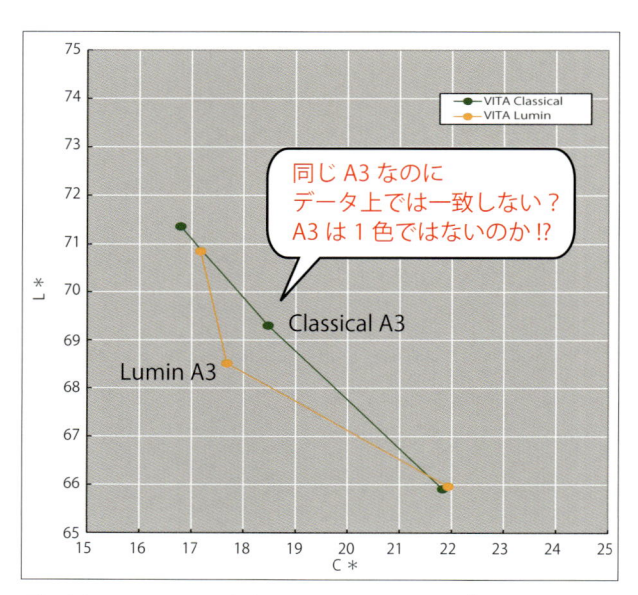

Fig.14 Lumin シェードと Classical シェードのプロット．同じメーカーから発売されているシェードガイドの A3 であっても，これだけ色調が異なっている．しかし，**これはメーカーの責任ではなく，使用する側，すなわちわれわれ術者の側にその認識が備わっているかどうかが問われているのである**

　もう一つの問題は，歯科材料メーカー各社から販売されている各種陶材が，それぞれのコンセプトの違いから，同じ色番手でも色調が異なっていることである．

　筆者が以前，あるメーカーの陶材開発担当者にシェードガイドと陶材の色調の違いについて質問したところ，「臨床では歯科医師の支台歯形成もクラウンの作り方も千差万別で，陶材築盛のスペースが均一ではない」「製作者が色について正しく理解していない」などの理由で，多くの場合はシェードガイドの色調よりも薄く，白く仕上がるように設計してあるとのことであった．シェードガイドとそれに対応する色番手の陶材との色調は，初めから異なっているようである．

　多くの歯科技工士は，以下の図式を念頭に置いて製作されているのではないだろうか？

> 天然歯＝シェードガイド
> シェードガイド＝セラミックスクラウン
> ∴天然歯＝セラミックスクラウン

　この関係は，われわれ歯科技工士がこれまで "そうなっているもの" として何ら疑うことなく，ごく日常的に行ってきた臨床上の認識であり，まさに常識であった．

　しかし，本 Part でこれまで述べてきたように，シェー

ドテイキングにおける色の見え方の違い，シェードガイドと製作されたセラミックスクラウンとの色調の違い，陶材の築盛厚みと色調との関係などが明らかになったいま，それが実はとんでもない誤りであり，"非常識" であったことを示している．

3. Lumin シェードガイドの特徴を知る

　多くの陶材メーカーはオリジナルのシェードガイドを発売しているが，その中でも Lumin シェードは，およそ 50 年も前に発案され，製造が始まったにもかかわらず，現在でも歯科技工士に最も馴染み深いポピュラーな色見本である．デジタル機器によるシェード探索システムが進歩した現在でも，すべての陶材メーカーから発売されている陶材システムの根幹を成していることには依然変わりはない．

　そこで，Lumin シェードの分析を詳しく行ってみる．

　Lumin シェードの中で最も日本人の天然歯に多いと言われている，A3 のシェードタブを思い浮かべていただきたい．われわれはこれを何の疑問も抱かずに使用しているが，拡大してよく観察してみると，切縁部，中央部，歯頸部では，それぞれ全く異なる色調を呈していることは明白である．厳密に言えば，それらの左右でも色

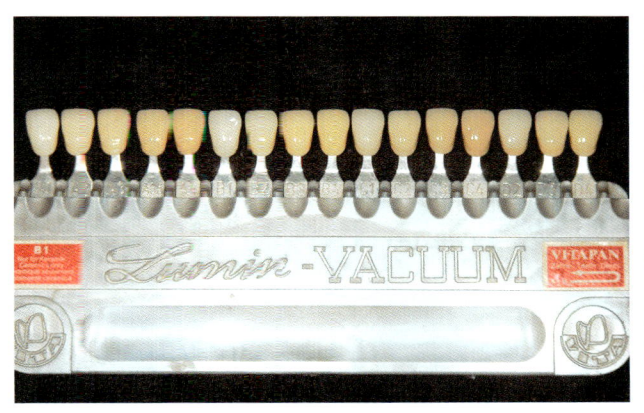 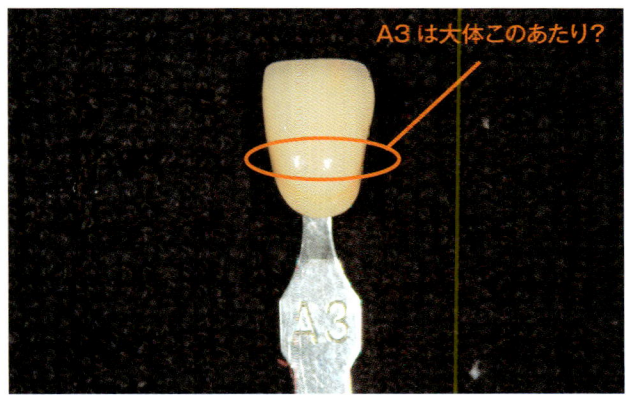

Fig.16, 17 Luminシェードガイド. 半世紀以上も前に考案された歯科用色見本である. 現在でも比色対象としての地位を保っているが, この科学万能の現代で, 昭和中期に発表された色見本をそのまま使用していてよいものだろうか？ 一例としてA3のシェードタブを示すが, 切縁部, 中央部, 歯頸部で色調はそれぞれ異なっている. このような"色見本"はきわめて特殊であろう. 多くの人は, 歯頸部より数mm程度から中央部にかけての, 歯冠部1/3あたりの部分の色をA3と判断しているのではないだろうか？

調が異なっている（**Fig.16, 17**）.

　色見本として, このように異なる色調が見本のなかに複雑に混在するものは, 他の業界では見られない. 印刷や布生地の色見本を見たことがある人であれば, 容易に理解できるだろう.

　それぞれの色別のシェードガイドを製作すれば, 色調を固定でき, 理論的には細かいシェードテイキングが可能になるようにも考えられるが, それを実際に行うと色数が膨大になり, 臨床現場の術者にとって, 限られた時間のなかで即座の色調判断が行いやすいかどうかは疑問である. そう考えると, やはりこのシェードタブの形態様式とならざるをえないことは理解できる.

　また, Luminシェードの大きな特徴として, A系統やB系統に関しては, 色相別にシェード番号が大きくなるにつれて, 色味が濃くなっていくように配列されており, 人の比色感覚に沿った配色がなされている.

　詳しくはChapter3, 4で後述するが, これは大変重要なことである. このことが, 約半世紀以上も前に発案された製品が, 世界の歯科補綴分野で現在もゴールドスタンダードとして（名称はVITA Classical Shadeに変更）, 使用され続けているゆえんと筆者は考える.

　しかし, 実際に天然歯の測色を行って, 色の三属性（明度・彩度・色相）に沿った分布図を作成すると, その色調空間内にはLuminシェードの範疇を超えた色調の天然歯が多く存在していることがわかっている. つまり, Luminシェードの16色だけでは, 不足する（マッチしない）色調がかなりの数に上るわけである（**Fig.18, 19**）.

　このなかで, LuminシェードのA系統, B系統, C系統, D系統の区分や, 1～4の番号の付与についても, 前述した色の三属性との関係から見ると, 矛盾点が明らかになる（**Table.2**）.

　Luminシェードは色数が絞られていて表色系が単純化されているため, 前述したように臨床現場においては大きな利点をもたらす反面, 以下のような問題点があることも踏まえておくべきである.

・色相範囲が本来の形式をとっているのはA系統, B系統に限定される（C系統の色相はA系統と同系で, 明度のみが低い色調である）
・標準となるA系統の色相が, 天然歯色調群の中心から黄みにずれている（天然歯色調群の中心はLuminシェードA系統より赤みにシフトしている）
・天然歯測色値に非常に多く見られる赤みの色相範囲が欠落している
・濃度範囲が天然歯色調群の範囲より狭い
・全体的に明度が低い（暗い）.

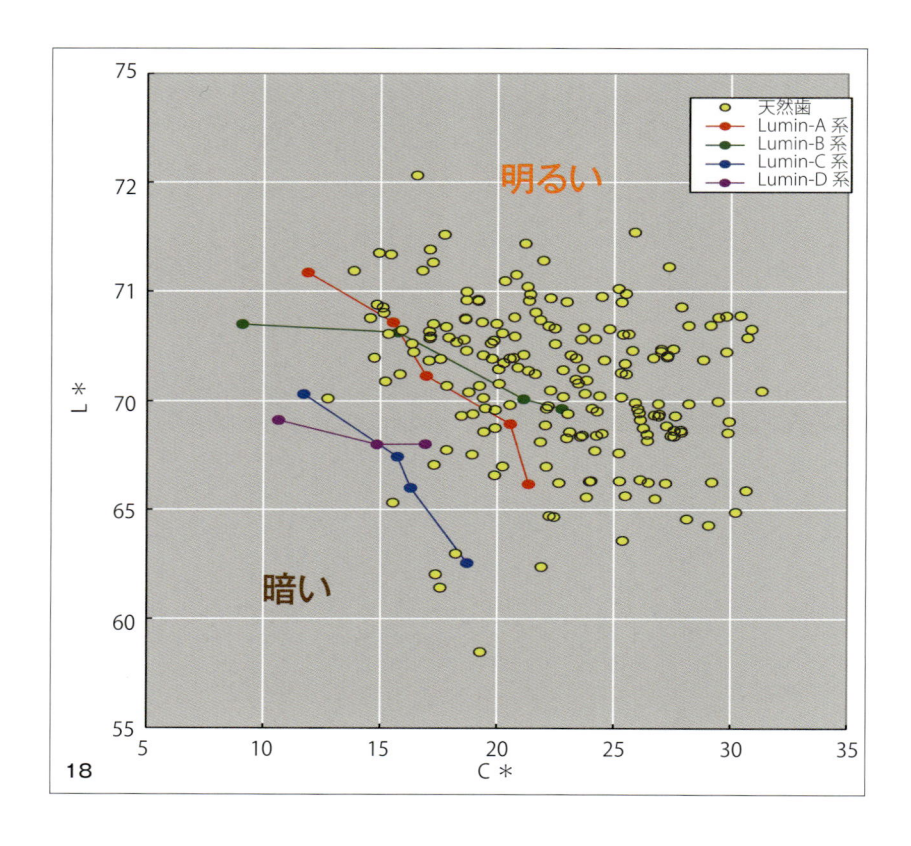

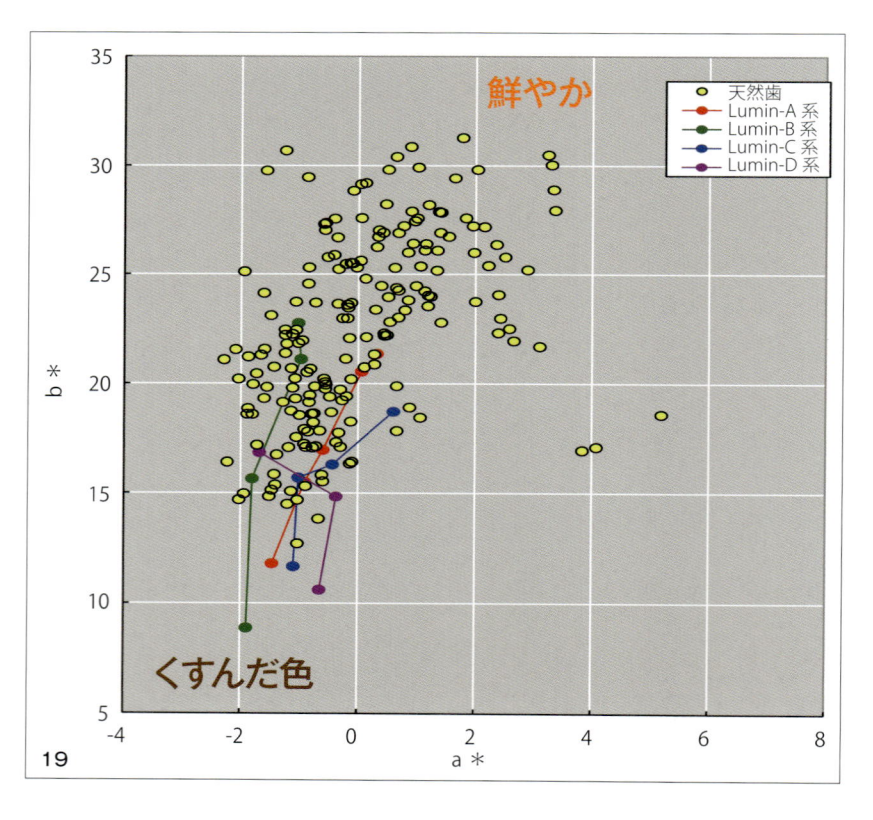

Fig.18, 19　天然歯の測色データにLuminシェードガイドのデータをプロットした図．各シェードのプロット位置を見ると，L*-C*平面図（**Fig.18**）では明るい色調が，a*-b*平面図（**Fig.19**）ではくすんだ色が多く，明るい色調や鮮やかな色調の部分にはシェードガイドナンバーがプロットされていない．天然歯の色空間に対して，Luminシェードがカバーしている範囲は大幅に不足しており，全体を網羅していないことがわかる（文献[43]より引用・改変）

Table.2 シェード濃度の目視評価における濃度ランク表. Lumin シェードでは A 系統色の濃度差を等間隔とした場合，目視評価において濃度ランクが異なっている（文献⁴²より引用・改変）

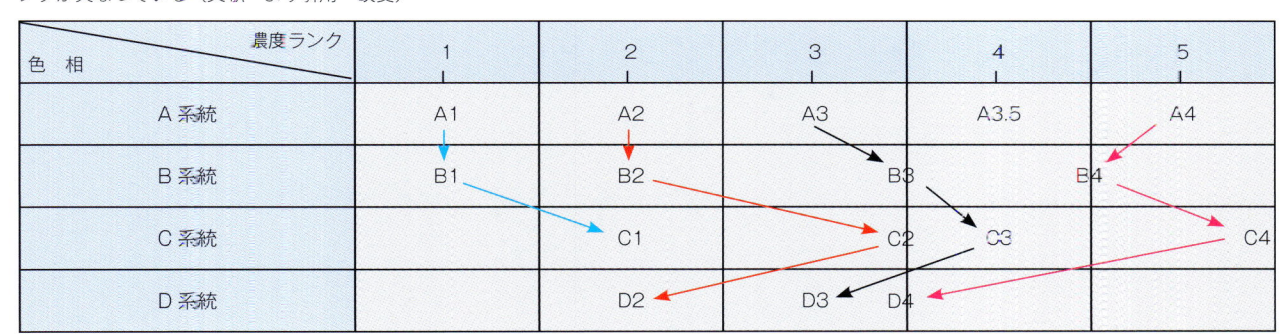

色相＼濃度ランク	1	2	3	4	5
A 系統	A1	A2	A3	A3.5	A4
B 系統	B1	B2	B3		B4
C 系統		C1	C2	C3	C4
D 系統		D2	D3	D4	

Table.3 Lumin シェードの構成に関する考察

① Luminシェードを測色してみると，その測色値の分布域は天然歯色調群に比べて狭く，天然歯の色空間を満たしていないが，Luminシェードの色相分布の中心線は天然歯のそれと比較的似通っている

② A系統とB系統に関しては，シェード番号が進むにつれて色が濃くなっており，人の視認感覚に準じた配列となっている

③ 各系統番号（A，B，C，D）は，色の種類として色相別に製作されている（ただし実際は異なり，CはAの暗い色調である）

④ 番号はその色の濃さとして表されている．番号が1→4と大きくなるにつれて　単に色が濃く（彩度が高く），明度が下がっている（暗い）

⑤ 全体的に暗い色調である

⑥ 特にD系統のように，色見本として系統だっていない色調が存在する

以上のことから，Lumin シェードの構成については以下のように考察できる（**Table.3**）．

① Lumin シェードを測色してみると，その測色値の分布域は天然歯色調群に比べて狭く，天然歯の色空間を満たしていないが，Lumin シェードの色相分布の中心線は天然歯のそれと比較的ではあるが似通っている

② A 系統と B 系統に関しては，シェード番号が進むにつれて色が濃くなっており，人の視認感覚に準じた配列となっている（違いを判別しやすい）

③ それぞれの系統番号（A，B，C，D）は，色の種類として色相別に製作されている（ただし実際は異なり，C は A の暗い色調である）

④ 番号はその色の濃さとして表され，番号が 1→4 と大きくなるにつれて，色が濃くなり（彩度が高く），明度が下がる（暗くなっている）

⑤ 全体的に暗い色調となっている

⑥ 特に D 系統のように，色見本として全く系統立っていない色調が存在している．

発表から半世紀以上も経過した色見本であるため，さまざまな不具合があるのは致し方ないことかもしれないが，それに何の疑問も持たずに，もしくは理解しようともせずに使用することに，筆者は大きな疑問を抱かざるを得ない．

そして，これらの欠点を補った適切な観察評価が可能であり，間違いを起こしにくい表現で色調の情報を補綴物の製作者に伝達する方法の考察が，山本と松風社による「NCC システム」開発の出発点となったのである．

Chapter 3
シェードマッチングへの出発点
～ NCC システムの解明～

色調再現方法の現状

1. 色調再現操作の 2 つの概念

本項より山本と松風社によって考案された NCC シ
ステムについて詳しい解説を進めるが，まずはそれに先立
ち，現在一般的に行われている色調再現法について今一
度考察する.

歯科における色調再現とはいうまでもなく，陶材や歯
冠用硬質レジンなどの審美材料を用いて，残存歯や術前
の天然歯の色調を模倣して製作することである.

多くの歯科技工士が，個々の経験に基づいた 3 種類の
手法の一部またはすべてを用いて天然歯色調の分析を
行っていることは Chapter2 で述べたとおりである. 直
接観察もしくは口腔内画像などによって目標天然歯の色
調を観察するところまでは，どの手法も同じような工程
を辿っている.

しかし，その再現方法については，以下の 2 つに大別
される（**Fig.1, 2**）.

・観察した色調を感覚的に捉えて，焼成後の色調が焼
成前よりある程度確認できるステインを使用して，そ
れを無垢のキャンバスに油絵を描くがごとく塗り重ね
ていく方法
・天然歯色調をほぼ網羅した色空間に整然と配置され
たシェードガイドから色番手を選択して，個々のキャ
ラクタライズは選択した基本色を大きく変更せず補助
的に行う方法

ここで念のため述べておくが，シェードテイキングと
使用する陶材の色調および再現方法は，密接な相関関係
にあり，また相互補完関係にある（色調が同一であると
いうことではない）ことがコンセプトの前提になってい
る. いずれか一方を認識しているだけでは，シェードマッ
チングは成功しない（**Fig.3**）.

このことを含め，前述した 2 種類の色調再現方法を習
得するためには，どのような材料と知識が必要なのか，
もう少し掘り下げて考えてみたい.

2. 感覚に基づく色調再現の限界

前述した 2 つの色調再現法のうち，ステインを塗り重
ねていくという前者の手法に不可欠なのは，ボディ色の
基本シェードを選択する際に，完成時の目標となる基本
色よりもかなり白くて薄い色調を選んでおくということ
である. たとえば，目標とする色調が A3.5 であれば，そ
れよりも 2 ～ 3 ランクほど白くて薄い A1 ～ A2 を選択
する（基本色の色合いに大きく左右される）.

この手法を使用することを前提として，同じ色番手の
シェードガイドよりも大幅に薄い色に仕上がるように調
色が施してある陶材を用い，その色調を完全に製作者が
把握しているのであれば問題はないだろう. もっともこ
の場合，シェードガイドナンバーの選択基準や根拠に関
しては，疑問を抱かざるをえないが…….

一見すると，見たままを塗り重ねていくことが基本と
なるため，色の知識を持たなくても安易に取り掛かるこ
とができるように思える. しかし，色の濃いステインを
使用することから，塗布するステインの量・配合やその
濃度など，無限ともいえる色調の組み合わせを熟知し，
目標の色調に仕上げられるような高度なテクニックを習
得する必要がある. そう考えると，1 回の製作が基本と
なる臨床において，同法では補綴物のクオリティを保ち
ながら製作し続けることは非常に難しいと感じるのは，
筆者だけであろうか…….

無論，同法を紹介する論文や記事はこれまでに数多く
紹介されており，美麗な画像も交えた細かな説明がなさ
れている. 特に，同法を用いた数々の著名な歯科技工士
による製作物の完成度たるや，どれが補綴部位か判別で
きないほどのレベルであることも事実である. しかし，
使用するステインの非常に微妙な混合比率や塗布量など
は，繰り返し通読しても把握することができず，発表者
にしかできないテクニックではないかと感じてしまうの
である.

たしかに，結果がよければそれでよいという考え方も
あるが，筆者は，それがどれだけ複雑で難しい理論であっ

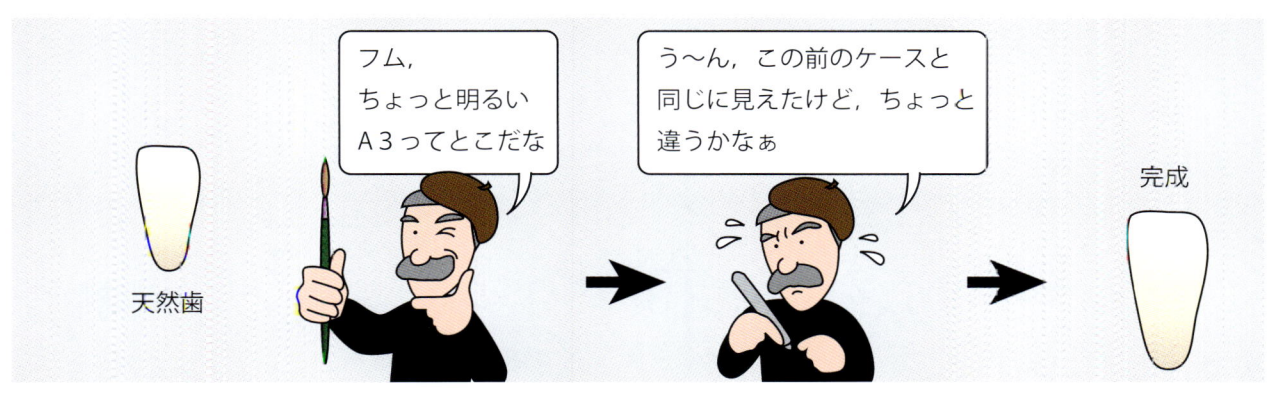

Fig.1 感覚的な観察結果と再現法. 誰もが素晴らしい感覚の持ち主であればよいのであるが……

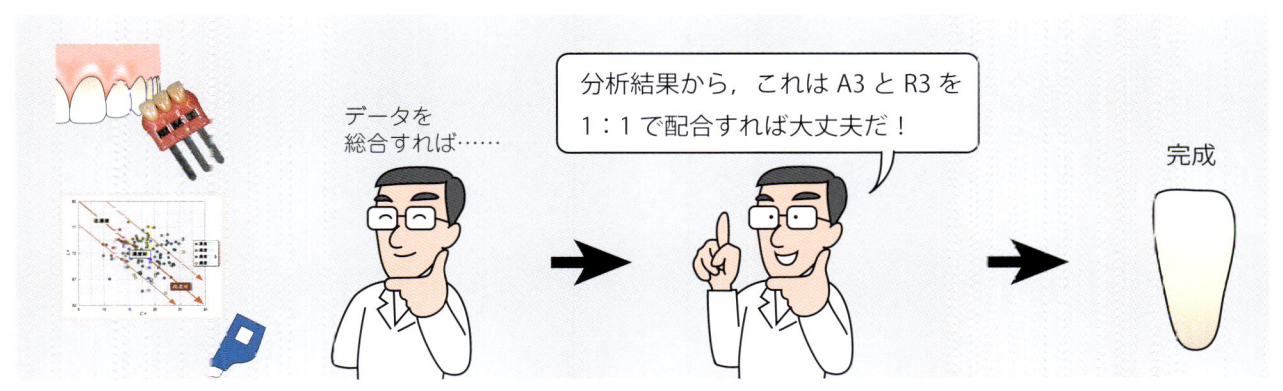

Fig.2 客観的な色調情報から基本色を分析して再現する方法. 正しい色見本やそれらを再現できる基本色を備えた陶材が必要になる. 加えて「色」の基礎知識や空間的な分析法を身に付けることが重要である

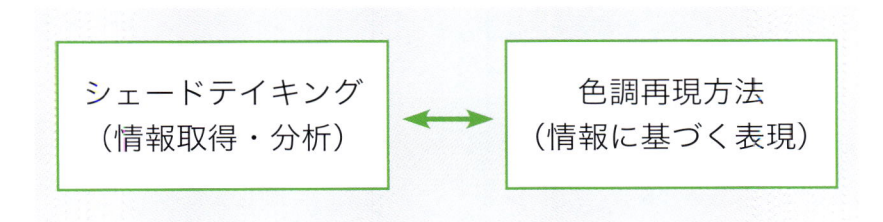

Fig.3 シェードテイキングと色調再現操作は相関・相互補完関係にある. ただしシェードガイドと再現する陶材の色調が一致しているという意味ではない

ても,誰もが納得がしたうえでこれを使用できることこそが,われわれ歯科技工士が歯科医療従事者の一翼を担うゆえんだという立場をとっている.

仮に同法の活用を試みた場合,掲載されている画像と,自身がこれから行う臨床に類似点があったとしても,諸条件(色・形態・厚み)の異なる症例への応用はとても困難であることが予想される.したがって,原因と結果のみではなく,道筋と理由を明確に説明できる色調分析法の必要性を強く感じるのである.

しかし,Chapter1,2を通じて,長年使用されてきたLuminシェードの問題など,色調再現操作を行う際の広い意味での比色環境が十分に整っていなかったことを述べてきた.したがって以前はシェードを正しく分析し,正確に伝達する手段がなかったことも事実である.

そこで,客観的な色調分析を行うには,目標とする天然歯群の色空間を網羅し,系統立ったシェードガイドシステムとそれに沿った基本色を持つ陶材システムが必要となる.そして,「色」を3次元的に解析できる術者の基

本的な知識と技術の良否がシェードマッチング成功の鍵を握ると考えている.

　一定水準のスキルを習得するためにはシステムを理解したうえでの研鑽を必要とするが，それを会得しさえすれば，臨床経験を重ねるごとに自信を持って色調再現に挑むことができるようになる．さらに探求を続けることにより，天然歯色調を的確に理解できるはずである.

3. 理論に基づく色調再現の有効性

　筆者は以前から，感覚的な方法を臨床に導入して，焼き直しを繰り返す歯科技工士を数多く見てきた．その幾人かは一様に成功例・失敗例ともその要因・原因を解明できず，これでは業務として成立しないと判断し，歯科医師によって記載された歯科技工指示書のシェードガイドナンバーのみで行う単純な色調再現を行うようになったと語ってくれた.

　ただし，決して感覚的な色調再現方法に問題がある，あるいは間違っていると考えているわけではない．あくまで，画像の保存技術や印刷技術がどれだけ進もうとも，図表として示されるステインの色や口腔内に装着された補綴物の画像だけでは，術者が行った色調再現のテクニックを他者が的確に理解し，再現すること，すなわちその手法を模倣することは容易ではないということを指摘しているのである（**Fig.4**）.

　わが国において，院内技工を除いた一般的な臨床制度を考慮すれば，色調を合わせるために幾度となくチェアサイドに足を運び，度重なる焼き直しを行うためには，わが国の臨床技工の"現状"とはかけ離れた条件整備が必要となる．特に昨今の環境下で，若い歯科技工士に高品質な補綴物製作の意欲を持ってもらうことは，大変困難な状況である．ゆえに，色調再現のためにチェアサイドに赴くことなく，製作時間をかけずに1回で"合格点"を常に取れるようなシステムの必要性を強く感じる．このため，まず色に関する基礎知識や天然歯の色空間などの知見を踏まえておくことは必要不可欠であり，その適切な基準や法則を順守すれば，どのような手法を採っていても，第三者が理解し，再現できるような説明が可能となるのである．つまり，NCC（Natural Color Concept）システムを理解することこそが，最も近道であることを訴えたいのである.

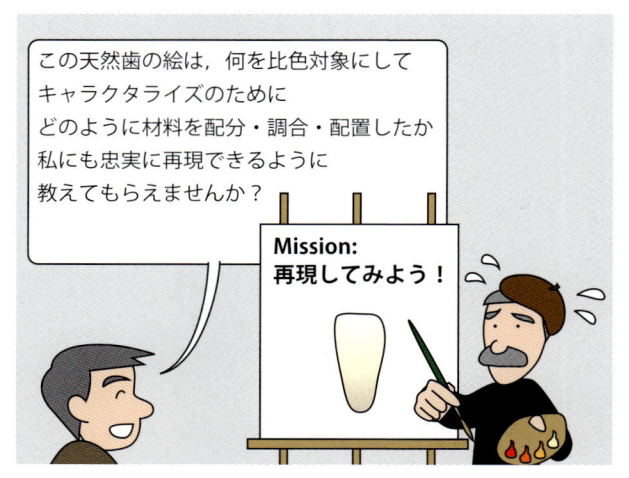

Fig.4　撮影機器や保存・再現技術が進歩しても，画像情報のみで再現手法を正確に伝達することは困難である

NCC システムの特徴

1. 歯科用色空間と NCC システム開発の経緯

　NCC システムの解説に入る前段として，その開発の経緯を述べておきたい．なお，筆者は以前，歯科技工学術誌に同システムを紹介する論文を執筆し，その後に同システムを基本とした Shade Verification Technique を発表した．しかし，拙い論稿であったためシステムの本質を十分に伝えられず，少なからず自責の念を抱いていた．本 Part ではその反省も含めて，「簡潔でわかりやすく」を念頭にした解説を心がけるつもりである．このため内容が重複する箇所もあるが，それだけ重要な部分であるとご理解いただきたい.

　Chapter2 でも述べたように，天然歯は半透明で，グラデーションのかかった特異な色調を呈しているため，比色や測色を正確に行うことは容易ではない．このような天然歯の色調に対し，Lumin シェードを介した目視評価法によるシェードテイキングやシェードマッチングの操作では，誤差を引き起こす懸念がある．それは以下の理由による.

　・天然歯の色調（色空間）を網羅していない

　・色見本であるにもかかわらず，整合性のとれない色調の配列がなされている

　そして，筆者が最も危惧するのは，そのことすらもはっきりと認識せずにセラミックス技工を行うことが当然のように繰り返されているという事実である.

Luminシェードで不足する色空間を補うために，NCCシステムでは天然歯の測色データに基づいた天然歯色空間（天然歯の色分布）を網羅する範囲を「デンタルカラースペース」と定義し，設定した（**Fig.5**）．同時に，天然歯色調の3次元的な位置を表すパラメータとして，ヒトの目に判別が行いやすい「濃度」「色相」「明るさ」という基準を設けた．

これらの概念に基づき，シェードテイキングやその情報伝達，シェードマッチングの際に色評価の誤差を極力避けるための方法として，接触式の刺激値直読法による測色器『ShadeEye』や，シェードテイキング専用デジタルカメラ『EyeSpecialシリーズ』（本書刊行時点での最新機種はC-Ⅱ）が山本と松風社によって開発されてきた（**Fig.6-a，b**）．

さらに，NCCの概念や機器によって得られた色調の情報を的確に再現するための陶材（Vintageシリーズ）の研究開発が行われ，これらの概念と器機・材料を組み込んだトータルシステムとして，使用する陶材のレシピ（基本色）を測色結果から導き出すという『VintageハローC.C.S.（コンピュータカラーサーチシステム）』が確立されたのである．

2. NCCシステムの概要

デジタル機器の進歩にもかかわらず，臨床で最も一般的に使用され，シェードテイキングの標準とされているのは，既製のシェードガイドを介する目視評価法である．

器械測色を行う際にも，天然歯の細かいキャラクターとの比色対象物としてシェードガイドが果たす役割に依然として大きい．そこでNCCシステムでは，目視や画像評価法の際にLuminシェードを使用して行われてきた"根拠を説明できないシェードテイキング"に対して，その色情報の正確な把握と伝達が可能となるような工夫が施されている．

たとえば，A地点を出発してB地点に行きたい場合，出発点と到達点の他に何も記載されていない図面を突然渡されてB地点に向かうように言われたとしても，まず到達できないであろう．まして，辿った経路を後から来る人に正確に伝えることなど不可能と言わざるを得ない（**Fig.7**）．この図に距離，縮尺や方向などの，誰にでも理解できる統一された基準情報が記載されることにより，その図面は初めて地図の役割を果たし，他者に経路を伝えることもできる（**Fig.8**）．NCCシステムもまさに同様のコンセプトのもとで開発が進められたと考えている．

そして，前述したLuminシェードの諸問題を解決すべく，山本と松風社により1999年10月に発表されたのが，NCCシステム専用のシェードガイド『VintageハローNCCシェードガイド』（以下，NCCシェードガイド）である．NCCシェードガイドでは曖昧で不整合な点を改善し，規格化が図られたため，明確なガイドラインとしての活用が可能となっている（**Fig.9**）．

具体的には，現代の表色法では，色空間内における特定の色調を3次元的に認識する尺度として「明度」「彩度」

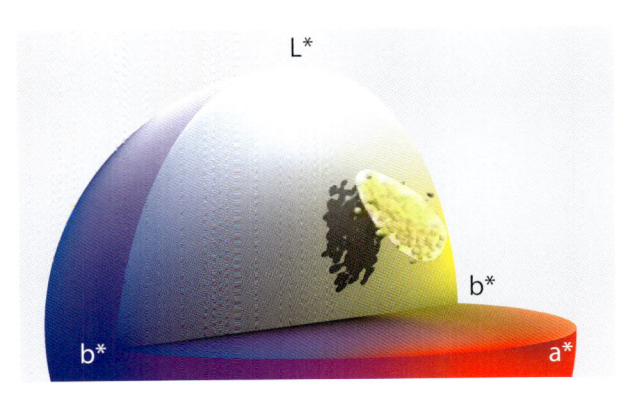

Fig.5 色空間内における天然歯色調のイメージ．L*a*b*表色系の色空間全体の中から天然歯の測色データに基づいた分布図を作成し，これらを網羅する範囲を歯科用色空間として「デンタルカラースペース」と命名した（NCCシステム説明用DVDより引用・改変）

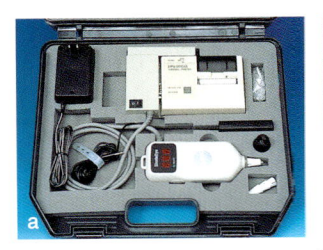 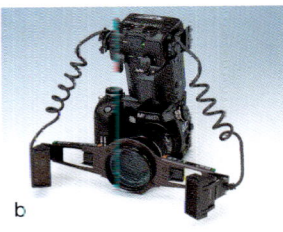

Fig.6-a，b **a**はShadeEyeの初期モデル．接触式の刺激値直読法を採用し，外光の影響を受けずに簡単に天然歯の測色が行える．**b**はシェードテイキング専用デジタルカメラとして発表されたEyeSpecialⅡ．特別なカメラの知識がなくとも適切な撮影が可能．初期モデルはバッテリーなどの重量がややかさむとの要望があり，バージョンアップが進められた

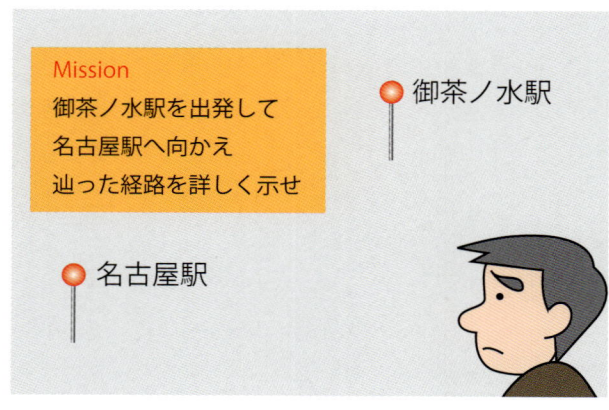

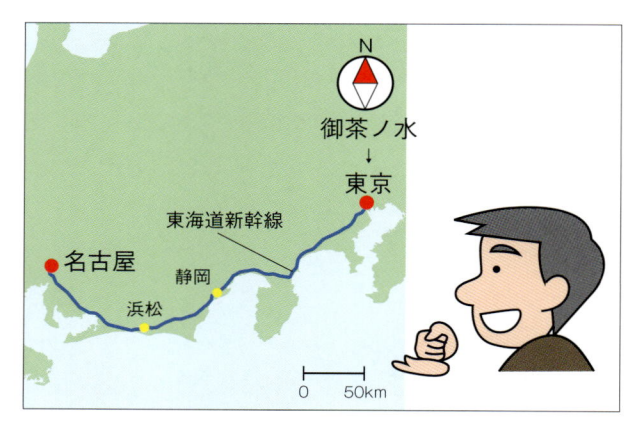

Fig.7　スタート地点とゴールしか記載されていない地図. これでは, 地図と呼ぶことすらできない. ゴールに辿り着くことはおろかスタートした時点で迷ってしまうだろう

Fig.8　縮尺や方向, 目標物などの "統一された情報" が記入されて初めて地図の機能を果たすことができる

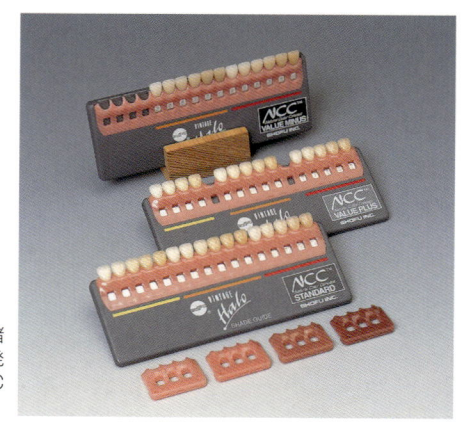

Fig.9　Lumin シェードの抱える諸問題を改善して 1999 年 10 月に発表された NCC システム専用の NCC シェードガイド

「色相」が用いられるが, NCC システムにおいては, 「色」に対する特別な教育や訓練を受けていないわれわれ歯科技工士にとっても判別しやすい, デンタルカラースペース（歯科用色空間）専用のパラメータが設定されている.

3. NCC システム特有のパラメータ

以下, NCC システムで用いられる各パラメータについて具体的に説明する.

① トーン（Tone：濃度）

明度と彩度を複合して表す概念である. Lumin シェード A 系統と B 系統に見られる特徴の一つである. 彩度のみの差異を目視で判別することは非常に困難であるのに対し, 濃度の違いは人の目にも判別しやすいとされる（**Fig.10**）.

本書刊行時点で, このトーン（濃度）の概念を採用し

て開発されたシェードガイドは NCC システムと Lumin（Classical）シェードのみである.

NCC システムでは, L*–C* 平面図上で A1 → A5（商品名は A root）といったように濃度順に配列されたプロットを結んだ線を濃度線と呼び, その中央部分の濃度線上にある色調群を等色平面（L*–C* 平面）上における中心としている.

なお, 同システムではトーンの概念を「Shade」と表記しているが, さまざまな意見を考慮した結果, 本書では開発者の許可を得たうえで「トーン（濃度）」と呼称することとする.

② バリュー（Value：明るさ）

バリュー（明るさ）とは, A1 〜 A5（rootA）など同系統色のプロットを結ぶトーンの配列線（濃度線）に対して, 直交する座標上に配列されている色調群を表す.

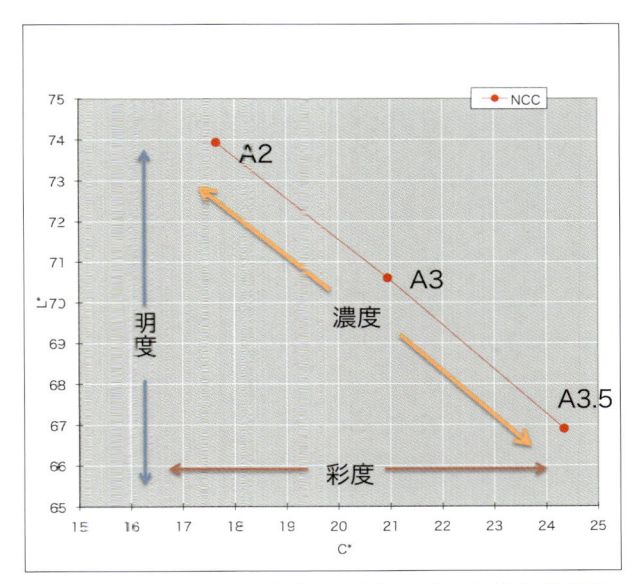

Fig.10 NCC シェードガイドの A2 ～ A3.5 の L*-C* 平面図. A2→A3→A3.5 と彩度が高くなるにしたがって明度が下がっており, トーン（濃度）に基づいた色の配列がなされている. ヒトの目に判別しやすい分類である

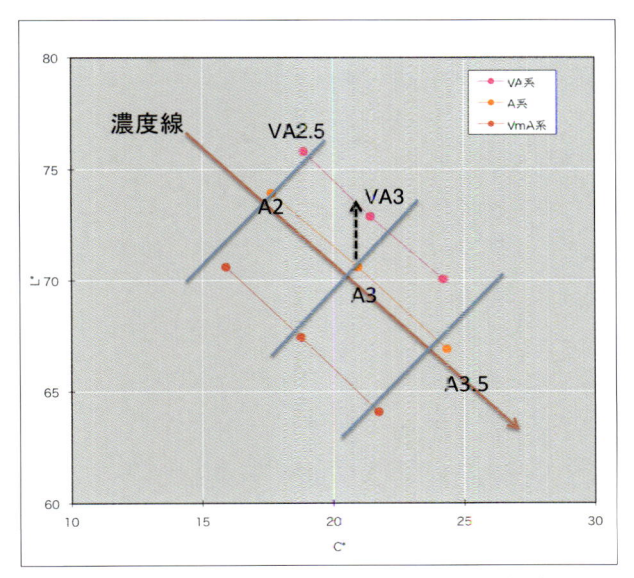

Fig.11 A 系統（A2 ～ A3.5）のバリュー（明るさ）別 L*-C* 平面図. 濃度線に対して直交する座標上に配列されている色調群である. 標準となる A 系統に対して 2 ランク明るい色調群を「バリュープラス」, 2 ランク暗い色調群を「バリューマイナス」と呼ぶ. 図中点線のように明度のみを上げると, A2 方向にシフトしてしまう

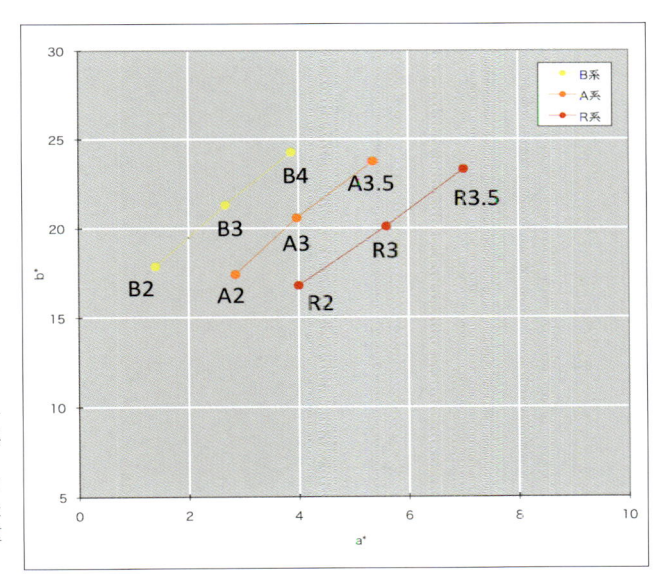

Fig.12 NCC シェードガイドのヒュー（色相）別 a*-b* 平面図. 左上から黄色系統（B）, オレンジ系統（A）, 赤系統（R）, のプロットを示す. 本来色の名称（A, B）は種類（色相）を分類したものとされるため, a*-b* 平面上でプロットを結ぶ線が重なることはない

標準となるバリュー（明るさ）に対して 2 ランク明るい色調群をバリュープラス, 2 ランク暗い色調群をバリューマイナスと呼ぶ.

　L*a*b* 表色系などで一般的に使用されている「明度」とは異なる概念（方向）であることに注意してほしい. Lumin シェードの A3 を明度のみを上げた場合（**Fig.11** の矢印方向）, 明るい A3 になるのではなく, バリュープラスの A2.5（VA2.5）の方向に濃度も下がることになる.

③ ヒュー（Hue：色相）

　これは L*a*b* 表色系などで用いられる一般的な色相の概念と同様である. NCC シェードガイドのヒュー（色相）としては, 色調再現に必要な基準となるオレンジ系（A系統）を中心として, イエロー系（B系統）, レッド系（R系統）の 3 系統が存在する（**Fig.12**）.

　これらの三属性は NCC システムの根幹をなす重要なコンセプトであるので, しっかりと理解しておきたい.

4. NCC シェードガイドの判断しやすい表色法

重ねて述べるが，NCC システムは実際の天然歯の測色データを基に歯科用色空間（デンタルカラースペース）を考案し，Lumin シェードで不足する（シェードマッチング操作時に表現できない）色調を増色して補い，天然歯の色空間全体をほぼカバーできるように設計されている（**Fig.13-a，b**）．

このように新しいコンセプトのもと開発されたシステムではあるが，NCC シェードガイドの表色法は，歯科医師や歯科技工士にとって最も一般的で慣れ親しまれている Lumin シェードの表色法（A1，A2，A3……）を採用している．

他方，天然歯の色調のなかで最も多いとされる A3 と，色調再現において基準とされる A 系統色については，Lumin シェードではやや暗いとされていたことから，バリューを上げた（明るくした）ポジションを基準としている（**Fig.14-a，b**）．

同一トーンでバリューの異なるプロットは相互に直交する関係にあることから，天然歯の色調を調査する場合（シェードテイキング）とそれを再現する場合（シェードマッチング）のいずれにおいても理解しやすい方向（ベクトル）に設定されている（**Fig.11**）．また昨今では，

シェードテイキングの明暗対比効果や色対比効果による影響を排除するために，歯肉色ホルダー（ガミーホルダー）をシステムに取り入れている（**Fig.15-a～c**）．

NCC シェードガイドの表色法は ShadeEye による測色データとも整合が取れるように設定されており，色対比効果による術者ごとの比色誤差の修正も行える．

加えて，NCC シェードガイドの色調は Vintage シリーズで製作されたセラミッククラウンの色調との完全なマッチングが図られており（異なる材料による色調差は除く），シェードテイキングの結果を簡便かつ正確に再現することができる．

総合すれば，**NCC シェードガイドを使用することにより，従来の目視評価法のように感覚に頼っていたシェードテイキングの“理論構築”が初めて可能となったのである**（**Fig.16-a，b**）．

他方，歯肉色ホルダーを用いずにシェードテイキングを行う場合，術者は上記効果による色の見え方の違いを“頭の中で差し引いて”レシピを考えるという感覚的な操作を行っていることになる．たとえ術者本人はそれで問題ないとしても，半ば感覚的に行われた差し引きの程度を言葉で正確に他者（チェアサイド→ラボサイド等）に伝えることは相当に困難であることが想像できる．

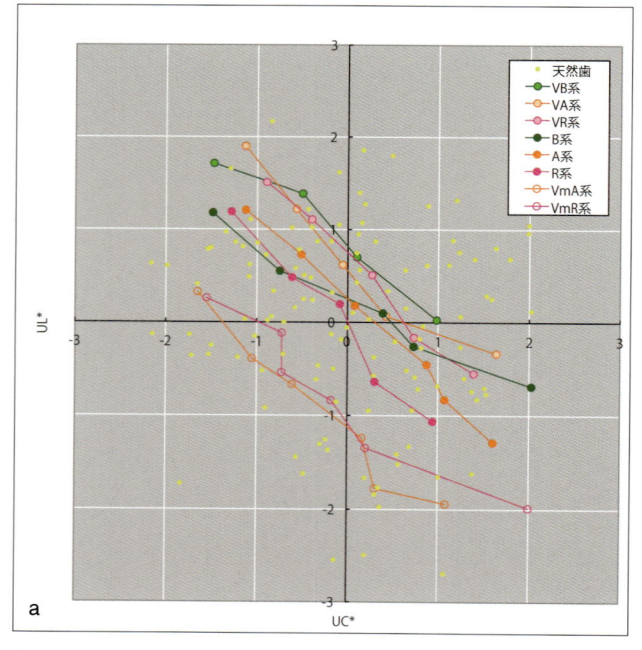
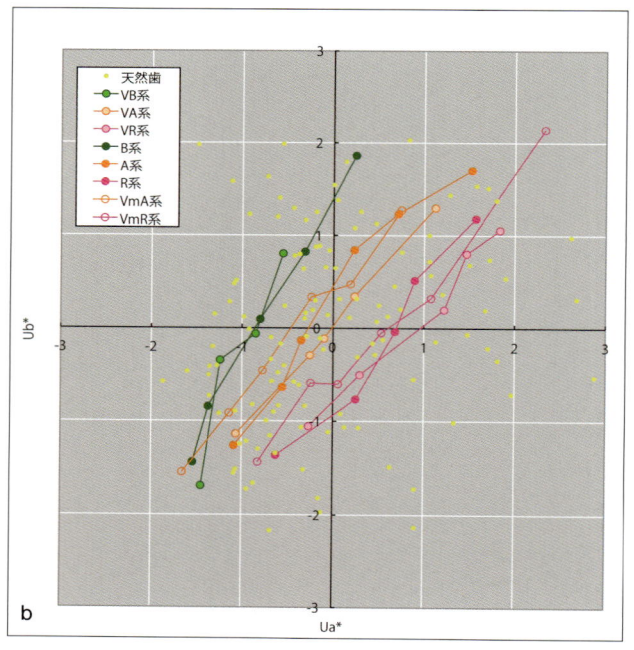

Fig.13-a, b 山本の論文に基づいて U 座標変換を行った天然歯測色データと，NCC シェードガイドデータの L*-C* 平面図（**a**）と a*-b* 平面図（**b**）．天然歯データに対して NCC シェードガイドの色調範囲がほぼ全体を網羅していることがわかる

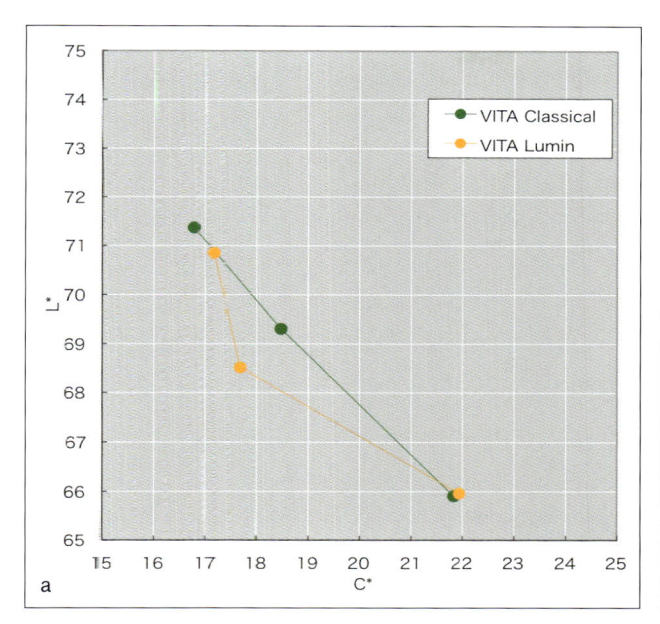
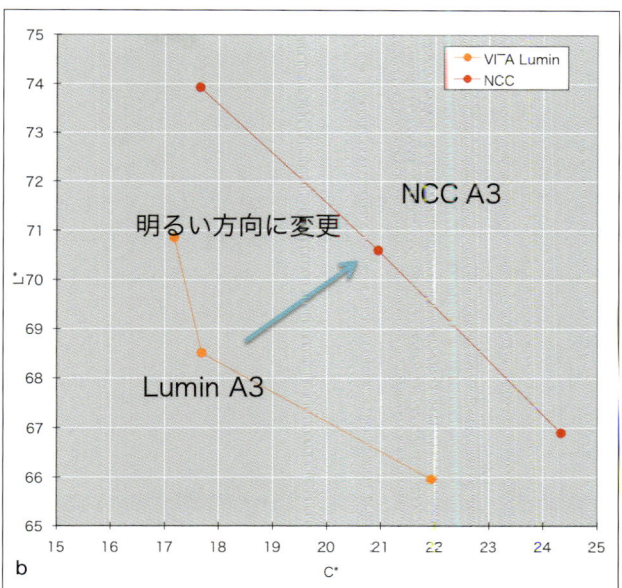

Fig.14-a, b Luminシェードと NCC シェードの A2 ～ A3.5 のプロット比較. 中心となる A3 が NCC シェードでは明るく設定してある（松風陶材データより引用・改変）

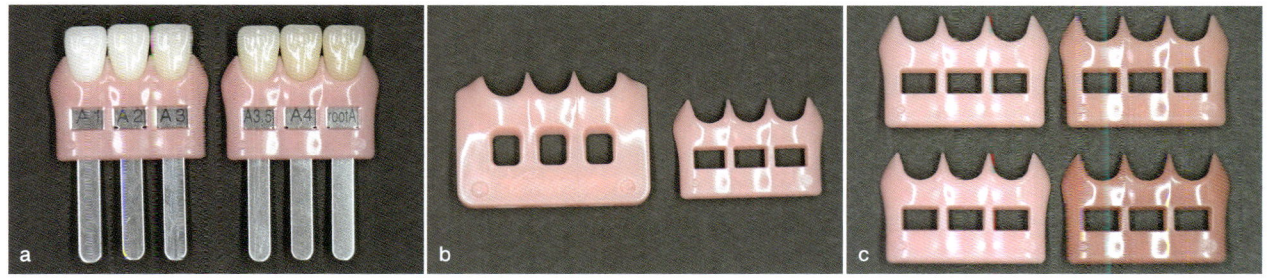

Fig.15-a ～ c シェードテイキング時の色対比効果の軽減を目的に製作された歯肉色ホルダー. シェードタブを差し込んで使用する. b は新旧製品の比較. 新型では撮影倍率を上げたときにもシェードガイドナンバーが写り込むように小型化され, 4 色のホルダーが用意されている（c）

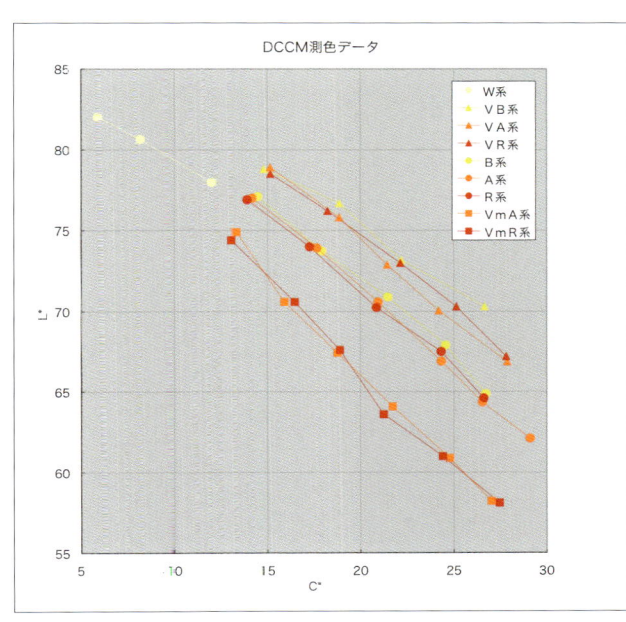
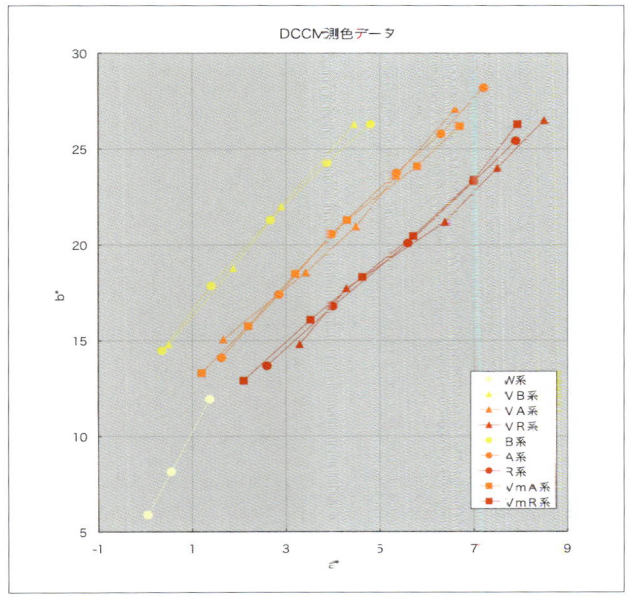

Fig.16-a, b ホワイトニングシェードを含む NCC シェード全色のプロット図. L*-C* 平面図（a）では, 同一バリュー（明るさ）のグループではプロットを結んだ線の長さや傾きが整備されている. a*-b* 平面図（b）ではヒュー（色相）別に集約され, A 系, B 系, R 系と色相（種類）別の分類が明瞭である. このように整備された色見本と比色することにより, それまで感覚的な表現で語られていたシェードマッチングの理論的な説明が可能となる（文献[43]より引用・改変）

5. NCC シェードガイドの配列と色構成

　各シェードタブはバリュー別の３枚のホルダーに分類されている．各ホルダー内の配列は左から，「B 系統色（黄色の系統）」「A 系統色（Limin シェードの A 系統の比較的近似色）」「R 系統色（赤みの系統）」の順に，色相別にグループ分けがされている（**Fig.17**）．

　各色相のグループは，左から右に向かってトーン（濃度）が濃くなるように収められている．トーンによる表色法が NCC シェードで採用された最大の理由は，重ねて述べるとおり，単に術者がそれに慣れているというだけで

はなく，ヒトは高彩度（鮮やかな）の色を明るい色と感じたり，低彩度（くすんだ）の色を暗い色と感じたりするように，彩度と明度を複合して見てしまう傾向にあり，よほどの訓練を受けない限り，彩度（C*）だけを分離して見ることが困難だからである．逆に，明度と彩度を複合したトーン（濃度）の異なる色の違いは誰にでも判別は容易である．

　山本[43]によれば，ShadeEye による測色値のプロット図を目視評価によって色分けすると，天然歯のシェード番号が大きくなるにつれて（濃度が濃くなるにつれて），

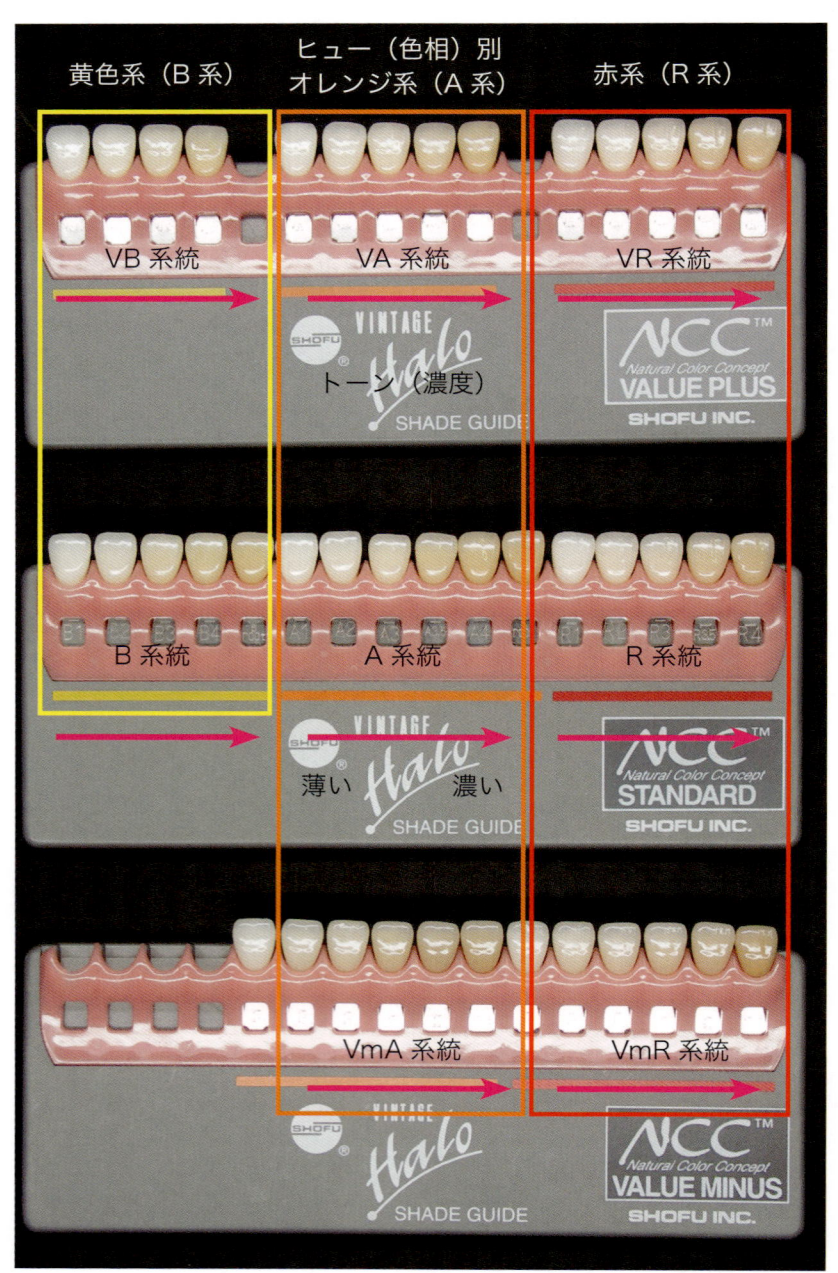

Fig.17　NCC シェードガイド全色．バリュー（明るさ）別の３枚のシェードガイドホルダーに収納されている．各ホルダーはヒュー（色相）別のグループに分けられ，各グループがトーン（濃度）の薄い順に配列されている．各系統色別に番号をつけて **Fig.16** のプロット図の同一番号を確認することで，シェードガイドの色調と座標上の位置関係が理解できる

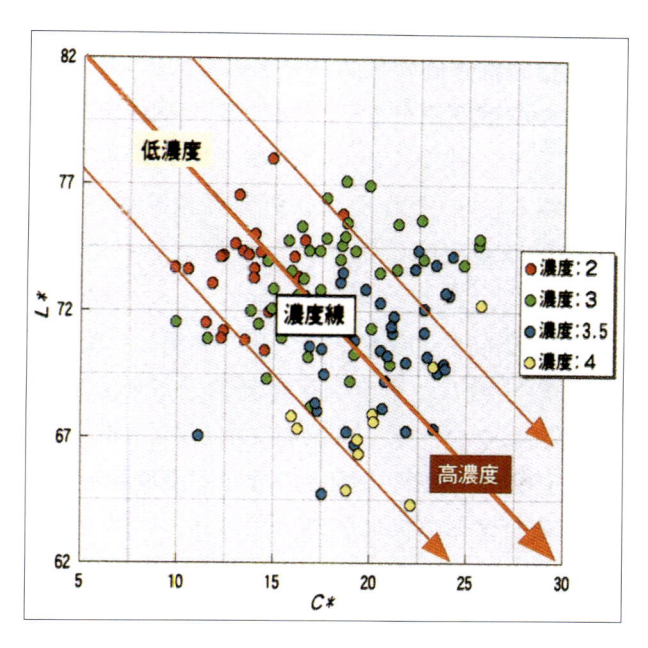

Fig.18 ShadeEye による測色データのプロットをトーン（濃度）評価によって色分けした図. 測色データに目視評価を行うと, 左上方から右下方に向かって濃くなっている（文献 [43] より引用・改変）

L*-C* 平面上では左上方から右下方へと向かう. 目視感で濃度が濃くなるとき, 器械測色値では明度が下がると同時に彩度が上昇していることから, 上述のヒトの目による色の感じ方の傾向が証明できるとしている（**Fig.18**）. 以上のコンセプトに基づいて,「スタンダード」「バリュープラス」「バリューマイナス」の3種が用意された（**Fig.19 ～21**）.

① スタンダード

デンタルカラースペースの L*-C* 平面上の濃度線に沿った中央部, つまり天然歯の色調が存在する3次元的色空間の中央部分に分布する領域の, 標準の明るさの色調を配列してあるホルダーを「スタンダード」と呼び, これを NCC シェードガイドのシステムの基本としている.

スタンダードの R 系統色は, A 系統色より赤みを2ランク強く設定している. トーン（濃度）の概念に基づいて, 濃度の低い（薄い）ほうから高い（濃い）方向へと配色されており, A 系統は「A1」「A2」「A3」「A3.5」「A4」「A5（rootA）」, B 系統は「B1」「B2」「B3」「B4」「B5（rootB）」, R 系統は「R1」「R2」「R3」「R3.5」「R4」となっている. 濃度5相当の濃い色調である root 色を増色して, Lumin シェードで不足していた色空間をカバーしている（**Fig.13**）.

② バリュープラス

バリュープラスでは, スタンダードに比べてバリュー（明るさ）方向に2ランク明度の高い色調群（デンタルカラースペースでは, L*-C* 平面図の濃度線を境として右上方部の色調群）を配列している.

なお, 本論では同一グループ（同一バリュー, ヒュー）の隣接する各シェードタブのトーン（濃度）差を2ランクとする（A2・A3やB3・B4間のランク差は2ランク）. また, トーン（濃度）のランク差とほぼ同様に, バリュー（明るさ）では, スタンダードに対して＋2ランク明るい色調群をバリュープラス -2ランク暗い色調群をバリューマイナスと設定している. ヒュー（色相）の分類も, 中心の A 系統色を中心として2ランク黄色い方向にシフトしている色調群を B 系統色とし, 2ランク赤みの強い色調群を R 系統としている.

配色はホルダーに向かって左から, VB 系統色（明るい黄色系）, VA 系統色（明るい A 系）, VR 系統色（明るい赤みの系統）となっている.

これも Lumin シェードには存在しない色調群であり, 従来はこのような明度の高い色調グループが用意されていなかったために, シェードテイキング時の基準が曖昧で, 色調の評価誤差を招く大きな原因となっていた. この明るい方向の色調に関しては, Lumin シェードに類似する色が存在しないことから, NCC システムを使用していない歯科技工士にもイメージを掴みやすいのではないだろうか.

③ バリューマイナス

NCC シェードガイドの発表当時, スタンダードよりもバリュー（明るさ）が暗い領域のシェードには, Lumin シェードと同様の C 系統と D 系統（Low Value）が使用されていた. Lumin シェードの C, D 系統が抱える問題点はすでに認識されていたものの, その"全盛期"に NCC シェードガイドが市場に新しく参入することになるため, 全く異なるシステムとして販売するよりも, まずは市場への浸透を優先した戦略を採ってのことと想像される.

ここでバリューマイナスの特徴を浮き彫りにするべく, Lumin シェードの C, D 系統の問題点について再度考察する.

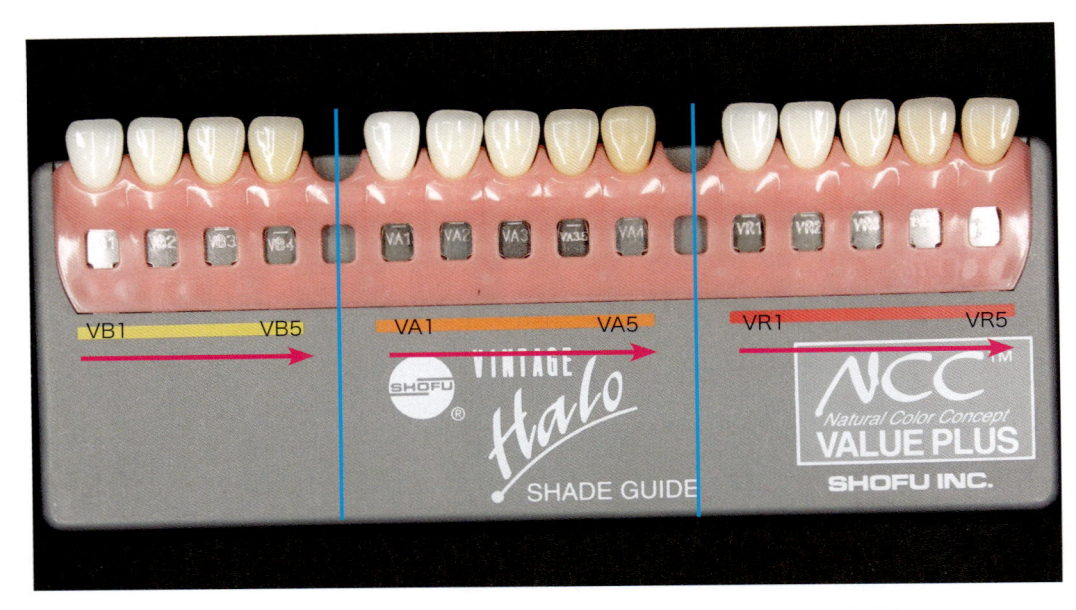

Fig.19 バリュープラスのシェードガイド.「スタンダード」よりもバリュー（明るさ）方向に明度の高い色調群（デンタルカラースペースにおいては，L*-C* 平面図の濃度線を境として右上方部の色調群）を配列してあるホルダーの色調群である

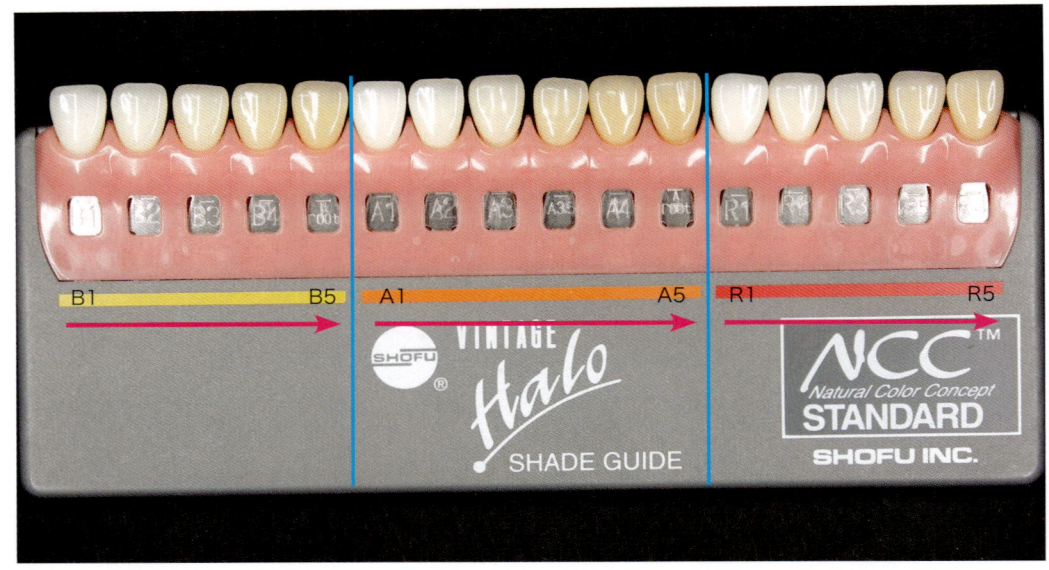

Fig.20 NCC シェードガイド（スタンダード）．バリュー（明るさ）別ホルダーの３枚のうち，標準の明るさの色調を配列してあるホルダーであり，これを NCC シェードガイドのシステムの基本色としている．ホルダー内の配列はヒュー（色相）別に分けられており，左から「B 系統色（黄色の系統）」「A 系統色（Limin シェードの A 系統に比較的近い色）」「R 系統色（赤みの系統）」となっている

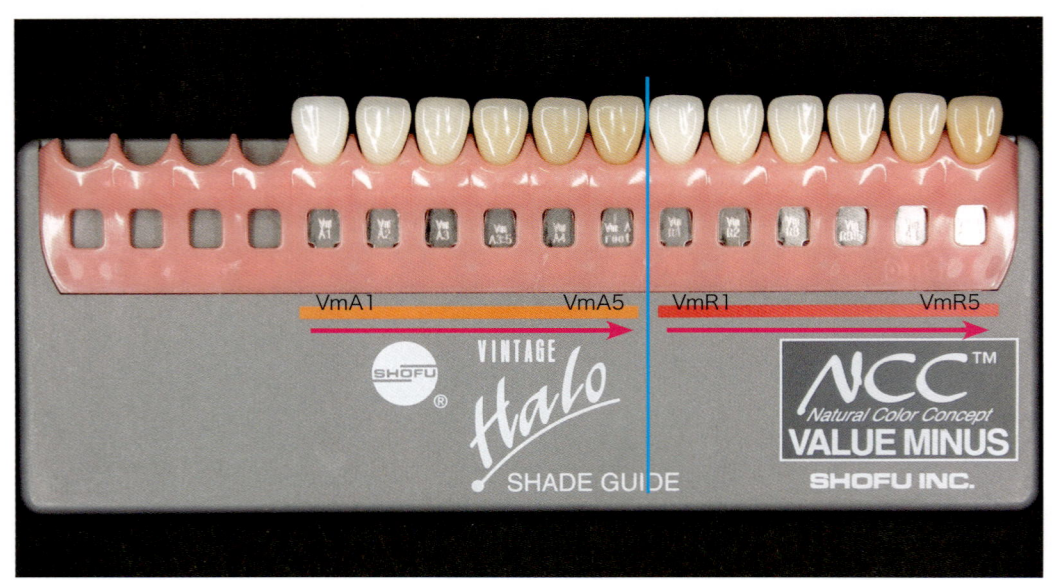

Fig.21 バリューマイナスのシェードガイド．Lumin シェード由来の C，D 系統色の問題点を修正・改良した，スタンダードよりも暗い色調群．A 系統に対して VmA 系統，R 系統に対して VmR 系統とそれぞれ同様の濃度間隔で製作されている．天然歯の測色結果より黄色系統（B 系統）の暗い色は存在しなかったため，同色調は設定されていない

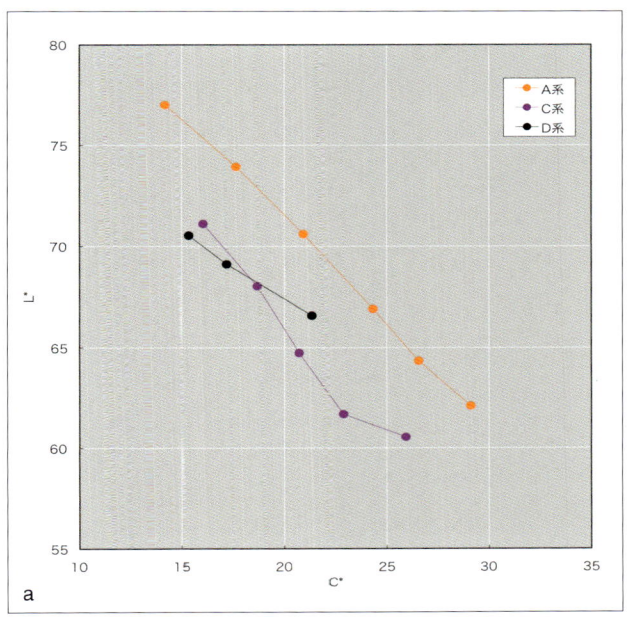
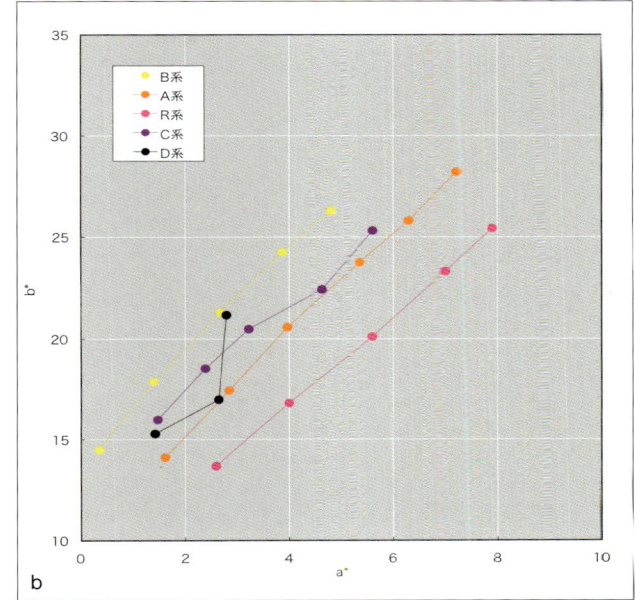

Fig.22-a, **b** NCCシェードのA系統，B系統，R系統とLow ValueのC，D系統のプロット図．L*-C*平面図では，C系統はA系統より左下方に位置していることからA系統より暗くなっている（明度が低い）．a*-b*平面図ではC系統はA系統とほぼ重なっており，2つの系統の色相（色の種類）がほぼ一致していることを示す（文献[43]より引用・改変）

a) Lumin シェードC系統の問題点

標準となるLuminシェードのA系統とC，D系統をプロットしたa*-b*平面図を見ると，C系統はA系統とほぼ重なっていることがわかる（**Fig.22-a, b**）．これは2つの系統の色相がほぼ一致していることを示している．L*-C*平面図においては，C系統はA系統より左下方に位置しており，C系統はA系統より暗い（明度が低い）ことがわかる．これらのことから，C系統はA系統と色相が同じで，かつ明度が低い色調群であることが理解できる．

しかし，C系統はA系統のプロットのように直線的に並んでおらず，トーン（濃度）のレベルがA系統とは大きくずれており，A系統と同列に色調を配合したり，単純に換算（シフト）したりすることができない．

一例として，A2に対応するC系統の同一濃度はC2ではなくC1であるので（Chapter2の **Table.2** 参照），複雑な番手の換算を行い陶材を配合せねばならず，例えばA1を暗くする調合が難しいことは容易に想像がつく．また，プロットがA系統と平行して並んでおらず，濃度レベルを移行させた際に明度のレベルまでも変わってしまうという不都合が存在している．

なお，あえて同一座標上の比較は行わないが，Low ValueではLuminシェードのC，D系統の持つ不都合を改善した配色がされていることを付記しておく．

b) Lumin シェードD系統の問題点

D系統を色相の1種と考えたときにまず不自然に思うのは，D1の色番手が存在しないことである．

a*-b*平面図を見ると，D2とD3はA系統と同等の色相であるが，D4のプロットは逆「く」の字を描くように黄色方向に曲がり，D4だけが全く異なるB系統の色相になっているなど，脈絡のない配色がなされていることがわかる．

L*-C*平面図においては，D系統はA系統より左下方に位置しており，D系統はC系統と同様に明度が低いことを示している．

以上のような問題点を払拭するために開発されたのがバリューマイナスである．すなわち，バリュープラスやスタンダードと同様に，均等な濃度間隔をもって製作されたバリューマイナスシェードガイドとレシピ表がNCCシステムに追加され，この色調群にマッチする各色陶材も同時に発表された（**Fig.23-a, b**）．

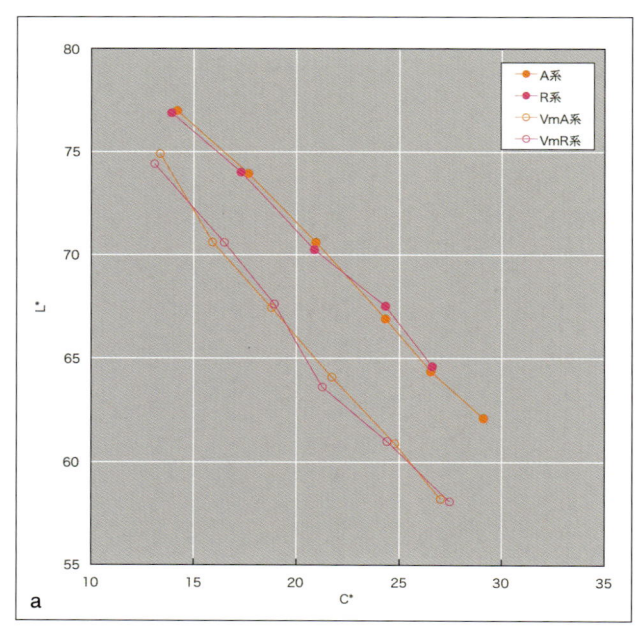 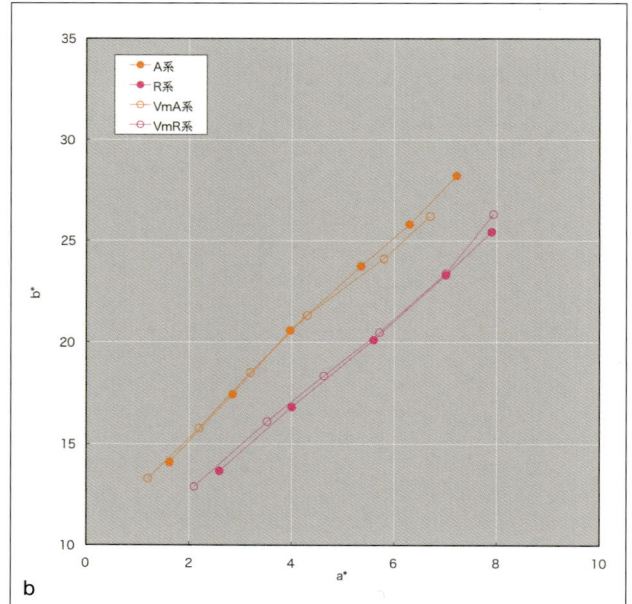

Fig.23-a, b　バリューマイナスシェードのプロット図. A 系統とバリューマイナスの A 系統, R 系統とバリューマイナス R 系統をプロットしてみると, L*–C* 平面図では同一のバリュー（明るさ）が, a*-b* 平面図では同一の色相が重なっていることを示している（文献 [43] より引用・改変）

　これにより, 前述したような不規則で複雑な番手の換算作業から術者が解放され, 臨床の確実性と効率を向上させることが可能となった. 天然歯は患者の増齢とともに明度が低くなる傾向があるが, バリューマイナスを用いることでそのような症例への対応も容易となる. 歯科における受診年齢から見ても, バリューマイナスシェード（特に, 暗い赤みの色調である VmR 系統）の適応頻度は比較的高いことが予想できる. なお, 天然歯の測色結果から黄色系統（B 系統）の暗い色は存在しなかったため, 同色に対応する色調は設定されていない.

　以下, バリューマイナスの各色について述べる.

c) バリューマイナスシェードの表色法と必要性

■ VmA 系統

　VmA 系統は L*–C* 平面図において A 系統（濃度線）と平行であり, 濃度間隔が A 系統と同じでありながら, バリュー（明るさ）マイナス方向に明度が低い（暗い）色調群である.

　a*-b* 平面図では, VmA 系統は A 系統とほぼ重なっており, A 系統と同じ色相で, かつバリュー（明るさ）が低い（暗い）色調群であることがわかる. C 系統プロットと比較すると, 濃度幅や傾斜が改善されていることがわかる（Fig.24-a, b）.

■ VmR 系統

　VmR 系統も VmA 系統と同様に, L*–C* 平面図において A 系統（濃度中心線）と平行であり, 濃度間隔が R 系統と同じで, バリュー（明るさ）が低い（暗い）色調群である.

　a*-b* 平面図を見ると, VmR 系統は R 系統とほぼ重なっており, R 系統と同じ赤みの色相で, バリュー（明るさ）が低い（暗い）色調群である.

　ShadeEye による測色データからも, 天然歯にはバリューマイナスに対応する赤みの強い色調群が非常に多く存在している. VmR 系統のような色調群（C 系統）に準ずる明度でありながら, より赤みの強い色調群が求められていたのである（Fig.25）.

　NCC システムのねらいを改めて述べるとすれば, やや乱暴な表現ではあるが, 「無限とも言われる天然歯色調を表すにはあまりにも無秩序で大雑把な比色見本に対して方向性を持たせ, 上限・下限を設定してその中間部分を増色し, 目標天然歯の画像から目指す色調がどのあたりに位置しているかを明確にするためのパーティション（仕切り）を設けること」であると考えている.

　これにより, シェードマッチング操作において, たとえば A3 よりも「明るいか暗いか」「濃いか薄いか」「赤いか黄色いか」といった区別が従来に比べて格段に行いやすくなっている.

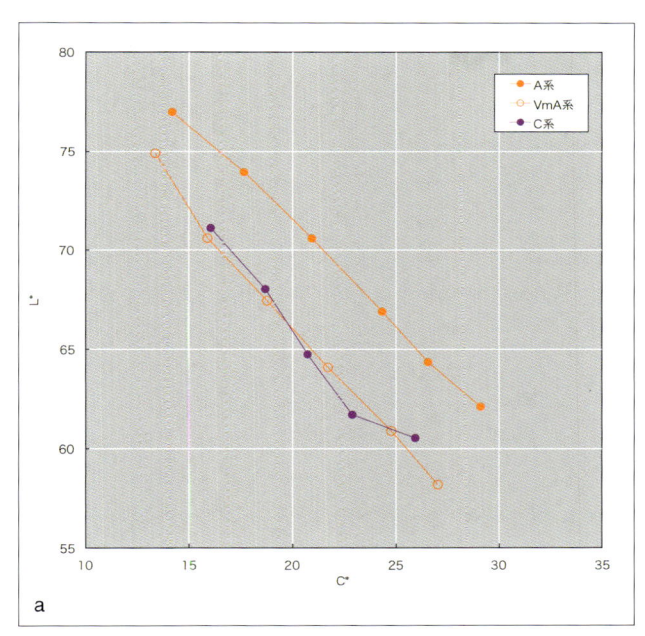
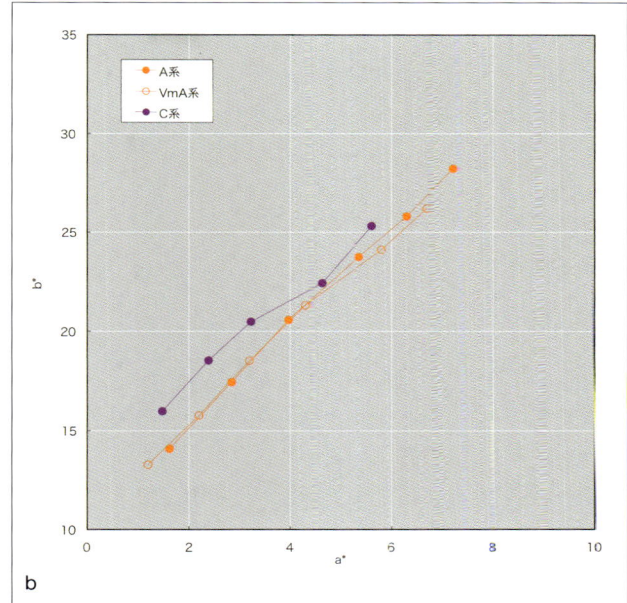

Fig.24-a, b A系統，C系統，VmA系統のプロットの比較図．Lumin シェードより改良の余地を残した形で製作された NCC シェードの C 系統であったが，VmA 系統ではスケールと傾きが大幅に改善されている（文献 [43] より引用・改変）

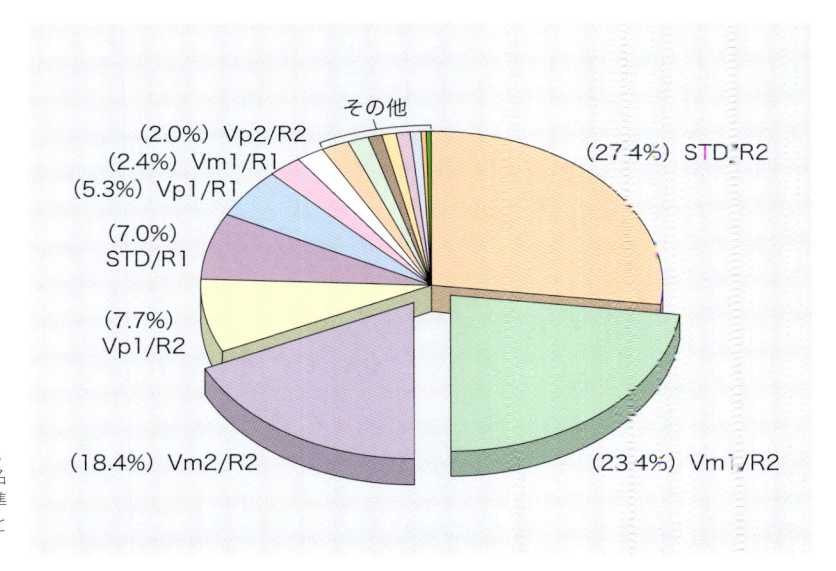

Fig.25 ShadeEye による天然歯測色データの，バリュー（明るさ）別の色相分布．測色者数 550 名強，3,100 歯余りの測色データからも，C 系統に準ずる明度でより赤みの強い色調群が必要であることがわかる（文献 [49] より引用・改変）

　一見すると取り組みにくいようにも思えるが，経験を積むことによって，色を空間的に捉え，そのスケールや方向を頭のなかで構築できるようになる．そのようにしてセラミックスクラウン製作を含むシェードマッチングへの理解が進めば進むほど，より一層の誤差の軽減が可能になる．すなわち，NCC システムは筆者を含めた「ごく一般的な歯科技工士でも高いアベレージでの仕事を簡便に行い続けることを可能にしたシステム」なのである．

　とはいえ，NCC システムにもまだまだ改良の余地は残されている．開発者によれば，L*-C* 平面図や a*-b* 平面上において完全に等間隔で直線的なプロットの色調群を設定することは，技術的にも十分可能とのことである．それが実現できたとき，NCC システムは本当の意味で完成する．そしてそれには，あまねく歯科技工士が色と天然歯の色調再現について正しい理解を持っていることが大前提となるのである．

Chapter 4
各社シェードガイドの色調構成の比較

NCC システムと他のシェードシステムの色空間の比較

1. 各社シェードガイドの概要と構成分析

NCC システムの有用性を検証するために，わが国で使用されている他の主なシェードガイドの検証を試みる．検証するシェードガイドは，NCC シェードガイドのほか，以下の5つである（**Fig.1 ～ 6**）．

- Lumin シェードガイド
- VITA Classical シェードガイド（以下，Classical シェード．VITA）
- クロマスコープシェードガイド（以下，クロマスコープ．Ivoclar Vivadent）
- VITA 3D Master シェードガイド（以下，3D Master．VITA）
- ノリタケシェードガイド（以下，ノリタケシェード．クラレノリタケデンタル）

以下の4つの観点より，Chapter3で分析を行ってきたNCCシェードガイドのデータと比較し，検討を行う（**Fig.7**）．

- 天然歯の色空間に対して，各シェードガイドの持つ広がりを比較するエリアの検討
- それぞれのシェードガイドナンバーの色調が空間的にどの位置にあるかを探るポジションの検討
- 各シェードタブ間のスケールの検討
- 各色調同士がどのような位置関係で配色されているかを探るベクトルの検討

なお，使用する各社シェードガイドのプロットデータは，すべてのシェードタブに3回ずつ器械測色〔45°照明／0°受光，非接触式測色器『DCCM-I』（松風）を使用〕を行い，その平均値を各シェードタブ固有のデータとした．

2. 各社シェードガイドのエリアの検証

はじめに，各社シェードガイドが天然歯の色空間を網羅しているかどうかを検証する．

山本が作成したU座標変換による天然歯色空間とNCC シェードガイドのプロット図は，天然歯の色空間のほぼ全体を網羅している．これと各社シェードガイドのエリアを比較することで，天然歯空間に対する各社シェードガイドの空間を，大まかではあるが捉えることができると考えたからである（**Fig.8 ～ 13**）．

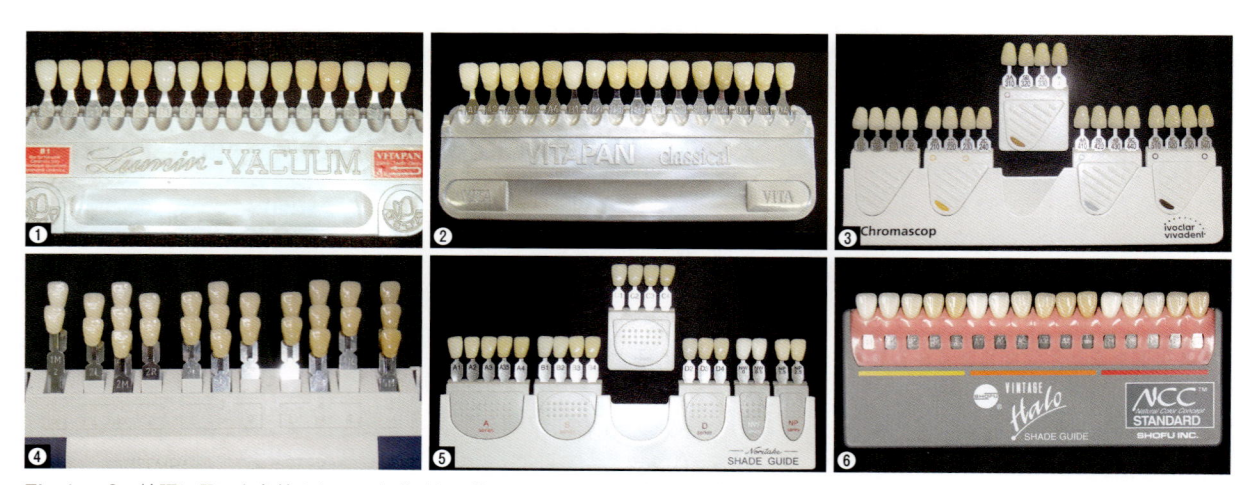

Fig.1 ～ 6 検証に用いた各社のシェードガイド．①Lumin シェードガイド，②Classical シェード，③クロマスコープ，④3D Master，⑤ノリタケシェード，⑥NCC シェードガイド

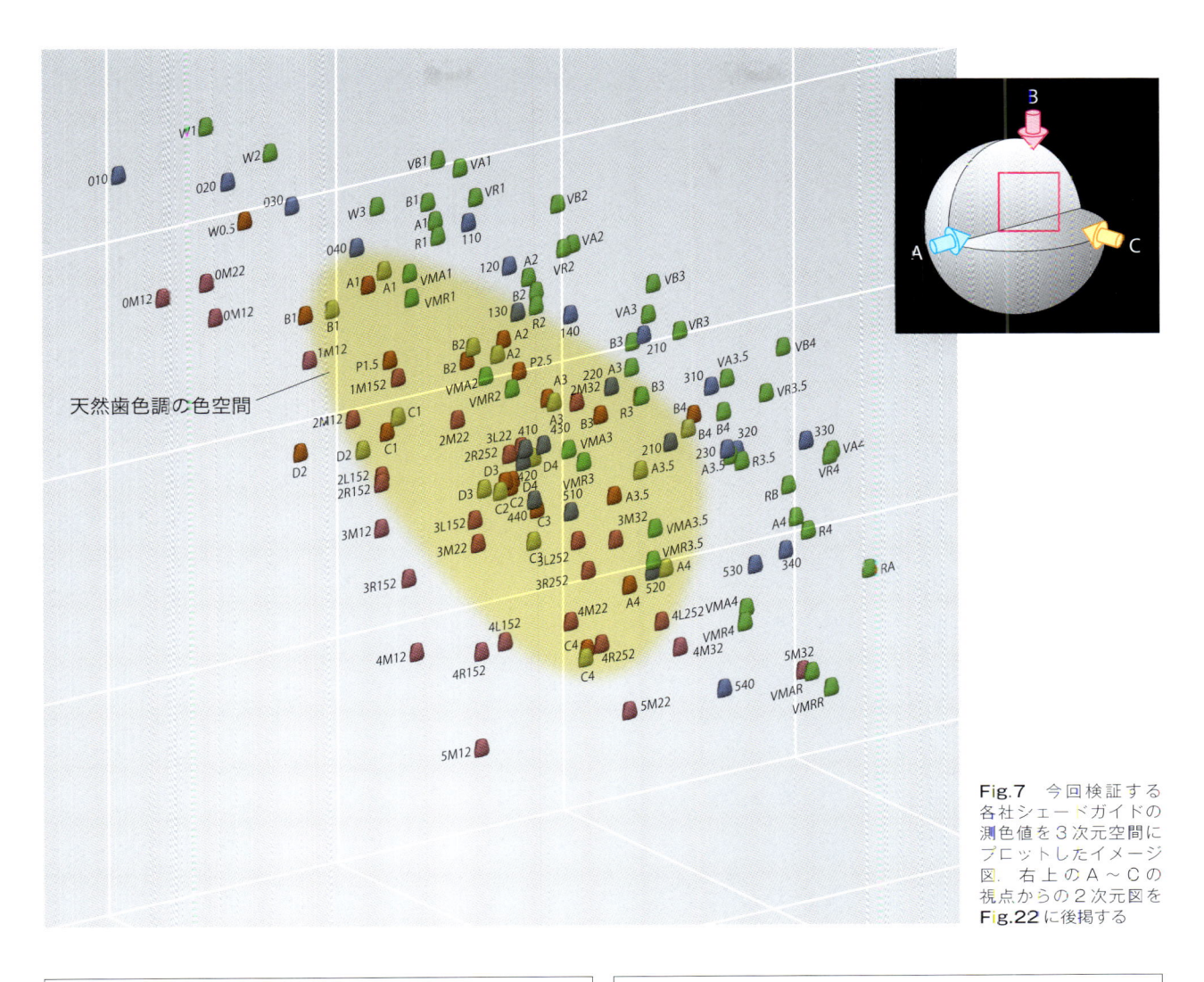

Fig.7　今回検証する各社シェードガイドの測色値を3次元空間にプロットしたイメージ図．右上のA～Cの視点からの2次元図をFig.22に後掲する

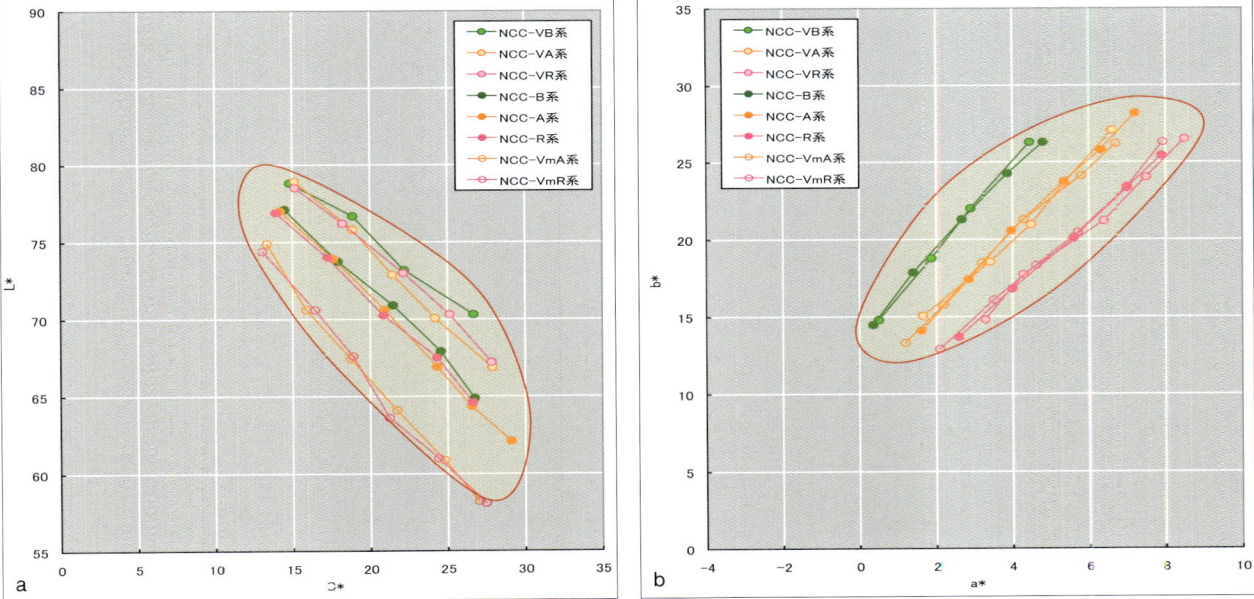

Fig.8-a, b　NCCシェードガイドの測色値によるプロット図．**a**はL*-C*平面図，**b**はa*-b*平面図である（以下 **Fig.13** まで同じ）．NCCシェードガイドのエリアはほぼ天然歯色空間を網羅していることから，そのプロットエリアと他のシェードガイドのエリアを比較対象とする．ただし，プロットの外周を結ぶ線の引き方によりエリアの大きさが変化するため，あくまで大まかな空間の比較にとどめる

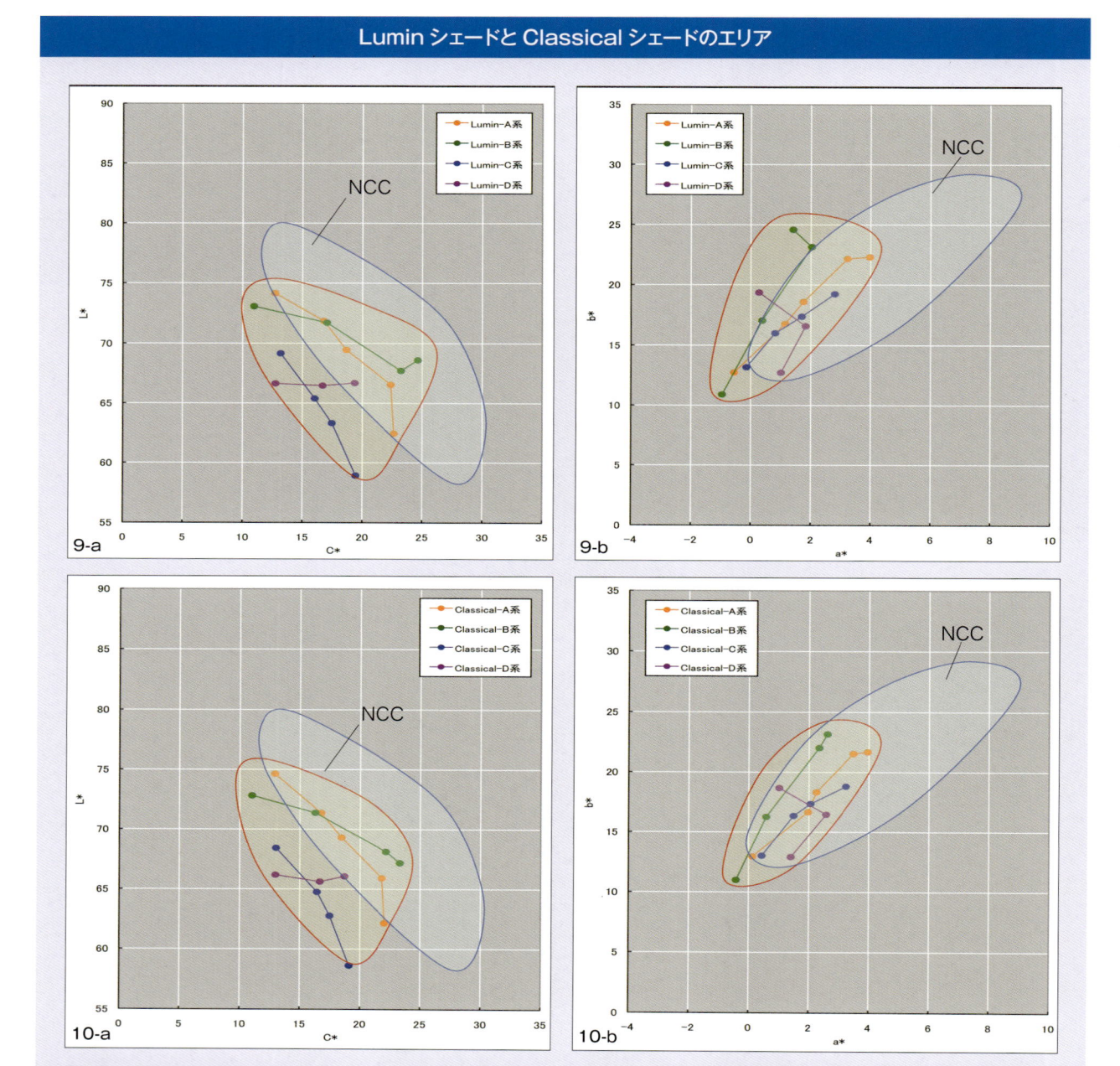

Fig.9-a, b, 10-a, b　同，Lumin シェードと Classical シェード．Classical シェードは，B4 に相当するプロットなどでは Lumin シェードから多少修正されているため，そのエリアの形状も変化している．しかし，L*-C* 平面図を見ると全体的に暗い位置のプロットが多く，A 系統色は NCC のバリューマイナスシェードに相当することがわかる．a*-b* 平面図では，Classical シェードの C 系統色が Lumin シェードよりも赤みにシフトした配色となっているため，NCC シェードガイドのエリアに近付いている．しかし，全体的に彩度の高い（濃い）色調が不足していることは明らかである

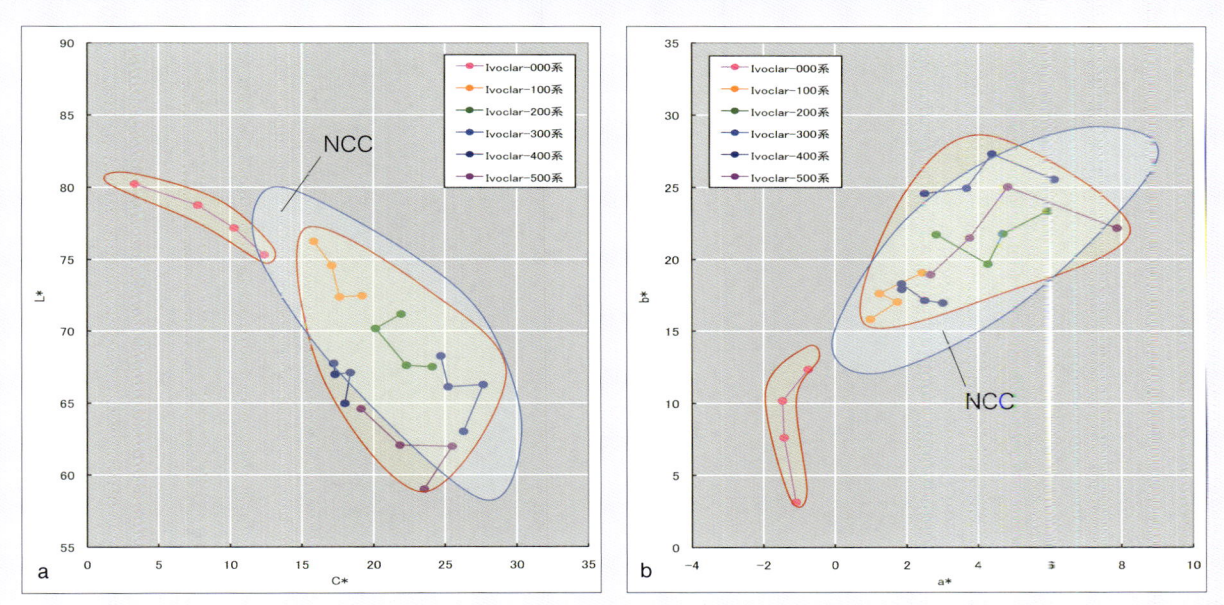

Fig.11-a, b 同，クロマスコープ．L*-C*平面図，a*-b*平面図ともに2つのエリアを示している．OOO系はいわゆるブリーチシェードである．それぞれのグループの分析は後述するが，一見すると統一性がない配色と思われ，特にL*-C*平面図上のエリアは囲み方によりイメージが大きく変わるため，何度か作図を試みた．しかし，両平面図ともに，シェードガイド全体の配色エリアについては，当初の予想に反してNCCシェードガイドのエリアと大差ないものであった

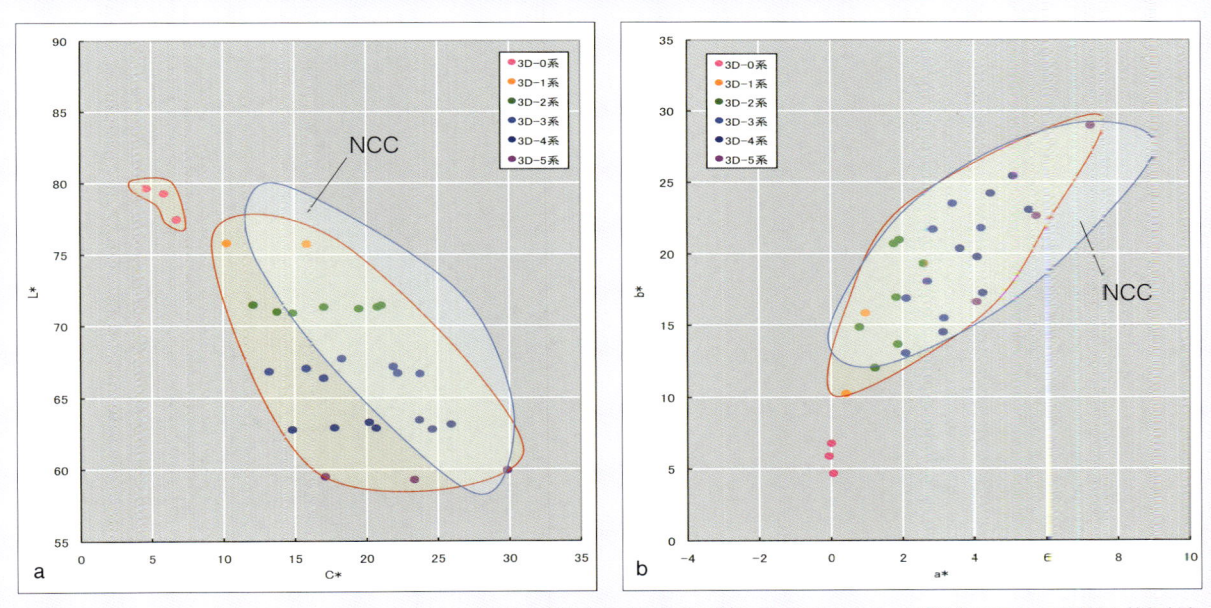

Fig.12-a, b 同，3D Master．その名のとおり，天然歯の色調を3次元空間で捉えていることから，NCCシステムとの適当な比較対象として本Chapterでは特に詳しく言及する．VITA社によれば，Luminシェードは世界的に普及したが，そのシステムに体系的ではなく，天然歯の色空間に対して不足する部分がある一方で，複数の色調が重複していることが問題だったとしている．L*-C*平面図ではLuminシェードやClassicalシェードと同様の傾向であり，VITA社の伝統からか，暗い位置に設定されている．a*-b*平面図ではほぼ同一といってもよい広がりを見せている．このことから，3D Masterは，明るい（バリュープラス系）色調が不足し，暗い配色が多いものの，ヒュー（色相）のエリアの広がりはほぼ天然歯の色空間を網羅しているといえる

ノリタケシェードのエリア

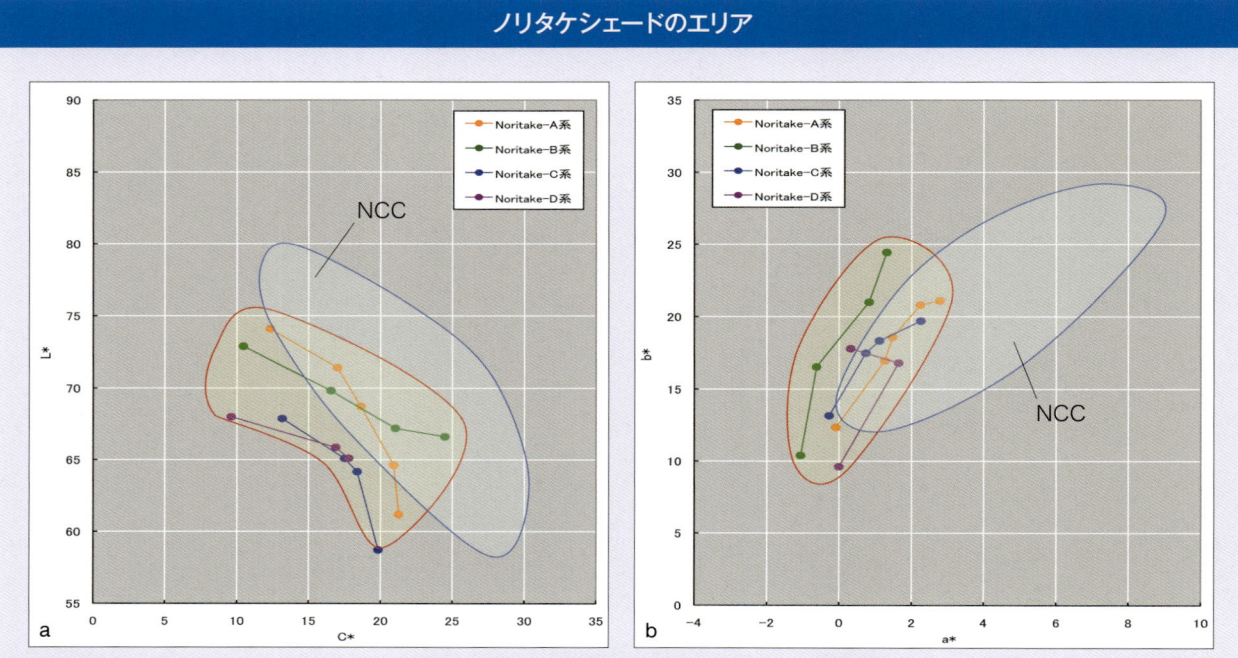

Fig.13-a, b　同，ノリタケシェード．L*-C* 平面図では，基本的に Lumin シェードの表色法を採用し，暗い色調群が多い．a*-b* 平面図ではイエロー系にシフトし，レッド系の色調群が不足している．彩度の高い（濃い）色調の不足も顕著である

NCC シェードと各社 A3 相当色のポジションの比較

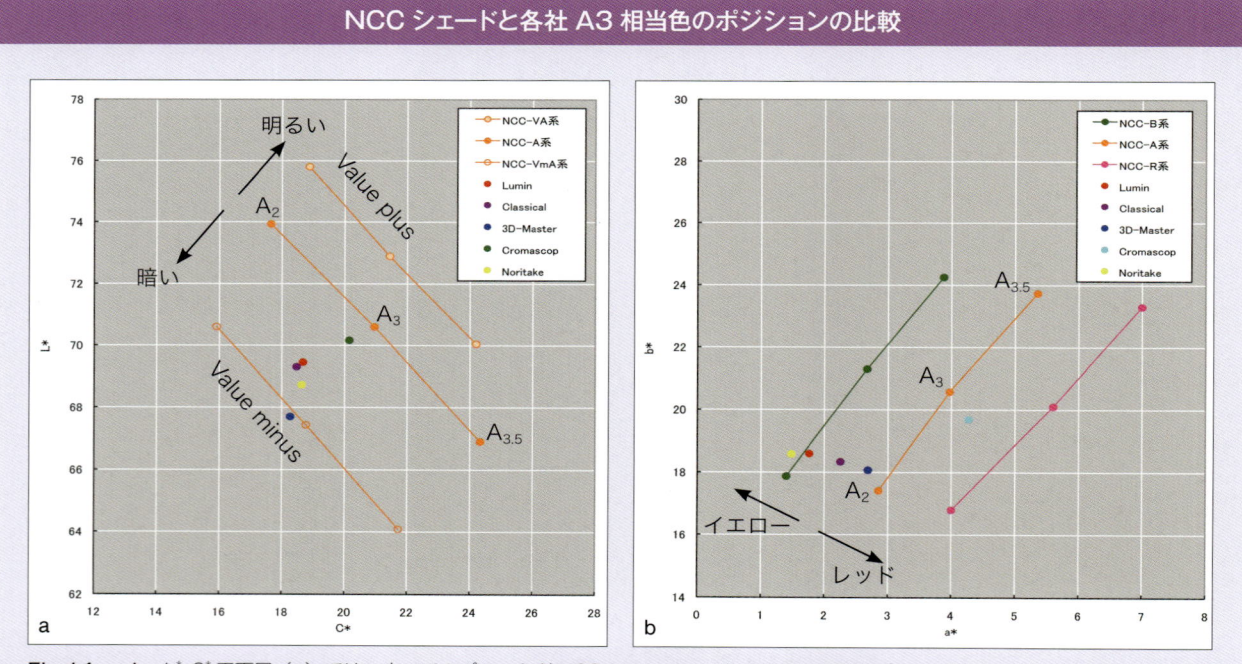

Fig.14-a, b　L*-C* 平面図（**a**）では，すべてのプロットが NCC シェードの A3 より暗い位置にプロットされている．Lumin シェード，Classical シェード，ノリタケシェードの A3 は近似し，NCC シェード分布では VmA2.5，3D Master シェードは VmA3 と，NCC より 2 ランク暗い位置が中心である．クロマスコープは比較的明るい位置にプロットされている．a*-b* 平面図（**b**）ではクロマスコープ 220 以外はすべて B2 〜 A2 の色相を表し，Lumin シェードとノリタケシェードは NCC シェードの B2 に近似する．クロマスコープの 220 は NCC シェードの A3 と近似するが，その他のシステムは比較して暗く，イエロー系統で，薄い色調群が中心である

3.　各社シェードガイドのポジションの検証

　各社シェードガイドの中心となる色番手が，天然歯色空間に対してどの部分に位置しているかを検証するた め，中心の色調を拡大した L*-C* 平面図，a*-b* 平面図にプロットし，NCC シェードの中心となるいくつかの色調をプロットしたエリアと比較する．

クロマスコープのスケールとベクトル

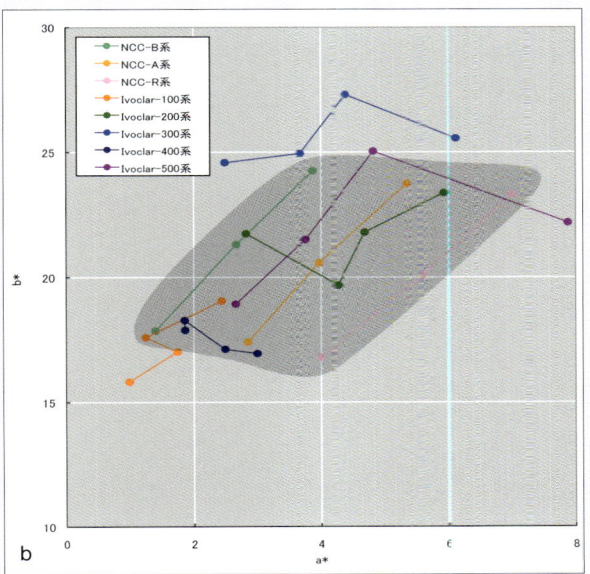

Fig.15-a, b　クロマスコープのL*-C*平面図, a*-b*平面図. グレーの網掛けはNCCの範囲を示す（以下, **Fig.17**まで同様）

検出に使用した色番手は「Luminシェード→A3」「Classicalシェード→A3」「クロマスコープ→220」「3D Master→3M2」「ノリタケシェード→A3」とした（**Fig.14-a, b**）. 上記のプロットの比較に使用したNCCシェードのエリアは「VA2〜VA3.5」「A2〜A3.5」「VmA2〜VmA3.5」である.

4. 各社シェードガイドのスケールとベクトルの検証

次に, 各社シェードガイドの色番手のスケールとベクトルを検証する. ここではクロマスコープ, ノリタケシェード, 3D Masterの3種類のシェードガイドについて, NCCシェードの中心エリアである「VA2〜VA3.5」「A2〜A3.5」「VmA2〜VmA3.5」を同一平面上にプロットして比較を行う.

① クロマスコープ

L*-C*平面図（**Fig.15-a**）を見ると, 100系, 200系, 300系, 400系, 500系（ここではホワイトニングシェード000系は省いた）の色調群に分類されているが, それぞれの系統色の距離・方向とも法則性はなく, まるで星座表を見るかのようである. しかし, この色調群を詳しく観察すると, 100系〜300系は, NCCシェードの

A系統の濃度線とほぼ同一の方向性でプロットされており, 大まかに濃度順に配色されている.

しかし, a*-b*平面図（**Fig.15-b**）から色相を比較すると, 各色調群の細かいプロット同士の関係も, 色調群自体の方向性も系統立ったプロットは観察できない. このため, 各系統の色調群の比較としては, 100〜300系が標準の明るさの濃度線にかろうじて準拠した位置に配色されているが, その色相（オレンジ系やレッド系などの色の種類）別の一貫性はほとんど感じられず, 色見本として適切かは疑問が残る.

② ノリタケシェード

ノリタケシェードはLuminシェードの呼称を基準としているため, 配色もそれに準じており, 配列やスケールに関して, 両者に大きな違いはない. しかし, 測色データをプロットして詳しく観察してみると, いくつかの相違点も見受けられる.

NCCシェードとの違いはLuminシェードと同様であるが, ここではあえてLuminシェードの配置ベクトル図と比較する（**Fig.16, 17**）.

A系統では, A1, A2まではLuminシェードよりも明るい設定であるが, A3〜A4はかなり暗い配色となっ

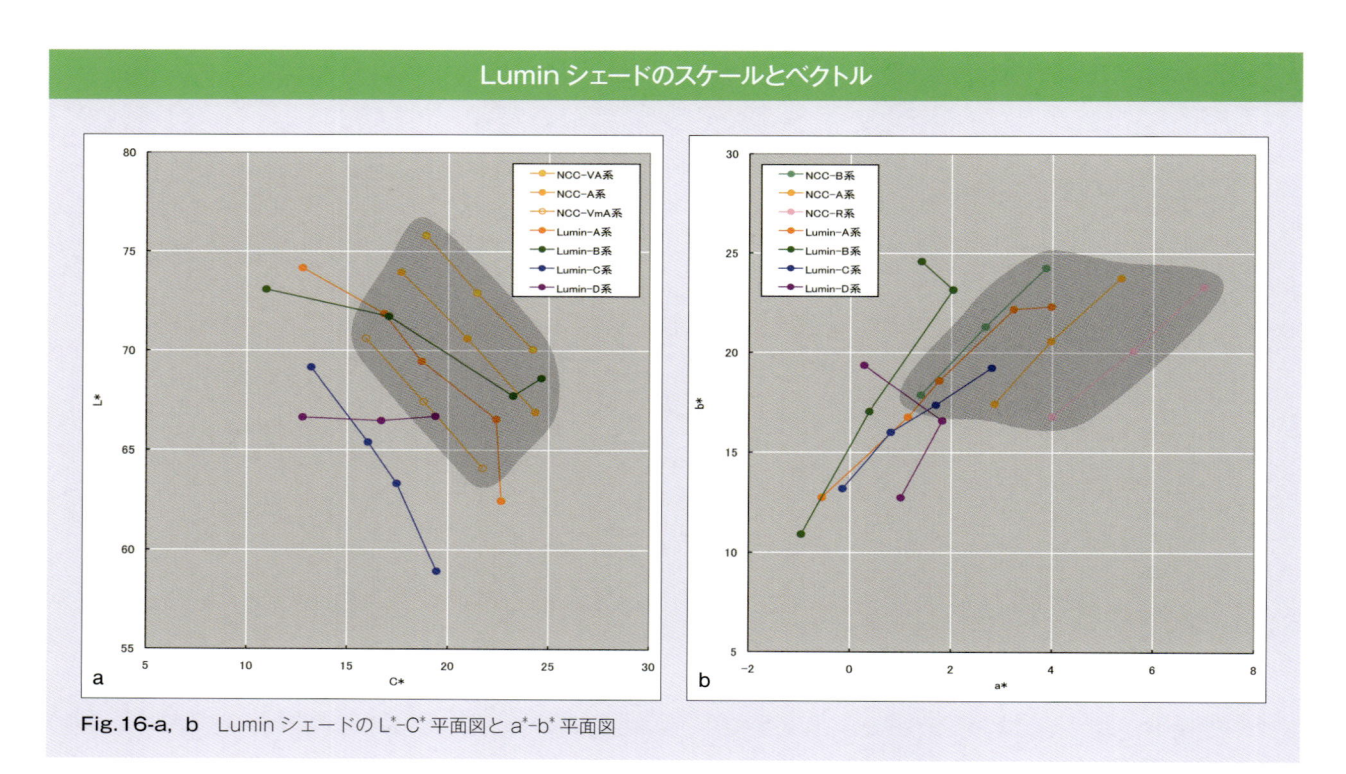

Lumin シェードのスケールとベクトル

Fig.16-a, b Lumin シェードの L*-C* 平面図と a*-b* 平面図

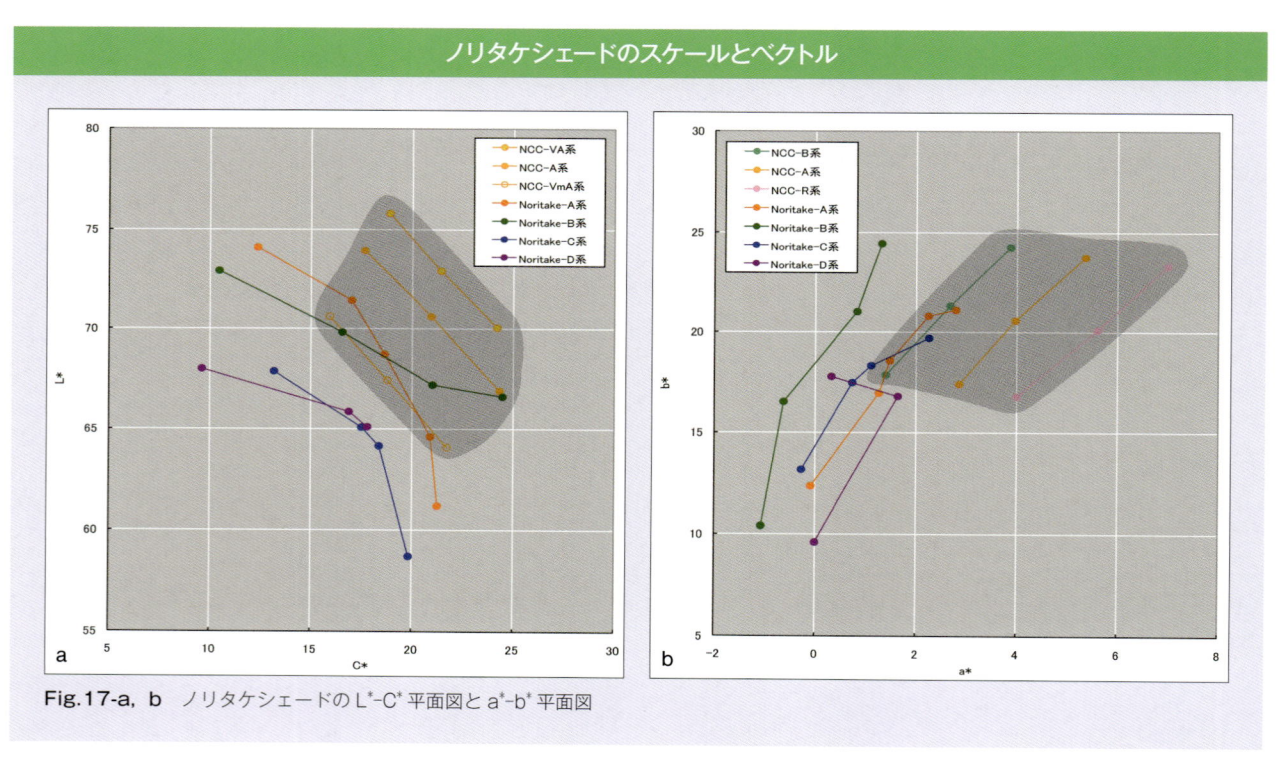

ノリタケシェードのスケールとベクトル

Fig.17-a, b ノリタケシェードの L*-C* 平面図と a*-b* 平面図

ている．a*-b* 平面図の色相では両者とも NCC シェードの B 系統に近似しており，大きな違いはない．

　B 系統では，L*-C* 平面図を見るとノリタケシェードの B2 が多少暗くなっていることと，B3⇔B4 のスケールが Lumin シェードより改善されているのがわかる．

a*-b* 平面図では，Lumin シェードよりもイエロー系にシフトしているが，B3⇔B4 のスケールは色相においても改善されている．

　C 系統では，L*-C* 平面上で A 系統と比較すると，各プロット間のスケールは異なるものの，その角度は近

3D Master のスケールとベクトル

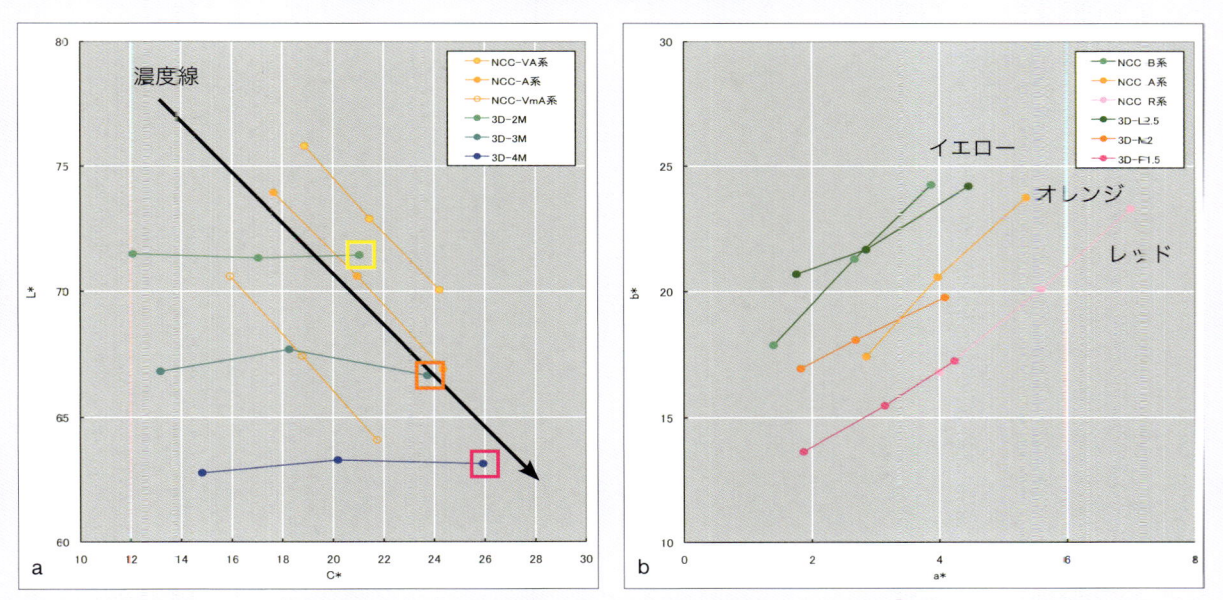

Fig.13-a, b L*-C* 平面上の濃度線に平行にプロットされている NCC シェードに対して，3D Master ではグラフの横軸（明度）に平行に配色されている．一方，a*-b* 平面図では傾きは異なるものの，両システムとも色相別にプロットされている．**a の 3 色の囲みは Fig.20** のタブの囲みに対応している

似させようとしていることがわかる．開発コンセプトとして，C 系統が A 系統の暗い色調であることを了解したうえでの措置であることが予想される．色相に関しては大きな違いにない．

D 系統では，Lumin シェードの D 系統がほぼ同一明度にプロットされているのに対して，ノリタケシェードはトーン（濃度）の概念に沿った方向に改善されており，もともと脈絡のない D 系統色に方向性を持たせようという苦心の跡が偲ばれる．しかし，D2・D3 が C2 の値に近似しすぎていることと，D2⇔D3 と D3⇔D4 のスケールの違いが顕著である．色相に関してもスケールの違いはあるものの，両者の方向に大きな違いは見られない．

③ 3D Master

VITA 社が 3D Master を開発するきっかけとして，前述したとおり，天然歯の色空間に対して不足部分があるとともに，複数の色調が重複していることが問題であったとしている．そこで，L*-C* 平面図でも a*-b* 平面図においても，同一平面上にプロットした NCC シェードの VA2 ～ VA3.5，A2 ～ A3.5，VmA2 ～

VmA3.5 と同様に重なり合っている色調群はなく（**Fig.18-a, b**），NCC シェードと同様の改良がなされている．しかし，3D Master と NCC シェードの大きく異なる点は，NCC シェードは Lumin シェードの明度（L*）と彩度（C*）を混合したトーン（濃度）の概念を高く評価してそのまま採用したことである．これに対して，3D Master は発売当初，Lumin シェードを否定する立場をとっており，全く異なる L*a*b* 表色系の明度（L*），彩度（C*），色相による表色法を取り入れたのである．

ただ，その真意は知る由もないが，その後 Lumin シェードに多少改良を加えた他はほぼ同じ構成のものを「Classical シェード」という名称で復活させている．つまり，NCC システムと 3D Master は，ともに天然歯の色調を 3 次元空間で捉えているが，その属性は根本から異なっていることを示している．3D Master の配色を分析すると，以下のようになる．

・明度（L*）で5段階にグループ分けし，高明度（明るいもの）から低明度（暗いもの）にかけて数字の1～5で表示している

・2，3，4の各明度グループの中を L（黄色系），M

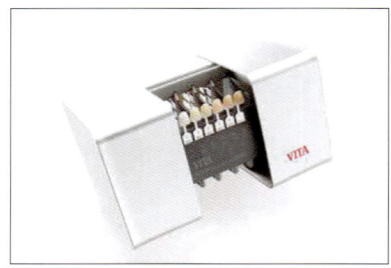

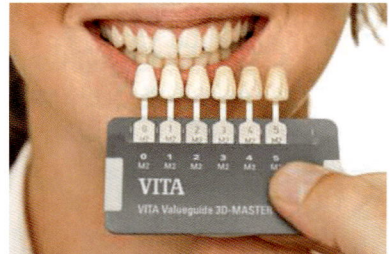

Fig.19-a, b　かつて VITA 社は，2009年に『Linerguide 3D-Master』を発表したが，使用順と各ホルダーへの装用以外は，各シェードタブの名称や配列法に変更は見られないため，3D Master と同様のシェードガイドと判断しても差し支えないと筆者は考えている

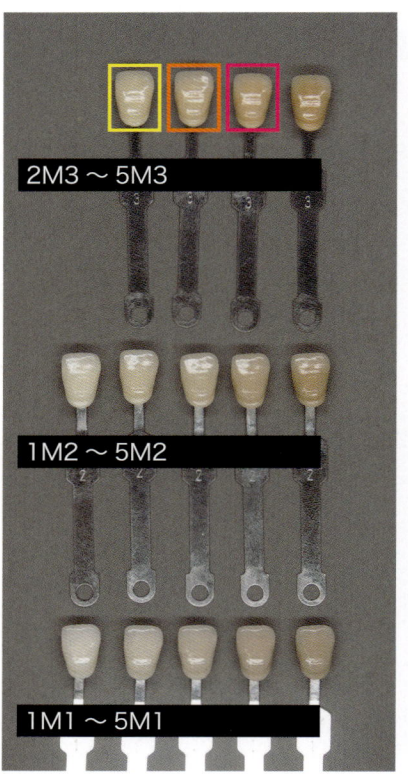

Fig.20　明度グループごとにまとめられている 3D Master のシェードタブをホルダーから外し，濃度線に沿うようなプロットに位置するシェードタブをピックアップして並べてみた状態．各色の差が明確である．しかし，このように濃度線に沿った配列は部分的には可能であるが，3D Master 全体の a*-b* 平面プロット図における色相の統一性は見られない（前頁のプロット図と比較してほしい）

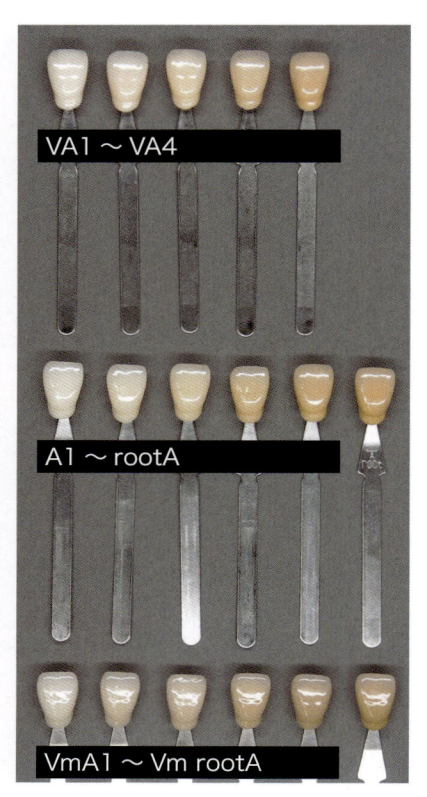

Fig.21　3D Master に対して NCC シェードでは，トーン（濃度）順に並べたシェードタブは，オレンジ系統（A 系統）以外のイエロー系（B 系），レッド系（R 系）のグループにも一貫したスケールと方向性を持たせている．a*-b* 平面図での配列が整然としていることからもそれが理解できる

（中間色），R（赤み系）の3つの色相グループに分けている（明度1グループと明度5グループについては，Mの色相のみ）

・各色相グループのなかを彩度（C*）で5段階に分け，高彩度（鮮やかなもの）から低彩度（くすんだもの）にかけて数字の3，2.5，2，1.5，1で表している〔Mの色相グループは3段階（明度1グループについては1と1.5の彩度レベルのみ），LとRの色相グループは2段階の彩度レベルに分けられている〕．

VITA 社は，2009 年に『Linerguide 3D-Master』を発表しているが，シェードテイキング時の使用順と各ホルダーへの装用が変更されただけで，各シェードタブの名称や配列法に変更は見られないため，これは 3D Master と同様のものと判断して差し支えないと筆者は考えている（Fig.19-a, b）．

ここで再度，Fig.12-a, b に示したプロット図，すなわち 3D Master の 2M～4M をプロットした L*-C* 平面図および 2L～4R をプロットした a*-b* 平面図と，NCC シェードの中心エリアに配色されている VA2～VA3.5，A2～A3.5，VmA2～VmA3.5 を同一平面上にプロットして比較を行う．

L*-C* 平面図では，オレンジ系（A 系統）のバリュープラス，スタンダード（±0），バリューマイナスともに人の目が判別しやすいトーン（濃度）線に平行にプロットされている．

一方，3D Master の 2M～4M は，おそらくシェードタブの色調を決定する際に，天然歯の器械測色値をプロットした，L*a*b* 表色系の色空間によってのみ分析したものと想像される．それは，L*-C* 平面上で，測色値のプロットが L* 値ごとに分かれ，C* 軸に平行に（水平に）並んでいることからも容易に理解できる．

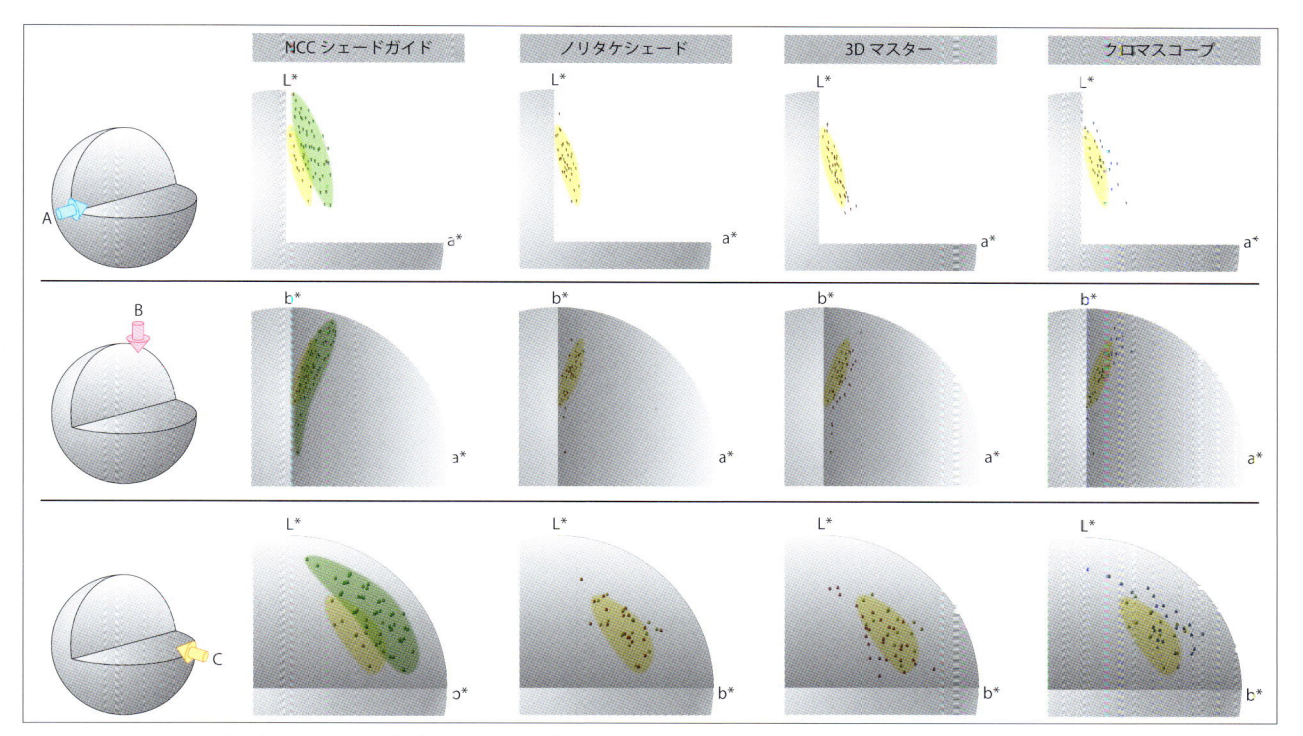

Fig.22 Fig.7で示した各社シェードの測色値を，A～Cの矢印の方向からの視点で見たイメージ図．黄色い網掛けはLuminシェードのエリアを表し，緑の網掛けはNCCシェードのエリアを表している．各社のエリアの広がりと比較していただきたい

このことは，NCCシェードのトーン（濃度）の属性を説明するときに，人の目で明度と彩度を分離して判断することはきわめて困難であることを繰り返し述べてきたことから，読者諸氏にはご理解いただけると思う．つまり，判別しにくい配列のシェードガイドは，地図の縮尺のような統一された基準とはなりえないのである．

次に，同一の明るさごとにまとめられているグループを，濃度順に配列してあるNCCシェードと比較した（**Fig.20，21**）．元の配列と比較するまでもなく，各シェードタブの色調の違いが明確に判断できる．このシェードタブの番手は，NCCシェードのトーン（濃度）の配列と近似した平行的な状態に近づくのである．一方，a*-b*平面図においては，両者の傾きは多少異なるものの，それぞれが色相別に分類されているのがわかる．

最後に，3D MasterとNCCシェードの特徴と相違点を示す．

・両者とも天然歯の色調を3次元空間で捉えている
・Luminシェードで不足する色調を補って天然歯の色空間全体を網羅し選択肢を増やした
・3D MasterはL*a*b*表色系そのままの明度・彩度・色相の属性によって平均的に区分している
・NCCシェードは明度（L*）と彩度（C*）を混合したトーン（濃度）の概念に加え，バリュー（明るさ），ヒュー（色相）の独特のパラメータを信用している．

以下の検証から，NCCシェードとその他のシェードガイドの根本的なコンセプトの違いを明確にすることができ，相違点を浮き彫りにすることができたと考えている．天然歯のような特異な色調を目視評価によってシェードテイキングを行うという観点からは，NCCシェードと比較して，他のシステムでは何らかの改善を要する点を抱えていることがご理解いただけたのではないだろうか．

われわれ歯科技工士や歯科医療従事者が使用する色見本が真に備えるべき機能とは，人の目で判別がつきやすい配色の属性を持ち，そのすべてが一貫した法則性を持っていることである．トーン（濃度）の属性を活用し，L*-C*平面図，a*-b*平面図ともに法則性，規則性に沿ったプロットで配色されているNCCシェードガイドこそが，色見本としての必要条件を満たしていることが裏付けられたのである（**Fig.22**）．

Chapter 5

ジルコニアフレームの透過性と陶材焼付時の色調解析
～ジルコニアの透過性が与える影響調査～

ジルコニアとアルミナの透過率と反射率の比較

　ジルコニアクラウンの大きな利点として，フレームの持つ透過性により高い審美再現が可能であることは読者諸氏もご承知のとおりである．したがって，フレームの透過性には，審美補綴に携わる多くの臨床家が高い関心を抱いていることと思う．無論，フレームの透過性は審美性の獲得に資するものであり，近年では複数の歯科材料メーカーからフルカントゥア用の透過性の高いジルコニア素材が次々と発売され，話題となっている．

　しかし，なかには「高い透過性＝優れた審美性」というやや短絡的な意見（図式）を耳にすることがある．筆者は以前よりこの見解には疑問を感じていたこともあり，フレームの透過性が陶材築盛による色調再現にどのような影響を与えるか考えてみたい．

　まずはジルコニア，アルミナについて透過率と反射率，築盛陶材の透過率の検証を行い，その結果を踏まえてジルコニアフレームに各社専用陶材を焼き付け，複合体としての目視および測色器による色調確認を行った．それらの結果を考察した後に，筆者がシェードテイキングに必要と考える機器とその使用法を簡単に紹介する．

　築盛陶材の透過率は，試料とした松風社の陶材においてはジルコニア用の『Vintage ZR』，アルミナ用の『Vintage AL』，メタルセラミックス用の『VintageHalo』のいずれもほぼ同等の数値を示している（**Fig.1**）．メタルセラミックスの場合はマスキング（オペーク）陶材を使用するが，その上層部に築盛されるボディ陶材やエナメル陶材の透過性は，オールセラミックス用陶材と同等である．したがって，クラウン自体の自然感や透過性を左右するのは，フレーム材の透過性ということになる．

　ご承知のとおりアルミナの後に発表されたジルコニアは，アルミナを基準にすると不透明で，審美再現性に劣るとされていた時期があった．しかし，筆者が初めてジルコニアフレームを実際に手にし，その透過性をアルミ

ナと比較した時，それほど大きな違いは感じられなかった．むしろ，多少の不透明は，支台歯が審美的に好ましくない色調を呈していた場合にその影響を軽減できるため，かえって応用範囲は広がるのではないかと考えていた（**Fig.2，3**）．

　そこで，筆者は分光光度計を用いてアルミナ（Al_2O_3），ジルコニア（3Y-TZP）の透過率と反射率を計測した（**Fig.4，5**）．これらの計測データから，フレーム材に使用されるアルミナ，ジルコニアはともに半透明であることから，透過率も反射率も厚みの増加とともに低下傾向を示すことが読み取れる．そして両者を比較すると，ジルコニアよりアルミナのほうが高い透過率を示している．透過率の差は0.2mmでは3.3%，0.4mmでは1.9%，0.6mmでは1.5%となった．なお，臨床技工においては0.4～0.6mmの厚みでフレームに応用されることになるが，その場合の差は2%以下となっており，これを単純に厚みの差に換算すると0.1mm程度となる．すなわち，強度を損なわない程度であれば，ジルコニアフレームを0.1mmほど削合すれば，切削前の厚みのアルミナと同程度の透過性を持たせることができると考えられる（例：厚み0.6mmのアルミナフレームの透過率≒厚み0.5mmのジルコニアフレームの透過率）．

　同じく反射率のデータを見ると，透過率の場合とは逆にジルコニアよりもアルミナのほうが低い反射率を示している．反射率の差は厚み0.2mmでは3.6%，0.4mmでは2.9%，0.6mmでは1.4%となった．こちらも，厚みが増すとともに両者の差は縮まっている．

　つまり，臨床技工で主に用いられる0.4～0.6mmの厚みでは透過率で2%以下，反射率でも3%以下の差であり，ジルコニア使用時には不透明性への配慮はさほど必要なく，同時にアルミナに極端な透過性を期待することはできないことを示している．

　ジルコニアの発売当初から，透過性についてはアルミナのほうが格段に優れているとの見解も多く聞かれたが，筆者の製作上の実感ではそれほどの違いを覚えることは

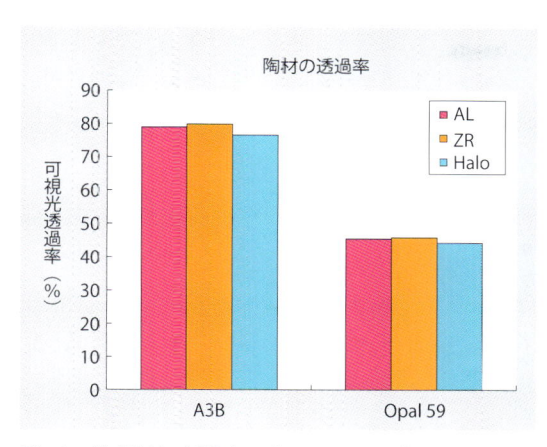

Fig.1　築盛陶材の透過率．ジルコニア用の『Vintage ZR』，アルミナ用の『Vintage AL』，メタルセラミックス用の『Vintage Halo』のいずれも透過率に差は見られなかった

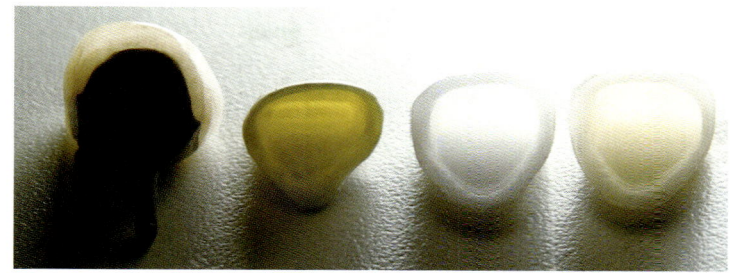

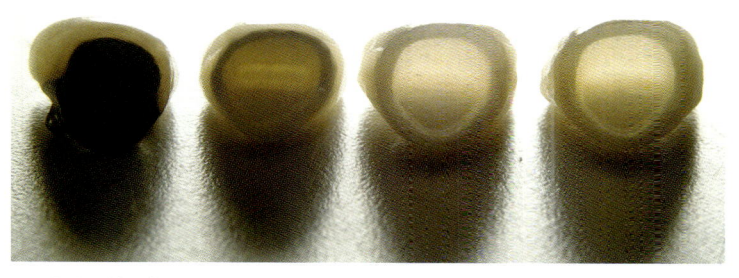

Fig.2, 3　透過光によるフレームの透過性の比較．それぞれ図中左からメタルフレーム，ナノジルコニア（当時）フレーム，ジルコニアフレーム，アルミナフレームである．アルミナとジルコニアの透過性に大きな違いはないが，ナノジルコニアは透過性が少ないことがわかる

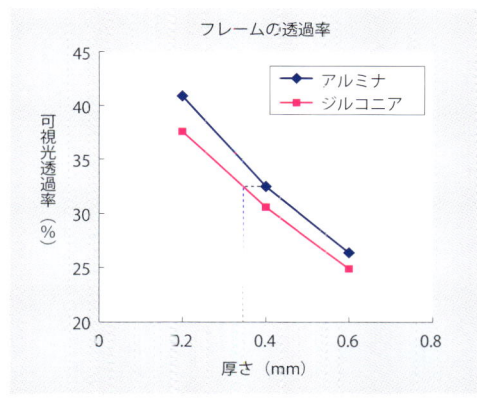

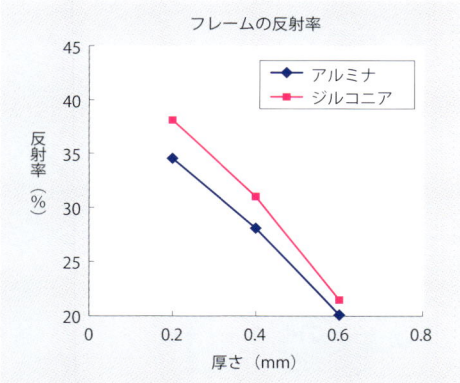

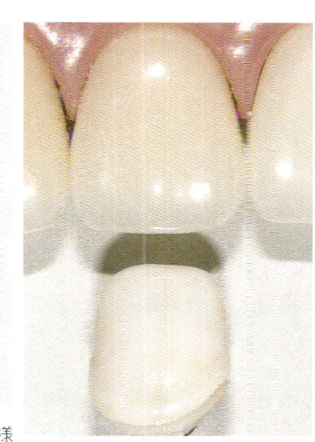

Fig.4　アルミナ（Al₂O₃），ジルコニア（3Y-TZP）の可視光での比較．アルミナとジルコニアの透過率の違いはフレームの厚みにして約0.1mmの差である（点線）

Fig.5　アルミナとジルコニアの反射率．透過率と同様に，反射率も厚みが増すとともに両者の差は縮まっている．ジルコニアの発売当初は，アルミナと比べて透過性に大きな違いがあると言われていたが，実際はそのような差は見られなかった

Fig.6　以前は白色のみしかなく，フレームにステインで薄くファンデーションを行っていた

なく，それが数値で裏付けられることとなった（もっとも，当初は無着色のジルコニアフレームしか用意されておらず，その白さゆえに反射が大きいと判断されたのかもしれない．**Fig.6**．また，多少ながらジルコニアのほうがアルミナに比べて透過率が低く，反射率が高いことから，下地の色を表層に反映させたくない場合にも有効となり，臨床応用の範囲はアルミナよりも広いといえる．しかし，確かに隣在歯の透過性が非常に高い場合や，生活歯で十分なレイヤリングスペースを確保できない場合など，フレームに高い透過性が要求される症例も存在する．この

ことから，高透過性ジルコニアの登場は，フルカントゥアクラウンだけではなくフレーム材としても症例に応じた選択の幅が広がり，朗報といえる．

各社シェードガイドと焼付後の ジルコニアセラミックスの色調比較

　近年各メーカーよりフルカントゥアクラウン用の高透過性ジルコニアが発売されているため，ジルコニアクラウンの色調比較を行う前にそのデータを簡単に検証してみたい．なお，フレームの透過性のコントロールの実際

についてはPart 3で詳しく述べるので，ここでは各社より提供いただいたデータによる比較に留める.

　Aadvaシステムでは，通常タイプ（ST）に加え，中透過タイプ（EI），高透過タイプ（NT）が用意されている. それぞれの透過率は約10％前後の差が設けられている.

　高透過タイプ（NT）は，通常タイプと比較して曲げ強さが約半分程になることを明記したうえで，厚みを増やすことを推奨している. フルカントゥアクラウンへの使用が目的とされているが，これは強度面に加えて，高い透過性により暗くなり，陶材焼付後の色調コントロールが難しいことも想像できる（**Fig.7〜9**）.

　アルミナ以上に透過性の高いフレームは，光を透過しすぎて暗くなり，色調再現操作はさらに難しくなる. この結果，適用症例は限られることを，筆者はこれまでの経験から学んでいる. ここでは，各社より発売されている陶材のジルコニア複合体としての色調について検証す

るために，それらを金属やジルコニアフレームに焼付けてクラウンの色調の画像観察を行うとともに，そのデータを採取して該当するシェードガイドの色調データと比較する.

　また，メタルセラミックスクラウン（以下，本項では便宜的にMCクラウンと表記する）と各社シェードガイドの色調データのプロット図との比較も行う. これは，前述したように透過性のあるフレームの測色値による検証を行うには，メタルによって光が完全に遮断されるMCクラウンの測色データと比較する必要があると考えたからである.

　本実験では各社陶材を焼成しシェードガイドとの検証を行うので，Chapter4で行った各シェードガイドの色調構成をまとめた一覧表（**Table**）を比較の参考にしていただきたい. なお，本実験で測色に用いたのは45°で2局面照射，0°受光方式を採用する分光測色器『DCCM-Ⅰ』である.

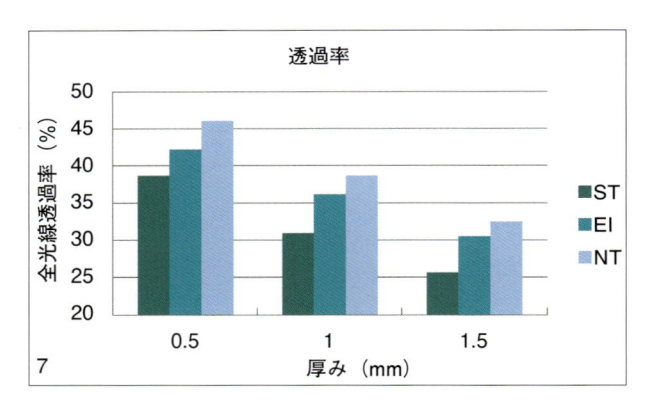

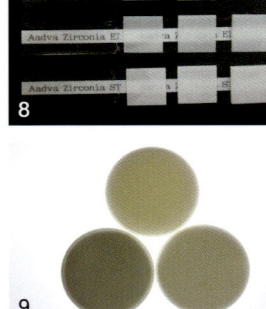

Fig.7〜9　Aadva Zr ディスク通常タイプ（ST），中透過タイプ（EI），高透過タイプ（NT）の全光線透過率の比較. フルカントゥアクラウン用のNTは全光線透過率が45％となっている（**Fig.7**資料提供：ジーシー）

Table　各社シェードガイドの特徴

	エリア	中心ポジション	スケール	ベクトル
Lumin シェード	大幅に不足	暗く薄い	A系統のみかろうじて均等	A・B系統間に一定の方向性が見られる
Classical シェード	大幅に不足	暗く薄い	A系統のみかろうじて均等	A・B系統間に一定の方向性が見られる
クロマスコープ	ほぼ網羅	われわれの持つA3の感覚に近い	統一性は見られない	統一された方向性は見られない
ノリタケシェード	大幅に不足	暗く薄い	A系統のみかろうじて均等	A・B系統間に一定の方向性が見られる
3D Master	ほぼ全体を網羅	暗く薄い	ある程度の法則性があり均等を目指している	明度・彩度の一定の方向性が見られるが，色相の方向性はかなりばらつきが見られる
NCC シェードガイド	ほぼ全体を網羅	われわれの持つA3の感覚に近い	ほぼ均等に近い	人の目に判別可能なトーン（濃度）に基づき，すべてのシェードが一定の法則性を持つ

Experiment Overview

● 使用陶材

　ジルコニア用陶材は、『VM9』（VITA）、『CZR』（クラレノリタケデンタル）、『IPS e.max セラム』（以下、e.max. Ivoclar Vivadent）、『Creation ZI』（以下、ZI. fact）、『Vintage ZR』（以下、ZR. 松風）である。色調比較用に製作した MC クラウンの専用陶材には、『Vintage HALO』（以下、HALO. 松風）、『VMK38』（VITA）、『スーパーポーセレン AAA』（以下、AAA. クラレノリタケデンタル）、『Duceram』（DeguDent）、『IPS classic』（Ivoclar Vivadent）を使用した。

● フレームの処理方法

　ジルコニアフレームは、0.4mm の 『Procera Zr』（Nobel Biocare）を使用した。色調は、あえて着色していない白色のものとした（**Fig.10, 11**）。フレーム調整は最小限にとどめ、0.4 気圧でのサンドブラスト処理後、1,000℃で5分間の熱処理を行った。

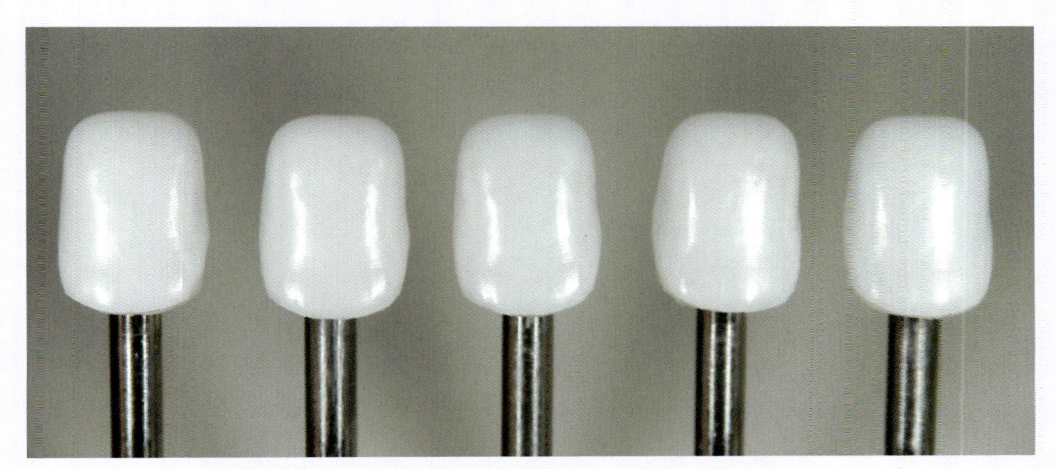

Fig.10　色調比較に使用した，無着色の 0.4mm の Procera Zr フレーム

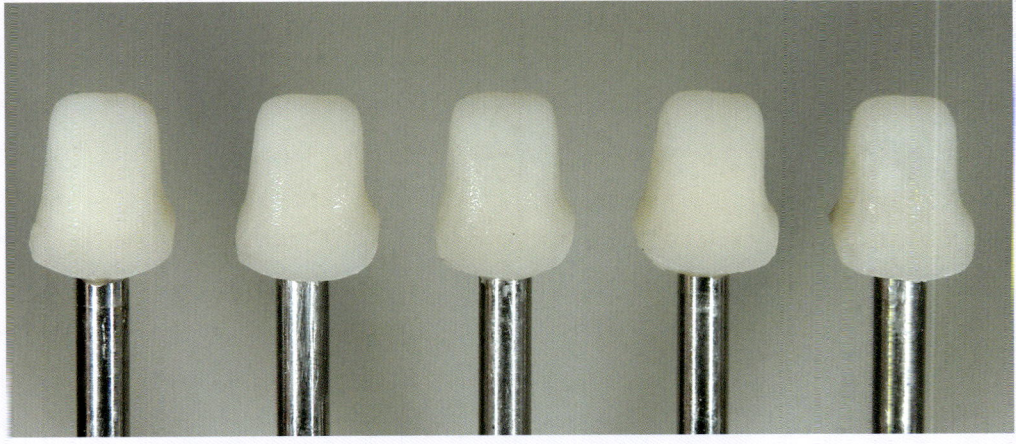

Fig.11　色調確認用のワックス支台．A2 に近い色調になるように製作した

Experiment Overview

● 陶材の築盛と焼成

各社ともに，陶材のシェードは A3 を選択し，同一模型上で近似する形態のジルコニアセラミックスを製作して，各社シェードガイドの色調と陶材の比較および各社間の違いを検証した（**Fig.12**）．

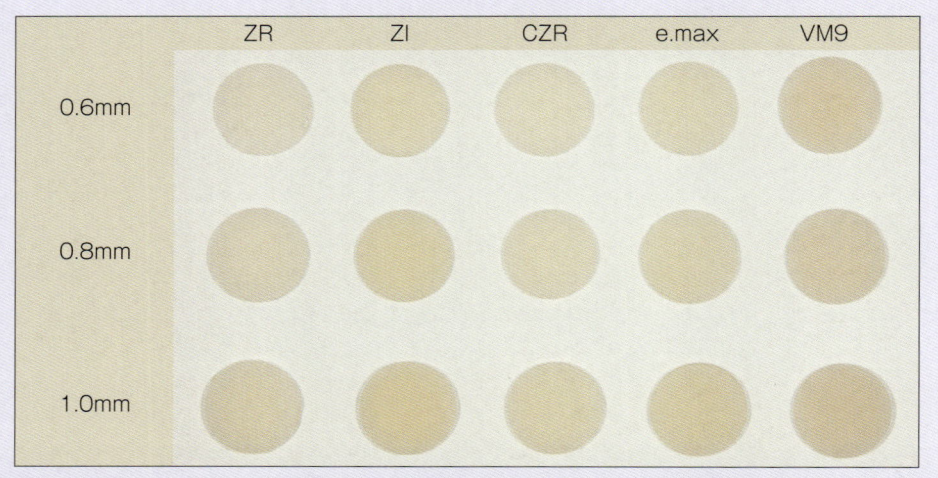

Fig.12 各社ジルコニア専用陶材の A3 色のボディ陶材のペレット．上からそれぞれ厚みを 0.6，0.8，1.0mm にしてある．陶材の種類は，左から ZR，ZI，CZR，e.max，VM9 である．各社独自のコンセプトで設計されているようであるが，クラウンにすると見え方はどのように違ってくるのであろうか？

● 実験手順① 目測による焼成後のジルコニアセラミックスの色調比較

筆者は，通常ジルコニアセラミックスの症例では，オペーク陶材をそのままでは使用していないため，今回の色調確認用クラウンにもオペーク陶材によるマスキングは行わなかった．加えて，各社陶材の基本的なボディ陶材，エナメル陶材の色調確認を行うという目的から，意図したクラウン以外は，ステインによるフレームのファンデーションも行っていない．各陶材の販売メーカーの取扱説明書に記載されているスケジュールに沿って焼成を行い，厚みを測定する位置を任意に決定し，デンティン陶材とトランスルーセント陶材を築盛して一次焼成を行った（**Fig.13**）．

次に，エナメル陶材を積層する段階で随時厚みを測定し，それぞれの層がほぼ一定の厚みとなるように各クラウンを仕上げた（**Fig.14**）．

それぞれの陶材は Lumin シェードの A3 の色調を再現するように調合されているはずであるが，すでに一次焼成の段階で，各社の色調設定に関するコンセプトの違いは顕著に表れており，見え方の違いは歴然としている．また，これは MC クラウンの場合も同様であった（**Fig.15**）．ジルコニアセラミックスの場合は，フレーム自体が透過性を有することに加えて，着色フレームも用意されていることで多様な支台歯に対応できるため，ほとんどの陶材メーカーでは 2 ランク（シェードガイドの 1 番手）ほど色調が薄く仕上がるように設計しているようである．

目標とする色番手から 1 番手薄い色調（この場合は A2 程度）にファンデーションを施したフレームに Vintage ZR の A3 を築盛したクラウン（以下，ZR-F）を製作し，ファンデーションを行っていないクラウンと比較してみると，ステインにて色調補正を行ったフレームは，目標の色番手（A3）に近付いていることがわかった（**Fig.16 ～ 18**）．

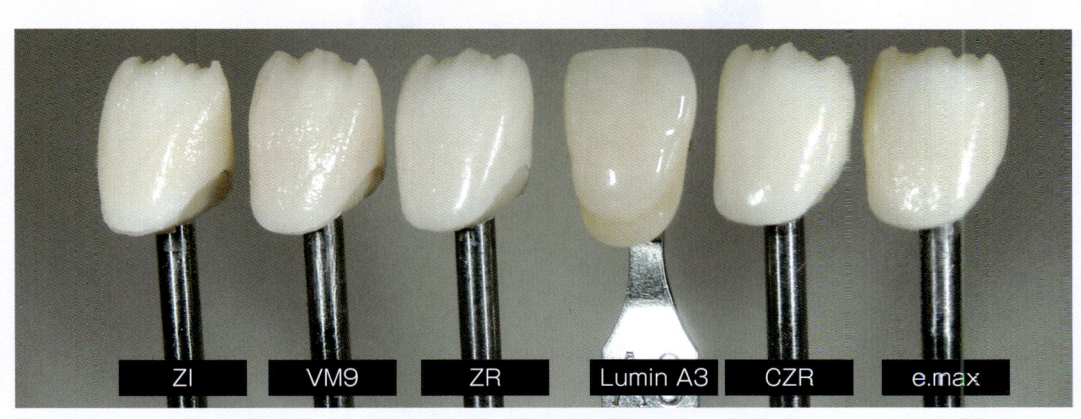

Fig.13 ボディ陶材を築盛して一次焼成を行った状態．左から ZI，VM9，ZR，Lumin シェード A3，CZR，e.max である見え方の違いは歴然としている

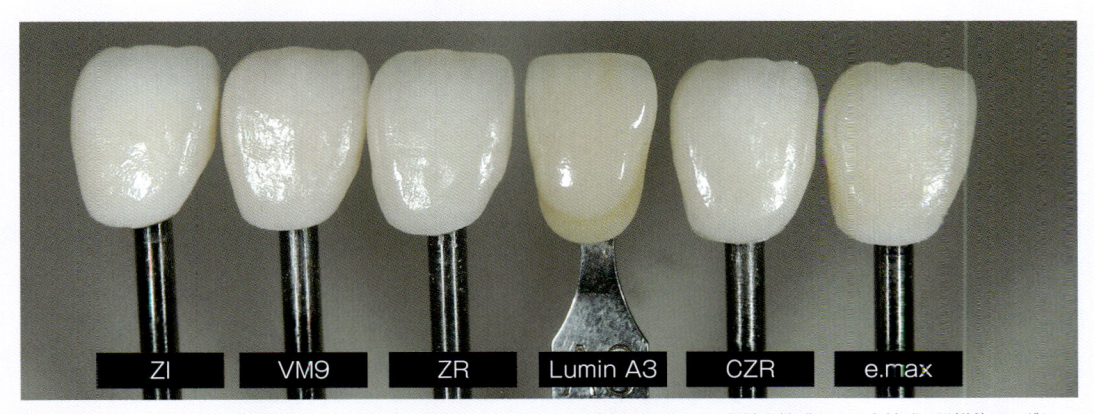

Fig.14 厚みがほぼ同一になるように測定し，トランスルーセント陶材とエナメル陶材を築盛し，二次焼成，形態修正，グレージングを行った．A3 と比較して見え方が大きく異なる

Fig.15 ジルコニアセラミックスとの比較に使用した，各社陶材を築盛した MC クラウン．左から HALO，VMK68，AAA，Duceram，IPS Classic

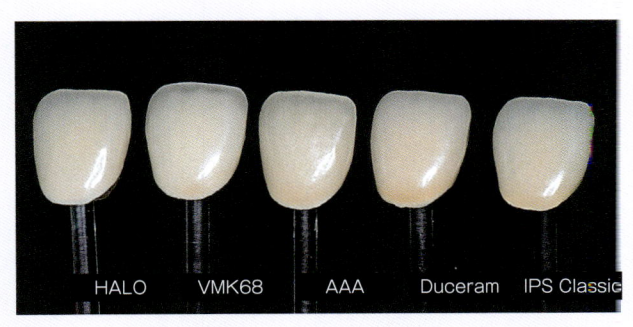

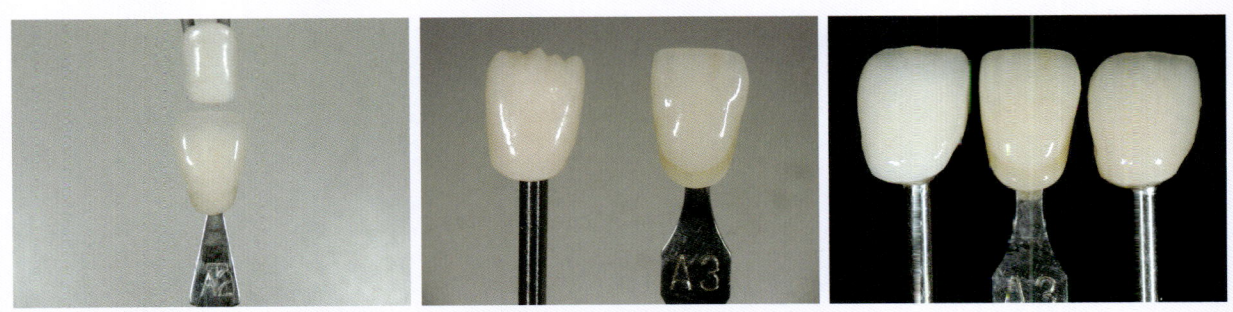

Fig.16 ～ 18 A2 に近い色調になるようにステインを塗布し，ボディ陶材を築盛・焼成した後にグレージングを行い，ファンデーションを行っていないクラウン（**Fig.18** の左）と色調を比較すると，ZR-F（**Fig.18** の右）では A3 に近い色調になっている

Experiment Overview

● 実験手順② 3次元色空間プロット図による色調比較

　各社陶材で製作したクラウンを測色して，その値を L*-C* 平面図，a*-b* 平面図にプロットして，見た目で薄く感じた色調データが測色データとどの程度のズレが生じているかを調査した（**Fig.19～22**）．同時に，NCC シェードの中心エリアと MC クラウンの測色値を同一平面上にプロットして，各材料間にどの程度の違いが生じているかの確認を行った（**Fig.23, 24**）．Duceram ではジルコニアセラミックス，Creation では MC クラウンを用意していないため，これらは比較対象外とした．

　L*-C* 平面図では，MC クラウンの測色値と比較すると，ほとんどの陶材は画像観察（目測時）の結果と同じように，2ランク程度トーン（濃度）が薄い色調に調合されている．特に，e.max と IPS Classic，VM9 と VMK68 はトーン（濃度）と直交するバリュー（明るさ）の方向に2ランク暗くなっている．ZR と ZR-F も暗いながらも濃度線に平行にプロットされているため，『Vintage Art』の A shade（A系統のステイン）によるファンデーションが正しい色調再現性を有していることを示している．また，すべてのジルコニアセラミックスが MC クラウンより暗く，平均とされる NCC のバリュー（明るさ）よりも2ランク以上暗い位置にプロットされていることが確認できる．このなかでは，AAA と CZR は明度の差は少なく，彩度のみの変化が大きい．これらの結果は，ジルコニアフレームの透過性が原因と考えられる．ただし，クラウンの画像観察からは，プロット位置で示されるほどの暗さは感じられないため，透過する材質を器械で測色する場合は，測色光の透過現象を考慮したうえで色調判断を行うことが求められる．

　a*-b* 平面図においても，L*-C* 平面図と同様に全体的に薄い色の位置にプロットされている．e.max と CZR は，IPS Classic と AAA に対して多少黄色系に振っているものの，ほぼヒュー（色相）ラインに沿って

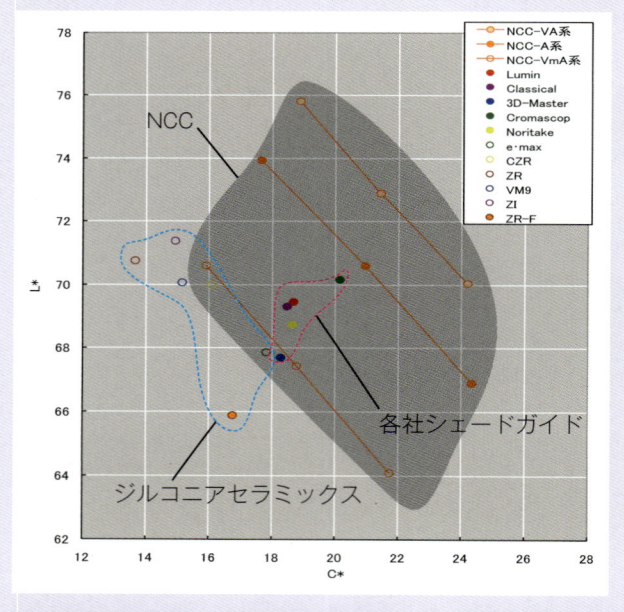
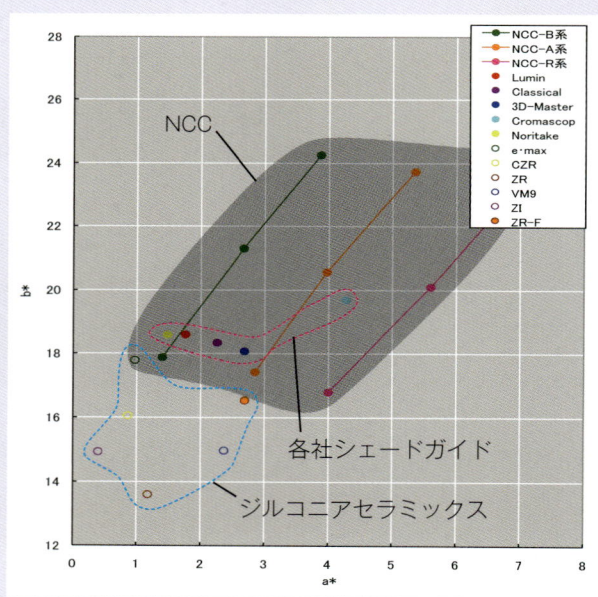

Fig.19, 20　NCC シェードガイドの中心エリア（網かけ）に，ジルコニアセラミックス（水色点線）と各社シェードガイド（ピンク色点線）で中心となるシェードタブの値をプロットした L*-C* 平面図と a*-b* 平面図．シェードガイドの測色値と比較すると，L*-C* 平面図では画像観察（目測時）による結果と同様に2ランク程度トーン（濃度）が薄い色調に設計されており，ジルコニアフレームが透過性を有しているため，すべてのクラウンの値が，平均とされる NCC のバリュー（明るさ）よりも2ランク以上暗い位置にプロットされている．a*-b* 平面図では，e.max, CZR, ZI は，NCC の黄色系統（B系統）の延長線上にプロットされており，ZR と ZR-F は，VM9 とともに A系統の延長線上にプロットされている（点線）．しかし，ファンデーションを行っていない VM9 が ZR-F に近似する位置にあることから，VM9 では陶材の色調が濃いめに設定されていることを認識したうえで，フレームの色調とファンデーションの程度を決定する必要がある

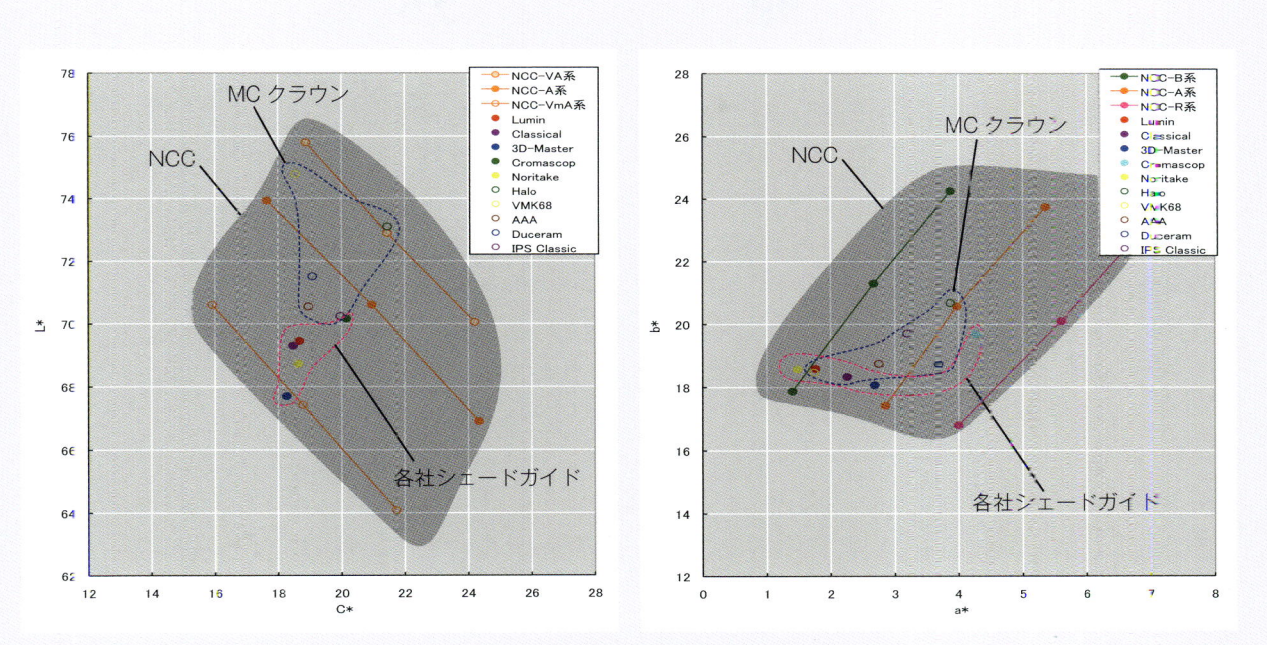

Fig.21, 22 NCCシェードガイド中心エリア（網かけ）に，各社の金属専用陶材で製作したMCクラウン（紺色点線）と中心シェードガイドタブ（ピンク色点線）の測色値をプロットしたL*-C*平面図とa*-b*平面図．L*-C*平面図では，MCクラウンの測色値は各社シェードガイドの中心タブの測色値よりも全体的に薄く明るい位置にプロットされている．a*-b*平面図では，MCクラウンの値が，薄く若干赤み方向の色調群であることを示している．各社MCクラウンは，シェードタブの測色値よりも薄く，明るく，若干赤み方向に寄った色調群であることが理解できる

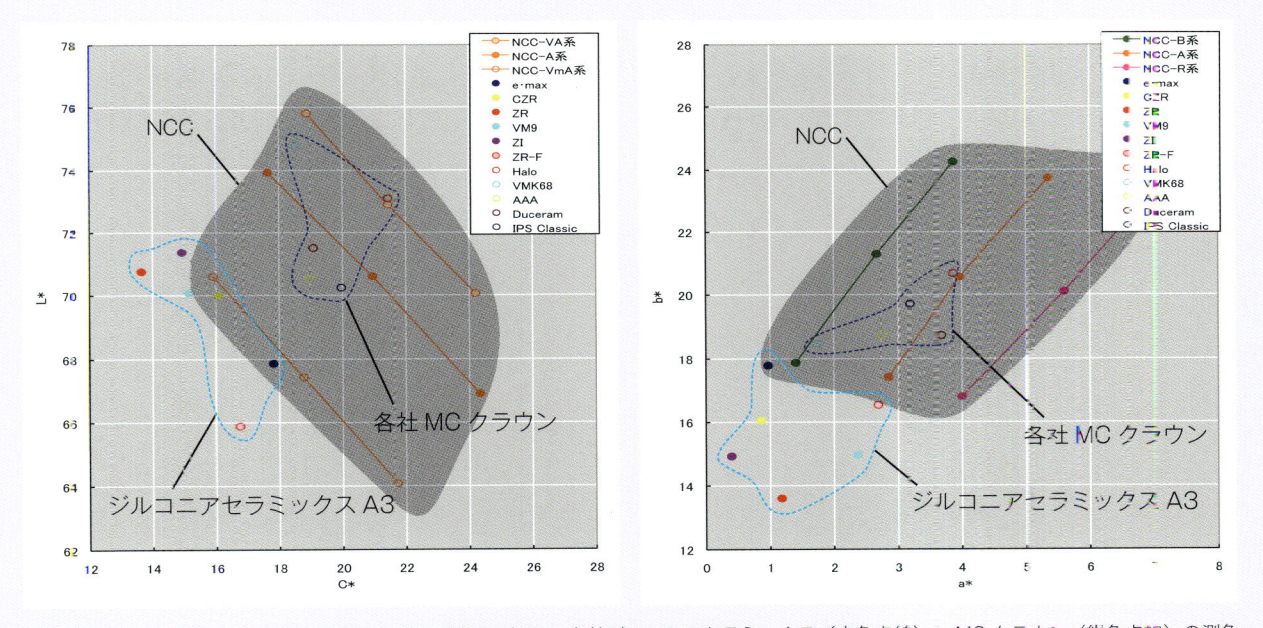

Fig.23, 24 NCCシェードガイド中心エリア（網かけ）に，各社ジルコニアセラミックス（水色点線）とMCクラウン（紺色点線）の測色値をプロットしたL*-C*平面図とa*-b*平面図．後者と比較して，前者の色調群はL*-C*平面図において低彩度かつ2ランクほど暗く設定してある．これはジルコニアフレームの透過性と支台歯の幅広い色調に対応できるような調色が施されているためと予想できる．a*-b*平面図においては，全体的に彩度が低いことに加え，VMK68以外のMCクラウンがA系統（オレンジ）の色相にほぼまとまっているのに対して，ジルコニアセラミックスは，VM9とZR（ZR-F）はA系統（オレンジ），それ以外はB系統（イエロー）と2分されている

いる．VMK68は黄色系であるのに対してVM9はオレンジ系に変更されており，ZRとZR-FとともにA系統の延長線上にプロットされている．ファンデーションを行っていないVM9がフレームに着色したZR-Fに近似しており，VM9は濃い色調に設定されていることを認識したうえで，フレームの色調を決定する必要がある．

Experiment Overview

● 実験手順③ フレームにマスキング処理を施した際の色調への影響

　マスキング材を使用してジルコニアフレームの透過性を軽減した場合，色調はどのように変化するのであろうか？　このことを検証するため，各社陶材で製作したジルコニアセラミックスの内面に，光重合タイプの硬質レジンのペーストオペークを塗布，硬化させた後に，再度測色を行った．マスキング材としては『Solidex』（松風）の A2 オペークを使用した．ジルコニアセラミックスの測色値が全体的に暗い位置にプロットされていたため，A3 ではなくあえて A2 を使用している．測色結果は塗布する以前の値とともに L*-C* 平面図，a*-b* 平面図上にプロットし，両者の色調を比較した（**Fig.25, 26**）．

　L*-C* 平面図を観察すると，すべてのクラウンは，マスキング処理により明るく濃い色調に変化した．色調が変化した方向も，CZR 以外のクラウンで同一のベクトルに移動している．CZR のみ，マスキングにより明度方向の変化が大きくなっている．これは，CZR は透明性が高く，その他のメーカーの陶材はほぼ同様の透過性を持っていることによるものと推測できる．a*-b* 平面図では，すべてのクラウンが色相ラインと平行に濃い色調に変化している．ただ，ZR-F に限り，多少赤み方向にシフトしている．これは，マスキング前の透過性が高く彩度の低い状態で，A 系統方向（オレンジ）にシフトさせるため，オペークを塗布して下地からの反射が強くなると，赤みが強調されて見えるのではないかと考えられる．

　さらにマスキング前後のジルコニアセラミックスの画像をほぼ同一条件で撮影し，目視での見え方の比較を行った（**Fig.27, 28**）．前述したように，すべてのクラウンにおいて，オペークを塗布して反射を強くすることにより，明るく濃い色調に変化しているように感じられる．

　ただし，L*-C* 平面図，a*-b* 平面図ともにグラフのスケールを拡大しているため，実際のクラウンを単に目視で比較評価しただけでは差がわかりにくいと考え，<u>**Fig.27** のクラウンの左半分を **Fig.28** のクラウンの同部位に貼り付けて比較した（**Fig.29**．左半分はオペーク塗布前，右半分は塗布後の状態である）</u>．撮影に際しては，被写体（クラウン）への距離や方向は同一とし，カメラの輝度調整も行っている．Lumin シェー

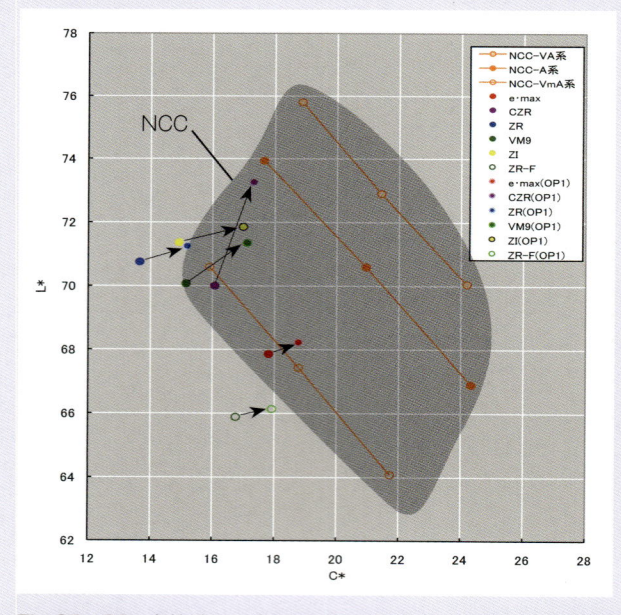 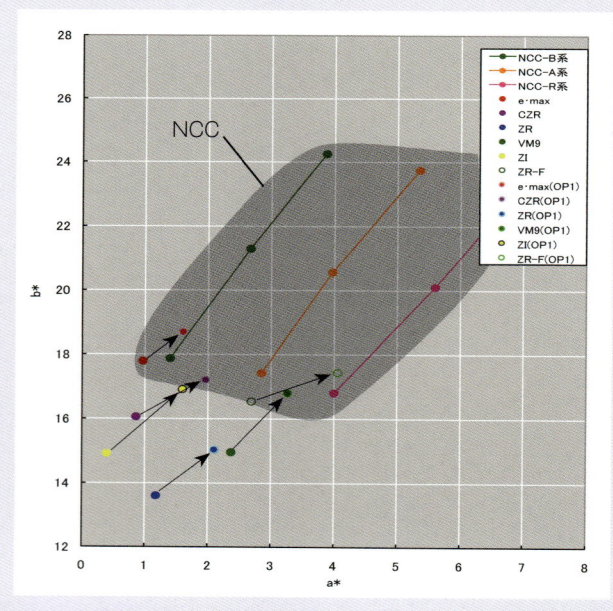

Fig.25, 26　各社ジルコニアセラミックスに Solidex の A2 色によるマスキングを施す前後の測色プロット図．L*-C* 平面図では明るく濃い色調に変化しており，a*-b* 平面図では色相ラインと平行に濃い色調に変化しているのがわかる

ドの A3 のタブも同様に合成しているが，両者の色調に違いは見られないため，本手法による色調比較は視覚的に可能であると考えられる．

　画像を観察すると，プロット図において示されたとおり，マスキング効果による明るく濃い方向への変化がはっきりと観察できる．フレームにファンデーションを施してある ZR-F の赤みのシフトも確認できる．

　本実験から，臨床において的確な色調再現を行うためには，ステップごとに常に疑似支台歯にて被覆することで色調の確認を行う重要性が理解できる．

● 考察

　以上の結果から，ジルコニア陶材においても，MC クラウン用陶材と同様に，各陶材メーカーのコンセプトの違いによって，製作したクラウンの色調が大きく異なってくることを十分に理解したうえで，色調再現操作を行う必要があることがわかる．

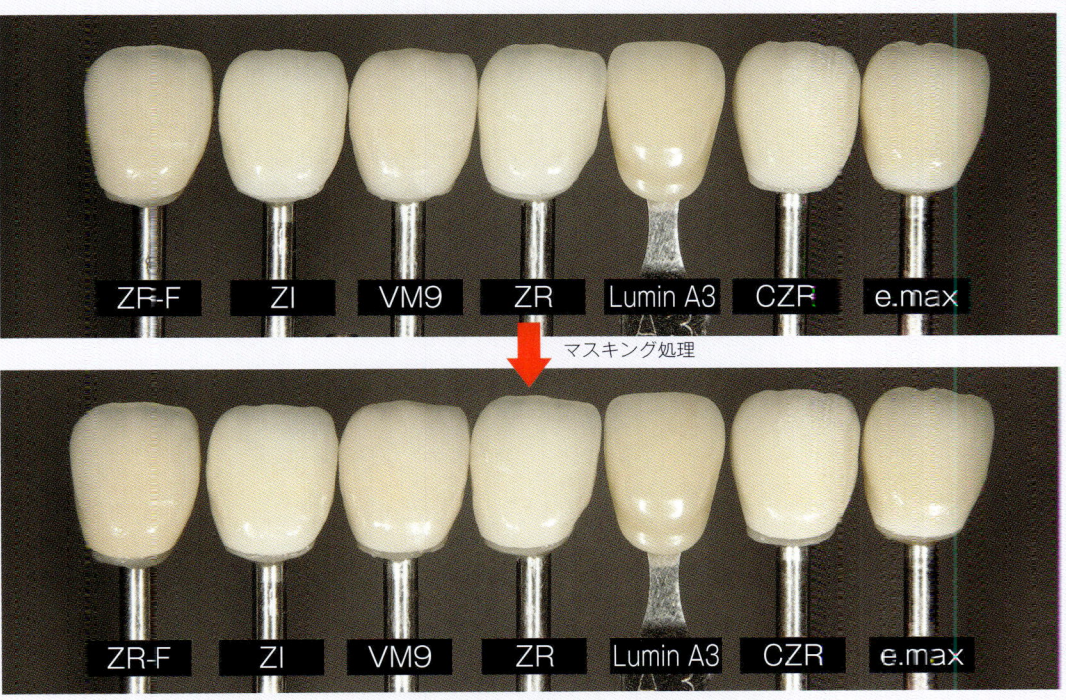

Fig.27, 28 マスキング前後のクラウン．左から ZR-F，ZI，VM9，ZR，Lumin A3，CZR，e.max である．プロット図で示された結果が大まかに観察できる

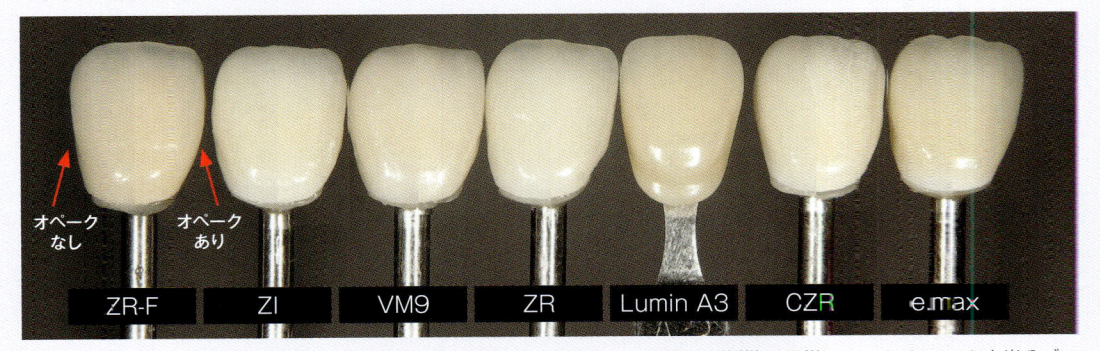

Fig.29 マスキング前後の画像を半分ずつ合成した画像（右側がマスキング後の状態）．同様に Lumin シェードも半分ずつ合成しているが色調に差は認められず，本手法は有効であると考えられる．プロット図で示された，マスキングによる明るく濃い方向への色調変化がはっきりと確認できる

シェードテイキング用デジタル機器の利用法

1. シェードテイキング用カメラの必要性

　ジルコニアセラミックスの色調の特性を理解したところで，筆者がシェードテイキングに必要と考える機器と概念を紹介したい．

　高いレベルの色調再現を目指すためには，シェードガイドと同様に，口腔内の撮影機器は必須アイテムである．この口腔内撮影用カメラもかつてアナログであったものがデジタルに移行し，広く普及している．

　筆者はかつて，シェードテイキングを行うためにみずからチェアサイドに出向いていたが，「時間的な制約」と「コスト」の面で割に合わないと思うことも多く，現在は特別な場合を除いてみずから出向くことはしていないため，チェアサイドで撮影されたシェード確認用画像のクオリティが非常に重要になっている．

　しかし，自身はカメラに関しては見識も技術も素人同然であるので，求める基準は「シェードテイキングに適した，見た目どおりに撮影できるカメラ」であるかどうか，そしてその撮影設定が固定されているかどうか（素人が扱っても設定が不用意に変わることがないかどうか）という2点である．

　大手カメラメーカーから発売されているデジタルカメラの多くは，撮影した画像をより美しく，鮮やかに再現するように，色調に自動補正がかかるように設定されている（プロカメラマンや製品開発アドバイザーなどのために個別にカスタマイズされた機種は別である）．しかし，歯科臨床においては赤みや彩度を強調するような

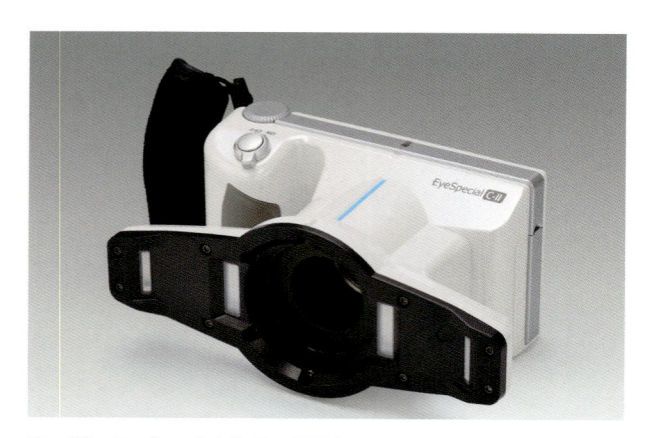

Fig.30　EyeSpecial C-Ⅱ．軽量かつコンパクトで，シェードテイキングに適した設定が固定されており，カメラの初心者であっても取り扱いが簡便である

設定は不要である．また，それをシェードテイキングに適した設定に変更しようとすれば，それなりの専門知識が必要となる．たとえば撮影のたびに異なる光源への配慮なども求められ，非常に煩雑である．

　その点，『EyeSpecial C-Ⅱ』（以下，C-Ⅱ）は，シェードテイキングに適した色調設定が固定されており，初心者が扱っても困惑することがない．軽くてコンパクトであり，限られたスペースでの撮影となるシェードテイキングに用いるにはうってつけの機器である（**Fig.30**）．

　C-Ⅱは，2004年に発売された初代EyeSpecialから，EyeSpecial Ⅱ，EyeSpecial C-Ⅰ，と数えてシリーズ4機種目になる．バージョンアップされるごとにさまざまな点が改良されているが，C-Ⅰからの最大の改良点は，近距離撮影時におけるピント合わせが容易になったことであると筆者は感じている．

　また，C-Ⅱで撮影した画像は，一般のデジタルカメラの画素数が800万画素，1000万画素，1200万画素と向上するにしたがってファイルサイズが増大するなかにあって，ディスプレイ上で観察するには必要十分な300万画素に設定されている．

　これは，臨床では症例ごとに治療が進むたびに撮影を繰り返すことで，結果的に大量のデータが発生してしまうため，必要以上にデータ容量が増加しないようにとの配慮である．余談ながら，講演発表などのために臨床写真をプレゼンテーションソフトに貼り付ける場合にも画像の容量が軽いため操作がスムーズであり，パソコンのフリーズを心配することもない．

　シェードテイキングに適した設定が施されていないカメラでは，それがいくら高価であろうとも，撮影画像を比色対象として用いるには不向きである．ここで，シェードテイキング用の設定が施されていないカメラによって撮影された画像を臨床に使用して，混乱を招く結果となった失敗例を示す．

　Fig.31-a，bは同一患者の口腔内を2種類の異なるカメラで撮影したものである．**Fig.31-b**はシェードテイキング用の設定がなされていないため，写し込まれているシェードタブは同じものであるにもかかわらず，色調は全く異なって見える．この2つの画像が同時にラボサイドに送られていれば，その違いを大まかながらも理解し，シェードマッチングを目指すことも可能だが，多

① 不適切なカメラの設定により色調が本来と異なって見えたケース

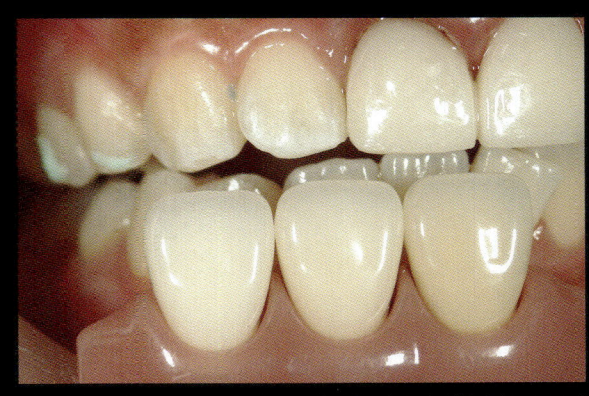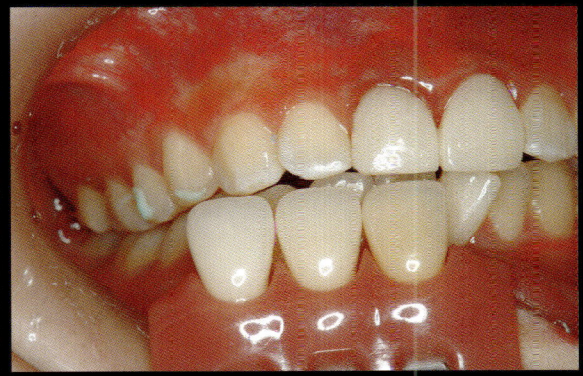

Fig.31-a, b　シェードテイキングに適した設定が施されているカメラ（**a**）と，なされていないカメラ（**b**）で撮影された同一口腔内．写し込まれているシェードガイドはいずれも同じ製品のA2，A3，A3.5であるが，色調は明らかに異なって見える

②撮影設定が同一ではなかったために明るさが全く異なっていたケース

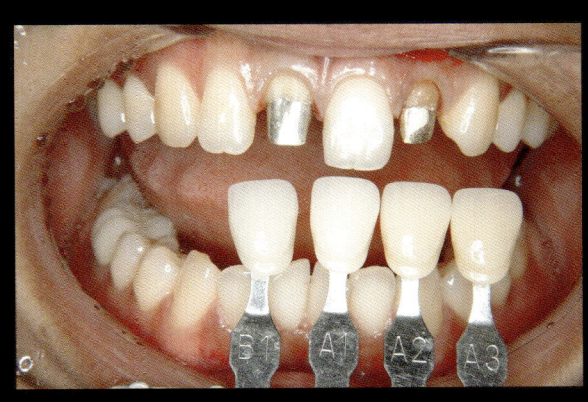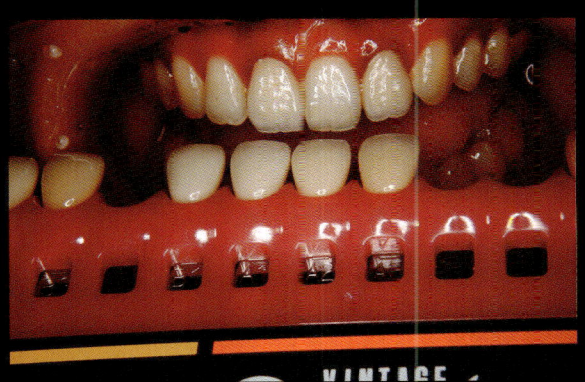

Fig.32-a, b　シェードテイキング時の画像は強いストロボ光で色調が飛んでしまっている．一方，再製作の依頼とともに送付されて来た画像は，シェードテイキング時とは逆に光量不足で暗くなっている．どこをどう補正すればよいのか理解に苦しみ，シェードテイキング専用のカメラによる的確な画像の重要性を痛感した

くの場合，ラボサイドでは**Fig.31-b**のような画像のみをもとに判断を迫られることになり，ただでさえ困難な天然歯の色調再現操作をより複雑にしてしまう．

　通常のシェード確認用画像は，筆者はさまざまな角度や倍率でできるだけ多くのカットを撮影してもらい，それらを基にシェードガイドの見え方のずれを補正したうえで，陶材の色番手を選択するよう心掛けている．

　次の失敗例では，シェードテイキング時の画像がチェアサイドから数枚送られてきたが，いずれも強いストロボ光によってハレーションが生じ，色が飛んでいた

（**Fig.32-a**）．このような画像を基に，基本色を赤みがかったA1色（NCCシステムではR1）の補綴物を何とか製作したが，どうしても口腔内でマッチングしていないとのことであった．ところが，再焼成の依頼とともに送付されてきた画像は，最初の明るすぎる画像とはうって変わって，非常に暗く写っていた（**Fig.32-b**）．これらの画像観察からは修正方法すら思い付かず，結局，担当歯科医師との電話による不確かな色調情報交換により再製作した．シェードテイキング用カメラの必要性を改めて実感した症例である．

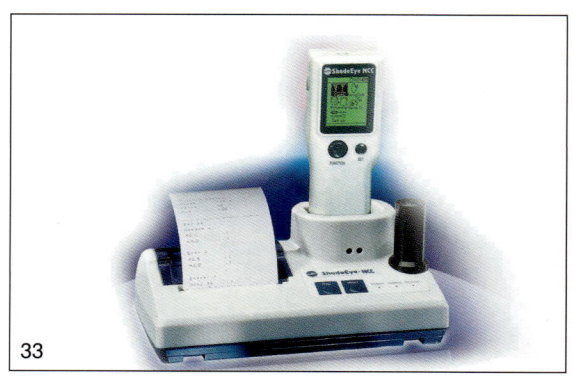
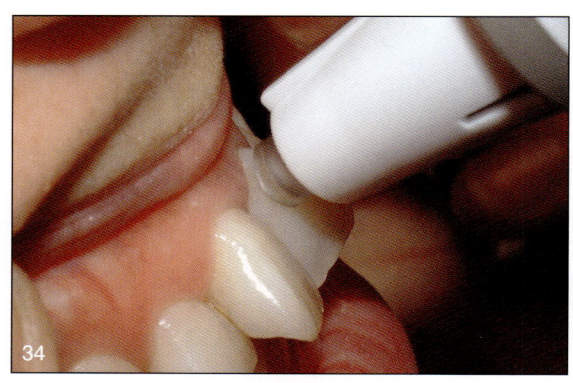
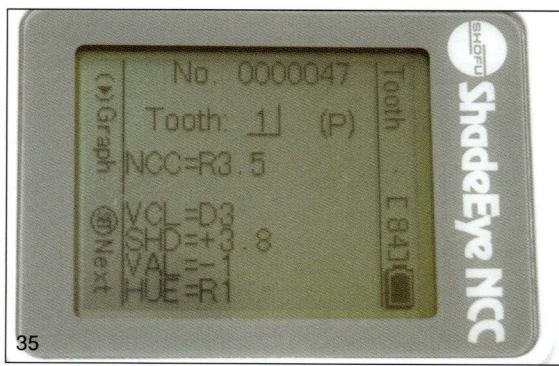
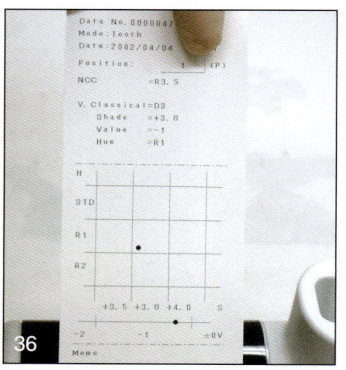

Fig.33 ～ 36　ShadeEyeNCC で測色し，導出されたデータから画像に写し込むシェードタブを選択する．ラボサイドではプリントアウトされた ShadeEyeNCC データのコピーをチェアサイドから送付してもらい，補綴物製作時の基本色選択の参考データとする

2. 歯科用測色器の有効性

　複雑な天然歯色調に対して，錯覚を起こしやすい人の目に頼らず，器械によって客観的に測色しようとする試みは比較的早い時期から多くの着想がなされてきたようである．紙幅の都合上，詳らかな経緯の紹介は割愛するが，『ShadeEyeNCC』（松風．2010 年 6 月販売終了）をはじめ，比色環境や人の目の錯覚に左右されずにシェードテイキングを行うための歯科用測色器が複数発売されてきた（**Fig.33**）．

　それらすべての機器に対し，実際の応用や検証を行ったわけではないため，具体的な評価を述べることはできないが，やはり操作が簡単で扱いやすい製品に高い評価が集まっているようである．以下，長年筆者が臨床応用してきた ShadeEyeNCC を例に挙げて，歯科用測色器について簡単に解説を行う．

　基本色の導出を目的としている ShadeEyeNCC の利用法は，以下が適当と考えている．

① 　シェードテイキング写真に写し込むシェードタブの選択

② 　シェードテイキング写真とデータの照合

③ 　使用する陶材の基本色の選択

④ 　画像観察で迷ったときの補足・参考用資料としての活用

　特に，NCC シェードガイドはシェードタブの数が多いため，限られたチェアタイムのなかで歯科医師に短時間で適切なタブを選択してもらう際にはとても有用である（**Fig.34，35**）．もちろんラボサイドにおいても，④に示したように補綴物製作時の基本色を決定する際の参考データの一つにしている（**Fig.36**）．

　このような客観的な情報が手元にあることで，画像観察による見え方と，導出された ShadeEyeNCC のデータの値に大きな開きが見られる場合には，その原因が撮影機器の不適切な設定によるものなのか，人為的な操作ミスによるものなのかをチェアサイドに報告することができる．

　これによりチェアサイドでは，設定を確認して再度撮影を行うか，機器の修理・点検を依頼するなどの迅速な対応が可能になる．

　ただし，ShadeEyeNCC による天然歯の測色可能領域は CEJ（エナメル－セメント境）から 0.5 ～ 1.0mm

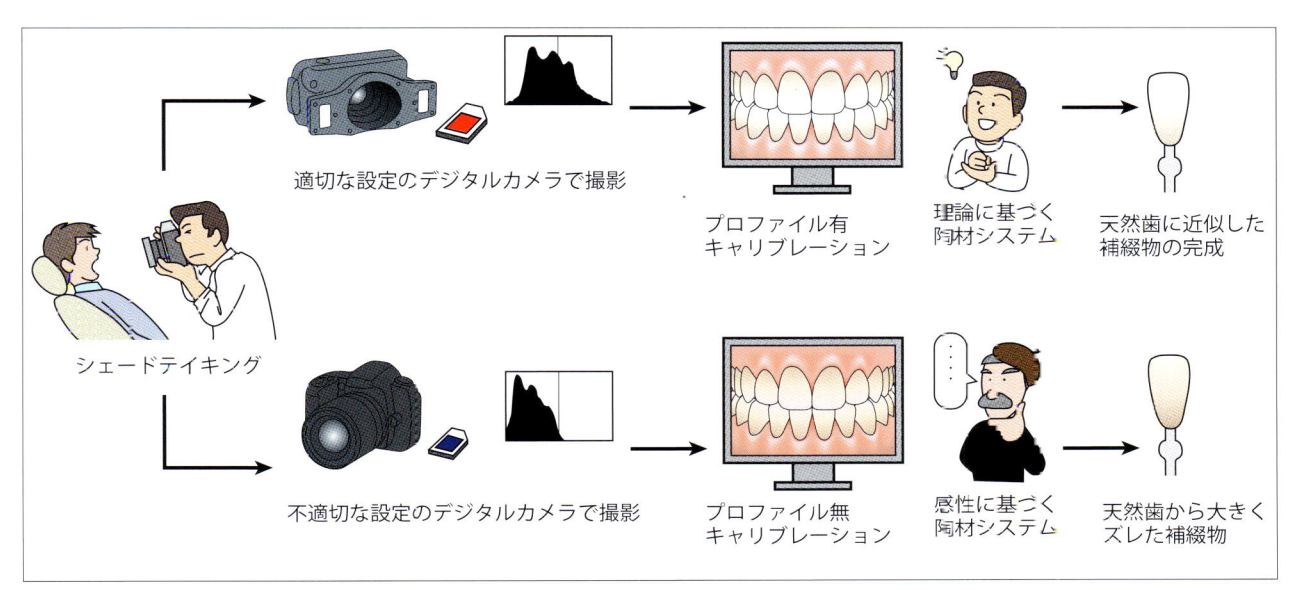

Fig.37 シェードマッチングに必要な環境整備とエラーを誘発するおそれのある不適切な設定や環境

付近の肉厚部分と限られており，切縁部分や歯冠色全体の詳しい色調を検証することはできない．加えて，接触部位の大きさや形状に由来する制約から，下顎中切歯・側切歯や上下顎大臼歯の測色は困難である．

なお，他社製の測色器では，外光を遮断した状態で撮影した画像を基にシェードガイドと比較することでシェードナンバーを導出するという優れた機器も販売されている．とはいえ，天然歯の色調は非常に複雑であるため，測色器がいかに進歩・発展しようとも，これまで述べてきたように歯科技工士の色調分析能力に頼る部分が存在し続けることは間違いない．

ゆえに，歯科用測色器が導き出す測色データは，あくまで基本色決定の参考資料の一つとして利用するのが賢明であろう．この測色データを活用し，シェードテイキング時の画像データの正確性を検証したうえで，**正確な基本色，特殊色，透明色，エナメル色を常に同一の選択手順を踏んで決定する**ことで，常に的確な色調再現が可能となるのである．

3. モニターとキャリブレーションツール

シェードテイキング用設定を施したデジタルカメラと測色器のほかに筆者が必要と考える機器は，画像データを正確に再現するモニターである．

モニターの表示は表色の再現性，階調特性などの基本性能に左右されるため，これらにある程度のクオリティが求められる．また，ハードウェア（パソコン）側で色温度の設定やコントラストなどの調整が可能な機種を選択することが望ましいと考えている．

本書刊行時点において，筆者に『ColorEdge CX240』（EIZO）を使用している．最近は液晶モニターの低価格化が進んでおり，以前と比べると個人でも購入しやすくなっている．工場出荷時の設定のままでは適切な色調（表示）は得られないため，モニターの性能や設定を考慮し，定期的に専用ツールを使用してキャリブレーション（モニター調整）を行う．

このキャリブレーションツールには，安価，簡便かつ短時間でモニターのキャリブレーションを行うことができる『ColorMunkiPhoto』（エックスライト）を使用している．定期的にキャリブレーションを行うことにより，安心して臨床画像の分析を進めることができる．

無論，映像や画像のプロ用の高価な機器やパーツなどに加え，照明などの環境整備もできるに越したことはないが，モニター画面で画像確認し臨床技工を行ううえでは，これら紹介した機器の使用で十分に合格レベルを達成できると確信している（**Fig.37**）．

＊　　　＊　　　＊

ここまで，シェードテイキングに関し基礎となる重要事項を紹介してきた．これらの情報を基にシェードマッチングをより的確にする Shade Verification Technique を，Chapter6 ～ 8 にかけて詳説する．

Chapter 6
Shade Verification Technique に必要な
エフェクト色の検討

Shade Verification Technique の概要

1. 根幹となる NCC パラメータ

　1997 年に山本によって考案された NCC システムが，歯科補綴における色調再現を初めて科学的に立証できる画期的な手法として登場した[43]．

　NCC システムに基づく色調分析方法は，一度習得すればあとは基本的な考え方をそれぞれの臨床に当てはめていくだけであり，臨床経験を重ねるごとに色調再現に対する迷いも減っていく．つまり，「色感」のトレーニングを重ねたり，「色」に対する卓越した感覚の持ち主でなくとも，システムの根幹を成す NCC 理論を理解することにより，ほぼすべての天然歯色調の分析にも応用可能である．つまり，特別な才能や感性を持っていなくとも，努力次第で誰にでも習得できるのである．

　これは，ポストグラデュエートコースを長年主宰し，指導してきた筆者の経験からも述べることができる．経験や考え方，学習背景の異なるさまざまな受講生が筆者のコースに訪れるが，彼ら彼女らは実習を経るごとに理解を深め，その成果を示してくれる．そして，技術を体得し，臨床で満足の得られる結果を重ねることで，シェードマッチングの自信を一層深めてくれているのである．

　また，すでに高い技術を持つ歯科技工士にとっても，NCC 理論に基づく色調への明確な判断基準を持つことにより，あたかも難解な数式を方程式でスラスラと解くように，理に適った陶材選択法を会得することになる．

2. Shade Verification Technique とは

　Chapter5 にて述べたとおり，「エリア」「ポジション」「スケール」「ベクトル」のカテゴリーのもとでシェードガイドの検証を行うと，NCC シェードガイドのみが一定の統一性を示し，色見本としての正しい機能を有している．したがって，NCC システムやデンタルカラースペースの理解こそがシェードマッチング操作の出発点である．

　患者ごとに千差万別の天然歯の色調を，光学特性の異なる陶材によって再現するには，考慮すべきいくつかのポイントがある．それらを踏まえることなしに，単にシェードテイキング用カメラである『EyeSpecial C-Ⅱ』や歯科用測色器『ShadeEyeNCC』などの NCC システムの一角をなす器材にて導出されたデータに基づいて，238 色から構成される NCC の基本色配合表のレシピどおりに補綴物を製作したとしても，シェードマッチングの成功を確約することはできない．

　個性的な特徴を持たないシェードタブのような色調が再現対象であり，加えてそれが NCC システムのプロット図上にきれいに当てはまるような基本色であれば，上述のような単純なアプローチでも問題はないのであるが（**Fig.1**），残念ながら臨床でまずそのような天然歯を目にすることはない．

　また，たとえば「A1，A2，A3……」と，トーン（濃度）やその濃度線に直交するバリュー（明るさ）のベクトル方向に沿って判断できる場合は，レシピ表の記載どおりに混合すればよいが，ほぼすべての天然歯は多様な色の複合体で構成されているため，複雑な判断を迫られ多くの人はここで混乱を来す．

　つまり，さまざまな色調が複合した目標の基本色（多くの場合，遠い目で見た色調）と，実際に築盛する基本色は異なり，キャラクタライズを含む色構成の再現ができるよう築盛レシピに変更を加えなければならないのである．この，NCC システムをベースとして，より臨床的なシェードマッチングを行うために筆者が考案した手法が「Shade Verification Technique」（以下，SV テクニック）である．これは，NCC 理論とデジタルデータ（画像や測色データなど），アナログ手法という 3 者を融合させたものと言い換えられる．つまり「直接観察も含む画像観察評価と，ShadeEyeNCC による測色データの両者が持つ長所を活かして短所を補い，正しい天然歯の色調情報を，誰の目にも明らかな座標（NCC システム）を駆使して読み取り，陶材のレシピや築盛方法として具現化する手法」である．

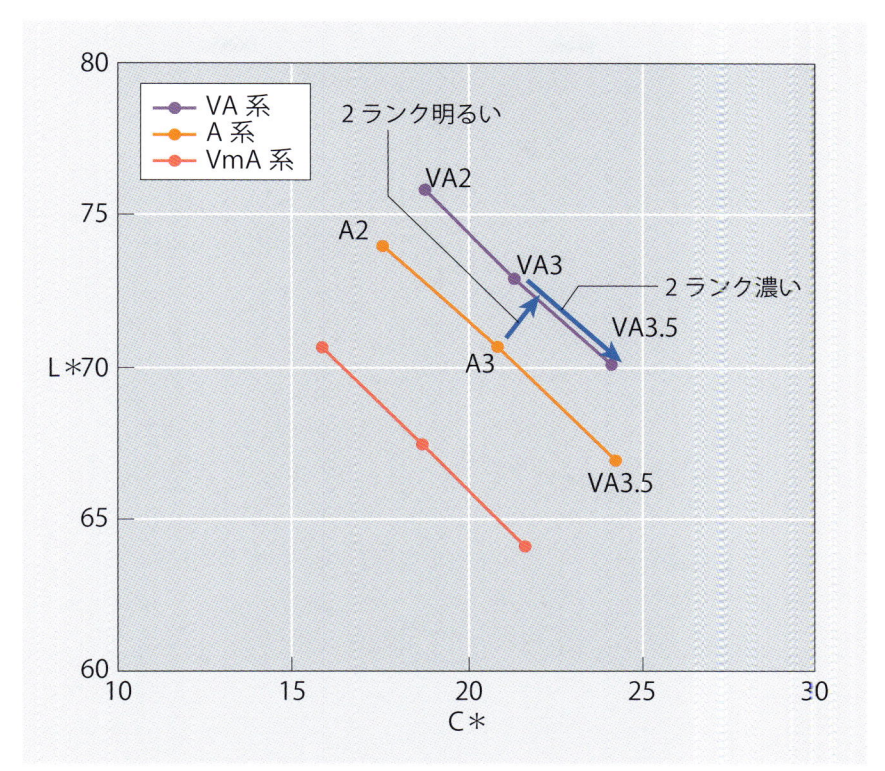

Fig.1 NCC シェードガイドの中心となるプロット図. 大まかな基本色(遠目で見た色調)の決定はNCC 理論に基づいて行えばよいが, 多くの天然歯はいくつかのキャラクタライズを持ち合わせて成り立っていることが多い. このため, 実際に築盛する基本色はキャラクタライズに合わせて変化させる必要がある

そして本法の最大の目的は, 一回のトライアルで, 臨床的に"合格点"となる色調を高い確率で再現し続けることにある. もちろん"満点"であるに越したことはないが, そのために何度も再製作を繰り返すのは, ラボ経営の観点からすれば死活問題であることは, 歯科技工士であれば誰でも理解しているはずである.

SV テクニックは, ラボの採算をも念頭に置いたうえで, 確実性のある色調再現を具体的に整理した手法であるとも表現できる.

3. SV テクニックの原則

SV テクニックのステップ解説に先立ち, いくつかの基本的な事柄について述べておく.

繰り返し述べてきたように, シェードマッチングを成功させるためには, 目標歯の色調を正しく読み取り, 使用する陶材の番手に正しく置き換えたうえで正確に製作する必要がある. 陶材築盛について一定の技術を有するとすれば, 本法の基礎として身に付けるべきは以下の2点である.

・基本となるベース色を NCC の空間的シェードシステムから選択する能力
・天然歯の画像情報から, 使用するボディ陶材をはじめ, 使用頻度の高い特殊色を特定できる能力

Chapter5 までに行った検証から, 色調再現に際して, シェードテイキングと陶材の選択という行為には密接な関係があることは十分ご理解いただけたと思う. 本法では遠目で見た基本色と, キャラクターに合わせた異なる基本色を築盛するが, それを何の指針もなく行ってしまっては, 術者の経験値にもならないどころか, 科学的なアプローチとは正反対となる"芸術の世界"を目指すことになってしまうことは明白である.

基本色の決定に際して, 本法では「シェードコンパス」という計算方法によって導き出す. その後, 目標歯のキャラクターに応じた, エフェクト色を含む陶材のレシピを作成し, 製作情報として利用する. これにより, さまざまな色調が混在する天然歯を再現することができる. この目的遂行のために, 基本築盛技術の習得と NCC システムの理解が必須なのである.

SV テクニックに使用するエフェクト色の選択と見え方の比較

1. Vintage シリーズのエフェクト色のラインアップ

基本色と呼ばれるボディ陶材とエナメル陶材のみでは，天然歯の深い色調を再現することはできない．そのため，各社いずれの陶材システムにも多くの特殊色（以下，エフェクト色）が用意されている（**Fig.2-a 〜 f**）．

『Vintage ZR』（以下，本項では ZR）の場合，基本色として設定されているボディ色陶材 20 色，エナメル色陶材（オパール色）5 色以外のエフェクト色は，**Table.1** のとおりである．そのほか，マージンポーセレン（筆者はジルコニアセラミックスには基本的に使用しないため細かな紹介は割愛する）が 11 色，オペーク系エフェクト色が 3 色，オペークデンティンが 9 色，修正用陶材が 3 色用意されている．

厚みの違いによる見え方の変化も含めて考えれば，とてもこれらのすべての「色」を覚えきれるものではなく，何ら指針のないままに適切な臨床応用ができるとは考えにくい．さらに，前述のエフェクト色を活用したことがない人や，ZR 以外の陶材システムを使用している人には，そもそもこれらがどのような「色」であるのかを正確に伝えることは困難である．

Fig.4 にて後掲するように，確かに ZR の取り扱い説明書を見れば，個々のエフェクト色に対する簡単な説明が記載されてはいる．これにより大まかな感覚は把握できると思うが，色調確認のため試し焼きを行うことをお勧めする．

その意味で，色調再現操作を紹介する論文などで，使用したエフェクト色の番手が多数色に記入されている築盛図を目にすることがあるが，同じ陶材システムを使用している読者でなければ，その記述から色調を理解することはまず不可能に近い．ボディ陶材やエナメル陶材といった主に使用する陶材においても，厚みの設定は十人十色である．

まして，それらと比較してはるかに少量の築盛量を想定して設計されているエフェクト色に至っては，単に築盛図に陶材の番手を記載するのみでは，その色調再現操作を正確に伝えているとはいえない．

以上のことから，天然歯に則したエフェクト色を含めた陶材の色番手を画像観察によって探る前に，ボディ陶材やエナメル陶材と同様に，使用するエフェクト色をある程度絞り込む必要があることがわかる．つまり，使用頻度の高いエフェクト色の“見え方”（エフェクト色そのものと言ってもよい）を理解し記憶した後に，シェードテイキングを行うべきと考えている．

ここで，ステインについての考え方を簡単に述べておく．その使用方法については Part3 で詳しく述べるので，ここではステイン自体の概要の記述に留める．

筆者の場合，かなり発色性の高いステインについては，陶材築盛の補足的に使用することを推奨している．つまり，陶材築盛による色調に過不足があった場合に，その修正と補正を行う目的で使用している．

したがって，使用するステインの色調は，エフェクト色に準じて必要最小限に選択し，また，控えめな塗布を心掛けている（**Fig.2-a，b**）．

2. エフェクト色の選定基準とペレットによる見え方の調査

どの陶材システムのラインナップを見ても，まるで競い合う

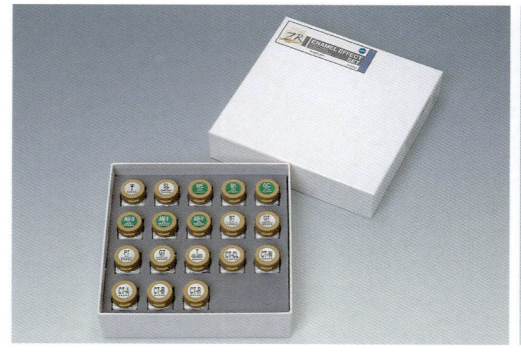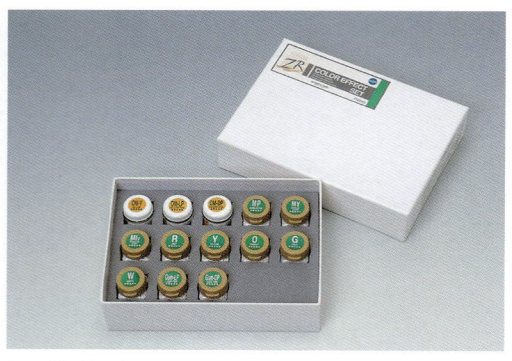

Fig.2-a，b　『Vintage ZR』（松風）のエナメル特殊色（a）と特殊色（b）のセット．どの陶材システムにもエフェクト色やステインは数多く準備されている

かのように数多くのエフェクト色が用意されているが，これは開発段階で徐々に増色されていった結果と予想できる．このように数多くのエフェクト色による色の再現を，厚みや混合比率ごとに分類していくと，その総数は天文学的な数字になるであろう．それを逐一検証していくことは現実的ではないし，そもそも日常の臨床技工でそれほど多くの色数が必要になるのかという疑問もある．

そのため，臨床技工でエフェクト色を効果的に使用するには下記の点を押さえておけばよいと考えている．

① エフェクト色のなかから使用頻度の高いものだけを選択する

② それらを通常に用いる厚みで築盛し，基本築盛時の色調の基本とする

エフェクト色そのものの色調のみならず，ボディ陶材やエナメル陶材と重なり合った場合の見え方を把握することで，有効な臨床応用が可能となる．

このように使用するエフェクト色の絞り込みと分類を行えば，覚えておくべき陶材の色調もさほどの数にはならない（**Fig.3-a～f**）．

そこで166頁より，通常の臨床で必要となる各系統色について，厚みの違いによる分類を行ったうえで，ボディ陶材・エナメル陶材とのコンビネーションによる見え方の違いがどのようになるのか，ペレットを用いて解説す

る．まずは筆者が臨床で使用している基本的なエフェクト色を大別すると，以下のとおりになる．

・ブルー系——マメロン上部～切縁部などの，一般的に「抜けている」と呼ぶ部分の，特に青みやグレーが強い場合の表現

・ホワイト系——両隣接部や横走隆線などエナメルが厚い部分の淡いホワイティッシュな表現から白濁に近いキャラクタライズの表現

・オレンジ，ブラウン，レッド系——オレンジ系（A系）やレッド系（R系）の1～2ランク濃い色調などの表現

これらを2～3段階の濃さ別に分類しているのみである．色数からいうと全部で10～15色となり，これも同系の色調であれば，理解し把握することも容易である．

なお，色調確認用のペレットは，各ペレットの色調の確認と比較ができるように考慮して，以下の条件で製作・撮影した．

・厚みはボディ色で0.6mm，エナメル色は0.2mm，エフェクト色は0.1mmとした．なお，取り扱いには細心の注意を払ったが，なかには割れてしまったものもある

・カメラはEyeSpecialⅡをスタンドに固定して被写体との距離を常に一定とし，フラッシュの光量をほぼ一定となるように調整した

・色調の判別をつけやすくするため，オールセラミッ

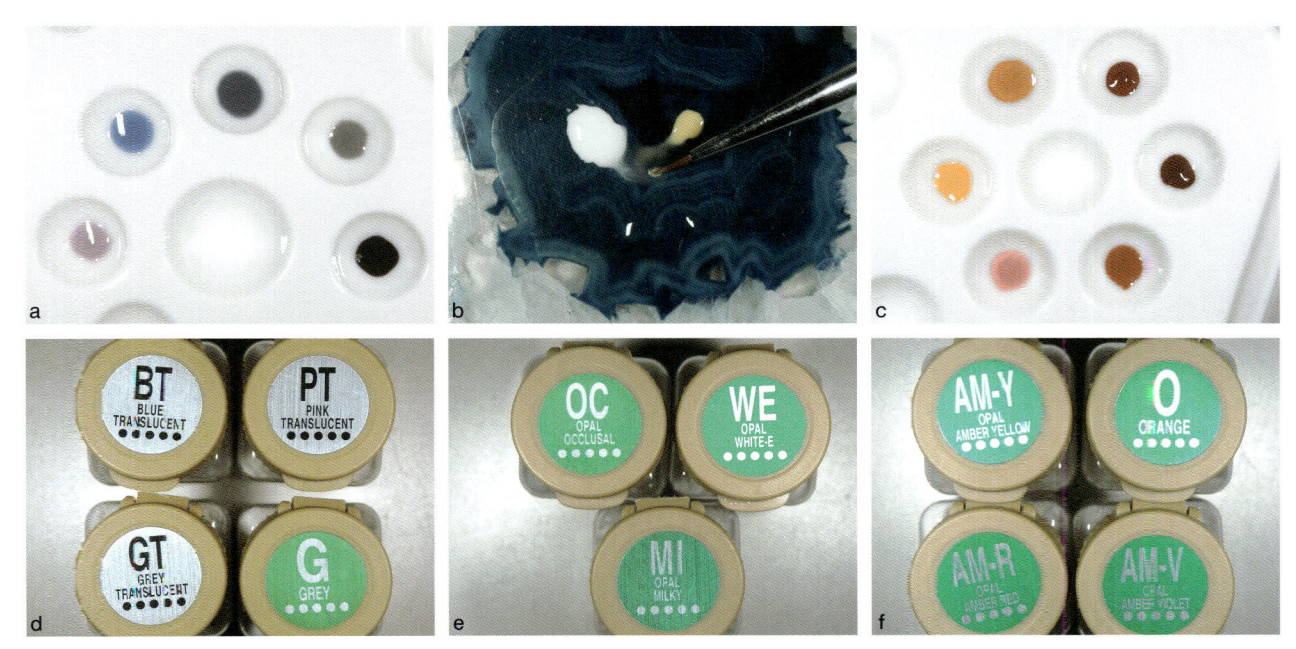

Fig3-a～f　SVテクニックに使用している同色系のエフェクト色とステインの一例．ブルーグレー系（**a，d**），ホワイト系（**b，e**），オレンジブラウン系（**c，f**）．特殊色とステインは同系の色調を必要最小限選択し，適時混合して使っている

クスでは通常使用しないオペークのペレット（約0.5mm）を一番下にして撮影を行った

・できる限り同種のエフェクト色を同一画面上で判断できるよう撮影した

・さまざまな厚みや種類のエフェクト色の色調差が判別しやすいように，画像の切り取り，貼り付けなどを適宜行った

・各系統のエフェクト色に対して，誰にでも理解できるネーミングを便宜的に施した（**Table.1，2**）

各色調群をどのような場合に使用するかについてはChapter7で解説するが，まずは**Fig.5**に例示した天然歯の画像を参照してほしい．ただし，この見え方がそのまま臨床画像と合致するわけではないため，あくまで参考としてご覧いただきたい．

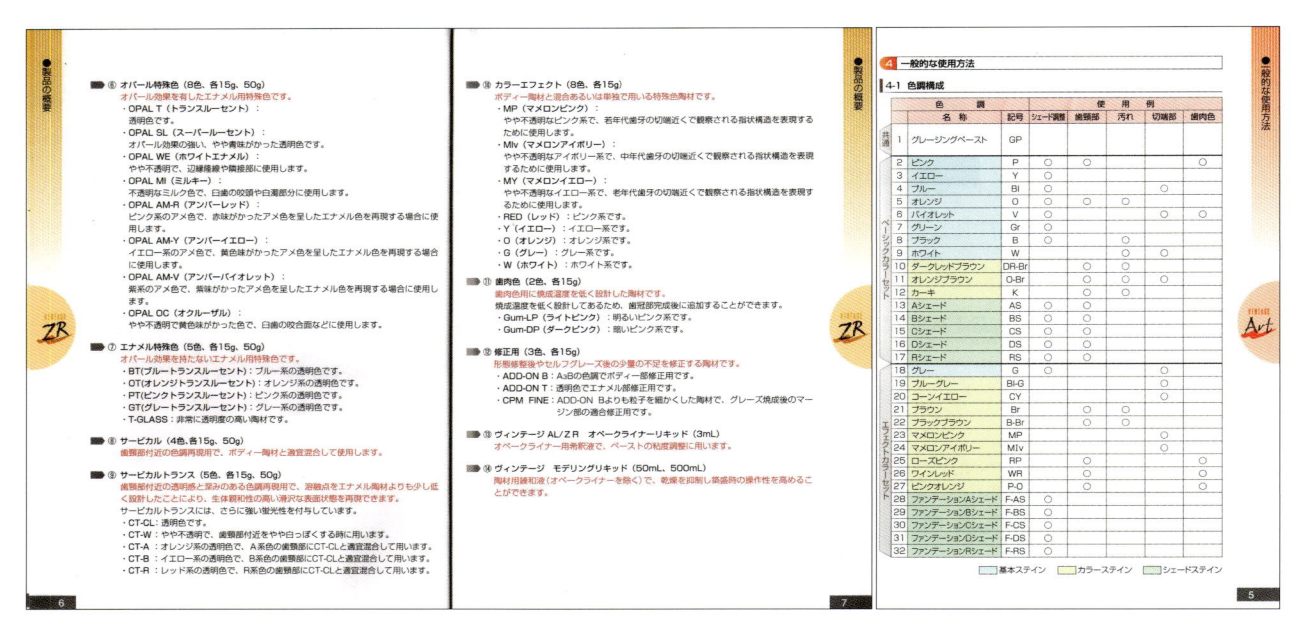

Fig.4-a，b　『Vintage ZR』と『Vintage Art』の取扱説明書に記載されているエフェクト色などの紹介箇所．このような簡単な説明のみで陶材の"色"を正確に認識することは困難であり，まして他の陶材システムを使用している人には大まかな色調しか理解することができないだろう

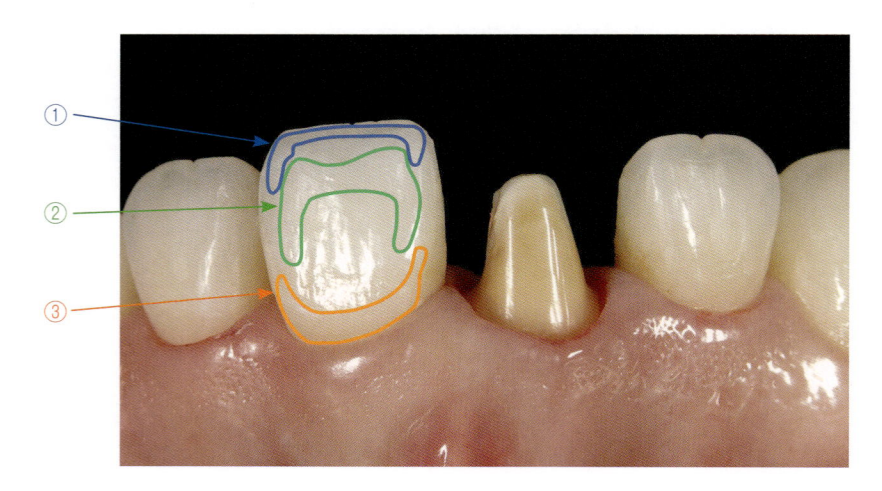

Fig.5　1| の術前および支台歯形成の画像．目標となる |1 は全体的に薄い色調である．しかしよく観察すると，さまざまな色調の複合により構成されていることが見て取れる．この画像を例にとって，筆者が使用しているエフェクト色をどの部分に使用しているかを示す．まずブルー系は，マメロン上部の抜けている部分の特に青みが強い場合の表現に使用する……①．ホワイト系は，両隣接部や横走隆線などエナメルが厚い部分のホワイティッシュな表現に使用する……②．オレンジ，ブラウン，レッド系は，A系やR系統色の濃い色調などを表現に使用する……③

Table.1 Vintage ZR のエフェクト色

■オパール系（計7色）
　・Opal-T（オパール　トランスルーセント）
　・Opal-SL（オパール　スーパールーセント）
　・Opal-WE（オパール　ホワイトエナメル）
　・Opal-MI（オパール　ミルキー）
　・Opal-AM-R（オパール　アンバーレッド）
　・Opal-AM-Y（オパール　アンバーイエロー）
　・Opal-AM-V（オパール　アンバーバイオレット）
　・Opal-OC（オパール　オクルーザル）
■エナメル系（計5色）
　・BT（ブルートランスルーセント）
　・OT（オレンジトランスルーセント）
　・PT（ピンクトランスルーセント）
　・GT（グレートランスルーセント）
　・T-GLASS（ティーグラス）
■サービカル系（計4色）
　・AC（Aサービカル）
　・BC（Bサービカル）
　・CC（Cサービカル）
　・DC（Dサービカル）

■サービカルトランス系（計5色）
　・CT-CL（サービカルトランスクリア）
　・CT-W（サービカルトランスホワイト）
　・CT-A（サービカルトランスA系）
　・CT-B（サービカルトランスB系）
　・CT-R（サービカルトランスR系）
■カラーエフェクト系（計8色）
　・MP（マメロンピンク）
　・MIv（マメロンアイボリー）
　・MY（マメロンイエロー）
　・RED（レッド）
　・Y（イエロー）
　・O（オレンジ）
　・G（グレー）
　・W（ホワイト）
■ガム色系（計2色）
　・Gum-LP（ガムライトピンク）
　・Gum-DP（ガムダークピンク）

Table.2 SV テクニックに用いるエフェクト色の便宜的名称と概要

名称（便宜的）	色系統	既存エフェクト色（ZR）	使用部位	効果と使用時の注意点
ブルー（B）	ブルー系	ブルートランスルーセント	マメロン上部〜切縁付近. パープルグレーの濃い色は，暗い基本色のときに着色帯として使用することもある	一般的に使用する透明色の色調を習熟したうえで比較・判断する. エナメル色陶材を重ねた状態のブルー，グレー，パープルの確認が必要がある
ブルーグレー（BG）		ブルートランスルーセント：グレートランスルーセント＝1：1→ブルーグレー		
パープルグレー（PG）		ピンクトランスルーセント：グレートランスルーセント：ブルートランスルーセント＝1/2：1/2：1→パープルグレー		
ホワイト1	ホワイト系	WE：MI（5％）＝20：1	前歯部の近遠心辺縁隆線・臼歯部の咬合面隆線や横走隆線など，エナメルの厚い部分〜ボディ陶材とのコントラストをつけたい場合	効果的な反面，位置や厚みを正確に把握したうえで築盛する必要がある
ホワイト2		WE：MI（10％）＝10：1		
ホワイト3		WE：MI（20％）＝5：1	あまり強くない白濁	
オレンジブラウン（OBr）	オレンジブラウン系	オレンジ：ブラウン＝4：1	透明系エフェクト色として使用する場合は，Opal AM-Yと混合し，着色帯など歯頸部や歯冠中央部に使用する場合は，ボディ陶材と混合し薄くして使用する	明るさを保ったまま，赤みやオレンジの色相のみを上げたい場合などに非常に有効. オレンジ, レッド　暗いレッドなど赤みの度合いを正確に判断して使用する必要がある
オレンジレッドブラウン	レッド（R）系	オレンジ(O)：レッド(R)：ブラウン＝3：1：1	赤みが特に強くレッドシフトさせたい場合	
オレンジグレーブラウン	バリューマイナス(C)系	オレンジ：グレー：ブラウン＝4：1：1	意図的にバリュー（明るさ）を下げて暗くしたい場合	

ペレットを用いたエフェクト色の色調確認 ① ブルー系

　通常，マメロン上部から切縁部分にかけては透明で，光が透過する部分として観察されることが多い．この部分の
オパール効果が強く，青みが観察される場合や，バックに支台歯やフレームが存在するにも関わらず青みを表現した
い場合などに使用する（**Fig.6**）．ただし，フレームなどの裏打ちがある場合は効果が出にくいため，同色系の内部ス
テインと併用するとはっきりとした発色を期待できる．

　選択したブルートランス系のエフェクト色は以下のとおりである（なお，171頁までにわたって示す検証における
陶材の配合比率はあくまで筆者が使用しやすいように調整したものであり，読者諸氏が実際に使用する場合は試し焼
きなどで色調確認を行っていただきたい）．

> ・ブルートランス→ブルートランス1
> ・ブルートランス：グレートランス＝1：1→ブルーグレー（ブルートランス2）
> ・ブルートランス：ピンクトランス：グレートランス＝1/2：1/2：1→パープルグレー（ブルートランス3）

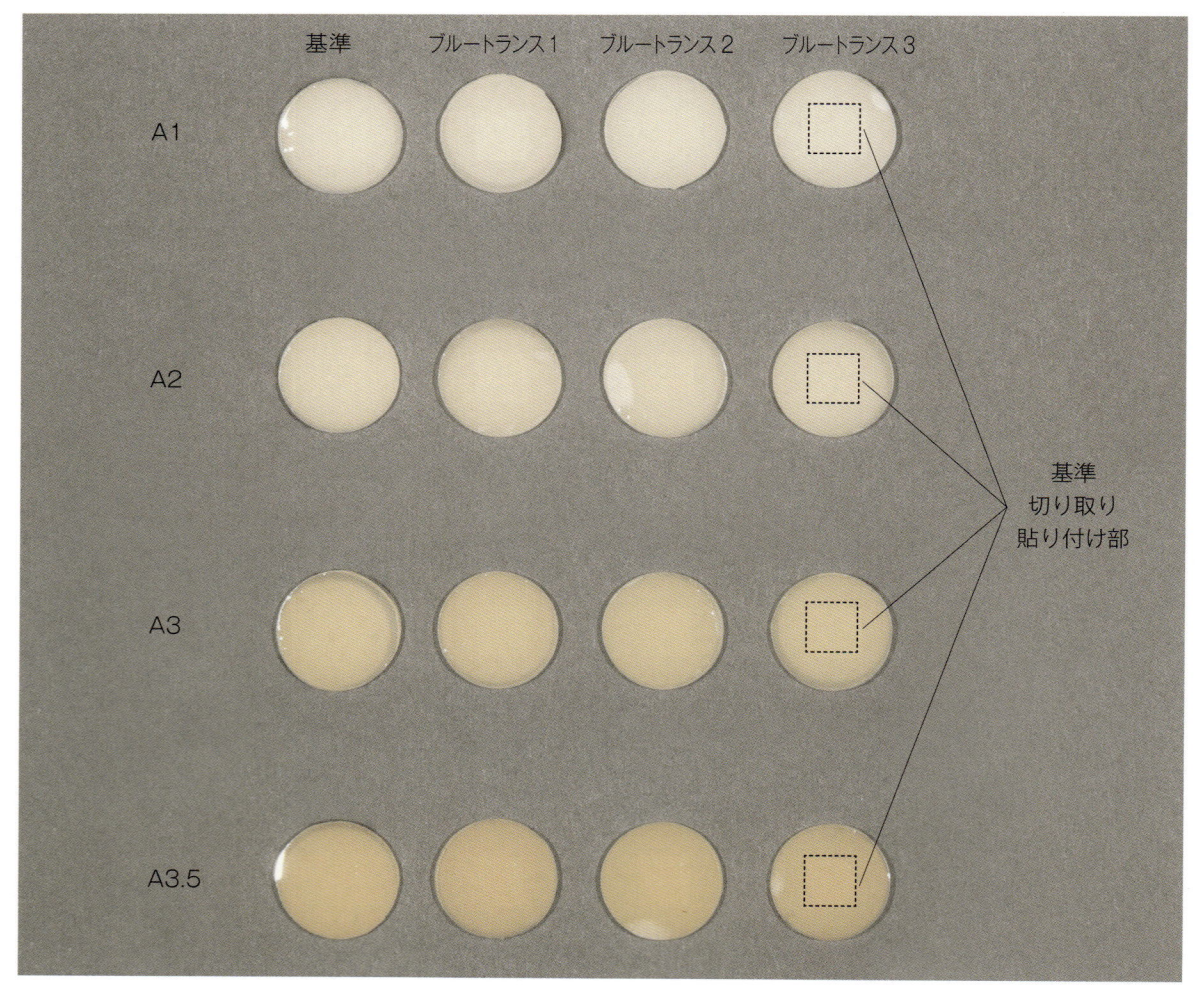

Fig.7　A1，A2，A3，A3.5のオペークペレット＋0.6mmのボディ＋ブルートランス系0.1mm＋当該エナメル0.2mmを，液体を介在さ
せて撮影した．中央部分はオペーク＋ボディ＋エナメル陶材のみの画像（基準）から切り取った正方形の画像を貼り付けて比較した．A3と
A3.5のトーン（濃度）が濃い色調では多少の影響が観察できるが，0.1mmのブルートランス系の色調は，ボディ陶材の上部では大きな色調
の違いは見られない．このため撮影方法や，画像の切り取りや貼り付けを変えて比較を行った

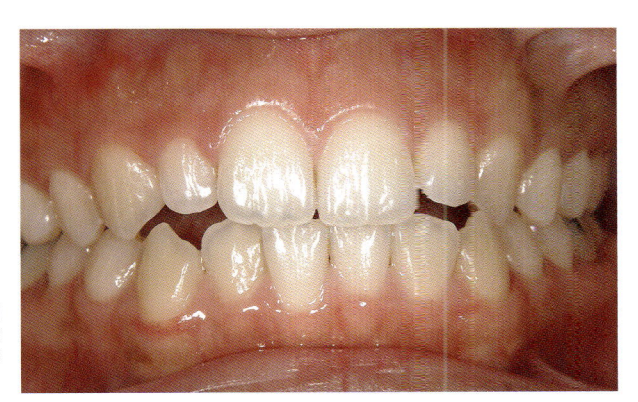

Fig.6 ブルー系のエフェクト色の適用例. 1| の切縁付近のオパール効果が強く，マメロン上部の青みが観察される

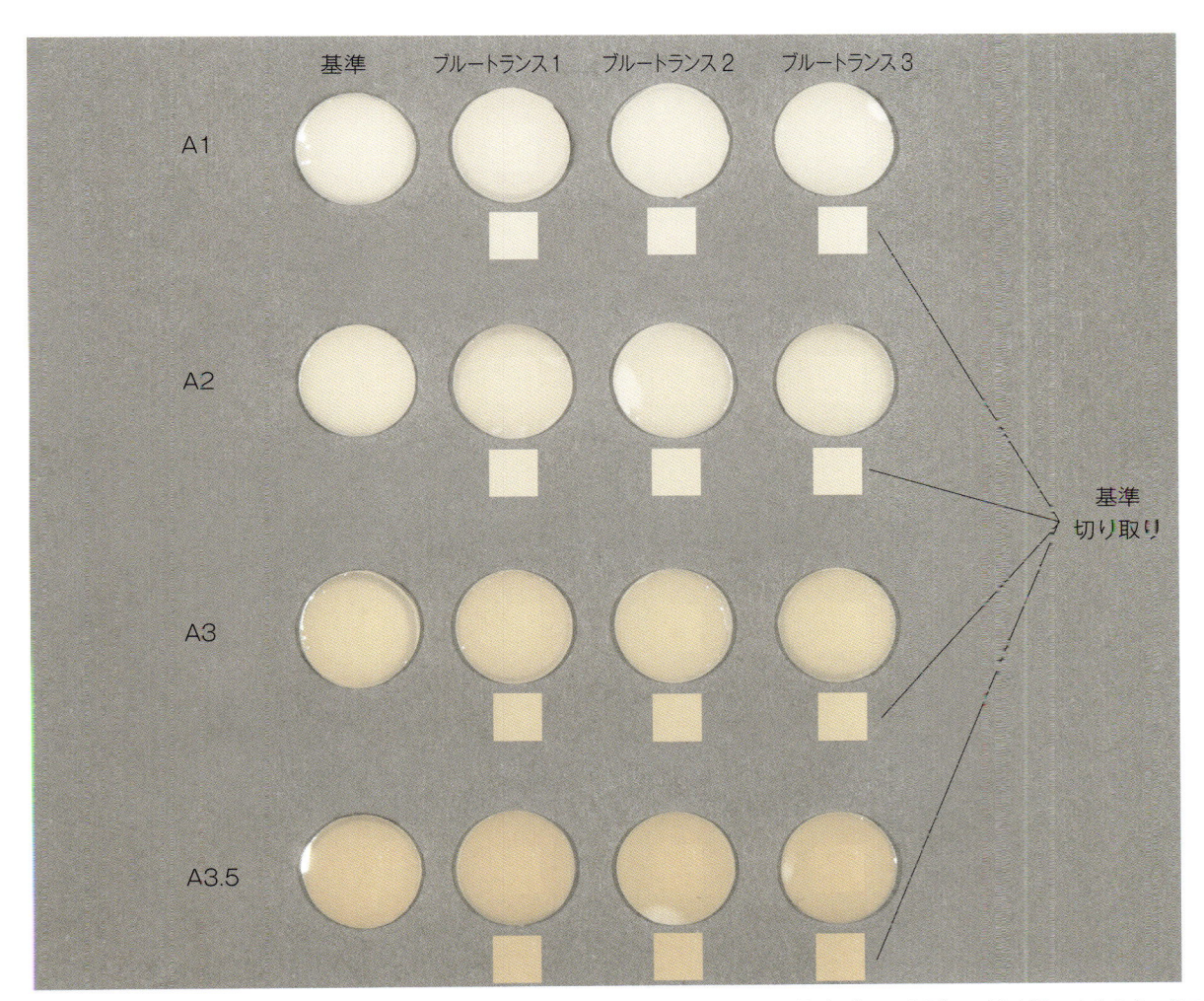

Fig.8 **Fig.7** ではほとんど色調差が観察されなかったため，オペーク＋ボディ＋エナメル陶材（画像では左列）のみ切り取ったものを，各エフェクト色の下にも貼り付けてみた．これにより，ブルートランス系の色調が入っていないペレット下部の正方形の色調は，多少明るく見えるのではないだろうか？　逆にブルーやグレーがわずかに入ることにより，バリュー（明るさ）が下がって（暗くなって）いることが理解できる

ペレットを用いたエフェクト色の色調確認 ① ブルー系 (つづき)

　オペーク+ボディ陶材+トランスルーセント (透明色T) を加えブルートランス系エフェクト色と, ブルートランス系を入れてないオペーク+ボディ+エナメルのみのペレット画像を半分に切り取り, 画像向かって右側に貼り付けて見え方の比較を行った. こちらも大きな違いは観察できないが, **Fig.7, 8**とは逆に, トランスルーセントやブルートランス系のみが重なっている部分などは明るく見えている. これは, トランスルーセント系のペレットによる反射の影響も無視できないが, 0.1mmでも色調に変化を起こすことが確認できたと感じている. 臨床でこのブルートランス系を使用する場合の注意点としては, ①目標天然歯の青み加減, ②通常のトランスルーセント (透明色) の色調をよく覚えておく, という2点である. いずれにしても, 臨床上有効な色調としてその使用頻度は高く, クラウンの厚みが十分確保できる場合などは, 同色の内部ステインで補正することも有効である

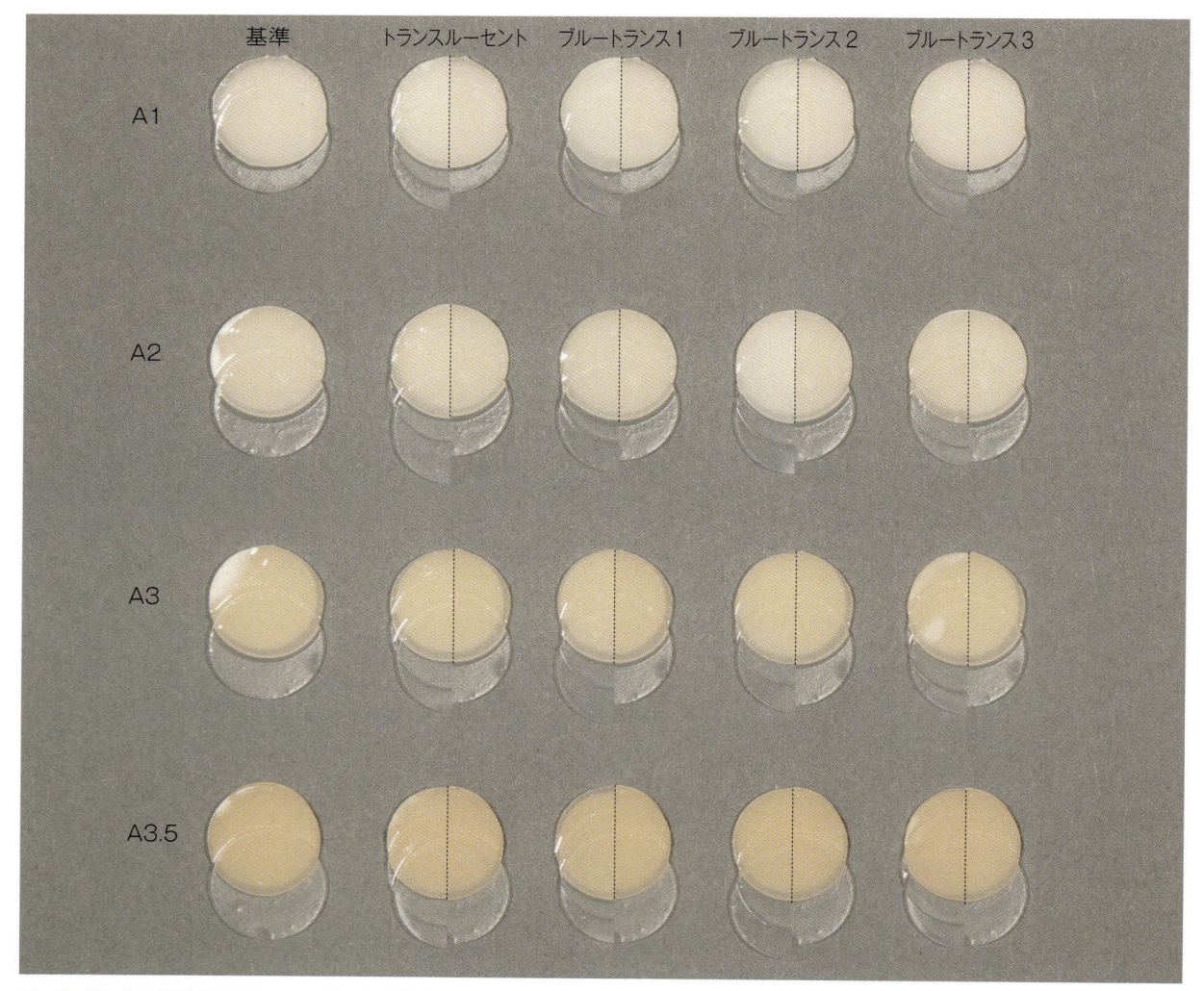

Fig.9　Fig.8 に通常のトランスルーセントを築盛したペレットを追加し, 半分に分割した基準のペレットを右側に合成して色調を比較した

ペレットを用いたエフェクト色の色調確認 ② ホワイト系

前歯部の近遠心の辺縁隆線，臼歯部の咬合面の隆線や横走隆線など，エナメルの厚い部分に観察される．またボディ陶材とのコントラストをつけたい場合など応用範囲は広く，筆者はほとんどすべての臨床例で使用している（Fig.10,11）．単体で重ねたペレットの色調を観察すると，WEではその効果が弱く，MIだと強すぎて使用区分が限られてしまう．このため，両者を5～20%の範囲で，症例に合わせて混合して使用している．この3種類の混合比率により，筆者のほぼすべての臨床例をカバーできている．

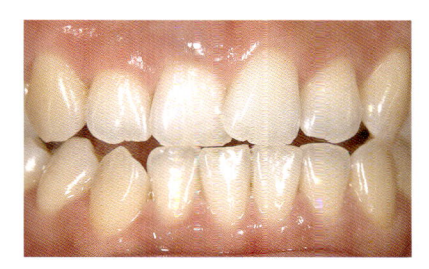

Fig.11 ホワイト系のエフェクト色の適用例．⌐1⌐の歯冠中央部から切縁より1/3ほどに見られる白っぽい部分などに応用できる（この場合はWE+MI10%）

- ・WE：MI（5%）＝20：1→ホワイト1
- ・WE：MI（10%）＝10：1→ホワイト2
- ・WE：MI（20%）＝5：1→ホワイト3

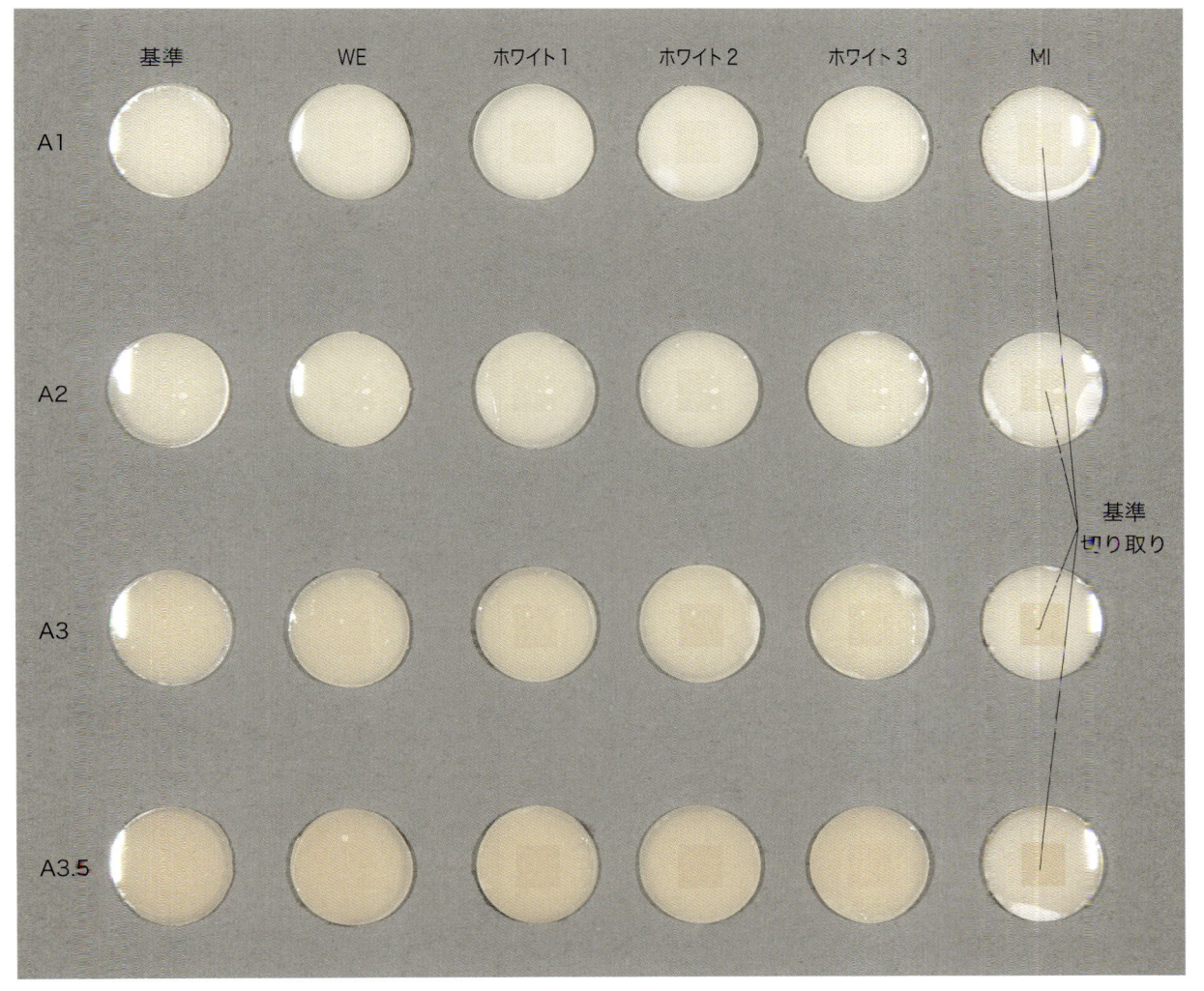

Fig.10 ペレットの画像を観察すると，その影響は弱く感じられるかもしれないが，ボディ陶材とエナメル陶材の間に0.1mm重ねただけで，これだけの変化があるということは，臨床での使用時には焼成収縮や築盛位置に注意しなければならないことが理解できる

ペレットを用いたエフェクト色の色調確認 ③ オレンジ，ブラウン，レッド系

ホワイト系と同様，このオレンジレッド系の色調も，応用範囲の広いエフェクト色である．今回は既存のエフェクト色であるオレンジ（O）・レッド（R）に加え，ZR では販売していないブラウンを，松風社研究開発部のご好意により特別に調合してもらった．これらを透明系エフェクト色として使用する場合は，AM-Y（アンバーイエロー）と混合し，着色帯など歯頸部や歯冠中央部に使用する場合は，ボディ陶材と混合し適度な色調にして使用している（**Fig.12**）．

意図的にバリュー（明るさ）を下げて暗くしたい場合などは，オレンジ＋ブラウン＋グレーもしくは C 色のサービカル色（CC）を混合する場合もある．濃い発色を有するエフェクト色なので，サービカル色やオペークデンティン等で，ボディ陶材，エナメル陶材築盛前に目立たない箇所で色調を確認しておくことや，量や厚みに十分注意して築盛を行うことが求められる．配合比率は，以下のとおりである．

① 　レッド（R）系のエフェクト色
オレンジレッドブラウン→オレンジ（O）：レッド（R）：ブラウン＝ 3 : 1 : 1

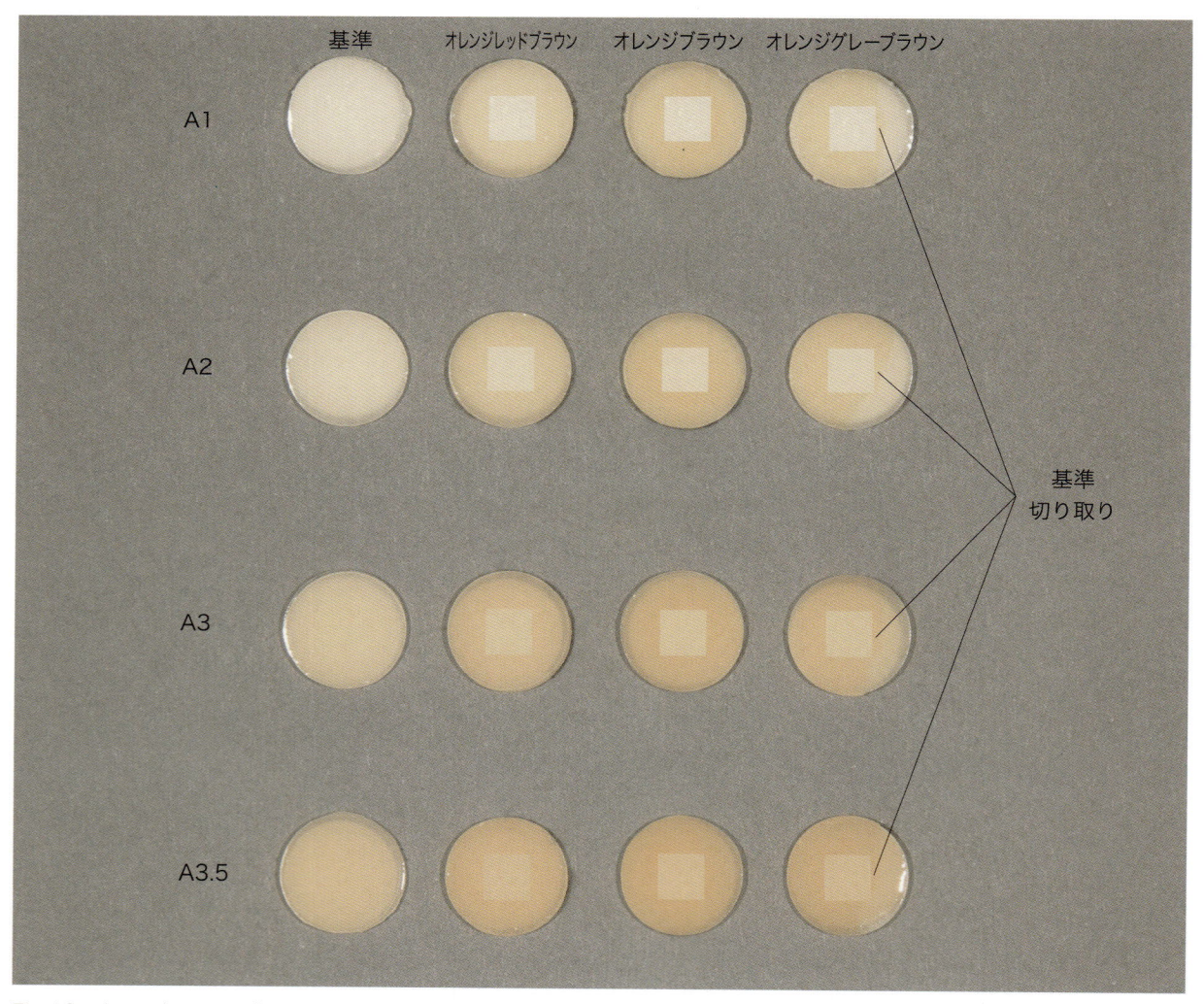

Fig.12　オレンジ，レッド，ブラウン系のエフェクト色の適用例．両側中切歯の切縁部に観測できるオレンジ系の透明色に使う場合は，AM-Y（アンバーイエロー）と混合する．着色帯など歯頸部や歯冠中央部に使用する場合は，ボディ陶材と混合し適当に調色して使用する

② オレンジ（A）系エフェクト色

オレンジブラウン→オレンジ：ブラウン＝４：１

③ バリュー（明るさ）マイナス（c系統のような暗い色調）系エフェクト色

オレンジグレーブラウン＝オレンジ：グレー：ブラウン＝４：１：１

今回製作したペレットは透明色として使用することを想定したため，上記のエフェクト色をアンバー系のAM-Yと混合した使用法によっては，トランスルーセントと混合したうえで，ボディ陶材に加えることもある．

AM-Y：各エフェクト色＝４：１

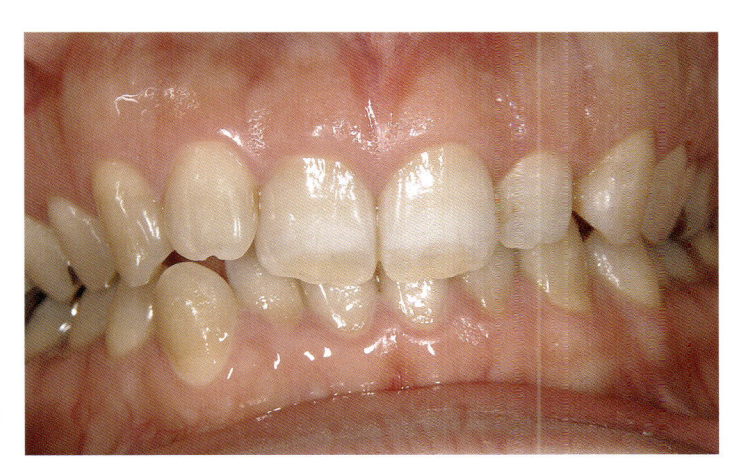

Fig.13 オレンジレッドブラウンやオレンジブラウンの適応例．これらはボディ陶材の明るさを大幅に落とす（暗くする）ことなく，赤みやオレンジの色相や彩度を上げていることがわかる．したがって，基本色にA2のボディ陶材を使用し，明るさを保ったまま，赤みやオレンジの色相のみを上げたい場合などに有効である

SVテクニックの可能性

ここまで，筆者が臨床に使用しているエフェクト色の紹介を行った．ここで示したペレットの画像観察によって，紹介したエフェクト色の色調を完璧にお伝えできたとは言い切れないが，エフェクト色を入れていないペレットとの比較や，それを切り取ってエフェクト色のペレットのなかに貼り付けた画像と比較することで，おおよその色調は理解していただけたのではないだろうか．

この検証で最も重要なことは，エフェクト色を使用しない場合の色調を基準としたときに，エフェクト色を加えることでどのような色の変化が生じるかを示すことができたという点である．これにより「目標となる色調がどこにあるのか」とい

う明確な目標が明らかとなり，困難とされるシェードマッチングの成功に大きく一歩踏み出したと言える．

しかし，本文中にも述べたとおり，今回のペレット画像と天然歯の色調とは，必ずしも見え方が合致しているとは言い切れない．あくまで，他の陶材システムを使用している方にとっても共通の認識を持ってもらうために，色調サンプルとして提示したものと理解していただきたい．筆者が日常の臨床技工で使用するエフェクト色は，本項で紹介した種類のみでほぼ事足りている．目標を適格に設定できれば，仮に色が薄く焼成されてしまった場合でも同系のステインを施せば補正できることになるので，色調や濃度を決定する際の迷いや，ストレスの軽減に大きく役立っている．以上の検証をもとに，Chapter7でエフェクト色の活用法を紹介する．

Chapter 7
Shade Verification Technique 活用のステップ
～特殊色の使用法とシェードコンパスのコンセプト～

天然歯に頻繁に発現する特殊色の検討

1. ブルートランス系
a) 発現ポジション（適応例）
天然歯のマメロン上部に表れる透過している箇所で，特に青みが強い場合に使用する（**Fig.1-a, b**）.

b) 分類
・ブルートランス／ヴィンテージZRではブルートランスルーセント（BT）の製品名で発売されている．ブルーの着色が施された透明（トランス系）色を基本とする
・ブルーグレートランス／ブルートランスとグレートランス（GT）を1：1で混合する．グレー系の透明色.
・パープルグレートランス／ピンクトランス（PT），ブルートランス，グレートランスを赤みの強さで配合を変えることもできる．暗い基本色の場合の着色帯にも使用可能.

c) 使用上の注意点
通常使用する透明色（トランスルーセント）と区別できることや，また，シェードテイキング時にその違いを確実に判断できるように訓練することが必要となる．使用する箇所が"抜けている部分"であり，思ったよりも大きな影響が出る場合があるので，臨床応用前に少量で試用して色調を確認しておくことを勧める.

2. ホワイト系
a) 発現ポジション（適応例）
近遠心隆線，咬合面隆線，横走隆線などの淡いホワイト系の再現や，白色帯や白濁などの不透明な白色まで混合比を変化させることにより，多様な使い方ができる.

b) 分類
・ホワイト1／白色系エナメル色（WE）：不透明な白色（MI）＝20：1

・ホワイト2／WE：MI＝10：1
・ホワイト3／WE：MI＝5：1

c) 使用上の注意点
ホワイト1・2は，ホワイト系のエナメルとして広い応用範囲を持つ．ホワイト3は，かなりはっきりとした白色帯などのキャラクタライズに用いる.

しかし，ホワイト系の各色は少量でも効果が得られる半面，築盛位置や量を誤ると，目標とする色調から大きくずれてしまうことがあるので，練習を繰り返した後に使用することが望ましい（**Fig.2-a, b**）.

3. オレンジブラウン系
a) 発現ポジション（適応例）
統計上，最もよく見られるオレンジ系（Lumin シェードのA系）を始め，レッド系，バリューマイナス系（Lumin シェードのC系）の基本色を，あまりバリュー（明るさ）を落とさず（暗くせず）に濃くしたい場合や，歯頸部が同色で濃くなっている箇所に，ボディ陶材と適量混合して使用する．特に赤みが強い症例では，築盛するボディ陶材全体にオレンジレッドブラウンのエフェクト色を混合することもできる．しかし，その混合比率や築盛する厚みの組み合わせが多岐にわたることと，色調のずれが生じた場合の修正に多大な労力を要することを考えると，適切な位置に，部分的に築盛するほうが，シンプルでエラーを起こす危険が低い使用方法であると判断している（**Fig.3-a ～ d**）.

切縁部の飴色（アンバー色）などのエナメルエフェクト色として使用する場合は，薄いアンバー色のアンバーイエロー（AM-Y）に混合して使用する.

このように，ボディ色を赤みにシフトしたり，切縁部分のコントラストを付与したりなど，オレンジブラウン系エフェクト色の用途は幅広い（ただし，ヴィンテージZR にはブラウンの色調がないので，松風社研究開発部の好意により特別に調合したものを使用）.

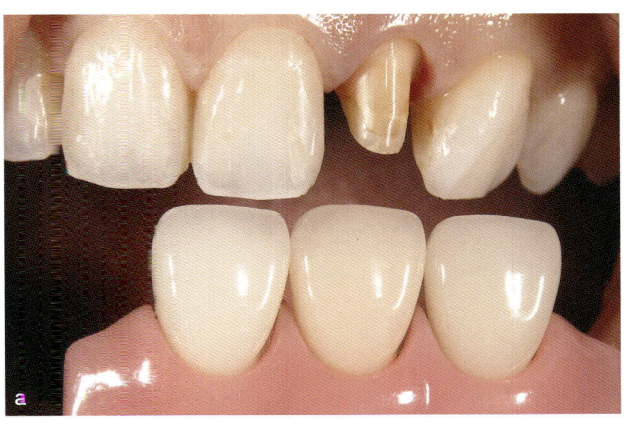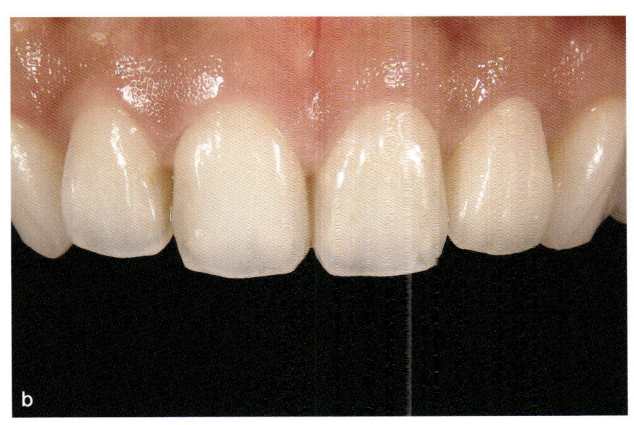

Fig 1-a, b ブルー系トランスを選択せずに通常の透明色（オパールT）を選択して補綴物を製作したが，マメロン上部～切縁付近の青みが不足してしまった症例（b）．シェードテイキング画像を改めてよく観察すると（a），シェードガイドよりも青みが強いことがわかる

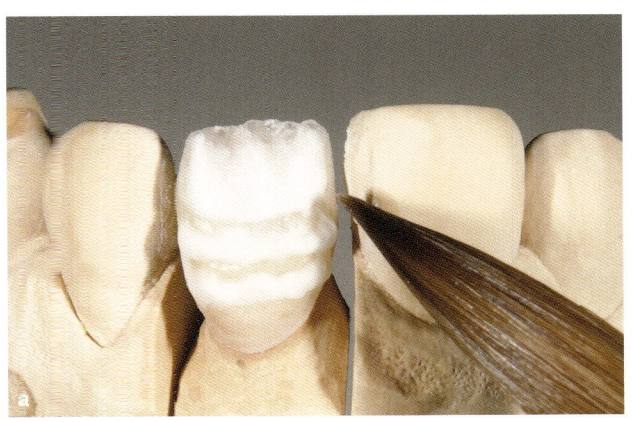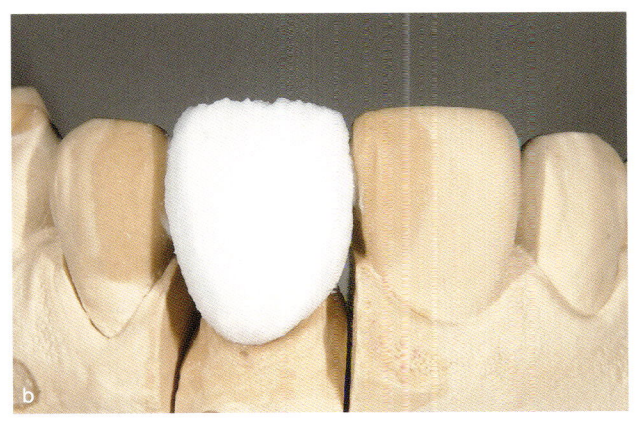

Fig.2-a, b ホワイト系エフェクト色の使用例．唇側近遠心隆線部や横走隆線など，エナメル質が厚い部分に見られるホワイティッシュな色調の再現に用いる（a）．しかし築盛位置や量を把握したうえで使用しないと，目標の色調から大きく外れることがある．特にエナメル陶材を同時に築盛する場合は，ホワイト系エフェクト色の築盛位置を変えないように細心の注意を払う必要がある（b）

b　分類

- オレンジブラウン／オレンジ：ブラウン＝4：1
- オレンジレッドブラウン／オレンジ：レッド：ブラウン＝3：1：1
- オレンジグレーブラウン／オレンジ：グレー：ブラウン＝4：1：1

☞ 使用上の注意点

オレンジブラウン系のエフェクト色も発色性が高く，少量でも大きな効果を得られる．使用する場合は，目立たない箇所に築盛・焼成し，色調確認をその都度行うことが望ましい．

ボディ色系統でヒュー（色相）や彩度を高くしたい場合には，当該ボディ陶材と混合してコントラストの強調に使用する．このような場合にはホワイト系のエフェクト色と併用することが多いが，同様に築盛位置や厚みには細心の注意を払う必要がある．築盛方法を誤ると，基本色自体に大きなずれが生じることがある．

繰り返すが，各色調の配合比率はあくまでも筆者の使用しやすい配合に設定している．読者諸氏が実際に使用する場合は，色調確認用の試し焼きを行ってほしい．ここで重要になるのは，エフェクト色を絞り込んで繰り返し使用することで，その「色」をイメージとして十分に理解することである．

これらのエフェクト色の築盛方法を習得することができれば，前述の配合を自身の使いやすさに応じて自在に変えることもできるようになり，さらに多くの天然歯に対応することが可能となる．

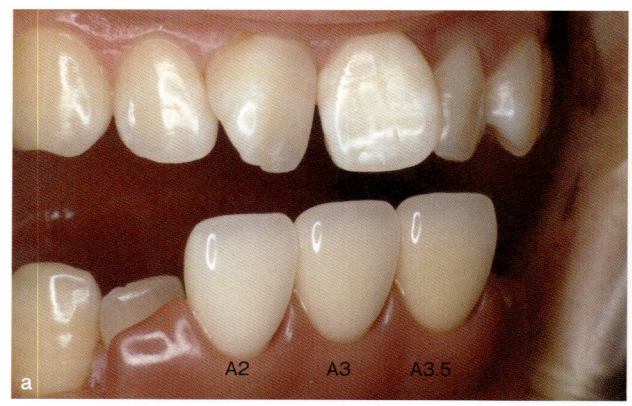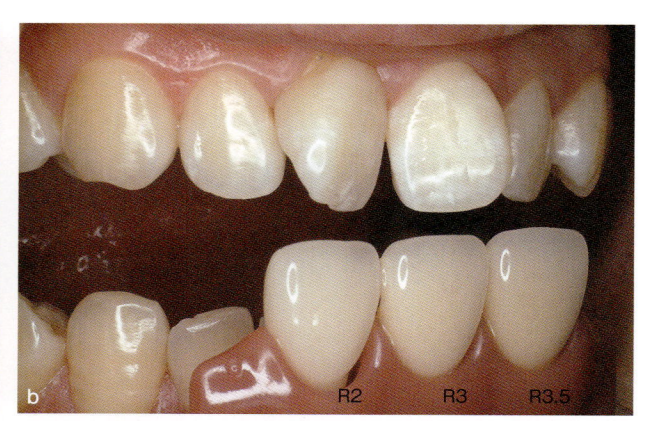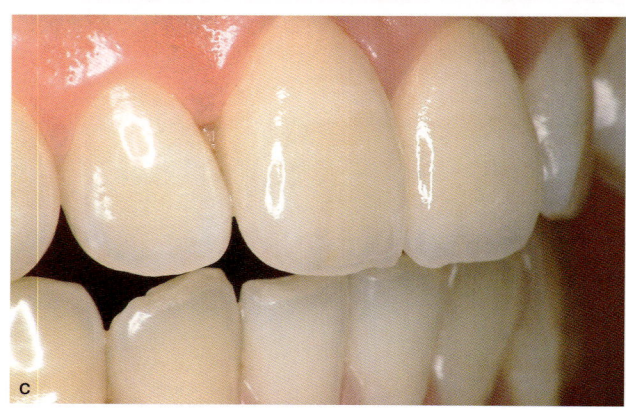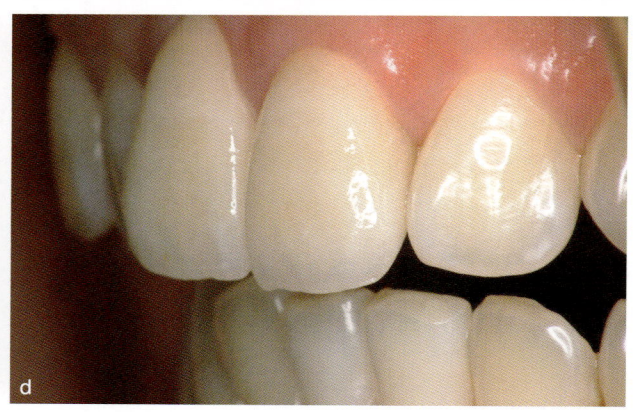

Fig3-a ～ d　全体に赤みが強い症例. 術前画像のシェードガイドは, 向かって左から NCC シェードの A2, A3, A3.5（**a**）と R2, R3, R3.5（**b**）である. 各色調群のシェードガイドを比較すると, 明らかにレッド系（R 系）の色調を呈している. この場合, 基本色をレッドシフトさせることもできるが, オレンジブラウンレッドをボディ陶材と混合して必要箇所に築盛する例も多い. 術後画像では, オレンジブラウン系のエフェクト色を築盛したことが確認できる（**c, d**）. なお, 術前術後の画像の色調にずれが生じているように見えるが, 当時筆者が使用していたカメラはマニュアルで設定を行うタイプであったため, いつの間にか設定を変更してしまっていたのかもしれない

目標基本色の決定, エフェクト色の選択, シェードコンパスによる導出

1. SV テクニックによる色調分析

　以下, 前述したエフェクト色を使用することを前提として, SV テクニックに基づいて天然歯の画像から色調の分析を行う.

　SV テクニックは, その名のとおり天然歯の色調を探る手法である.

　大まかな作業手順は下記のようになる.

① 目標とする基本色調の調査

② 使用するエフェクト色の選択

③ 実際に築盛する基本色の決定
　（シェードコンパス作成）

　これを一言で表せば, 「遠目から見た目標基本色を決定した後にキャラクターの分析も行い, それらの結果を踏まえて実際の基本色を決定する作業」である.

2. 目標とする基本色調の調査

　天然歯とシェードガイドが同一画面に撮影されている画像を遠目から観察するか, モニター上で縮小して観察すると, おおまかなシェードを認識できる（Fig.4 ～ 6）. 微妙な色調で判断に迷う場合も多々あるが, そのような場合には画像とともに送付されるShadeEyeNCC のデータを参考にしている. 信頼性の高い測色器によって得られた客観的なデータは, 有効な判断材料の一つになる.

　この作業において注意すべきは下記の 3 点である.

・シェードガイドが正しく認識できる適切な設定が可能なシェードテイキング用カメラを使用する

・天然歯とあまりに色がかけ離れたシェードタブが写し込まれていると基本色の決定が困難になるため, チェアサイドでもShadeEyeNCCなどの測色器を利用して, 近似値のシェードタブを選択するよう心掛ける

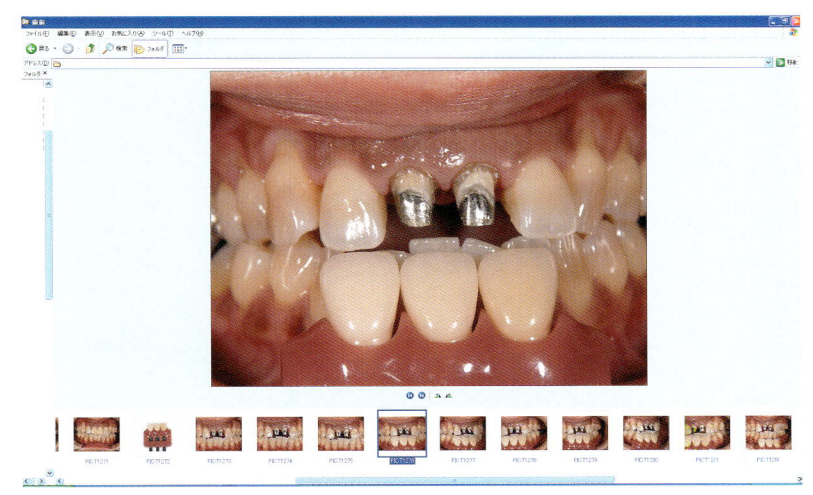

Fig.4 画面中央にあるような大きい画像で観察すると，細かいキャラクターに目が奪われてしまい，全体の色調を見誤ることがある．下部に並んでいる小さい画像（サムネイル）を観察することにより，全体の色調判断を容易に行える．実際に筆者は小さな画像内の天然歯とシェードガイドをおおまかに比較して，目標とする基本色を決定している

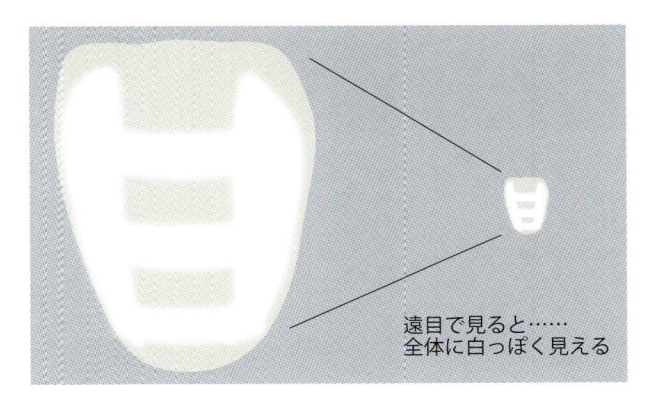

遠目で見ると……
全体に白っぽく見える

Fig.5 ホワイト系の色が見られる場合．天然歯の色調にホワイト系のキャラクターが表れていると，遠目からの観察では全体の色調を白く（薄く）明るく見せる効果がある

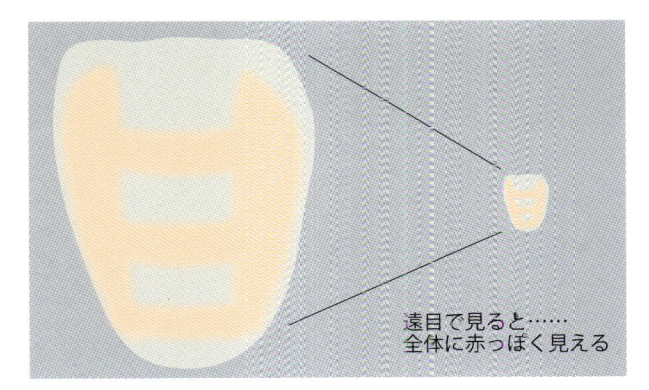

遠目で見ると……
全体に赤っぽく見える

Fig.6 オレンジ系の色が見られる場合．同様にオレンジ系のキャラクターがやや多めに表れていると，全体に赤みが強く，トーンが濃くなる効果がある．しかし，シェードマッチングではこの遠目の感じが目標基本色となる

・必ず NCC システムの３属性で表記する．トーン（濃度）番号のみではなく，バリュー（明るさ）とヒュー（色相）も調査する．単に「A3」というだけではなく「トーン：3.0」「ヒュー：オレンジ系」「バリュー：スタンダード（標準の明るさ）」などと分析することを心掛ける

3. 使用するエフェクト色の選択

目標となる基本色が決定できたら，エフェクト色のなかから，ケースに応じて使用する色を選択する．

天然歯は複雑な色調が集合して構成されており，シェードガイドのようにボディ陶材とエナメル陶材のみで再現できることなどまずありえない．一部の特異

な才能を持つ人しか実践できないとされていた困難な色調再現を，誰にでも有用な手法として考案したのが SV テクニックである．

基本シェードに特に大きく影響を及ぼす色調は，ホワイト系とオレンジブラウン系である．これらにブルー系を加えた使用例は以下のとおりである．

・マメロン上部切縁付近の透明色にブルーやグレー系が顕著な場合

・ヒュー（色相）を同系統にしたまま，ホワイト系エフェクト色でコントラストをつける場合

・暗くすることなく，オレンジ系やレッド系のエフェクト色で彩度を上げる場合

・上記の手法を，適宜さまざまに組み合わせて使

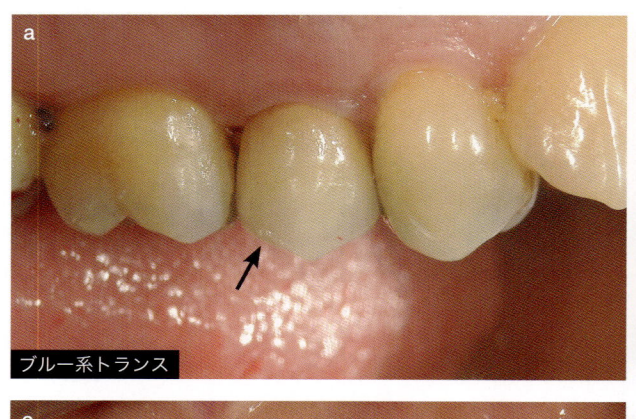

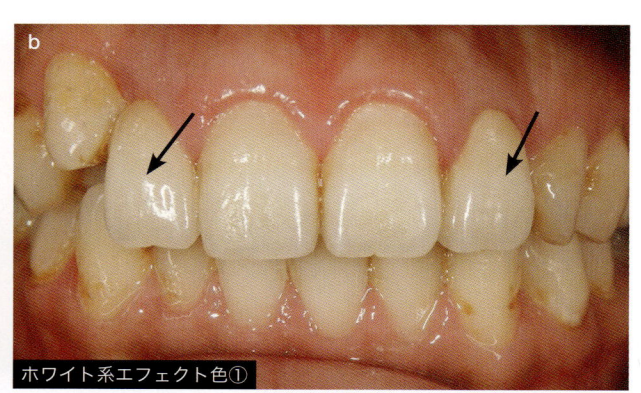

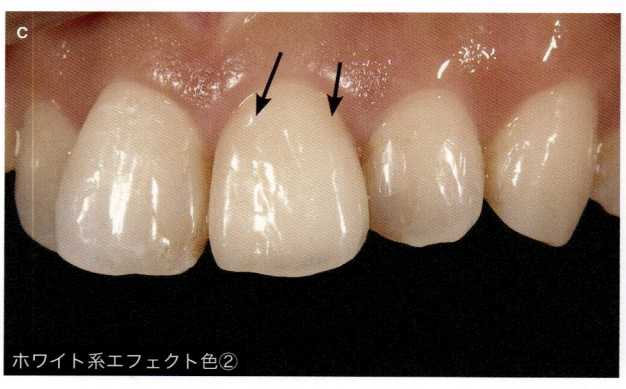

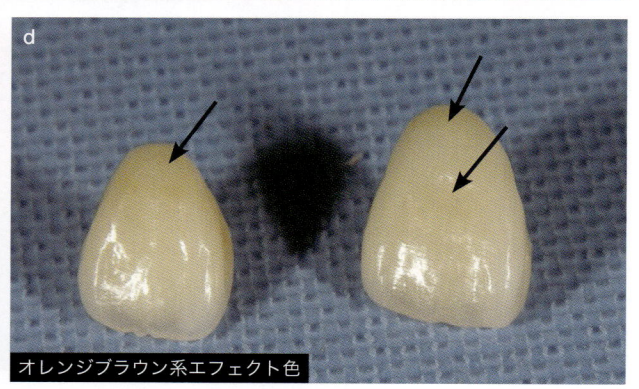

Fig.7-a〜d　ブルー系トランス使用例（a, ⎣5⎦. ミラー面観）とホワイト系エフェクト色使用例（b：2|2 歯冠中央部，c：|1 横走隆線部にホワイト系の色調が確認できる），オレンジブラウン系エフェクト色の使用例（d）. ブルー系トランスはマメロン上部や歯冠中央部に透明を表現するときなどに使用する（a）. ホワイト系エフェクト色は近遠心隆線部分や，歯頸部のエナメルの厚い部分やボディ色とのコントラストを付けるために使用する. さらに濃い白色は白帯や白濁を表現できる. シェードナンバーを上げて（1→2など），トーン（濃度）を変更すると暗くなることから，オレンジブラウン系エフェクト色は，色味（色相）を変えたり彩度のみを変更したい場合に使用する. 透明色と混合することで，アンバー系の透明色としても使用できる

用する場合

　各天然歯に対応する使用法を細かく挙げていけばさらに多くのパターンを列挙できるが，ここでは，その考え方を理解してもらうために，比較的シンプルな例のみにとどめておく（**Fig.7-a〜d**）.

　この作業では築盛する厚みを可能な限り一定にするように行うため，経験を重ねることで，エフェクト色自体の色調に加えて，ボディ陶材，エナメル陶材と組み合わせた場合の見え方も把握することができる.

4. シェードコンパスによる実際の基本色の導出方法

　エフェクト色を活用してキャラクタライズを行う場合は，基本色への影響を考慮すると，最初に決定した目標の基本色をそのまま用いることはできない. 実際に築盛する基本色を決定づける作業を，筆者は「**シェードコンパスの作成**」と呼んでいる.

　これは，画像データから得られた情報に，再現しようとする色調の方向性を加味して基本的な色調を算出する方法である. たとえば，紹介したエフェクト色を築盛すると，一般的に下記のような結果が生じる（**Table**）.

　　・ブルー系……明度が下がる

　　・ホワイト系……明度が上がる. トーン（濃度）が薄くなる

　　・オレンジブラウン系……トーンが濃くなる. 彩度が上がる. ヒュー（色相）が変化する

　このように，エフェクト色を築盛することによって基本色に大きな影響を与えてしまい，時として基本色自体を変化させてしまう.

　ここで必要なのは，使用するエフェクト色に応じて，シェードテイキング画像から分析した基本色（ボディ陶材）を適切な"方向"に変化させることである（この作業にあたっては，色彩の知識やNCCシステムの理解が不可欠である）. この「基本色のシフト」こそがShade Compass（シェードコンパス）という名称の由来である.

　これを他の事象でたとえてみよう. 対岸からの向かい風が吹いている状況下で，あなたが小舟で河川を渡ろうとしている状況を思い浮かべてほしい. 向かい風である

Table エフェクト色による効果

- ブルー, グレー系……バリュー（明度）が下がる

- ホワイト系……明度が上がる. トーン（濃度）が薄くなる.

- オレンジブラウン系……トーン（濃度）が濃くなる. 彩度が上がる. ヒュー（色相）が変化する

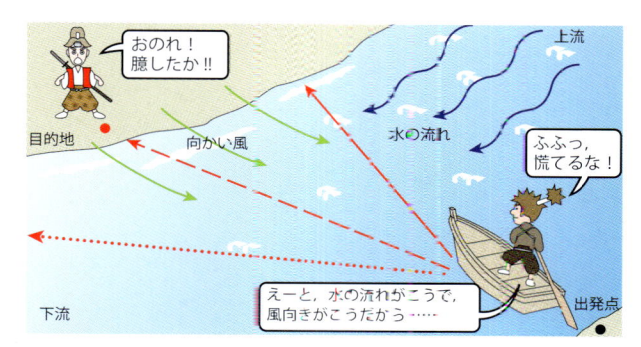

Fig.8 基本色変更（シェードコンパス）のイメージ. 流れのある川を舟で渡る場合, 到達地点に向かって最短の直線コース（破線）を取っても思わぬ方向に流されてしまう（点線）. さらに向かい風の場合は, 船の出力も調整しておく必要がある

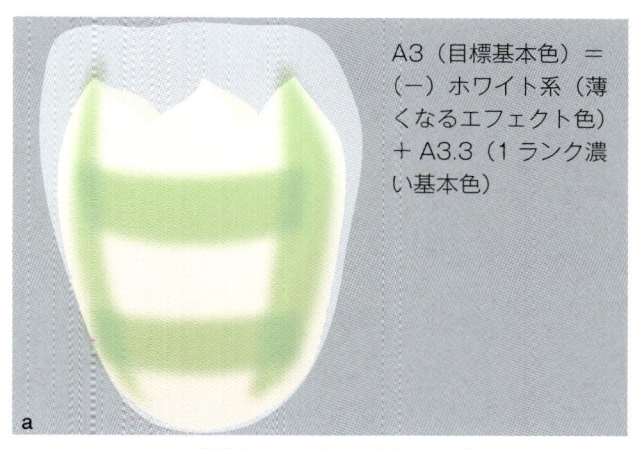

A3（目標基本色）＝（−）ホワイト系（薄くなるエフェクト色）＋ A3.3（1 ランク濃い基本色）

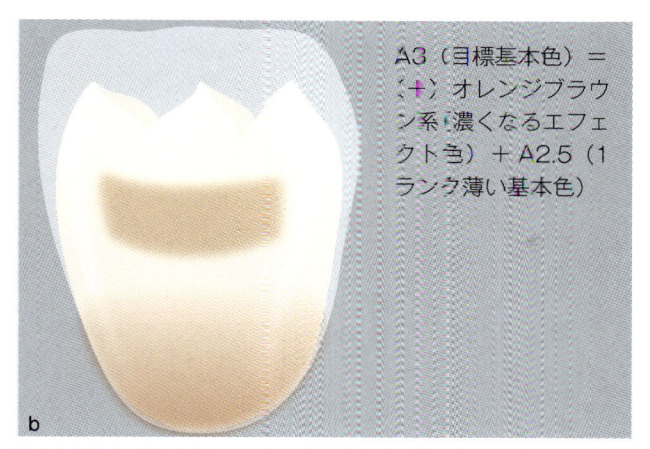

A3（目標基本色）＝（＋）オレンジブラウン系（濃くなるエフェクト色）＋ A2.5（1 ランク薄い基本色）

Fig.9-a, b トーン（濃度）の変更例. 目標基本色を濃くする場合（a）と薄くする場合（b）. W1 〜 W3 のホワイト系を使手すると, 焼成後のトーン（濃度）は薄く見えるので, 基本色には 1 ランク濃いボディ陶材を築盛する必要がある. ホワイト系のエフェクト色は多くの症例で使用するため, 筆者は 1 ランク濃くする変更を頻繁に行っている. オレンジブラウン系を使用する場合は逆に全体の見た目が濃くなるので, 目標基本色から 1 ランクほど薄い番手に変更する

ので, 無風状態や追い風の場合よりも舟の出力を上げておく必要がある.

加えて, 川上から川下への水の流れも考慮すれば, A 地点から B 地点に行こうとする場合に, 最短の直線ルートを選択するのではなく, 風や水の流れを考慮して舵を切っておかなければ, 思わぬ方向に流されてしまい, 目標地点に到達することはできない（**Fig.8**）.

すなわち, この風向きや川の流れを天然歯のキャラクターと考えて, あらかじめ舵の方向やスピードを調整するのと同様に, クラウンの基本色の色み, 明暗や濃淡を症例に応じて変更することである. 以下, シェードコンパスの基本的な算出方法を紹介する.

a）目標基本色からトーンを変更する場合（**Fig.9-a, b**）

臨床で最も応用頻度が高いと考えているテクニックである. トーン（濃度）の変更では明度と彩度を同時に変更できることに加え, われわれにも貫れ親しんだシェードガイドナンバーのシフトを行うため, 感覚的にも理解しやすい. ただし, よほど強いエフェクト色を使用しない限り, 1 〜 2 ランク（シェードガイドナンバーの1/2〜1 番手）内の変更にとどめておくことが賢明である. なお, トーン（濃度）の変更を行うシェードコンパスを作成する場合は, 使用すると全体の見た目が薄い色になるホワイト系のエフェクト色はマイナス, 濃く見えるオレンジブラウン系などのエフェクト色はプラスとして換算する.

b）目標基本色から色相を変更する場合（**Fig.10**）

本テクニックでは NCC システムのイエロー系（B系）, オレンジ系（A系）, レッド系（R系）の理解と使い分けができていることが前提となる.

オレンジブラウン系やオレンジブラウンレッド系のエフェクト色を使用する場合に色相を変更する必要性が生

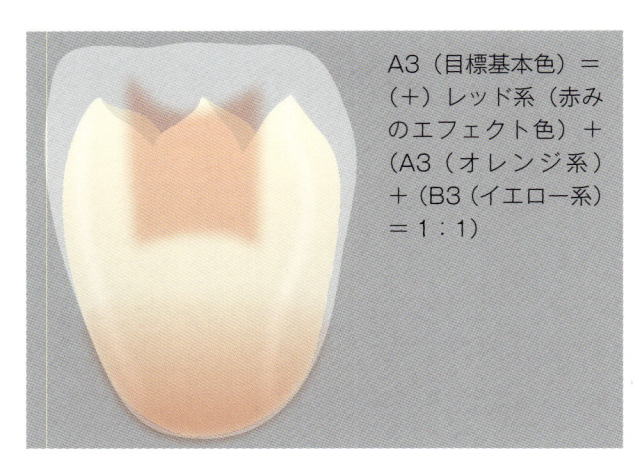

A3（目標基本色）＝
（＋）レッド系（赤み
のエフェクト色）＋
（A3（オレンジ系）
＋（B3（イエロー系）
＝ 1：1）

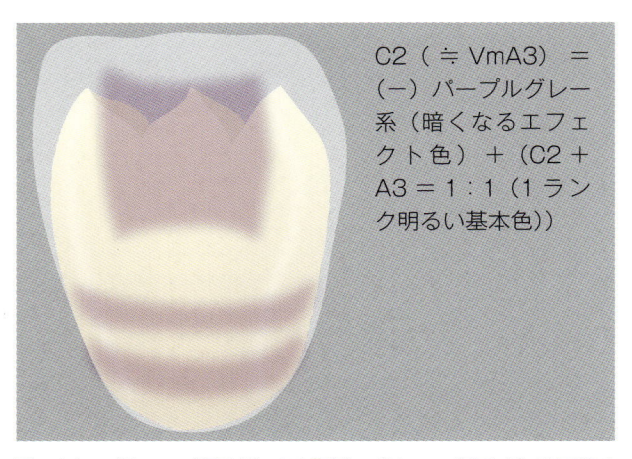

C2（≒ VmA3）＝
（－）パープルグレー
系（暗くなるエフェ
クト色）＋（C2 ＋
A3 ＝ 1：1（1 ラン
ク明るい基本色））

Fig.10　色相の変更例．NCC システムのオレンジ系（A 系）を中心として，オレンジブラウン系やオレンジレッドブラン系のエフェクト色の濃い色を広範囲で使用する場合は，目標基本色からイエロー系に変更する．しかし，本書刊行時点で Vintage ZR には NCC カラーに基づくラインアップがまだ用意されておらず，レッド系の基本色が存在していないため，A 系をレッドシフトさせる場合が多いのではないだろうか．なお，筆者が R 系の基本色を作る場合は，A 系のボディ陶材とレッド（R）を 10 ～ 15：1 の割合で混合して使用している

Fig.11　バリュー（明るさ）の変更例．バリュー（明るさ）は目視で判別することが困難であるため，このテクニックの応用もまた容易ではなく，画像観察を慎重に行ったうえで用いることが望ましい．しかし，メタルセラミックス用陶材である『Vintage Halo』以外のシステムでは NCC カラーが用意されていないため，"理論的"ではない Lumin シェードからのボディ陶材の混合を余儀なくされる．ブルーグレーやパープルグレー系の暗くなるエフェクト色を使用する場合には，全体が過度に暗くなり過ぎないように基本色を 1 ランク明るく変更する．逆に明るくする場合は，ホワイト系エフェクト色を築盛したり，ボディ陶材にオペークデンティンのような多少不透明な陶材を混ぜるなど，自身の"不安定"な混合で対応している

じる．ShadeEyeNCC による測色値の統計を分析した結果，天然歯にはレッド系の色みが見られる例が非常に多いことがわかっている．

　特に光を透過しないメタルセラミックスはもとより，オールセラミックスでも歯頸部付近では赤みを強く表現することが少なくない．しかし，エフェクト色の使用範囲からも，全体の色相の変更はそれほど頻繁には行わない．

　色相の変更を行うシェードコンパスでは，オレンジ系を中心として，イエロー系をマイナス，レッド系をプラスとして計算する．

c）目標基本色から明るさを変更する場合

　色の3属性のなかでもバリュー（明るさ）を目視で判別することは最も困難であるといわれている．同様に，正しい明るさを想定し，正確なシェードコンパスを設定することも難しい．ブルー系を広範囲に築盛した場合や濃いグレーオレンジブラウン系（C 系の近い色）を使用する場合，また逆に不透明なホワイト系を全体に用いる場合などに，バリュー（明るさ）の変更が必要となる．

　バリュー（明るさ）を的確に変更するためには，NCC システムのバリュープラス（2 ランク明るい），スタンダード（標準の明るさ），バリューマイナス（2 ランク暗い）という3種類の色調群の違いをよく理解しておく必要が

ある．バリュー（明るさ）を変更するシェードコンパスでは，全体が明るく見えるエフェクト色（ホワイト系）をプラス，反対に暗くなる可能性の高い，ブルー系やオレンジグレーブラウンをマイナスとして計算し，変更する（**Fig.11**）．

＊　　　＊　　　＊

　以上，「トーン（濃度）」「バリュー（明るさ）」「ヒュー（色相）」という NCC の3属性に基づいたシェードコンパスの基本的な作成方法を紹介した．ケースによっては，エフェクト色の種類や厚み，使用範囲などを複合して考える必要もある．

　判断に迷ったときは，基本色を絞り込む最終段階で後の修正がきくように白く明るいほうを選択し，キャラクターは控えめに行うことを推奨する．

　試適時に修正を依頼されたとき，薄く明るい色から濃く暗い色にすることは比較的容易に行えるが，濃く暗い色から薄く明るい色への変更は，すべての陶材を剥がすか，フレームから再製作するかというほど非常に大きな修正を強いられるおそれがある．なお，筆者はロングスパンの症例などの基本的な色調再現にも先述したホワイト系エフェクト色を使用しているため，実際のボディ陶材はトーン（濃度）を1ランク程度濃くシフトした番手を選択していることを付記しておく．

詳細な色調分析には不適切と判断される（これらの画像のみの場合）画像

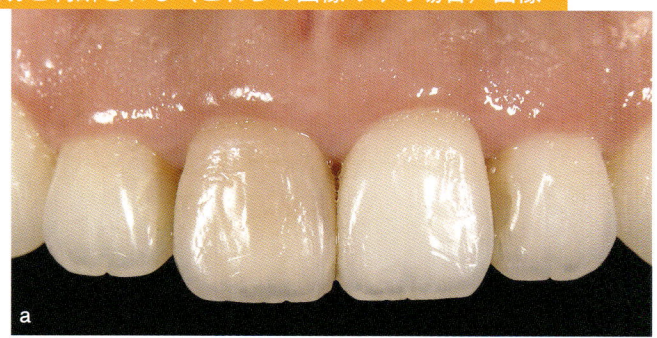

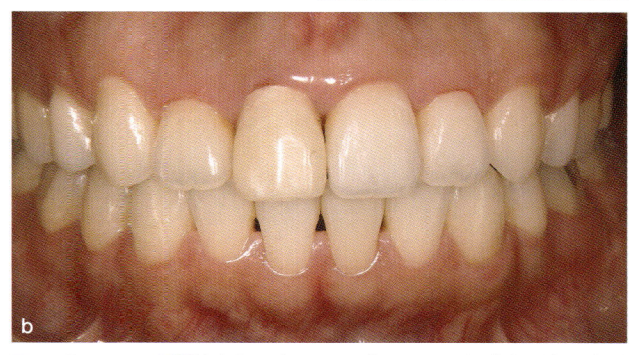
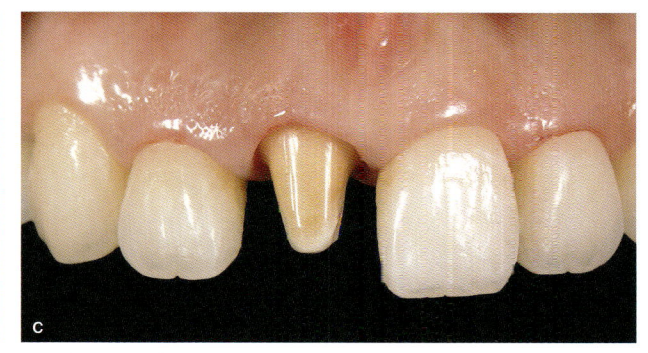

Fig.12-a〜c　問題点としてすべての画像にシェードガイドが写し込まれていないことに加え，それぞれ以下の理由で判断を誤る恐れがある．**a**：術前画像……失活による変色，**b**：プロビジョナルレストレーション仮着時……吸水などによる変色や経時的変化，**c**：黒背景……明暗対比や色対比効果による錯覚

エフェクト色の選択など，詳細な判断を誤る懸念

色調再現操作に際してシェードテイキング専用カメラを用いる重要性をChapter5で指摘したように，詳細な色調分析には的確に撮影された画像が不可欠である．必要な設備・環境を整えたうえで，さらに目の錯覚を引き起こすことの少ない画像を用意しておくことが望ましい．

Fig.12-a〜cのような目立った特徴にとぼしいケースのシェードマッチングは困難であり，ここに示す画像のみでは色調分析には不足である．色調分析の前に，まずはシェードテイキングに適した画像を理解する必要がある．

まずFig.12-a〜cすべての画像にシェードガイド（ガミー付）が写し込まれておらず，色調判断の比較対象がない状態である．aの術前画像では患歯が変色しており，特に術前の色調に合わせる必要のない場合は，この時点での撮影は避けるべきである．bのプロビジョナルレストレーション仮着時の画像も，使用したレジンの色が判明しても，経時的変化している恐れがあり，厳密なシェードの判断は難しい．cでは切縁部分の抜け具合などを観察するには有効であるが，黒バックのように意図的に背景の色を濃く，暗くすると，明暗対比効果や色対比効果の影響により見え方に錯覚が生じるおそれがある（切縁の抜けの確認などのために黒バックの画像を依頼する場合もある）．多くの倍率や角度の画像が用意されていれば問題ないが，限られたチェアタイムのなかで撮影を行う場合でも，下記に示す項目を満たすことが最低限必要となる．

・近似するシェードガイド（ガミーに装着）を写し込み撮影する
・プロビジョナルレストレーションを仮着した状態と支台歯の状態を撮影する
・それぞれ適正ポジションにシェードガイドを写し込む
・正面と左右斜め45°の3つの角度から撮影する．

筆者のラボでは，ほぼすべての症例でシェードテイキング（撮影）は歯科医師を始めチェアサイドのスタッフに依頼しているため，撮影者には上記の条件を満たした画像の必要性を十分に説明し，ご理解いただいている．

以上のように，ハードウェアからソフトウェアに至るまで，常に同じ条件で撮影された画像を取得したい．適切な画像観察とSVテクニックを駆使することで「色の分析力」が向上し，複雑な色調判断力が向上するはずである．

Chapter 8
Shade Verification Technique の実際
～シェードマッチングへの道程～

天然歯色調分析の実際

以下，SV テクニックを駆使して天然歯の画像データから目標基本色を読み取り，使用エフェクト色を選択し，それらを基にシェードコンパスを作成して築盛する基本色を算出するまでの実際を解説する．これまで何度も述べているように，使用する色見本は『NCC シェードガイド』であるが，本書刊行時点で『Vintage HALO』以外の陶材には NCC カラーが存在していない．このため，基本色の選択やシェードコンパスの作成では NCC システムを基準とするが，実際には築盛する陶材の色番手が異なってくる．

シェードテイキング時の天然歯色調の分析には NCC システムを用いなければ理論的に分析，解説することができないため，ここではあえて，NCC の3属性を用いて説明を行う．なお，本項では SV テクニックによる天然歯の色調分析と導出方法の紹介に留め，築盛・焼成後の画像データやシェードガイドとの色調確認などの，シェードマッチングを目指すための築盛を含む具体的な製作方法については，Part4 にて後述する．

Case example 1　目立つキャラクターが現れていない例

あまり際立ったキャラクターは観察できないが，このようなケースのシェードマッチング難易度が高い．それは，一見単純に見えるキャラクターが，幾層かの色層構造の重なり合いによって構成されているためである．加えて，目標天然歯のキャラクターの弱さも，表現（築盛）方法を一層困難にしていることが考えられる．しかし，画像データの分析からシェードコンパスを作成し，使用する基本色やエフェクト色の選択を正しく行うことができれば，最終的な色調に大きなずれが生じることはない．筆者は本症例のように，全体的に均一で薄い色調を呈している天然歯を「特徴の少ないケース」と呼んでいる．

Step 1：目標基本色の決定（Fig.1-a，b）

図中のシェードガイドは左から A1，A2，R2 である．ShadeEyeNCC での測色データは **Table.1** のとおりである．遠目で画像観察を行うと，トーン（濃度）は A1 に近く，少し明るく，赤みがあるように見え，ShadeEyeNCC のデータどおりと判断できる（R1 のシェードガイドを使用した画像があれば，判断にさらに自信が持てたところである）．分析の結果，目標基本色は「トーン（濃度）：1.0」「バリュー（明るさ）：＋1」「ヒュー（色相）：レッドⅡ」と決定した．

繰り返し述べるが，目標となる基本色を NCC システムの3属性に基づいて決定できたということは，シェードマッチングのゴールを決定できたことと同義である．これは，NCC システムの"パーティション"が整然とプロットされているからこそ可能なのであり，色調を分析するための値がはっきりしていないシェードシステムには不可能である．

Step 2：使用するエフェクト色の選択（Fig.2）

次に，詳しく画像の細部を観察し，以下のエフェクト色を選択した．
・歯頸部，歯冠中央部，切縁寄りの箇所にホワイティッシュな色調が認識でき，ここにホワイト2を用いる
・切縁付近のマメロン上部の透明部分は少し青みがかっているため，ここにブルートランスを用いる
・ホワイト2を築盛する箇所とコントラストをつけるために，わずかにオレンジブラウンを用いる

Step 3：シェードコンパスの作成

　基本色に影響を与えるのは，トーン（濃度）が薄く，明るくなるホワイト2と，逆に濃く，暗くなるオレンジブラウンである．A1などの薄いシェードにおけるオレンジブラウンの使用は難しいため，代わりに基本色をA1.5～A2に濃くするという手段もあるが，彩度は上げつつ明度は下がらないよう，基本色をA1のまま使用し，ホワイト2で1ランク明るくするレシピとした．薄く，明るくなるホワイト2と濃くなるオレンジブラウンを用いることで，計算上は±0となるうえに赤みも補正できることから，実際に築盛する基本色はA1とした．オレンジブラウンに影響のない舌側部などで試し焼きを行ったうえで，ボディ陶材に対して10%ほどの割合で混合した．シェードコンパスはA1（目標基本色）⇔ホワイト2＋オレンジブラウン＋A1（実際の基本色）とした．オールセラミックスの症例に限らず，必要に応じて色調確認を行うことは重要である．ボディ陶材，エナメル陶材の築盛を数回に分け，焼成した結果をNCCシェードガイドと比較することにより，大幅な色調のずれを回避できる．本症例では2度焼成して色調確認と修正を行った（**Fig.3-a, b**）．

　本症例のように大きな特徴が現れていない場合には，ホワイト系とオレンジブラウン系などの有彩色（ボディ陶材も含まれる）と透明色のバランスに注意して，色調分析を行う．

　なお，筆者はオールセラミックスの色調再現を行う場合，最終補綴物の色調はフレームの色調が反映されることによって1ランク明るく，さらに歯肉からの透過性により1ランクほどレッドシフトして仕上がることを念頭に置いて色調の決定を行っている．

Table.1　ShadeEyeNCC による測色データ

	⊇|	⊇|	l2
トーン（濃度）	1.0	1.0	1.5
バリュー（明るさ）	STD	+1	STD
ヒュー（色相）	レッドⅡ	レッドⅡ	レッドⅡ

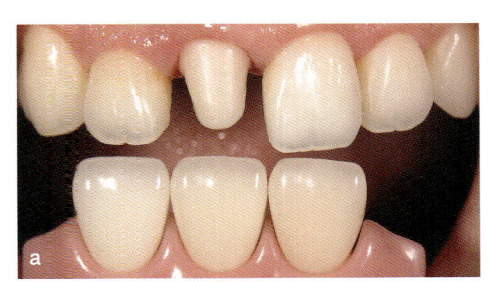

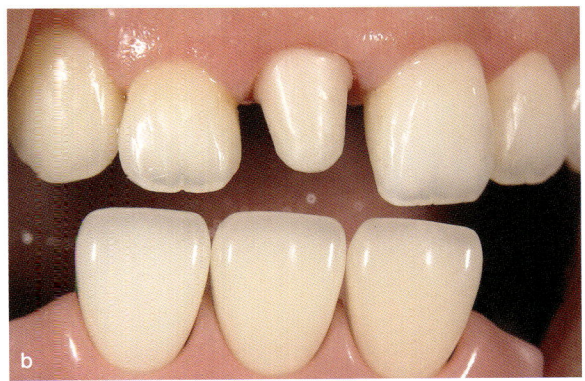

Fig.1-a, b　エフェクト色選択用の画像．図中のシェードガイドは左からA1，A2，R2である．細かいキャラクターを見きわめてエフェクト色を選択するには，正面観と左右斜め約45°から撮影した画像が必要となる（b）

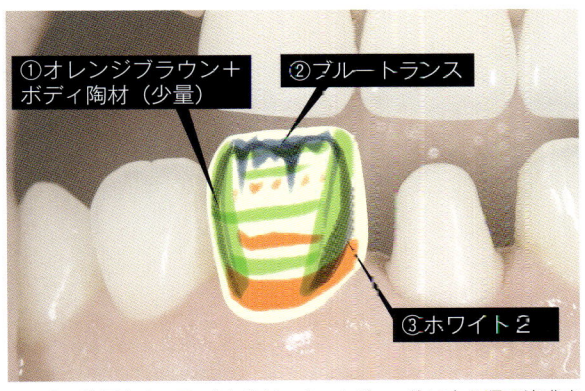

①オレンジブラウン＋ボディ陶材（少量）
②ブルートランス
③ホワイト2

Fig.2　使用するエフェクト色は，カットバック後に次の順で築盛することとした．①オレンジブラウン＋ボディ陶材（少量），②ブルートランス，③ホワイト2

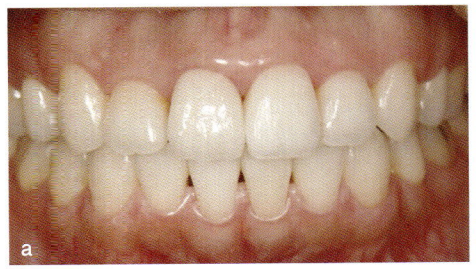

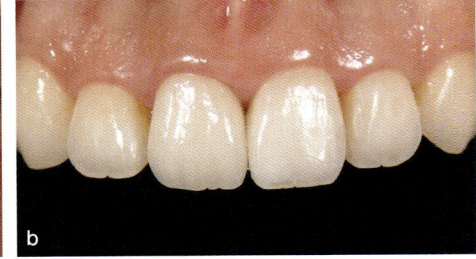

Fig.3-a, b　最終補綴物装着．（a）の状態を見ると，プラス（濃い）とマイナス（薄い）のエフェクト色を用いているので差し引きでCとなり，実際の基本色はA1となる．黒バックの画像では切縁部の透明陶材の影響が確認できる（b）．基本色のずれは生じていない

Case example 2　通常のキャラクターを有する例

　術前画像を観察すると，補綴処置を行う部位が失活歯である影響で，目標とする隣在歯が非常に明るいうえに，薄く白い色調に見える（**Fig.4**）．あまり極端なキャラクターは観察できないが，それでも数色のエフェクト色の築盛を必要とすることが予想される．

　本症例のように歯頸部，中央部，切縁部の各部にそれぞれの色調の違いが確認でき，ある程度の個性を有し，シェードタブからのアレンジが比較的容易な天然歯を，筆者は「通常のケース」と認識している．

Step1：目標基本色の決定（Fig.5）

　シェードガイドは左から，A1，A2，A3である．ShadeEyeNCC の測色データは **Table.2** のとおりである．

　遠目の観察では，トーン（濃度）は ShadeEyeNCC のデータどおり A2 に近い 2.0 程度と観察でき，シェードガイドよりも若干明るく見える．色相はオレンジ系（A 系）と判断できる．レッド系のデータが見られるのは歯頸部の歯肉からの反映を感知したためであると予想される．分析の結果，目標基本色を「トーン（濃度）：2.0」「バリュー（明るさ）：±0（スタンダード）」「ヒュー（色相）：レッド I」とし，A2 とほぼ同色と判断した．

Step2：使用するエフェクト色の選択（Fig.6，7）

　細かいキャラクターを探索するためにはさまざまな角度から撮影した画像が必要である．**Fig.6** のように歯頸部方向から煽るようにして撮影すると，症例によっては内部の構造や透明色の感じが浮き彫りになる．掲載図は特徴的な 1 枚を選択しているが，実際にはさらに多様な方向から撮影した画像を分析に用いている．その結果，以下のエフェクト色を選択した．

　・近遠心隆線および歯頸部1/3～切縁部1/3あたりまでにホワイティッシュなエナメルが観察できるため，ここにホワイト2を用いる

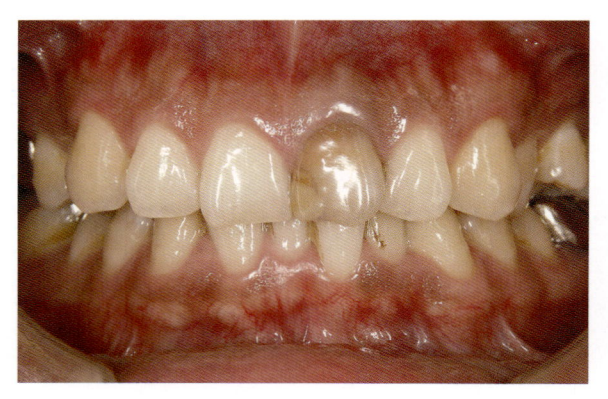
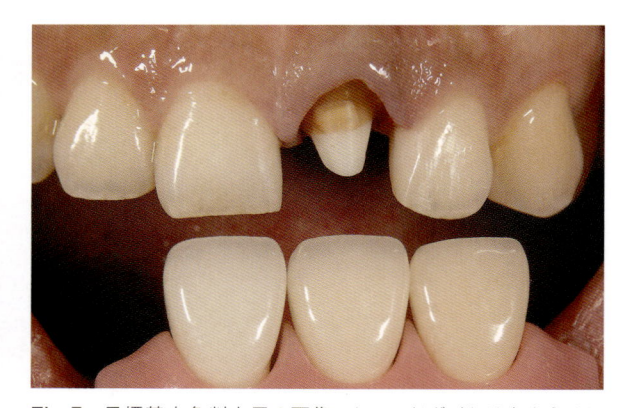

Fig.4　術前に長期間失活状態にあったためか変色の度合いが大きいため，目標となる ⌊1 は相当に白く明るく見える

Fig.5　目標基本色判定用の画像．シェードガイドは左から A1，A2，A3である．遠目で観察すると A2 に近く，シェードガイドと同様の明るさとオレンジ系であると判断した

Table.2　ShadeEyeNCC による測色データ

	2⌋	⌊1	⌊2
トーン（濃度）	0.5	2.0	3.0
バリュー（明るさ）	+2	+1	+1
ヒュー（色相）	レッド I	レッド I	レッド I

・切縁部にオレンジブラウン＋透明色を混合した，アンバー系透明色を用いる

・ナービカルトランスとして，切縁部に使用したアンバー系透明色を再度用いる

Step3：シェードコンパスの作成

　使用するエフェクト色の以外の特徴として，切縁から 1/3 あたりに通常よりやや多めの透明色が観察でき，全体の明るさを下げている．さらに，ホワイト 2 を比較的広範囲に築盛することから，歯冠全体の明るさを抑制する効果も期待できるため，基本色のトーン（濃度）を 1 ランク濃くした．

　シェードコンパスは A2（目標基本色）⇔ ホワイト2＋A2.5（実際の基本色）とした（A2.5 は A2：A3 ＝ 1：1 の混合比）（**Fig.8-a**）．製作過程で焼成後の状態をシェードガイドと比較したところ，目標色を再現できたため，ボディ陶材，エナメル陶材は 1 回の築盛で終了した．

　支台歯の歯頸部付近の濃い色調の透過が原因なのか，歯頸部が多少濃く見えるが，明度は下がっていない．トーン（濃度）を 1 ランク濃くシフトする試みはおおよそ間違ってはいなかったと判断できる（**Fig.8-b, c**）．

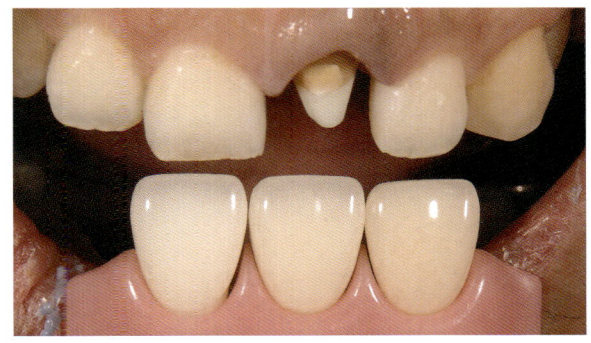

Fig.6　エフェクト色選択用の歯頸部方向からの撮影画像．内部の状態や切縁の透明色などの観察のためには歯頸部方向から撮影するとよい

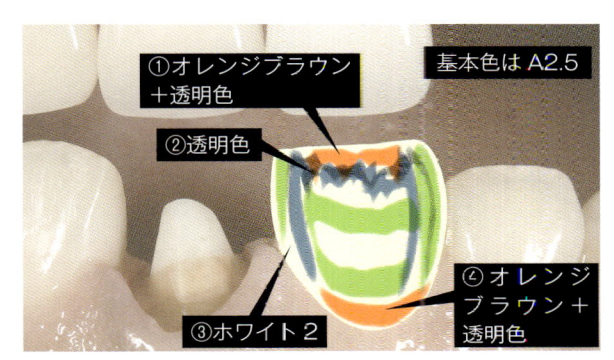

Fig.7　使用するエフェクト色は次の順で築盛することとした①透明色，②オレンジブラウン＋透明色（切縁部のアンバー系トランス），③ホワイト2，④オレンジブラウン＋透明色（サービカルトランス）

---

a. シェードコンパス

A2の近似色		
・濃度　2.0		
・明るさ　±0		
・色相　R1		

⟷

ホワイト2

（全体を薄く，明るくする効果）

＋

A2.5（実際の基本色）

（1ランク濃い基本色）

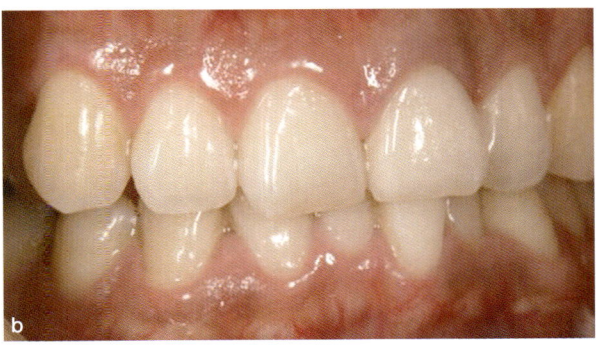

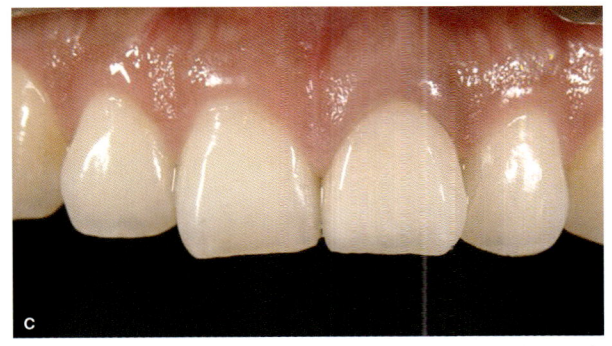

Fig.8-a〜c　シェードコンパスと最終補綴物装着．シェードコンパスにより実際の基本色を1ランク濃くしてA2.5としたが，狙いどおりの色調再現となり，ほぼ目標を達成できたと感じている

Case example 3　豊かなキャラクターが発現している例

　若年齢の患者には，本症例のように咬合などによる磨り減りや摩耗が少なく，比較的はっきりとした色調が積層していることが多く，個性的な色調が数多く内在している．白色の他，赤色やオレンジ色などの有彩色の濃い色調による多層構造となっており，基本色の特定を困難にしている．治療時点では支台歯に変色は認められず，大きな影響は及ぼさないと判断できる（**Fig.9**）．このように明確な個性が表れているケースも臨床では珍しくない．色調再現にあたっては複雑なキャラクタライズが求められるが，目標と方向性を間違うことがなければ，シェードコンパスを作成することで正しい分析を行うことが可能となる．

Step1：目標基本色の決定（Fig.10）

　シェードガイドは左から，R2，A2，A3である．ShadeEyeNCC による測色データは **Table.3** のとおりである．遠目の観察では，歯頸部から歯冠中央部は A2.5 〜 A3 程度，中央部から切縁は，表層に近い部分に位置する白濁に近い白さのエナメル色の影響から，測色データの A2 よりもかなり白く，明るく見える．このように豊かなキャラクターを示す場合には，1 本の歯冠色が 1 色の基本色に統一できないことも多い．特に切縁付近の白濁は，築盛法によって再現するのは困難であるので，内部ステインで表現する．ただし，白濁様の表現は患者が好まない場合もあるので，事前に確認しておく必要がある．そして再現にあたっては，濃い白濁は基本色として知覚しにくいので，筆者は除外して考えるようにしており，本症例の目標基本色は歯頸部〜中央部は A3，中央部〜切縁付近は A2＋白濁表現とした．

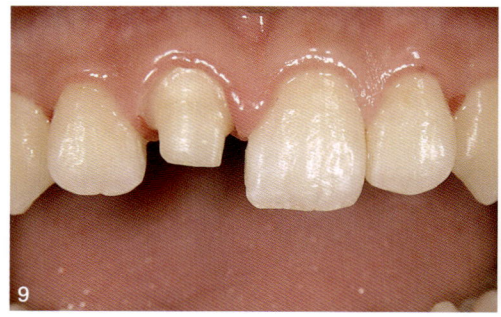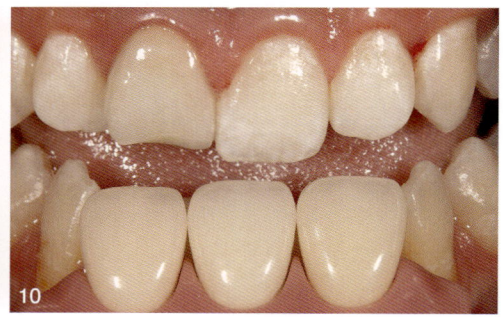

Table.3　ShadeEyeNCC による測色データ

	２	２
トーン（濃度）	3.0	2.0
バリュー（明るさ）	＋2	＋1
ヒュー（色相）	レッドⅡ	レッドⅠ

Fig.9，10　Fig.9 はファイバーポスト装着後，支台歯形成を行った状態．若年者の天然歯には，はっきりとした色調が積層している．**Fig.10** のシェードガイドは左から R2，A2，A3．濃い白濁は基本色として知覚しにくいため除外して考える．目標基本色は，歯頸部〜中央部は A3 の近似色で「トーン（濃度）：3.0」「バリュー（明るさ）：±0」「ヒュー（色相）：オレンジ系」とし，中央部〜切縁付近は A2 の近似色で「トーン（濃度）：2.0」「バリュー（明るさ）：±0」「ヒュー（色相）：オレンジ系＋白濁表現」とした．このように豊富なキャラクターを有するケースでは，1 本の歯冠色が 1 色の基本色に統一できないこともある

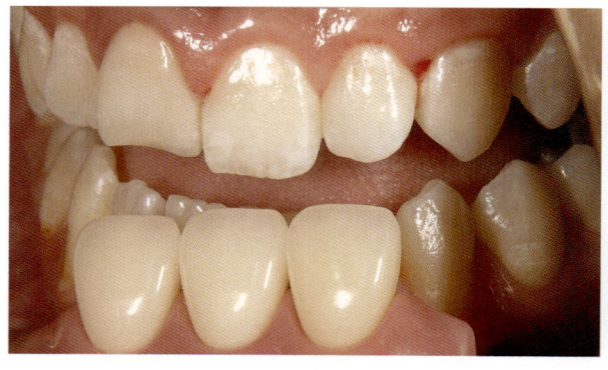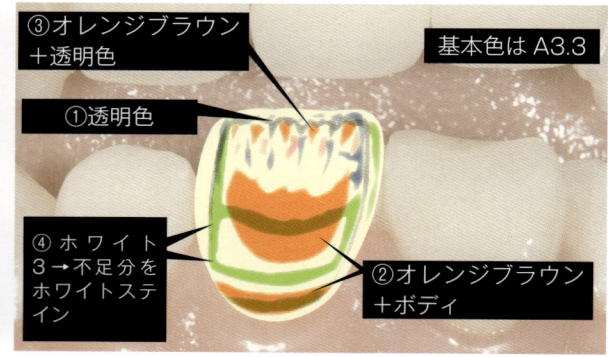

Fig.11，12　エフェクト色選択用の画像．オレンジブラウン系とホワイト系が幾層にも重なっており，遠目の基本色は A3 程度であるが，②に示すオレンジブラウン系の色調は A3 のシェードガイドよりもかなり濃い．切縁から歯冠中央部にかけて透明色が内在し，その上にエナメル本来の白さと（ホワイト３），さらに表層に白濁が発現（④）している．エフェクト色はカットバック後に次の順で築盛した①透明色，②オレンジブラウン＋ボディ，③オレンジブラウン＋透明（アンバー系トランス），④ホワイト３，⑤エナメル（多少小さく築盛），⑥不足部分にホワイトステイン

Step2：使用するエフェクト色の選択（Fig.11，12）

キャラクターが強く，一見すると"エフェクト色の集合体で全体の色調が構成されている"ように見えるケースでは，言うまでもなく，より詳細な画像分析が必要となる．歯頸部から切縁に向かって徐々に強さを増して存在する白濁は，トーン（濃度）はもとより，明るさや色相にも影響を与えている．筆者は，内部ステインはあくまで補助的に用いることを常としているため，エフェクト色で可能な限り基本色を表現できるような選択を行った．

- ・切縁から歯冠中央部にかけて透明色を用いる
- ・近遠心隆線，および歯頸部 1/3 付近～切縁付近までにホワイト 3 を用いる
- ・歯頸部およびホワイト帯の間にオレンジブラウン＋ボディ陶材を用いる
- ・切縁の内部ではコントラスト用にオレンジブラウン＋透明色を用いる

オレンジブラウン系＋ボディとホワイト 3 のコントラストの強弱に注意し，オレンジブラウン系は歯頸部から中央に向かって薄く，ホワイト系は濃くなるよう築盛厚みを調整した．

Step3：シェードコンパスの作成

目標基本色が歯冠中央部を境に 2 色となっていることも考慮して，シェードコンパスのプランニングを行った．中央部から切縁にかけての上部の目標基本色は A2 であるが，この部分にはオレンジブラウン系のエフェクト色をほとんど使用しないことに加え，ホワイト 3 を広範囲にわたり十分に築盛すること，さらに不足部分にホワイトステインも塗布する予定から，あえて基本色は A3.3 の 1 色で統一した．なお，A3.3 ＝ A3.0：A3.5 ＝ 1：1 で混合した色調である．シェードコンパスは A2 & A3（目標基本色）⇔ホワイト 3＋オレンジブラウン＋ホワイトステイン＋ A3.3（実際の基本色）とした（**Fig.13-a**）．ボディ陶材，エナメル陶材は通常の一回焼成法より少し小さめに築盛して焼成を行った．シェードガイドと比較しつつホワイトステインを施し，定着焼成の後，再度シェードガイドや画像を観察し色調確認を行った．目標色の再現がほぼ達成できた後に，透明陶材を一層築盛し二次焼成を行った．オレンジブラウン系の色調が多少色濃く反映されているが，基本色の選択およびシェードコンパスの設定には大きな間違いを起こしていないと考える（**Fig.13-b, c**）．

このように強いキャラクターが表れているケースでは，基本色の決定に際して混乱を招くことも多いが，シェードガイドと目標天然歯を十分に観察することにより，適切なシェードコンパスを作成することができるのである．

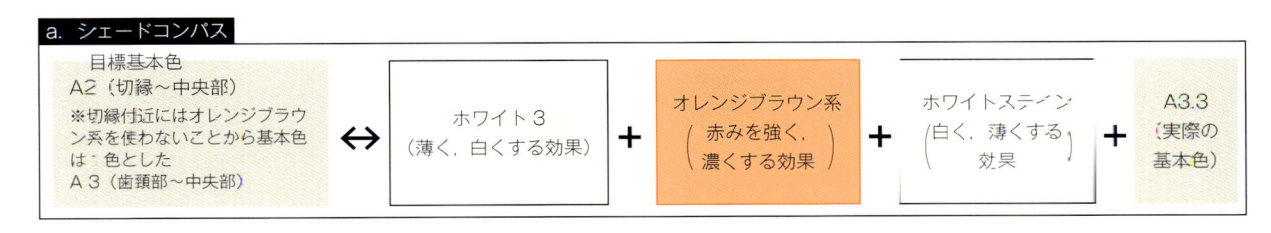

a. シェードコンパス

| 目標基本色
A2（切縁～中央部）
※切縁付近にはオレンジブラウン系を使わないことから基本色は 色とした
A3（歯頸部～中央部） | ⇔ | ホワイト 3
（薄く，白くする効果） | ＋ | オレンジブラウン系
（赤みを強く，濃くする効果） | ＋ | ホワイトステイン
（白く，薄くする効果） | ＋ | A3.3
（実際の基本色） |

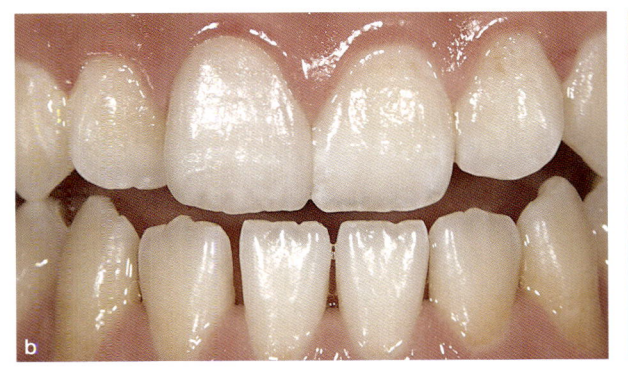

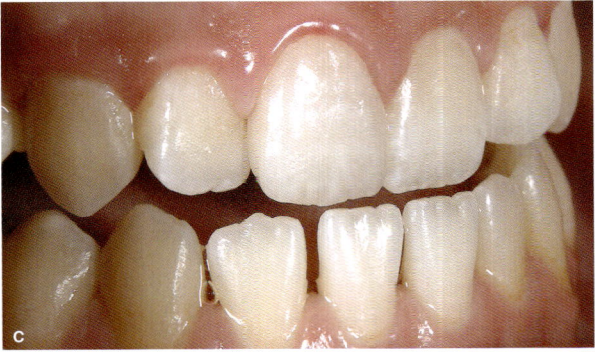

Fig.13-a ～ c　シェードコンパスと最終補綴物装着．目標基本色は A2 と A3 の 2 色であったが，切縁付近にはオレンジブラウン系をほとんど使用しないことに加え，ホワイト 3 とホワイトステインを広範囲にわたり築盛・塗布することから，基本色は A3.3 の 1 色とした．強いキャラクターの天然歯であっても，十分な画像観察に基づいてシェードコンパスを作成すれば，大きなミスが生じることはない

SV テクニックの概念と総括

本項では SV テクニックの活用法について詳しく解説した（**Fig.14**）．概念の説明に終始したので一見すると難解で取り組みにくい感じを抱かれるかもしれないが，この手法によって常に「色」を3次元的に分析することにより，一つひとつの臨床を重ねるごとにスキルを磨き，それらの経験値を蓄積することができる．そして SV テクニックへの理解が深まることで，自信を持ってシェードマッチングに挑むことが可能となる．SV テクニックを応用するには，以下の3つの点を理解したうえで，実践を繰り返し慣れていく必要がある．

- ・NCC システムに沿った「色」の3次元的な概念（捉え方）の理解
- ・基本的な厚みにおける，エフェクト色を含む使用陶材の色調の認識
- ・キャラクターを考慮した，基本色を計算するシェードコンパスの作成．

Chapter5 で詳しく述べたように，SV テクニックを使用した色調分析には，適切な設定が施されたシェードテイキング専用カメラで撮影された画像データが不可欠である．また ShadeEyeNCC などの測色器や再現性の高いモニターも重要な役割を示す．

ただし，基本的には器材やラボ環境に過大な設備投資を行う必要はなく，築盛・焼成後の色調確認や画像の再現性に支障をきたさない程度であれば十分と思っている．

そこからさらに詳しい色調分析を行い，ハイレベルなシェードマッチングを志した時に相応の設備投資を行うことでも，決して遅くないと考えている．

繰り返し述べるが，目標となる基本色を NCC システムの3属性に基づいて決定できたということは，シェードマッチングのゴールを決定できたことと同義である．シェードマッチングを簡略化し，システマチックに行うことで失敗を未然に防ぐことこそが，SV テクニックを習得する最大の目的である．

ここで，本項の掲載症例について一言追記しておくが，製作者としては反省すべき点は多々あるものの，本書刊行現在では，患者を含めチェアサイドからのクレームなどの報告は聞いていない．色調再現については，追及し続ければどこまでも奥深くなることも承知している．加えて経年的に色調が変化する天然歯に対して，その必要性も含めどのレベルを合格点にするのか，議論の分かれるところではある．

筆者としては，ハイレベルを目標に置きながらも，自身やラボの採算を考え，一回の製作で失敗をしない確実なシェードマッチングを目指すべきと考えている．そのためには，感覚や感性に頼った手法で不安定な作業を行うよりは，NCC 理論と SV テクニックを活用した操作のほうが，成功率は高くなると確信している．

日常の臨床技工において常に安定した実力を発揮できることこそ，真のプロフェッショナルといえるのではないだろうか．

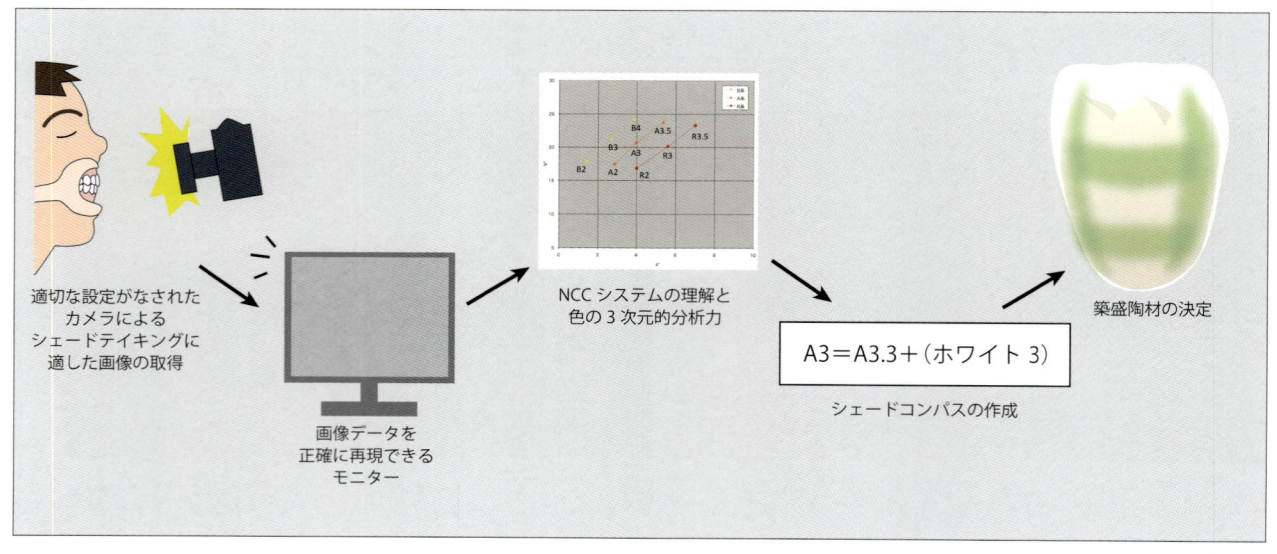

Fig.14　SV テクニックの流れ

Part 3
CAD/CAMジルコニアレストレーションの実際

Preface

　Part 1では，ジルコニアセラミックスに使用する材料の物性情報を理工学的見地から紹介し，Part 2では，審美再現を目的とした専用陶材の色調に関する事項を，可能な限り詳細に述べてきた．本Partでは，前述の内容を踏まえて，適応症例の検討を皮切りに，物性を損なわないフレームデザインとスキャニング，そして正しいフレーム調整後の，陶材焼付から研磨までの一連の操作を，ステップごとに詳しく検証を行う．そして，本書刊行時点で広く利用されている最新のスキャナーの測定方式の解説や，適切な透過性のコントロールの手法の解説をとおして，より高精度，高強度，高い審美性のCAD/CAMジルコニアレストレーションを目指していく．

Chapter 1
ジルコニアセラミックスの適応症の検討

症例検討と禁忌症

　一つの症例に対する材料選択は，補綴治療の根幹をなす大変重要な診査事項の一つであり，これはジルコニアであっても例外ではない．いくら審美性に優れ，高い強度を誇るジルコニアであっても，この最初の判断を誤ればどのような結果を招くことになるか，火を見るより明らかであろう．通常は歯科医師と患者とで話し合われるべき問題であるが，頻繁ではないにしろ，その判断についてラボサイドに助言を求められることもある．

　歯科技工士は安全に製作され，安定した機能を発揮する補綴物の提供を目指すべきであるが，それでも臨床では思いがけないことが起こる場合もある．その一例として，ジルコニアセラミックスの選択が正解だったのかどうか，チェアサイドとラボサイドにて反省を含めた話し合いがなされた症例を紹介する．

1. 術前の状態

　患者は53歳の男性．前歯部の審美障害を主訴に来院し，上顎の右側側切歯と両側中切歯の補綴処置を希望した．上下顎中切歯部の極端な摩耗から，患者はクレンチャーかつブラキサーであるとチェアサイドから伝えられた（Fig.1-a〜d）．切縁咬合から軽い反対咬合であったため，上下顎中切歯でロック状態を示していた（Fig.1-c）．

　なお，図ではあまり明確ではないが，上顎右側側切歯部の旧補綴物は，全くガイドしていない状態であった．このように製作されている理由に対し，慎重になる必要があったことが後に判明したのである（Fig.1-d）．これらの術前画像からは，オールセラミックスレストレーションの補綴処置を行うには，大変な困難と危険を伴うことを示唆している．

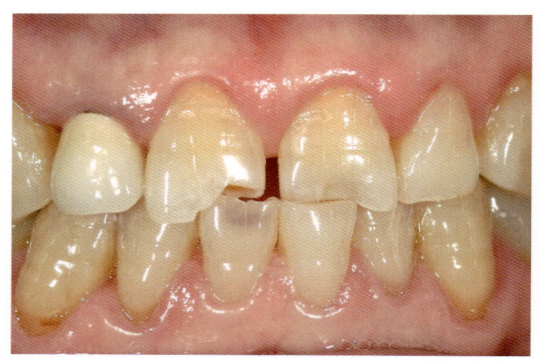

Fig.1-a 術前の状態，正面観閉口時．上顎両側中切歯に極端な咬耗が観察される

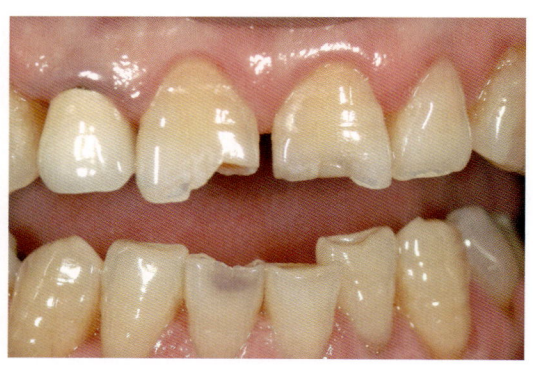

Fig.1-b 同，開口時．チェアサイドからクレンチャーかつブラキサーであると伝えられた

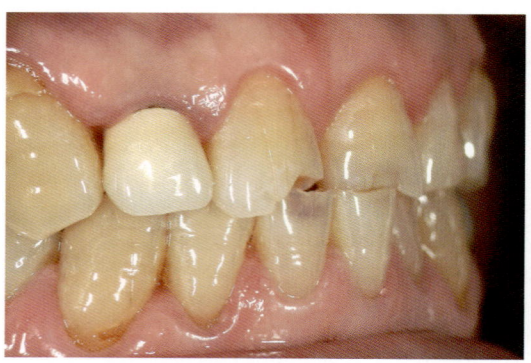

Fig.1-c 同，右側方面観．上下顎中切歯でロック状態を呈しており，補綴処置が困難であることを示唆している

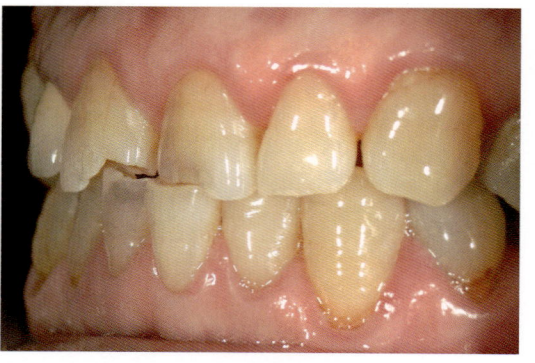

Fig.1-d 同，左側方面観．上顎右側側切歯の旧補綴物は全くガイドさせていないことがわかる

2. プロビジョナルレストレーションによる経過観察

　術前の状態から，プロビジョナルレストレーションによる長期間の観察が必要と判断されたため，チェアサイドでプロビジョナルレストレーションを製作して約2カ月の経過観察を行い，必要に応じてチェアサイドで形態修正を行った（**Fig.2-a**）．

　プロビジョナルレストレーションは多少前突気味に製作されているが，上顎右側側切歯の旧補綴物のオーバージェットも参考にして，厳しい咬合状態でも破折しないよう考慮されている（**Fig.2-b, c**）．経過観察中に大きな問題は生じなかったため，最終補綴物製作に移行することとなった．

　しかし，シェードテイキング時に患者から「上顎右側側切歯が少し気になるので，最終補綴物はもう少し内側に入れられないか？」との要望があった．術前のオーバージェットの程度を考慮すれば，この要求ももっともだと考えて，可能な限り善処することを約束した．

3. ジルコニアフレーム試適時の嵌合状態

　咬合接触の付与に苦慮したが，ジルコニアセラミックスの補綴では審美性も加味しなければならない．前述した患者の希望もあったため，最終補綴物の切縁部がプロビジョナルレストレーションよりも多少内側に位置するように咬合する設計を選択した．当然ながら，口蓋側にはジルコニアフレームによるサポート形態を付与している（**Fig.3**）．

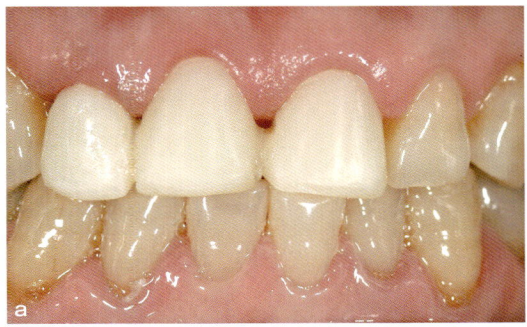
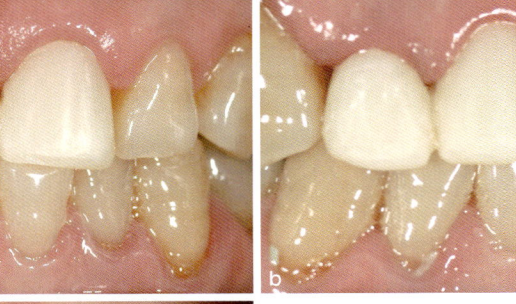
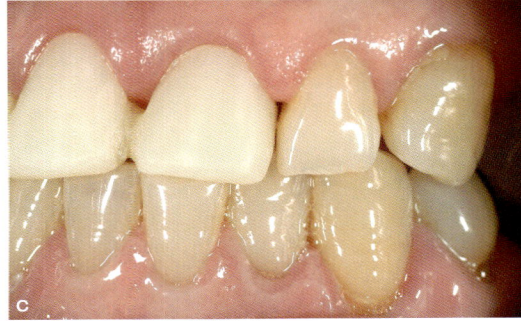

Fig.2-a　チェアサイドで製作され，形態修正されたプロビジョナルレストレーション

Fig.2-b　同．右側方面観．旧補綴物の形態も参考にして製作されている

Fig.2-c　同．左側方面観．術前よりも全体的に前突気味に製作されている

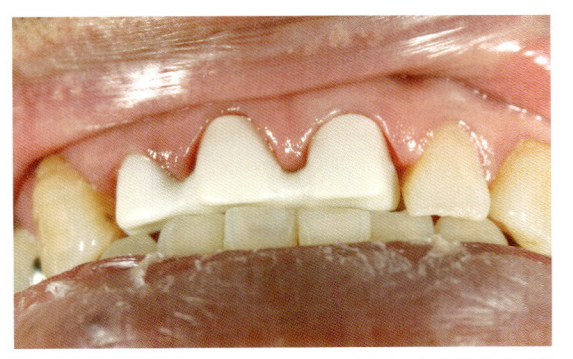

Fig.3　嵌合時の下方面観．噛み込みが深く，陶材築盛が困難であることがわかる．本症例のような場合は，ジルコニアフレームによるサポートが不可欠である

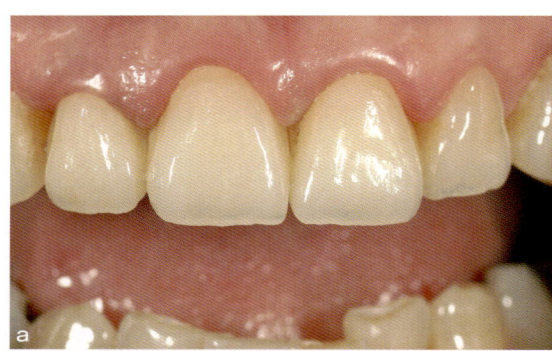
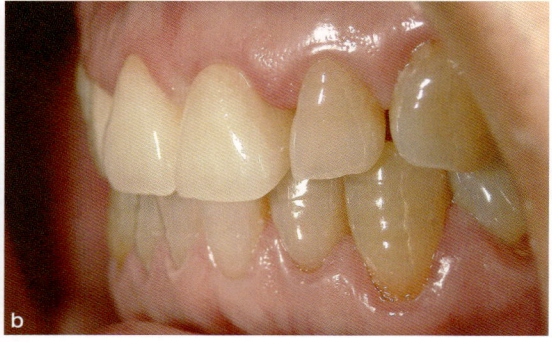

Fig.4-a 最終補綴物装着時，プロビジョナルレストレーションの観察結果と患者の要望を可能な限り取り入れて製作した

Fig.4-b 術前の状態やプロビジョナルレストレーション仮着時の状態と比較して，患者の要望に沿って切縁部を内側に入れている

Fig.4-c 咬合状態，審美性のいずれも患者から大きな満足を得られたため，慎重な咬合調整を行った後に装着した

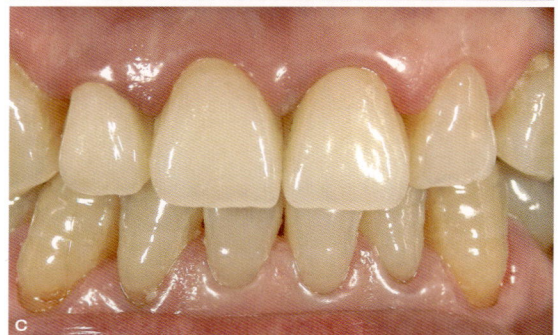

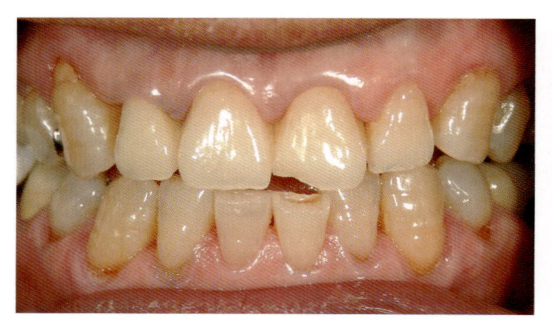

Fig.5-a 最終補綴物装着から3カ月経過時，築盛陶材に破折が生じた

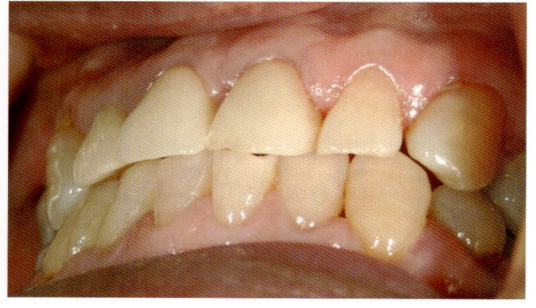

Fig.5-b 下顎を前方にスライドさせて斜め下方から撮影した画像．慎重な調整を行ったにもかかわらず，早期接触部位に破折が生じている

4. 最終補綴物装着直後

　プロビジョナルレストレーションの観察から得られた情報と患者の要望を可能な限り反映させて最終補綴物を製作した（**Fig.4-a**）．装着直後であるため歯肉の炎症などが残っているものの，被蓋を与えたうえで，オーバージェットも少なくなっていることがわかる（**Fig.4-b, c**）．患者の要望どおり歯軸を内側方向に設定したため，前突感もなく大きな満足を得ることができ，慎重な咬合調整の後に装着した．

5. 装着後3カ月経過時：築盛陶材の破折

　最終補綴物の装着から3カ月が経過した頃，担当歯

科医師より連絡があった（**Fig.5-a**）．再来院時の画像をラボサイドで観察したところ，早期接触の部位に破折が生じていた（**Fig.5-b**）．慎重な咬合調整を2度行ったにもかかわらず，最終補綴物は破折に至っている．その原因を担当歯科医師とともに分析したところ，術前の中切歯部のロック状態が解放され，プロビジョナルレストレーションでの観察時から徐々にチューイングサイクルが前方にスライドしたため，想定したオーバージェットでは不足を来して，早期接触部位の破折に及んだことが予想された．さらに患者の要望を受けて切縁部を内側に入れたことも少なからず影響を及ぼしたことも推察するに至った．

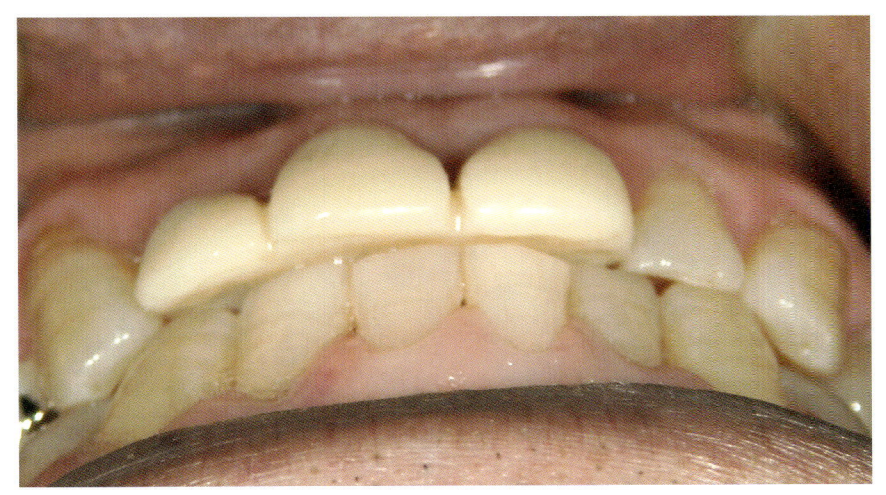

Fig.6 再製したプロビジョナルレストレーション仮着時の咬合面観．前回の反省から，歯軸を前方に出してオーバージェットに余裕のある形態を付与した

6．プロビジョナルレストレーションからの再検討

破折した最終補綴物を撤去した後，プロビジョナルレストレーションを再製して再治療を試みた．再製時の注意点として，歯軸方向を旧プロビジョナルレストレーションよりも前方へ出し，オーバージェットに余裕のある形態で製作して，摩耗や破折の様子を注意深く経過観察した（**Fig.6**）．

患者には，以前希望した審美性を多少なりとも犠牲にする必要がある（切縁を内側に入れられない）こと，前回より長期間の経過観察が必要になること，観察の結果次第で，フレーム形態に加え，材料の変更もありうることが伝えられた．その後，上述の点に配慮したプロビジョナルレストレーションを製作し，さらに長期間の観察を行った．そして問題は発生しなかったため，安全に配慮した形態でクラウンを再製作し，本書刊行時点も経過観察を続けている．

最終補綴物の破折に至った経緯の考察

本症例の治療経過は以下のとおりである．
- 術前の状態観察から上顎中切歯がロックしており，術前の歯軸方向のままの補綴処置は厳しいと判断された
- プロビジョナルレストレーションでは歯軸方向を前突気味に変更して製作した（そのため，経過観察中に破折は起こらなかった）
- 最終補綴物移行時に患者から内側への形態改変を要望され，これを了承した
- フレームは咬合圧をサポートする形態とし，装着時には慎重な咬合調整を行った

このように慎重に処置を進めたにもかかわらず，装着からわずか3カ月で破折が生じることになった．本症例を通じて，オールセラミックスレストレーションは，審美的には高い優位性を持つが，そこにとらわれすぎると，長期間の安定機能が得られないことを改めて教えられる苦い経験となった．

咬合様式の改変や歯軸方向の変更など，生体の活動に制限や変化を生じさせる場合に，より一層の観察期間を設けるなどの注意や配慮が必要であり，これらを忘れば，本症例のような結果を招くことになる．なお詳細な理由は確認していないが，オールセラミックス症例で最終補綴物装着から1年あまりで歯根破折が生じた例を耳にしたこともある．

ジルコニアのように非常に丈夫で堅牢なフレーム材を選択する場合には，十分な診査・診断に基づいた治療計画が必要となる．時に患者の審美的な要望に十分な対応ができないとしても，本症例のような結果を回避するためには，材料あるいは設計の変更など「苦渋の決断」をしなければならない．

Chapter 2
CAD/CAM によるスキャニングを考慮した支台歯形成の検証

CAD/CAM 製作用の支台歯形成とは

IT（情報技術）関連技術の進歩と歩調を合わせるように，CAD/CAM の精度も日進月歩で向上している．しかし，いかに器材が進化しようとも，"最低限の約束事"が守られていない支台歯形成がなされていては，そのポテンシャル（潜在能力）を引き出すことは困難である．これについては，先行する多くの研究発表によってもすでに示されているとおりである．さらに，CAD/CAMでフレームを製作する際には，専用のバーを用いてジルコニアの内外面を削り出して形態を整えるため，ロストワックス法にて製作するメタルフレームの支台歯形成とは多少異なる形態とする必要がある．そしてその配慮の有無がフレームの適合性を大きく左右することになる．本項では，CAD/CAM での計測に適した支台歯形態について（**Fig.1-a，b**），それに不向きな実例も併せて供覧することで考察したい．

CAD/CAM メーカーから寄せられた不適当な支台歯形態の情報

まずは，3M ESPE 社の資料[77]を引用して，CAD/CAM でのフレーム製作に不適当とされる支台歯形成の例を示す．軸面にアンダーカットを作らず，複数歯にわたる場合は各支台歯の平行性を確保するといった点は従来法と変わるところはない（**Fig.2-a，b**）．

このほか，示されている支台歯の形態について注意事項を紹介する．軸面や平行性に問題がない場合，クラウンやブリッジの適合精度を左右するのは，偶角や切縁の形態と，マージン付近の形成である．深く角のあるショルダーや反り返ったジャンピングショルダーが不適当とされているのは CAD/CAM 製作に限ったことではない（**Fig.2-c ～ e**）．なお，ショルダー形成と鋭利な形成については後述する．

適合性を期待できない支台歯形態の実例

ここで，フレームの委託製作を受注しているプロダクション工場から提供された，スキャニング時に大変苦慮したとされる実際の臨床例を紹介する．これらの画像観察から，改めて支台歯形成や印象だけではなく，補綴処置自体に再考を迫られる思いを覚える〔デンタルデジタルオペレーション社（大阪府吹田市）のご厚意による〕．

1．平行性，アンダーカット，ショルダーに問題が認められる例

本症例の第一印象は，マージン部外周と比較して支台歯が細く脆弱であり，破折が危惧されることである．次に各支台歯の歯頸部付近にアンダーカットが存在していることで，各社の CAD/CAM では，アンダーカットを設計画面上でキャンセルすることが可能である．しかし，修正部分とフレームの間には空隙が生じるため，理想的な適合性を望めないばかりか，セメントの接着力を

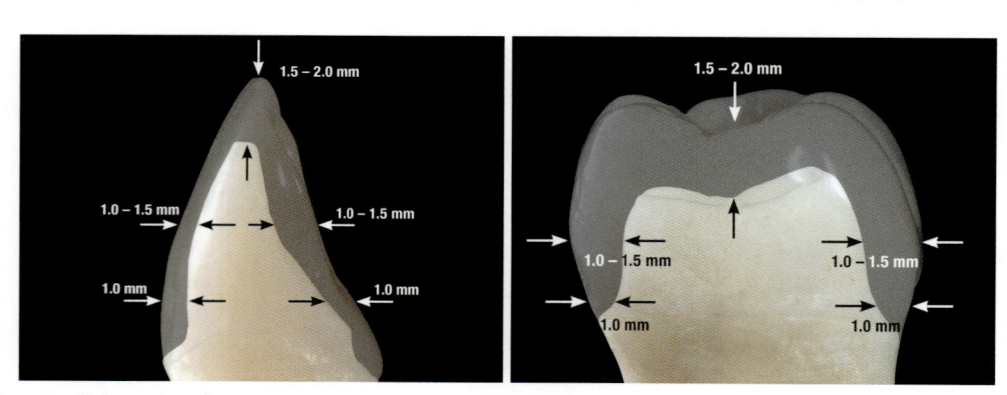

Fig.1-a，b　前歯，臼歯のジルコニアセラミックスにおいて審美性と強度を保つために必要とされる各部の厚み．このなかにジルコニアフレームの厚み（0.4 ～ 0.6mm）も含まれることから，実際は数値よりもさらに厚みがほしい部分も存在する（文献[77]より）

十分に発揮できず脱離の危険性が増す．加えて３歯連続冠の設計であれば，着脱方向維持のため，さらに多くの空隙が生じることになり，相当緩慢な適合状態で製作されることが予想できる（**Fig.3**）．

2．形成，印象の不備による支台歯全体の荒れが観察される例

　前歯部の症例と思われるが，左右の支台歯の形態が大きく異なっている．どの部位か知る由もないが，図中左は長軸径が短いために装着後の維持力不足が懸念される．またショルダー部分の荒れとマージンの２重のラインが観察され，歯頸部がスムーズな状態になっておらず，製作の難しさとともに装着後の不安を示している．

3．支台築造が十分ではなく，マージン形成も丁寧に行われていない例

　Fig.5は，上顎大臼歯部の症例と思われるが，支台歯の隣接面と咬合面に激しい凹凸があり，支台築造が不十分なため多くのアンダーカットが存在している．またマージンの形態も近遠心で大きく異なっておりスムーズに繋がっていない．そしてマージントリミングの部分は計測に不都合な状態であったために，受注先のオペレータが画面上で大幅に修正していることが想像できる．本症例の場合，フレームの適合状態を議論する以前に，そもそもスキャニング自体が可能かどうか疑問を持たざるをえない．模型修正を施し適合の向上を図りたいところである．

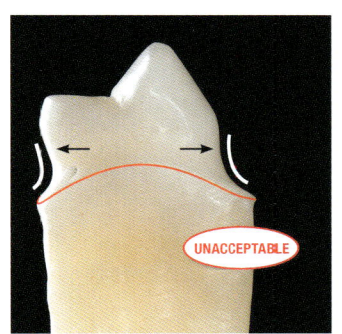 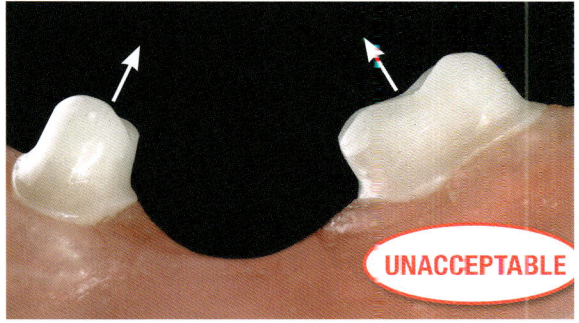

Fig.2-a　軸面のアンダーカットの存在　　**Fig.2-b**　支台歯間の平行性のずれ

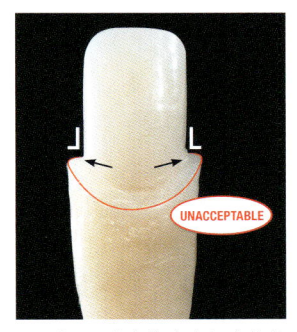 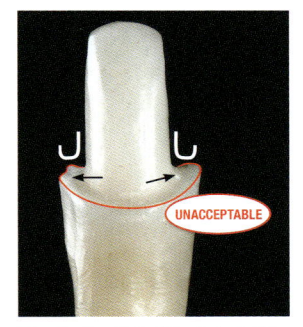 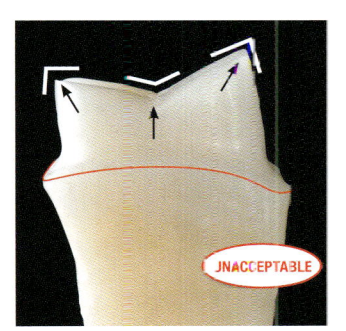

Fig.2-c　支台歯中心に向かう深い角のあるショルダー形成　　**Fig.2-d**　根尖部に向かう深いショルダー形成．結果的にジャンピングショルダーとなる　　**Fig.2-e**　支台歯の切縁部や隅角の鋭利な形成

Fig.2-a～e　CAD/CAMでの計測，フレーム製作に不適当な支台歯形態（画像はすべてDr. Carlos Eduardo Sabrosa[77]による）

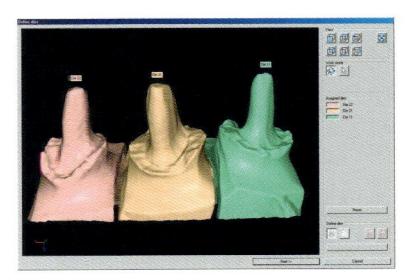 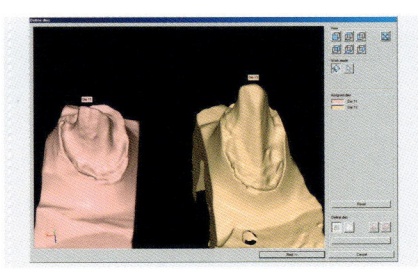 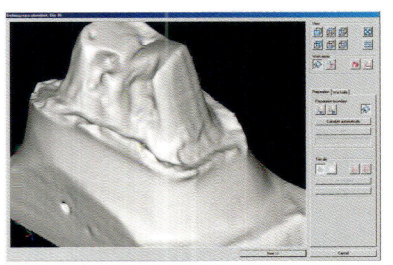

Fig.3　支台歯間の平行性が一致していない例．各支台歯のアンダーカットや深くスムーズでないショルダーとマージンも存在している

Fig.4　支台歯の形態と印象双方に問題がある例．ショルダー，マージン部分の荒れが顕著であり，左の支台歯は極端に短く，脱離や歯冠破折が懸念される

Fig.5　咬合面と隣接面に凹凸があり全体が荒れている例．マージンも近遠心で異なっており不鮮明である．スキャニング自体が行えるか疑問である

マージン形態の違いが
スキャニング精度に及ぼす影響

　本節では，支台歯形成の形態と適合状態の良否の関係を調査した資料〔陸　誠氏（横浜市港南区／コアデンタルラボ）のご厚意による〕から，支台歯形成がスキャニング精度やフレームスペックに及ぼす影響を検証する．この資料では，4種類のマージン形成を施した支台歯を製作し，5社のCAD/CAMでそれぞれに対するフレームを製作し，その適合状態を調査している．

　ここでは，①緩やかなシャンファー形態（**Fig.6**），②角のあるショルダー形態（**Fig.7**），③深いジャンピングショルダー形態（**Fig.8**）の，セラミックスなどを用いた形成に一般的にみられる3形態の検証を行った．

　①については，いうまでもなく，ほぼすべてのCAD/CAMメーカーが推奨しているマージン形態である．②は角のあるバーでショルダー深部を仕上げた場合に形成される形態である．臨床技工ではしばしば見受けられるが，スキャニング時に死腔（デッドスペース）を生じることが多いため，この形態は避けるようにメーカー指示が出ている．③は良好な適合を付与できないばかりか，作業用模型の破損などの支障を来すことにもなるため，使用材料や補綴物の製作方法の如何を問わず，不可とされている形成である．

　それぞれの支台歯に対して製作されたフレームを装着した状態の断面図を顕微鏡下で観察すると，①では，特に申し分のない結果を示すA・B・C社を始め，各システムともに臨床上満足できる適合状態が観察できる（**Fig.9-a～j**）．しかし②の形成では，マージン外周は適合しているように見えるが〔ある程度マージンの適合状態が確保されている例（C社）もある〕，**Fig.10-i, j**の観察から，適合しているのはマージン表層部の一点のみであり，ショルダーから1mmほど上層部分に大きく空隙を生じており，強度的に大きな不安を感じる．③は，さらにマージン先端部のみの適合状態の傾向が全システムにわたり著しく発現しており，ショルダー付近の適合面積は縮小し，マージンラインから下部では空隙が拡大していることがわかる（**Fig.11-a～j**）．この状態で咬合圧などの大きな応力がマージン表層部の一点に集中すれば，いかに高い強度を示すジルコニアであってもその特性を十分に発揮できる保証はない．

　なお，CAD/CAMメーカー各社では，支台歯の軸面は6～10°程度のテーパーとし，マージン角度（マージン基底面と軸面の角度）は100°程度の緩やかなシャンファー形態とすることを推奨している．

　本書刊行現在において主に採用されている，CCD画像やレーザー照射を基に被写体の解析を行うスキャニング方式では，「深く鋭利な形成は計測光が届きづらくなるので避けるように」とのアナウンスがメーカー各社からされていたが，前述の検証結果はそれを裏付ける結果を示している．

　CAD/CAMの応用時には，システムを正しく理解し，適切な設定を行うことにより精度を期待できる一方，それをおろそかにすると，融通の利かない機械であるため，「想定外」または「想像以上」に，設計と異なる仕上がりを見せることにもなりかねない．それは，経験不足の人によるハンドメイドの品質を遥かに下回り，場合によっては“粗悪品”の烙印を背負うことを付記しておく．

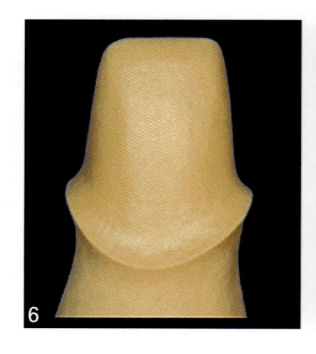
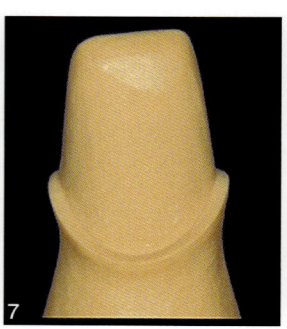
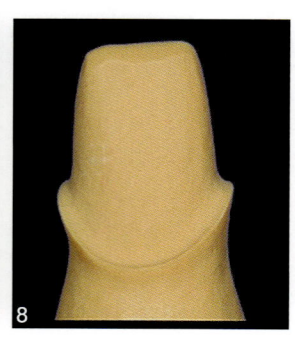

Fig.6　緩やかなシャンファー形成．各メーカーが推奨している

Fig.7　角のあるショルダー形成．角のあるバーを使用してショルダー深層部を形成した場合に生じる

Fig.8　ジャンピングショルダー形成．従来の鋳造法によるメタルフレームを製作する場合にも良好な適合状態を約束できず，マージンの形成不良とされる

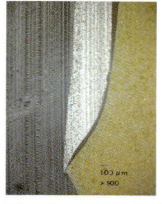
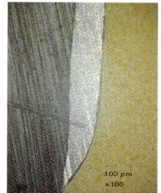
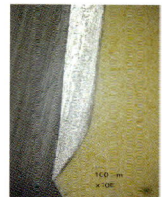
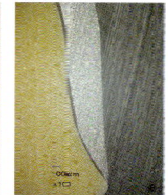

Fig.9-a, b　A社のマージン部分の適合状態（a：唇側，b：舌側）

Fig.9-c, d　B社のマージン部分の適合状態（a：唇側，b：舌側）

Fig.9-e, f　C社のマージン部分の適合状態（a：唇側，b：舌側）

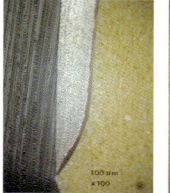
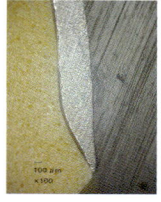
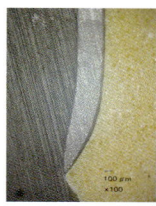
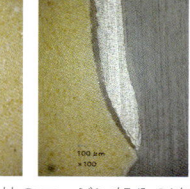

Fig.9-g, h　D社のマージン部分の適合状態（a：唇側，b：舌側）

Fig.9-i, j　E社のマージン部分の適合状態（a：唇側，b：舌側）

Fig.9-a～j　緩やかなシャンファー形態のマージン部分（顕微鏡下での観察）．各システムともにほぼ満足できる適合状態を示しており，特にA・B・C社は近遠心ともに非常に高いレベルで適合している

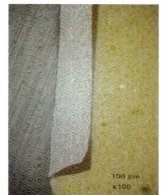
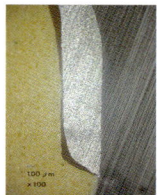
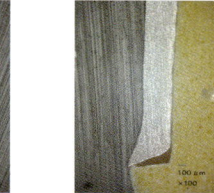
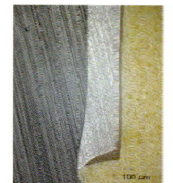
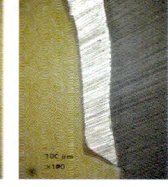

Fig.10-a, b　A社のマージン部分の適合状態（a：唇側，b：舌側）

Fig.10-c, d　B社のマージン部分の適合状態（a：唇側，b：舌側）

Fig.10-e, f　C社のマージン部分の適合状態（a：唇側，b：舌側）

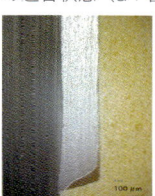
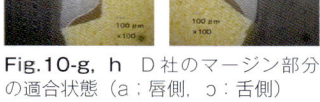
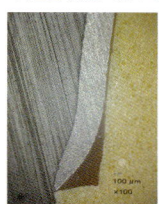
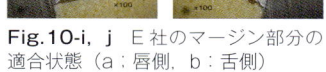

Fig.10-g, h　D社のマージン部分の適合状態（a：唇側，b：舌側）

Fig.10-i, j　E社のマージン部分の適合状態（a：唇側，b：舌側）

Fig.10-a～j　同，角のあるショルダー形成時のマージン部分．画像やレーザーによる陰影解析を行うスキャニングでは避けるべき形成方法であり，多くのシステムでショルダー深部の死腔が観察される．特にE社のシステムは，このような形成が不得手であることを示している

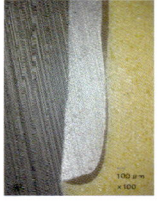
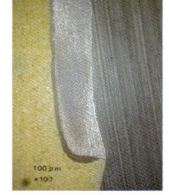
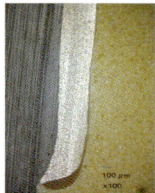
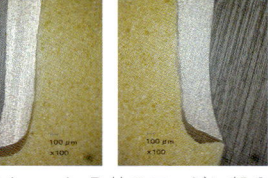
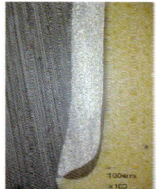
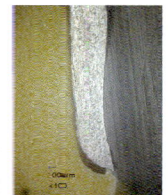

Fig.11-a, b　A社のマージン部分の適合状態（a：唇側，b：舌側）

Fig.11-c, d　B社のマージン部分の適合状態（a：唇側，b：舌側）

Fig.11-e, f　C社のマージン部分の適合状態（a：唇側，b：舌側）

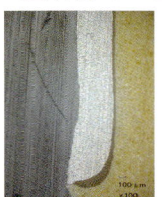
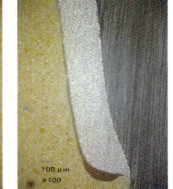
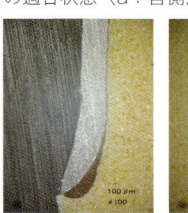
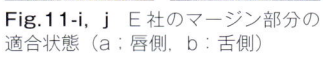

Fig.11-g, h　D社のマージン部分の適合状態（a：唇側，b：舌側）

Fig.11-i, j　E社のマージン部分の適合状態（a：唇側，b：舌側）

Fig.11-a～j　同，ジャンピングショルダー形成時のマージン部分．使用材料や成形方法によらず，不適合マージンが形成される形態であるため，マージン外面から内側のえぐれた部分はすべてのシステムで適合状態が悪化し，死腔が拡大している

　また，マージン以外でも，脱離防止のためグルーブや咬合面のホールが形成された支台歯を臨床ではしばしば目にすることがある（**Fig.12-a, b**）．このような，従来的な観点から維持力の向上を図った支台歯形成は，CAD/CAM を応用する際においては結果的に鋭利な部分を生成することになる．

　無論，グルーブやホールが極端に深くなっていればスキャニング自体が不可能となるが，スキャニングが可能とされても概して鋭利な部分は計測が"甘くなる"ため，できあがってくるフレームの適合は支台歯に対してきつくなる傾向がある（**Fig.13**．スキャニングのメカニズムに関する事項は Chapter3 で詳述する）．

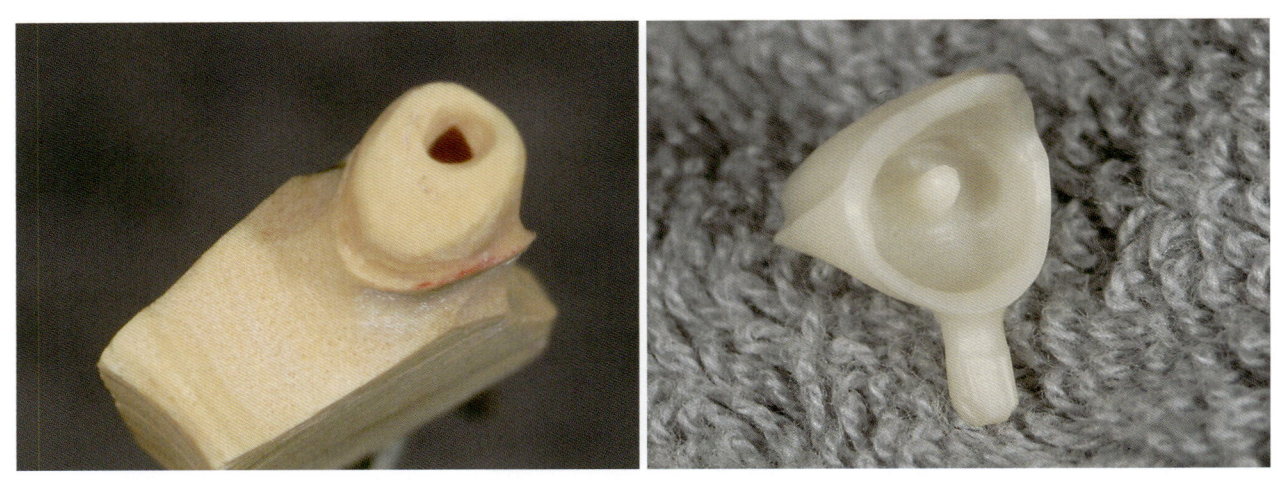

Fig.12-a, b　歯冠長が短い場合など，維持力向上のために行われるポスト形成の模型（a）とフレーム内面（b）．支台歯外周に加えてポストの平行性も問われる CAD/CAM 製作法では，難易度が高くなる

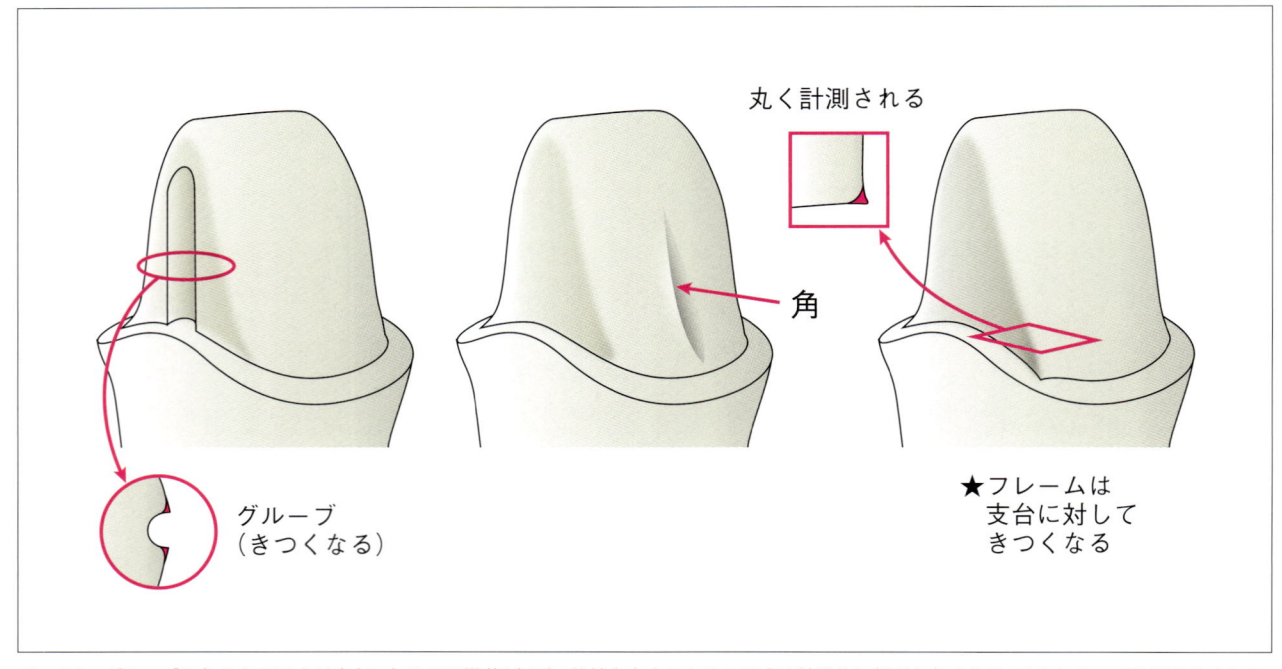

丸く計測される

角

グルーブ
（きつくなる）

★フレームは
支台に対して
きつくなる

Fig.13　グルーブや角のある形成が適合に与える影響（概念図）．維持力向上のための形成は結果的に鋭利な角を作る．それによって計測が甘くなり，適合がきつくなる（文献[91] より）

支台歯の切縁や隅角部の鋭利な形態が引き起こす問題点

これまで，支台歯の切縁，隅角，ショルダー部をできる限り緩やかな丸みを帯びた形態付与が推奨されることを述べてきた．CAD/CAMによるミリング操作の検証を行うことで，従来のメタルセラミックスクラウンやジャケット冠の支台歯形成との違いを明確にすることができると考えて，従来チェアサイドの所作であるが，ラボサイドより情報発信の必要性を感じ紹介することにした．

CAD/CAMで製作されるフレームは，ジルコニアブロックから，最小0.5〜0.8mm程度の専用ミリングバー（先端はラウンド形態）を使用して先端部を削る．切縁部や支台歯の隅角などが鋭利な状態でミリングバーの直径を下回っていると，バーが支台歯の先端まで到達できずに空隙が生じることになる（**Fig.12-a, b**）．

このままフレーム製作のミリングが実行されると，空隙の部分は支台歯から浮いた状態で仕上がるが，CAMマシンは「フレームが支台歯に入ること」を最優先事項として設定されているため，結果的にバーが届かない部分を広げて切削する（**Fig.12-c, d**）．

このような場合に，内面の状態を把握せずに膨らんだフレームを支台歯に沿った形態に修正を試みると，フレームに穴が開いたり破折を起こしたりするおそれもある（**Fig.12-e**）．なお，支台歯計測時に厚みの不足部分があるとスキャン時にモニター上でオペレーターに通知が表示されるため，この段階であれば修正することが可能である．

無駄な空隙を作らず適合性に優れたフレームを製作するためには，切縁部や隅角に多少の厚みと丸みを持たせた形態付与が望ましい（**Fig 12-f**）．

以上のことから，筆者は取引先の歯科医師などに依頼されて，CAD/CAMの臨床に適した支台歯形成について若手歯科医師に向けて説明することがある．そのときはいつも「通常のメタルセラミックス用の支台歯形成を行ったうえで，最後に切縁部を約0.2〜0.3mm短く丸めてください」といった表現で伝えている．

前節において詳しく紹介したように，マージン形態については，ショルダー部は角のない丸いバーを使用した緩やかなシャンファー形態で，仕上げてもらうよう依頼している．

Fig.12-a, b メタルセラミックスクラウンやレジン前装冠などでの一般的な支台歯形成．支台歯の切縁部が切削用ラウンドバーよりも細いと，バーが支台歯の先端まで届かず空隙が生じる

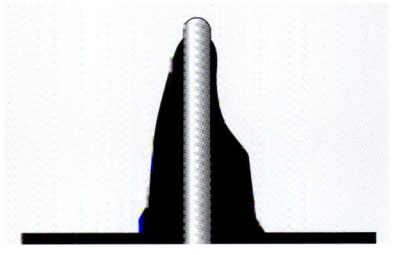

Fig.12-c 同．支台歯に適合させるために鋭利な部分を超えた削合が行われた状態（先端をオーバーして削られる）

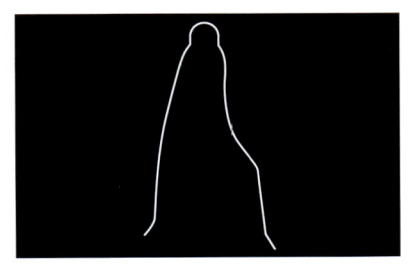

Fig.12-d 同．支台歯内面の模式図．バーの届かない部分を無理に広げて形成されるため，切縁部分は膨らんだ形態となる．オーバーした部分には空隙が形成される

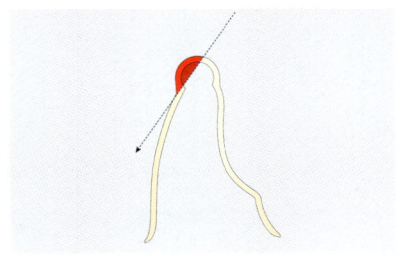

Fig.12-e 空隙により膨らんだフレームを無理に形態修正したり，ポーセレンルームを確保するために内側に削ったりすれば厚みが薄くなり，破折の危険性が増す．当然ながら大幅に削れば穿孔することになる

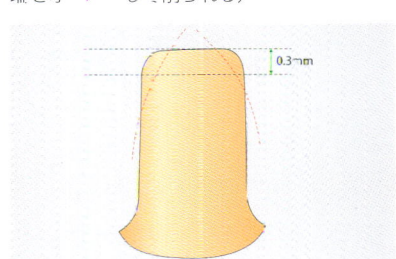

Fig.12-f 切縁部の長さを0.3mmほど短く，隅角を丸くすることにより，適合性の向上が図れる

Fig.12-b 〜 f 支台歯の切縁部や隅角が鋭利な場合の影響（文献[78]より）

フレーム設計に必要なクリアランス

　ジルコニアセラミックスの場合は，クリアランスは少なくてもよいとの見解を，度々聞くことがある．確かにジルコニアは，高強度に加え高い靭性もあり，すぐれた物性を示すことは，Part1で述べてきた．また審美面からみても，透過性があり支台歯の色調を利用することができ，メタルフレームのようにマスキング処理を施す必要もない．したがって，ある程度厚みを薄くすることは可能といえるが，いくら高強度を誇るジルコニアでも限界を超えれば，ほかのセラミックス材料と同様に破壊が起こる．またジルコニアセラミックスの場合は，専用陶材との複合体であるため，脆弱な専用陶材は，一層その厚みに注意を要する．陶材を焼き付ける場合，もしくはフルカントゥアクラウンの場合でも，長期間の機能性に支障を来さない厚みの確保は必要である（**Fig.13-a, b**）．加えて，CAD/CAM は機械であるため，設定値以下とならない限り，咬合圧など，それぞれの症例により異なる臨床上の案件を考慮することはない．つまり，ジルコニアプレートのミリングが不可能でない限り，システムからの警告が発せられることはないのである．フレーム提供メーカーの多くは，最低厚みを 0.3 mm以上は確保してほしいとの見解を出しているが，筆者は可能な限り 0.4 mm程度の厚みを確保するよう心がけている．

　以上のことから，たとえスキャニングが可能とされたとしても，できる限り薄い設計は避け，個々の症例に応じた必要な厚みや幅を確保しなければならない．

ラボミリングによる支台歯形態と CAD/CAM 製作の相性

　ここで，チェアサイドにおいて歯科医師が行った天然歯の支台歯形成と，ラボサイドにてミリングを行って製作した金属アバットメントなどの形成（以下，ラボミリングと呼称する）を比較して，ジルコニアフレームの適合状態の違いについて考えてみる．

　インプラント症例で，ワックスアップ，鋳造後にミリングを行って金属アバットメントを製作する場合もあるが（**Fig.14-a, b**），このラボミリングによるアバットメントの上部構造体に，ジルコニアで製作されたCAD/CAM フレームが用いられることもある．無論，人の手で形成がなされた支台歯とラボミリングにて製作されたアバットメントを一概に比較することはできないが，あらかじめ設定したテーパーにてミリングが施されたアバットメントに対するフレームの適合性は，形成歯よりも良好に感じる（**Fig.15-a, b**）．おそらく，ラボミリングによる形成と CAD/CAM によるミリングはいずれも均一な軸面が得られることから相性がよいのだろうと推測できる．

　このため，軸面に対して過度にカーブの付与されたも

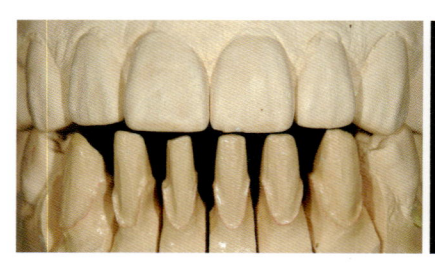
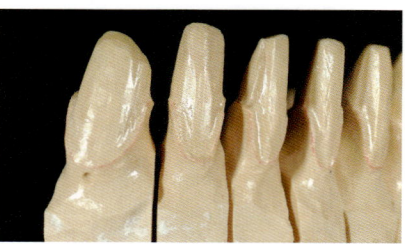

Fig.13-a, b クリアランスが少ない例（図は知人の歯科技工士から提供を受けたもの）．実際は多少のオーバージェットの分だけのクリアランスがあると想像できるが，いずれにしてもフレームに陶材を築盛して，十分な強度を保つことができるかどうか疑わしい．各支台歯間のクリアランスも心許なく，十分な厚みが確保できないことで補綴物の長期性に不安が残る

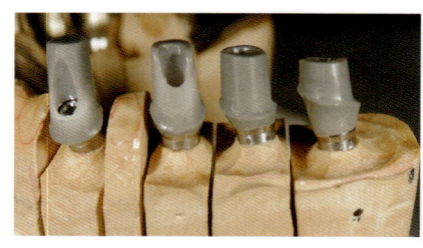
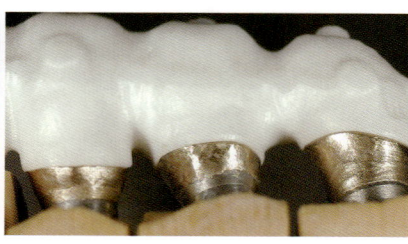

Fig.14-a, b 金属製のインプラントアバットメントのワックスミリング．ラボミリングを行う場合は専用ワックスを使用し，特別な場合を除いてテーパー角は 6°に設定する．鋳造後に軸面を仕上げて計測を行う．ジルコニアフレームは良好な適合状態を示している．内面調整は行っていない〔使用システム：Zeno-Tec®〕

のよりも，一昔前によく見られた直線的な支台歯形成が施されているほうが，フレームの適合性がよいと感じている．しかし，誤解を招かぬよういっておくが，これは極端なストレート形成を推奨しているわけではない．適度な角度の形成であれば何ら問題はないのであるが，極端に曲線を強調した軸面形成は，本書刊行時点におけるCAD/CAMの性能を見る限り，適しているとは言えないと考えている．

本項で紹介した不適切な支台歯形成の例は，一時より数が減っているとはいえ，依然として多くのサテライトラボやフレームプロダクション工場を悩ませている．CAD/CAMやジルコニアに関する多くの知見がすでにさまざまな場で発表されているにもかかわらず，いまだにこのような事例が存在することは残念でならない．

このような問題のある形成がなされている症例に対して，プロダクション工場では，通常のフレームの品質保証（5年間）を約束できないこと，補綴物の長期性に懸念があることを発注元（ラボもしくは歯科技工士）に必ず伝えているとのことであるが，それを受けて再形成，再印象採得が行われるケースは，ほぼ皆無とのことである．ラボサイドから再形成や再印象採得を依頼するのは気が引けてしまうことは筆者も承知しているが，何も知らされず歯科医療従事者を信頼している患者を思うと，憂慮の念にかられる．せめてアンダーカットなど支台歯の不具合の修正は，日常的に行うように心掛けたいところである．

間違っても，「模型を送れば適当にフレームができあがると考え，問題が生じたらメーカーやプロダクション工場に責任を押し付ける」ようなことがあってはならない．人為的なミスから目を背け，不適切な状態のままCAD/CAMによって製作されたクラウンが不幸にして"事故"を起こした場合，最大の被害を被るのは患者である．同時に，CAD/CAMジルコニアクラウン自体に対する信頼もまた大きく損なわれてしまうのである（**Fig.16-a, b**）．

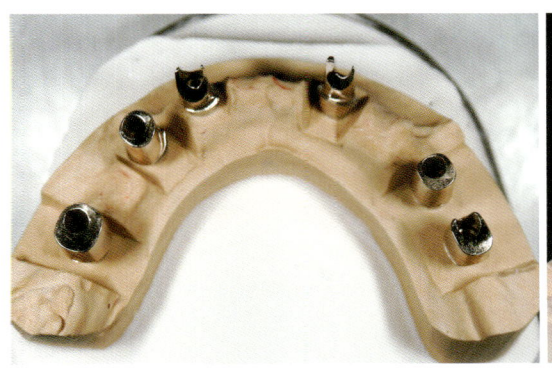
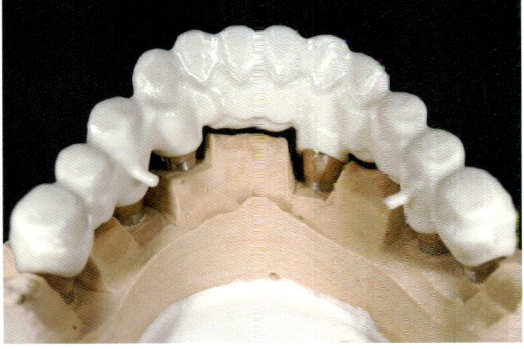

Fig.15-a, b　金属製インプラントアバットメントの仕上げ後の状態．使用金属はタイプIV金合金で，専用バーにて仕上げる．このようなロングスパンの症例でもフレームの適合状態は良好であり，内面調整を行う必要はほとんどない（使用システム：Zeno-Tec®）

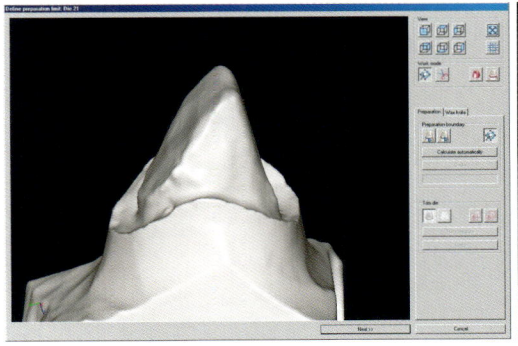
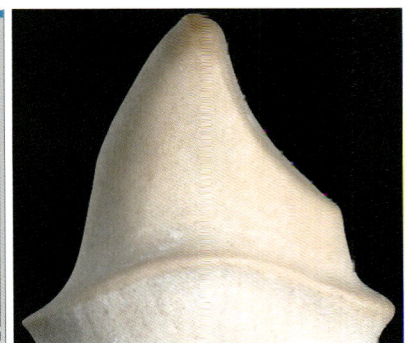

Fig.16-a, b　不適切な形成（a）と推奨される形成（b）の比較．過度なテーパーとジャンピングショルダーがあると，脱離や切縁部の空隙によるフレームの不適合が懸念される（b は文献[77]より）

Chapter 3
計測に適した模型製作・トリミング法とスキャナーの現状

スキャニングに適した作業用模型と計測機構

　歯科技工士が補綴物製作に際して最初に携わる仕事は作業用模型の製作である．様式を問わず良質な補綴物を完成するには，正確な作業用模型の存在が基本となることはいうまでもない．特にアルミナやジルコニアなどの高密度焼結型セラミックスにおいては，本書刊行時点ではメタルフレームのような鑞付けを行うことができず，可能な限りワンピースでのフレーム設計を強いられる．

　また，筆者はCAD/CAMは支台歯（内面）とダブルスキャン用のワックス体（外周）の位置関係をスキャニングにて読み取ることを前提としている．これにより，従来の埋没や鋳造といった適合状態を左右する不安要素はかなり軽減されたと感じている．それだけに，フレームの適合性や寸法精度は，作業用模型がその形態や支台歯の位置関係を正確に保持しているか否かに掛かっているといっても過言ではない（それを再現するための印象精度も当然に担保されていなくてはならない．**Fig1-a, b**）．

　多くのCAD/CAMが採用している高精度のCCDカメラ撮影やレーザー照射方式のスキャナーも，支台歯模型が着脱のたびに正確に復位することを品質保証の前提としている．そこで，本項ではCAD/CAMの使用に適した模型製作のガイドラインと，支台歯のトリミング方法について考察する．そのうえで，3Shape社のスキャナーを例にとって，その計測機構の概略を解説し，システムの方式やスキャニング時の注意点などを考えていきたい．

支台歯のトリミング時の注意点

　ここで，スキャニングの精度を上げるための要因と一つとなる支台歯の表面の確認について述べる．

　昨今ではシリコーン印象材のなかでも，インジェクション（ウォッシュ）タイプ，ヘビーボディタイプあるいはパテタイプなど，異なるタイプ同士による連合印象での印象採得が普及しているが，なかには界面の剥がれによるものなのか，支台歯表面に突起や亀裂などの"通常の状態"とは思えない変化が生じていることがある．無論，目立つ場合はすぐに再印象をチェアサイドへ依頼するが，肉眼では目立たない場合もある．

　そのため，ラボサイドでは支台歯の状態をマイクロスコープなどで確認することが肝要である．適合性や機能性，補綴物の長期安定にも関わる重要なポイントであることから，わずかな模型表面の不備も見逃さないようにしたい．

　作業用模型を製作した後に，分割模型であれば必要部分をカットし，支台歯のトリミングが行われる．しかし，CAD/CAMの計測に適した形を整えるためには，単に模型の歯肉部分を除去して形成限界（マージンライン）を出せばよいというわけではない．

　現在一般的に使用されている非接触型のスキャナーは，機器上部の光源からの距離を正確に測定したうえで，適切に設定された光を照射し，被写体の陰影から形態を読み取る．ゆえに，適切なトリミングが行われることにより，スキャナーの自動マージン設定が正しく機能し，再現性も向上する．

　計測後にマージンラインにずれが生じた場合に手動で修正できる機能も搭載されているが，作業時間が大幅に増えることに加え，確認が不十分な場合にはマージン設定を大幅に逸脱することにもなりかねない．

　このようなミスを犯さないためにも，スキャナーがマージンを正確に読み取れ，なおかつ計測方式に適した緩やかなアンダーカットを形成することが推奨される（当然ながら，スキャニング後のマージンの確認は必須である）．ほとんどアンダーカットがない台形型のトリミングが施されていると，陰影がはっきりしないためにスキャナーの自動マージン設定では正しく読み取れず，マージンの確認作業時に見誤る可能性が高まる危険もあ

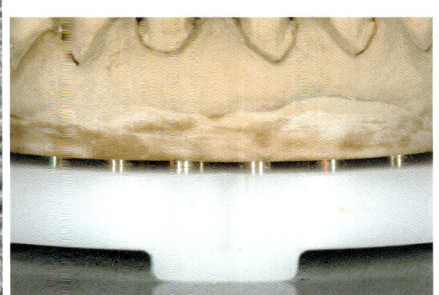

Fig.1-a, b　**a** は『スマートピン』(Renfelt)と『ジロフォーム』(Amann Girrbach) のピン, 通常のダウエルピン. スマートピンはピンの外周が細く, 幅を取らずに鞘との精密な適合状態を示し, 細い支台歯や支台歯間の狭窄した症例に有効である. **b** はジロフォームの特徴である. ピンの位置を印象体から決定するため, 従来の分割復位式模型製作時の一次石膏の吸水膨張と土台模型の硬化膨張を抑制できるシステムのメカニズムを示す

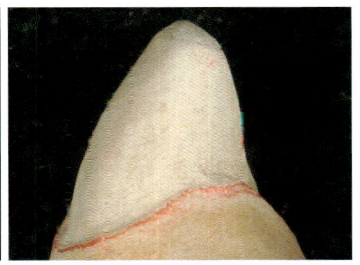

Fig.2, 3　支台歯にアンダーカットがない状態. 計測時に陰影が付きにくく, スキャナーがマージンの位置を認識することは困難になる

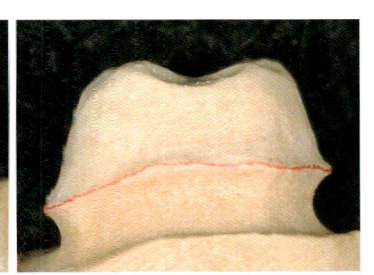

Fig.4, 5　鋭利で極端なマージントリミング. このようなアンダーカットを付与すると, 計測時にスキャナーが模型を適切に読み取れず, データ上では空洞がある状態としてディスプレイに計測結果が表示される. マージンを微妙に修正しようにも空洞部分は修正できないため, 注意が必要である

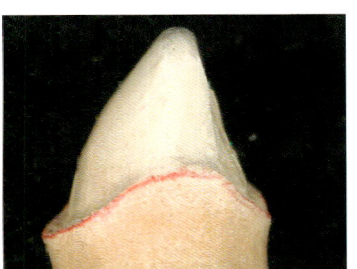

Fig.6, 7　支台歯の計測時に適切なマージン設定がなされるには, その形態に見合うバーでトリミングを行うとよい. 筆者はジルコニアに限らず, このサイズのバー (松風ダイヤモンドポイント #44；松風) を用いている. トリミングの方法は, マージンの 0.3 〜 0.5mm 付近までダイアモンドバーを使用し, その後は『ビッグポイント』に持ち替え, チッピングに注意しながらマージンに迫っていく. さらに必要な場合は, デザインナイフにて慎重に削る

る (Fig.2, 3).

　また, ＃8 以下の比較的小さなラウンドバーやカーバイドバーなどの直径の小さいバーを用いてバーを用いてトリミングを行えば, 小さい円弧状の急なアンダーカットが付与され, マージンラインの位置は比較的鮮明になるものの, マージン下部の計測ができず, デッドエリアとして表示される. これでは, 計測支台歯が増える

ほど計測不能領域が増大し, マージンラインの修正はおろか, 確認作業すらもおぼつかなくなってしまうことになる (Fig.4, 5).

　このような事態を避けるために, 筆者は『松風ダイヤモンドポイント』(松風) の＃44 を使用している. これにより緩やかな円弧のアンダーカットを付与でき, 計測に適した支台歯状態に整えられる (Fig.6, 7).

模型のスキャニングシステムの概要

本書刊行時点において，補綴物製作支援のために CAD/CAM が歯科界に導入されてから 10 年以上が経つ．スキャナー（CAD）を購入し，ラボ内で計測するサテライト方式を採用するところも増えており，誰しもがエラーの低減と短時間で正確なスキャニングを目指している．そこで，3Shape 社製のスキャナーを例に取ってその計測機構の基本原理を含む概要を解説し，精度向上に対するメーカーサイドの取り組みなどを紹介したい．なお，製作工程上はフレーム設計後にスキャニングが行われるが，フレーム内側の精度が適合状態を大きく左右することから，本節で先駆けて紹介する．

1. 非接触式スキャナーの計測機構

わが国で使用されているスキャナーの多くは，歯科用 3D スキャナーと呼ばれる非接触式のものである（**Fig.9 ～ 11**）．3D スキャナーの大まかな構造としては，1 つの光源および 1 台または複数のカメラが構造体の内部に設置されており，対象物を光源とカメラの方向に対してさまざまな角度に転移させるモーションシステム（回転）機構を備えている．また，ほとんどの歯科用 3D スキャナーは投影された光が反射した 3 次元位置として算出さ

れる，三角測量法を基本原理としている．

そのほかにも，以下のような特徴がある．

・光源が対象物の表面に明確な複数の線を投影し，カメラが画像を捉える

・模型から反射される光の角度や距離が読み取りに大変重要であり，距離が長いと細部の測定など精度向上に有利である

・レーザースキャナー（赤色・青色）と白色光スキャナーがあるが，基本原理は同じものである

・カメラが複数（2 台）の場合は，スキャン速度や精度，スキャン範囲が向上する．

・計測方式には点計測〔ポイントレーザー．GN-1（ジーシー）など．**Fig.12**〕，ライン計測（ラインレーザー．D900L など．**Fig.13**），縞解析〔フリンジパターン．Lava™ スキャン（3M ESPE）など．**Fig.14**〕，基本原理の異なるコノスコピック・ホログラフィ〔ノーベルプロセラ・ジェニオン（Nobel Biocare）．**Fig.15**〕など，いくつかの方式が採用されている．

ブリッジや複数歯のスキャニングを行う場合，各支台歯とその位置関係を分けて計測する方式と台模型に装着したままスキャニングを行う方式があり，同じ三角測量法のシステムでも，ケースにより得手不得手があることは容易に理解できる．スキャナーによっては，アーチが

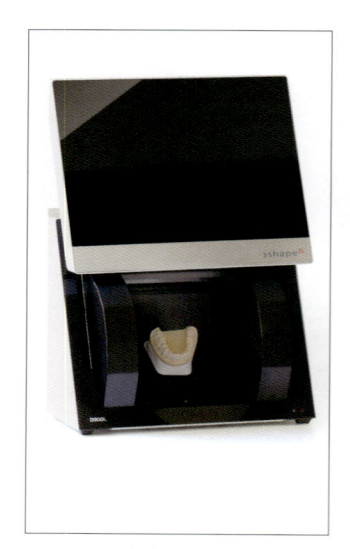

Fig.9 非接触式のスキャナーの一例（D900L：3Shape）

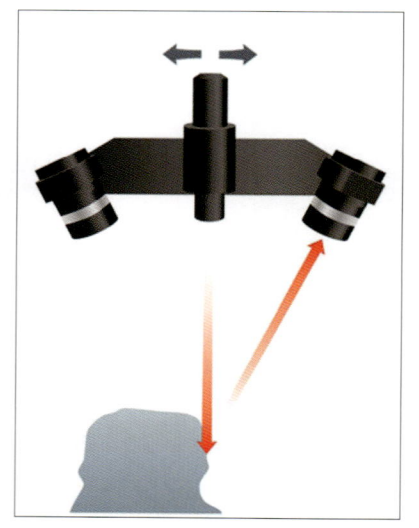

Fig.10 3Shape スキャナーの機構．カメラが 2 台になるとスキャン速度，精度，スキャン範囲が向上する．レーザースキャナーはスキャンヘッドが移動することで複数のレーザーラインを生成する（文献[90]より）

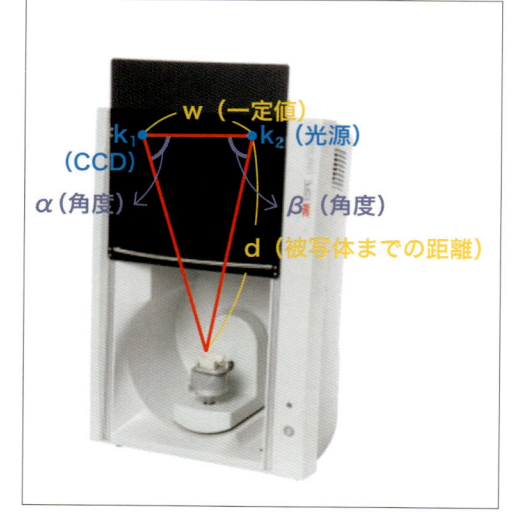

Fig.11 Lava™ スキャンの構造概念図．模型から反射される光の角度や距離が，スキャニングにおいて重要となる．筐体が高く（約 78cm），模型と測定器の距離（d）が大きくなっており，精度向上に一役買っている

狭い歯列の計測では精度が低下する傾向が見られたり，歯軸方向の傾斜や計測歯数の制限によって計測自体が不可能となったりする場合もある．それぞれに一長一短があることから，それを理解したうえでシステムを選択することが求められる．

2．スキャニングの精度向上の実績

歯科用3Dスキャナーの多くは，発売後もメーカーサイドによる改良が加えられており，バージョンアップやシステムの刷新を経ながら精度向上の取り組みが続けられている．その一例として Lava™ スキャンの発売当初（2002年，アメリカ）と，その後改良が施されたスキャナーおよびバージョンアップされたソフト（Lava™ Design5）によって計測されたスキャニング画像を比較すると，画像の緻密さやのマージンラインの再現性の違いは一目瞭然である（Fig.16〜19）．

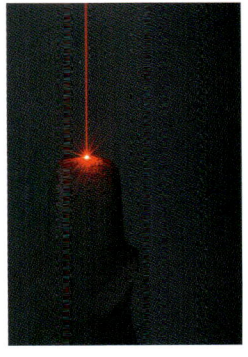

Fig.12　三角測量法における点計測方式（ポイントレーザー．画像提供：ジーシー）

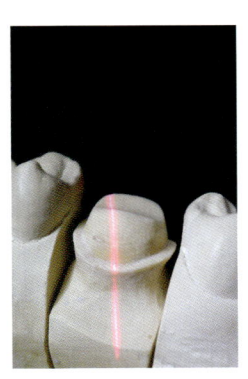

Fig.13　三角測量法におけるライン計測方式（ラインレーザー）

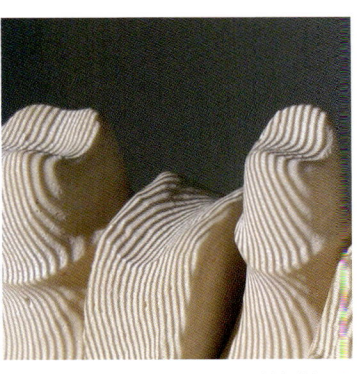

Fig.14　三角測量法における縞解析による計測方式（フリンジパターン．画像提供：3M ESPE）

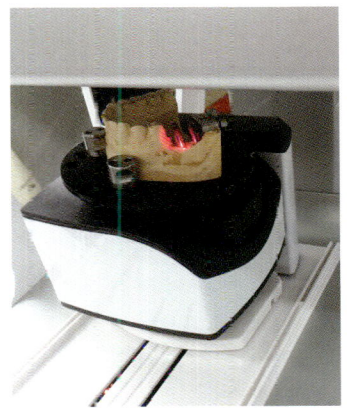

Fig.15　『ノーベルプロセラ・ジェニオン』における計測時の様子．コノスコピック・ホログラフィというスキャニング技術を採用しており，急な角度（最大85°）や深い凹部の測定も可能となることから，照射と反対のビームがスキャン対象物に対し，三角測量法とは異なり同一の直線経路で往復する「共直線性」に優れるとされる

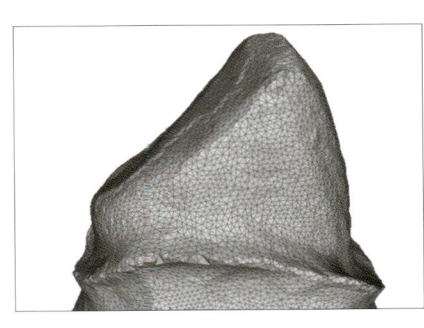

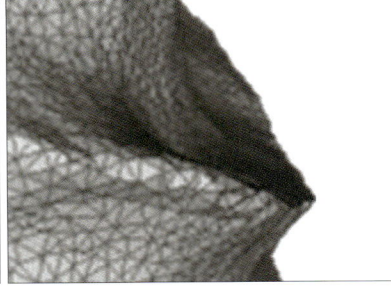

Fig.16，17　2002年アメリカにて Lava™ scan ST が発売された当初のスキャニング画像．当時は最高水準の計測レベルだったと聞いている

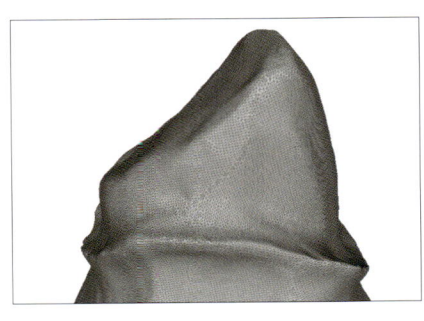

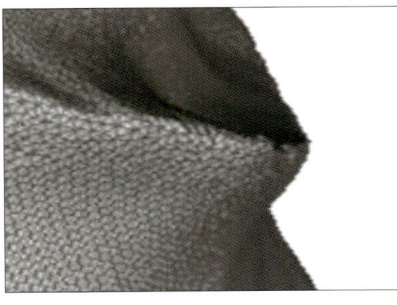

Fig.18，19　その後，数次にわたるソフトのバージョンアップが図られた．Lava™ Design5 によるスキャニング画像．Fig.16，17と比較すると，計測画像表面の緻密やマージンラインのスムースさが各段に向上している

次に，3Shape の現行モデルのスキャナーである D900（2015 年 1 月現在）と，前のバージョンである D810 の両機種によるスキャニング後のキャプチャー画像の観察から，その再現性の比較を行う．前述した Lava™ スキャンほどの違いはないが，注意深く観察を行うと，画像の緻密さや滑らかさには明確な違いがある．D900 の発売は D810 の発売からおよそ 2 年後であるが，そのわずかな期間における進歩の速さが実感できる（**Fig.18 ～ 21**）．

Chapter2 で述べたように，すべてのシステムにおいてマージンなどの鋭利な部分の読み取りは不可能とされ

ている．マージン部分を拡大したスキャニング画像と，それを STL（3 次元形状のデータを保存する形式の一つ）表示に変換したものを **Fig.22-a, b** に示す．前者の計測画像表面はとても滑らかで詳細に読み取れているように見える．しかし，後者の表示形式では計測画像表面が直線的な結晶模様状を呈しており，全体に粗くなっている．マージンの先端も，前者では滑らかな凸部を示すのに対して，後者では再現性にとぼしいと言わざるをえない．

これは，現行の歯科用 3D スキャナーでは，支台歯軸面とマージンショルダー奥部分の凹部，マージンの先端の凸部の再現性に改良の余地があることを示している

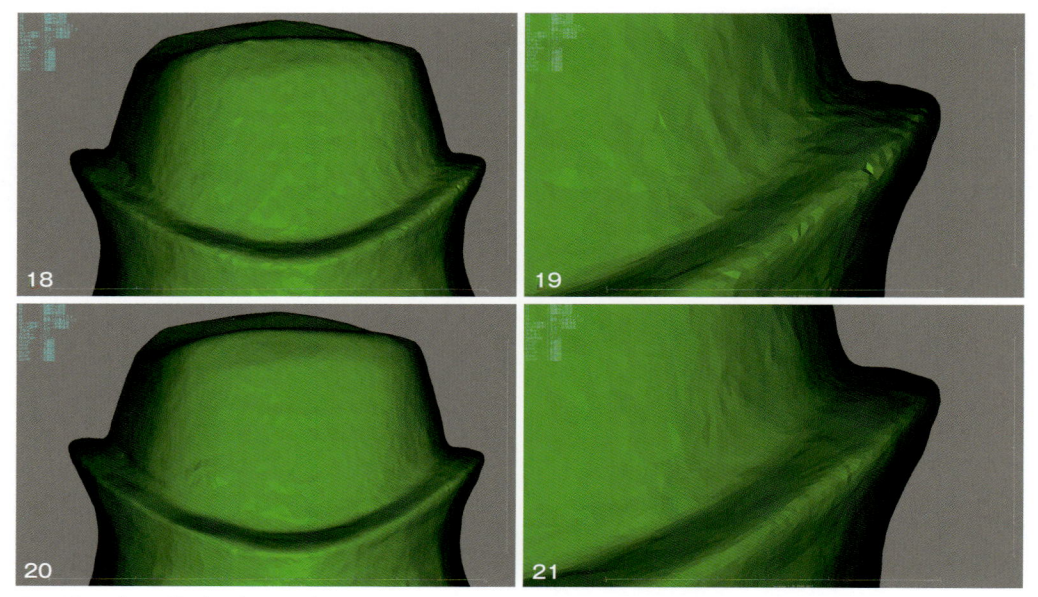

Fig.18 ～ 21 旧バージョンである D810L と，D900L によるスキャニング画像の比較．注意深く観察すれば，画像の緻密さや滑らかさには明確な違いがある．バージョンアップに要した期間は約 2 年とのことで，わずかな期間に大きな進歩があったことが実感できる〔**Fig.18 ～ 22** 画像提供；陸　誠先生（横浜市港南区／コアデンタルラボ横浜）およびジーシー〕

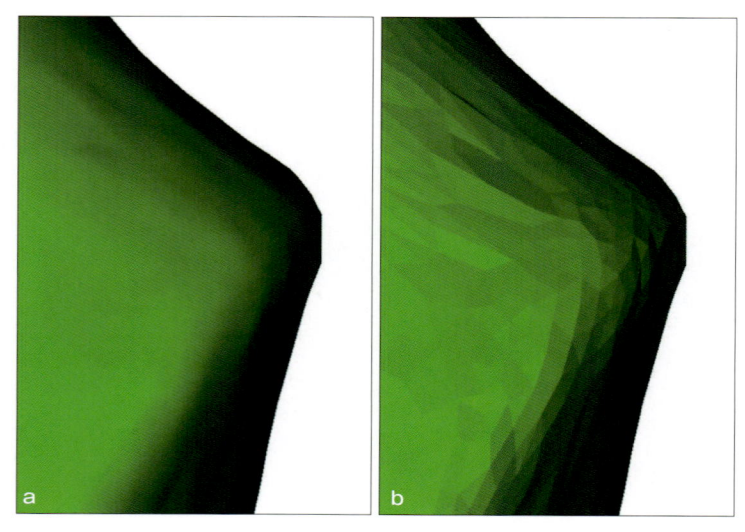

Fig.22-a, b D900L によるスキャニング画像（a）および STL 変換画像（b）．表面粗さの違いは明確であり，マージン部の再現性の違いも判然としている

（Fig.23）．マージン形態を緩やかにしても先端部分は完全には再現できない可能性が高く，Chapter2で述べたように，深いショルダー形成やジャンピングショルダーのような形成は，再現されないエリアが増加することはいうまでもない．以上のことからも，支台歯の先端とマージン形態は，可能な限り鋭利な形態を避ける必要があることを示している（Fig.24）．

3．スキャニング方式の簡素化と今後の見通し

歯科用3Dスキャナーによる補綴物のスキャニングにおいては，支台歯や外形の形態と位置の計測が行われる．前述したように，精度の高い模型を製作する必要があることは当然のことながら，その高さや大きさにはシステムごとに制限がある．また，歯科用3Dスキャナーでは本体上部から計測光を発するため，歯軸の方向によってはスキャニングに適切な状態を保てないことから，模型を傾けて計測を行う場合もある（ほぼすべてのシステム

では，その場合の模型のセッティング方法も簡素化されており，作業に要する時間を短縮する工夫もなされている）．

高精度のクラウンやフレーム製作を行うためには，スキャニング方式をはじめとする　それぞれのシステムの特徴を十分に理解し，症例に応じた機器の選択（使い分け）も視野に入れる必要性を強く感じている．

繰り返し述べてきたように，筆者は，基本的に補綴物の外形はワックスアップを製作してダブルスキャニングを行う手法を推奨しているが，インプラントのカスタムアバットメントなどは，歯科用CADソフトを用いてモニター上の設計・製作方法も　かなりの仕上がりを見せている（Fig.25-a〜c）．歯科用CADソフトもかつてと比べれば操作性やGUI（グラフィカル・ユーザー・インターフェース）の扱いやすさに向上しており，ケースや補綴様式によってダブルスキャニング法との使い分けが望ましいと考えている．

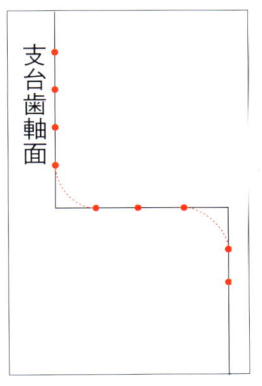

Fig.23 支台歯のスキャニング時の模式図．支台歯軸面とマージンショルダー部の角とマージン先端は再現性にとぼしいことがわかる（文献[91]より）

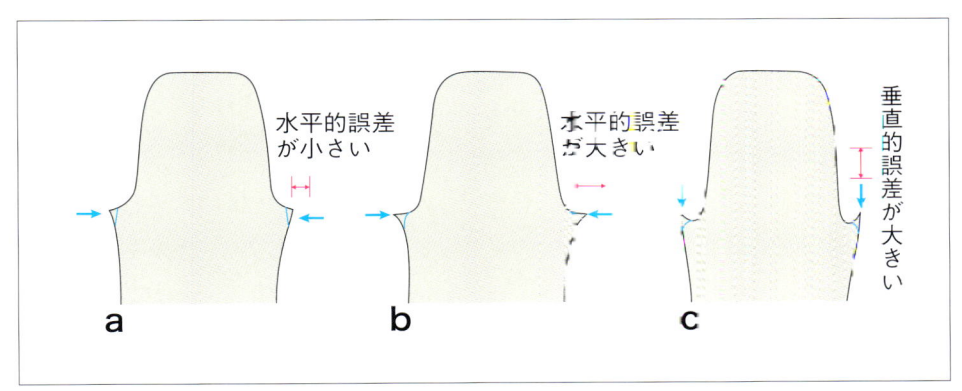

Fig.24 マージン形態による再現性の違い．緩やかなシャンファー形態であってもマージン先端部は完全に再現できていないことがあり，深いショルダーやジャンピングショルダー形成では再現されないエリアが増加することを示している（文献[91]より）

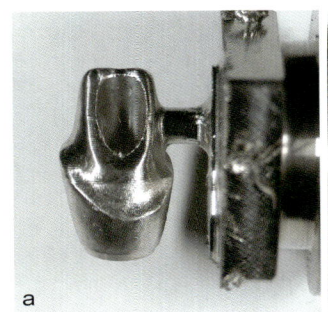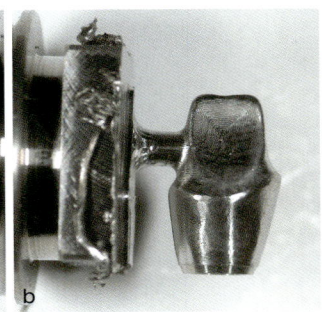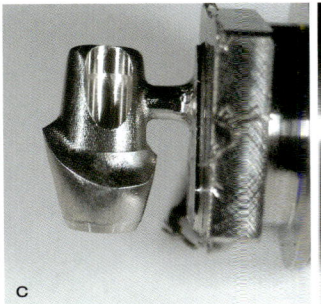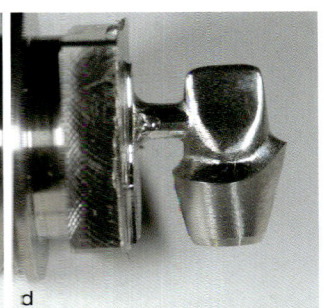

Fig.25-a〜d 同一模型上で製作したワックスアップ法によるカスタムアバットメントと（a，b），歯科用CADソフトで設計したもの（c，d）．ほぼ同形になるようにワックスアップを行ったが，後者のほうがシャープな面に仕上がっている．インプラントアバットメントなどでは，歯科用CADソフトで設計・製作するほうが適しているのかもしれない（図はAadvaシステムチタンアバットメント）

Chapter 4
ジルコニアセラミックスのフレームデザイン①
～症例に応じた強度の確保～

強度を損なうことのないフレームデザインの概念

Chapter4，5ではジルコニアフレームの設計（デザイン）について，私見を交えながら述べる．これに関してはすでに多くの学会発表や論文で報告されているが，そこで促された注意が必ずしも周知されているとはいえず，誤ったフレームデザインや無造作な取り扱いによってトラブルに見舞われるという事例も後を絶たないとのことである．ジルコニアセラミックスの強度や長期性は，フレームのデザインによってほぼ決定されるといっても過言ではない（**Fig.1-a，b**）．フレーム設計に際して遵守すべき事項としては以下の2点が挙げられる．

・フレーム自体の強度を下げることがない設計を行う
・築盛陶材に悪影響を及ぼさないような設計を行う

特に前者については，CAD/CAM を応用してジルコニアでブリッジや連続冠を製作する場合における適切な連結部分の断面積を Part 1 Chapter 7 で検証した．これに関しては，多くのメーカーも前歯部で 9mm^2 以上，臼歯部で 12mm^2 以上とするようにアナウンスしている．連結部の面積に不安がある場合は，ノギスやデバイダーを使用して，連結部分の長軸方向と頬舌方向の距離を測定して断面積を概算している（**Fig.2-a，b**）．

また，山本[75]はジルコニアの長所とされていた高い靱性が，ある条件下においては，アルミナやコバルトクロム合金などの材料よりも，築盛陶材の剥離を誘発する可能性が高いと報告している．すなわち，ジルコニアセラミックスはアルミナやコバルトクロム合金に比べてある程度のたわみを持つジルコニアフレームと，全くたわむことのできない陶材と複合体となるため，一定以下の厚みのジルコニアフレームが外圧によりたわむと，陶材がついていけずに界面からの剥離や破折が起こるという．審美性を追求するあまりフレームを薄く調整すると，フレーム自体の強度を保つことができないばかりか，咬合圧によりジルコニアフレームにたわみが生じ，築盛陶材の破折を招くということである．

また，フレームのたわみは連続冠やブリッジに限定されるものではなく，単冠でも適合性に問題があれば，加わった力が偏位することによってクラウン内部でたわみが生じる．いずれにしても，全く伸び縮みすることができない陶材を焼付ける場合には，可能な限りたわみを生じさせないフレーム形態を付与しなければならない．このように，フレーム設計を考えるときには，陶材による色調再現に必要な最低限の厚みを確保したうえで，咬合圧などの機能上の外圧を分散し，受け止める形態を考えるとともに，強固でたわまないような設計が必要となる（**Fig.3-a，b**）．さらに，仮着状態で長期間機能させるインプラント上部構造体のうち，特にロングスパンなどのたわみが生じやすい症例では連結部分の厚みを十分に確保し，フレーム全体の強度を担保する必要がある（**Fig.4-a～d**．たわみに関する臨床例は Chapter5 で紹介する）．

築盛陶材を保護するフレームの基本形態

フレーム材となるジルコニアと，その上部に焼付ける築盛陶材の強度には大きな開きがある．そのため，強靱なジルコニアフレームによって脆弱な築盛陶材を保護し，クラウン全体の強度を向上させるようなフレームデザインの必要性が叫ばれ，すでに多くの研究者や臨床家によって発表されていることは周知のとおりである．筆者もこの見解に異論はなく，ジルコニアの持つ最大の特徴である審美性を妨げることなく，ジルコニアの1/10 ほどの曲げ強さしか持たない築盛陶材をサポートするデザインとして，下記のような原則のもとで設計を行っている．

・前歯：上顎はベニアタイプ，下顎はフルベイクタイプ（ベニアタイプの選択も増加傾向にある）
・小臼歯：フルベイクタイプ（上顎はベニアタイプとする場合もある）
・大臼歯：下顎フルベイクタイプ，上顎ベニアタイプ
・咬合にやや不安がある場合：フェイシングタイプ，特殊ベニアタイプ

以下，それぞれの設計と実例を簡単に解説する．

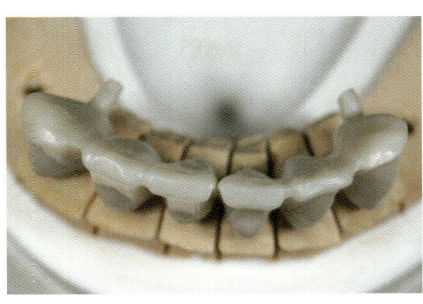
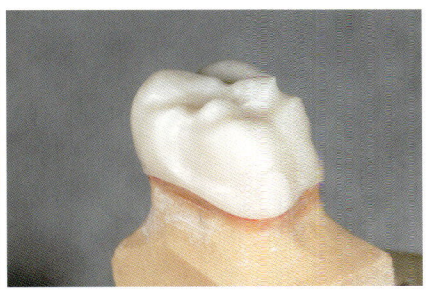

Fig.1-a, b　咬合による圧力から築盛陶材を保護するフレーム形態．下顎前歯の切縁部（a）と上顎大臼歯の咬合面部（b）

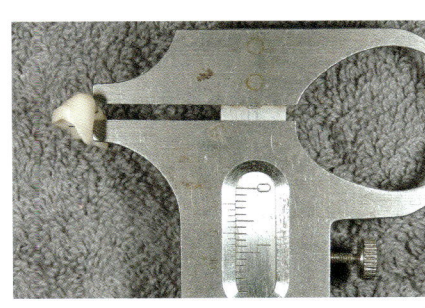
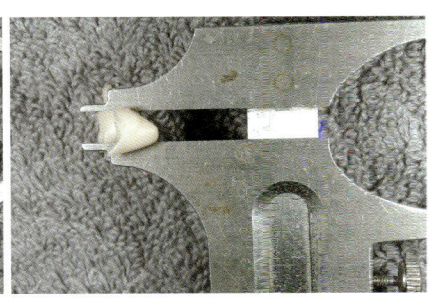

Fig.2-a, b　ブリッジの連結部分を長軸方向（a）と頬舌方向（b）で計測し，ワックスアップ時やフレーム調整時に連結部分の断面積が規定値を下回らないように注意する

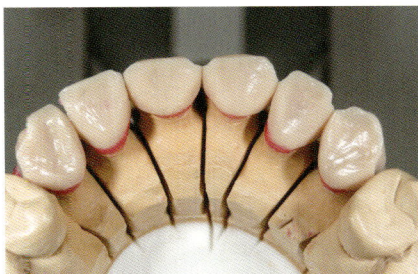
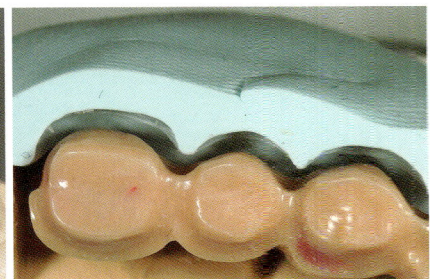

Fig.3-a, b　咬合状態に合わせて部位ごとに形態の変更を行うことや，ポーセレンルームを確認し，フレームにたわみが生じないように設計しなければならない

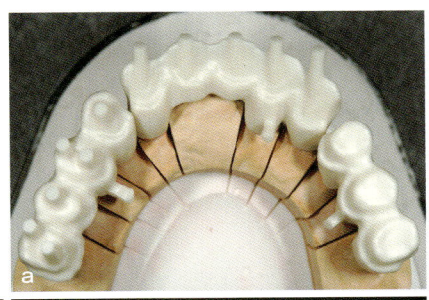

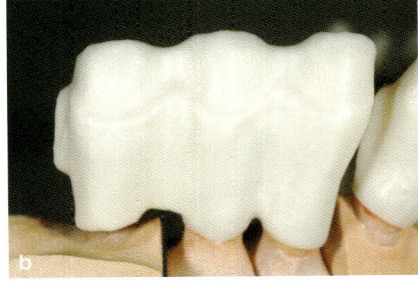
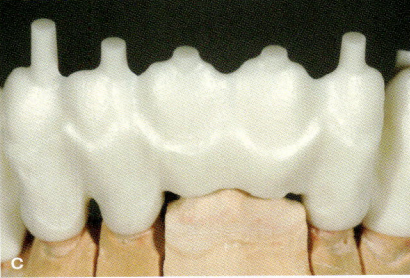
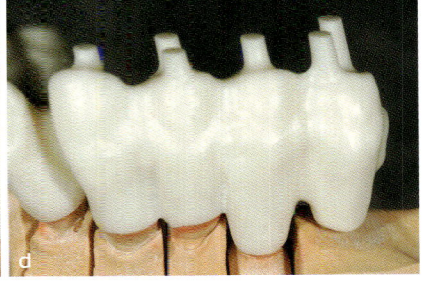

Fig.4-a～d　コネクターカット時のジルコニアフレーム（インプラント上部構造体）．仮着状態で長期間使用されるインプラントブリッジでは，歪みやたわみも生じないような堅牢なフレームデザインが求められる

ベニアタイプ

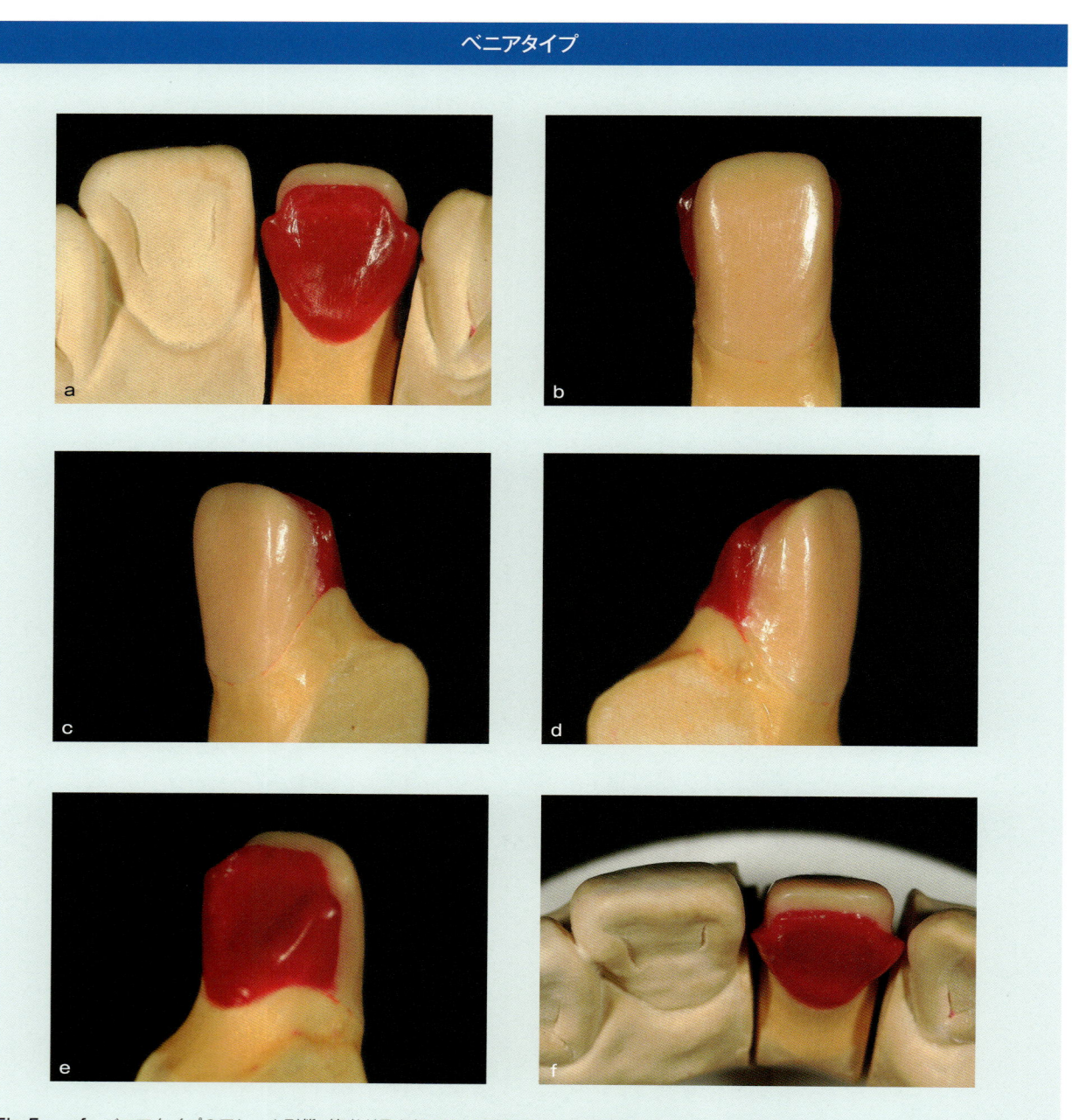

Fig.5-a〜f ベニアタイプのフレーム形態. 筆者が最も頻用する形態であり, 早期接触部位からガイドする付近を丈夫なジルコニアでサポートする. 口蓋側にジルコニアフレームが露出するので, その旨をチェアサイドで事前に患者へ伝えておくとよい（赤いワックスがフレームサポートを表す. 以下同）

1. ベニアタイプ （Fig.5-a〜f）

上顎前歯部ジルコニアセラミックスの症例で咬合状態に問題がなく, 患者からも特に要望がない場合には, この形態とすることが本書刊行時点の筆者の臨床技工では最も多い. 通常の咬合状態の場合には, 口蓋側の早期接触部位からアンテリアガイダンスに導かれて咬頭嵌合位に至る機能運動が行われる.

接触部位をすべて丈夫なジルコニアとしてガイドさせることで, 破折の可能性を低減できると考えられる. 口蓋側にジルコニアフレームが露出していても審美的には何ら影響はない. ベニアタイプとする場合は, 事前にチェアサイドから患者にアナウンスを行ってもらっているため, これまで本設計に関して患者からのクレームは一度も聞いてない.

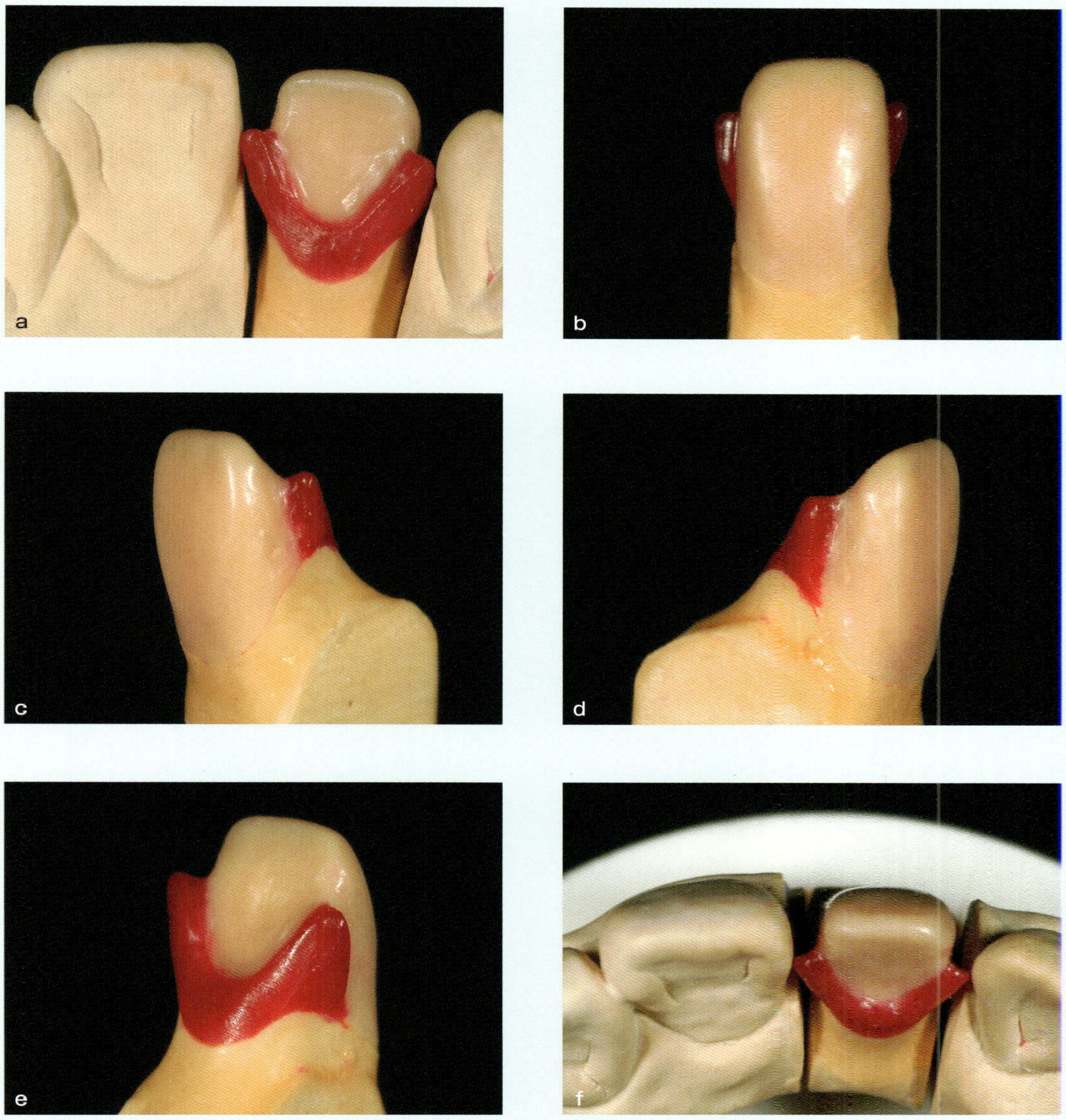

Fig.6-a～f　フルベイクタイプのフレーム形態．口蓋側にもポーセレンルームを確保している．歯頸部から1.5～2.0mm程度立ち上がる形態を付与することで，咬合圧を受容して陶材を保護する役割を期待している．筆者がダブルスキャンを行い始めた当初にこの形態を採用することが多かったが，最近ではより安全なベニアタイプが主流となり，特に患者から要望があった場合にフルベイクタイプを採用している

2．フルベイクタイプ（Fig.6-a～f）

　接触式のスキャナーを使用し，シングルスキャンにて計測したデータを基にCAD/CAMでジルコニアセラミックスを製作していた頃は，サポートのない陶材によるフルカバータイプが主流となっていた．その後，ワックスで製作したフレームも併せて計測するダブルスキャン方式を採用するようになっても，当初は舌側にカラーを付けたタイプで対応していたが，症例を重ねるなかで，より安全なベニアタイプへと移行した．

　設計の際には，ベニアタイプと同様に対合歯の接触点やガイドの位置を考慮し，可能な限り咬合圧を受け止める形態を与える工夫をしている．

3. フェイシングタイプ （Fig.7-a〜f）

　隣在する残存歯にファセットが顕著に表れている場合や，切縁咬合の症例などに採用している．いわば「前装冠のバッキング形態」である．切縁部までフレームが存在するため，咬合時の"安心感"は他の類型と比べて群を抜いているが，天然歯の歯冠中央部から切縁部までに見られる透明感の再現は困難になる．

　フェイシングタイプを選択する具体的な例としては，患者に歯ぎしりなどの咬合癖があるなど，ジルコニアフレームによるサポートが先端部まで必要とされる症例である．**Fig.8-a〜c**の症例では，模型上のファセット

の状態から強いクレンチングが予想されたため，フェイシングタイプのフレームを製作した．フレームの試適の際に咬合紙を用いて，側方および前方の下顎運動時のガイドを確認したところ非常に強い圧痕が印記され，早期接触部位を含む口蓋側全体を大きくサポートする必要性が示された．そのため，審美性をある程度犠牲にしても，クラウンの構造を優先すべきと判断した．

4. 特殊ベニアタイプ （Fig.9-a〜f）

　フェイシングタイプを採用するほどではないが，咬合状態にやや不安があり，同時に切縁部の透明感の再現

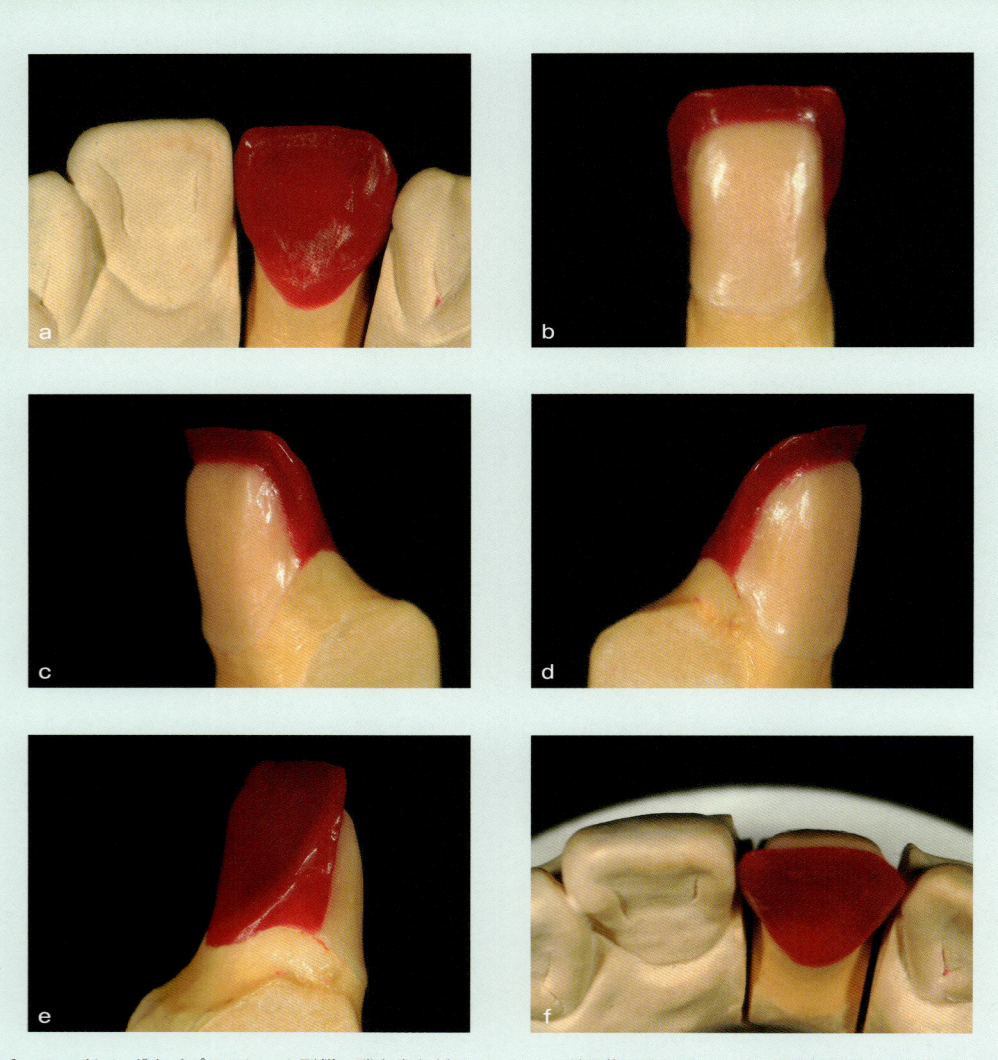

フェイシングタイプ

Fig.7-a〜f　フェイシングタイプのフレーム形態．隣在歯などにファセットが顕著に現れていたり，早期接触部位で切縁寄りの運動が予想されたりする場合に採用する．歯冠中央部から切縁付近の透明感の再現には支障があるが，審美性よりも長期安定性を優先した設計である

が求められるような症例で採用する．口蓋側近遠心の隆線部に咬合接触点が位置して，咬合圧を受け止めることができる場合に限り応用可能である．ある程度の高度な

審美回復も望めるうえ，ジルコニアフレームに保護された状態のまま口蓋側の形態を陶材で形成できるため，微妙なガイドの付与や咬合調整も可能となる．

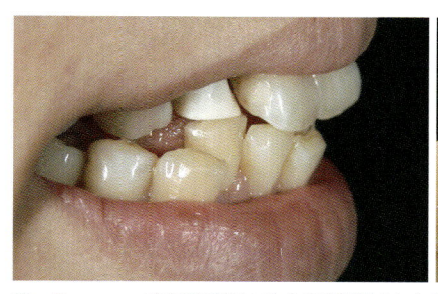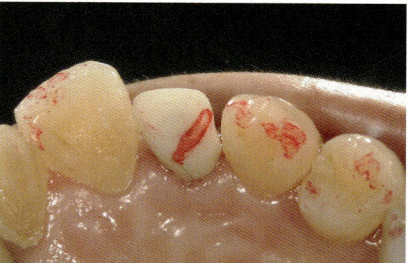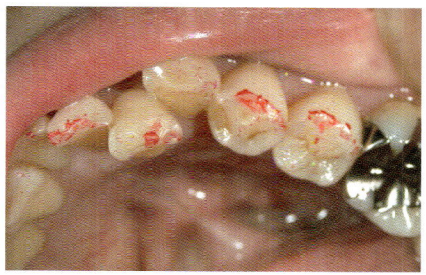

Fig.8-a～c　前歯部で強いガイドが確認された症例．フレーム試適時に右側方運動を行ってもらうと（a），患歯にてガイドしているように見えた．この状態を咬合紙にて印記したところ（b，c），上下顎の咬合面の圧痕状態から非常に強くガイドしていることが確認できたので，フェイシングタイプのフレームで対応した

特殊ベニアタイプ

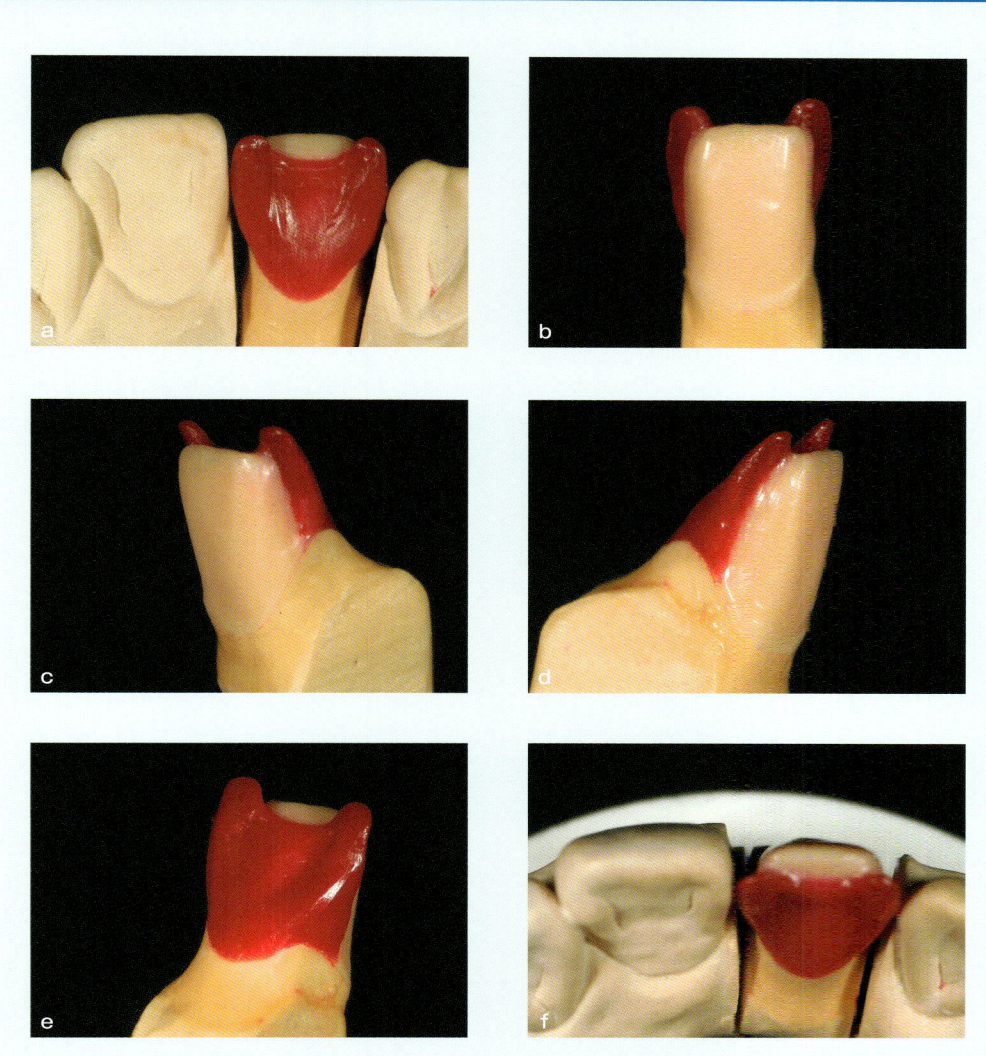

Fig.9-a～f　特殊ベニアタイプのフレーム形態．咬合状態が厳しい症例において，早期接触部位からガイドする位置を近遠心の隆線上に設定できる場合に採用する．安全性と審美性をある程度高い水準で両立できるが，ガイドが設定した隆線上を通ることを，フレーム試適時に確認する必要がある

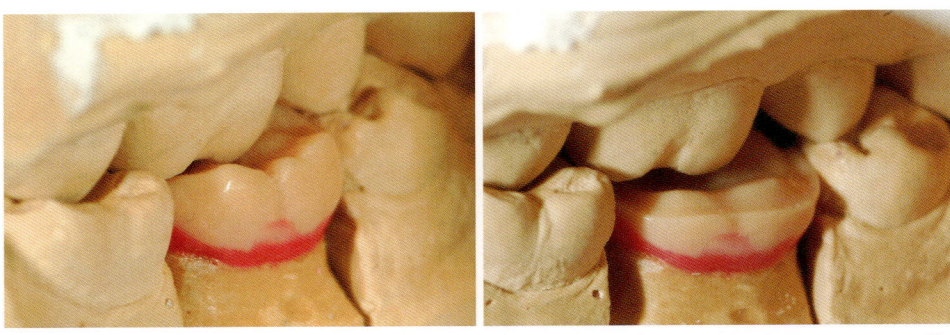

Fig.10-a, b　筆者が臨床で主に採用している下顎大臼歯のワックスアップとカットバック後のフレームの形態．咬合圧をしっかりとサポートする形態を付与している

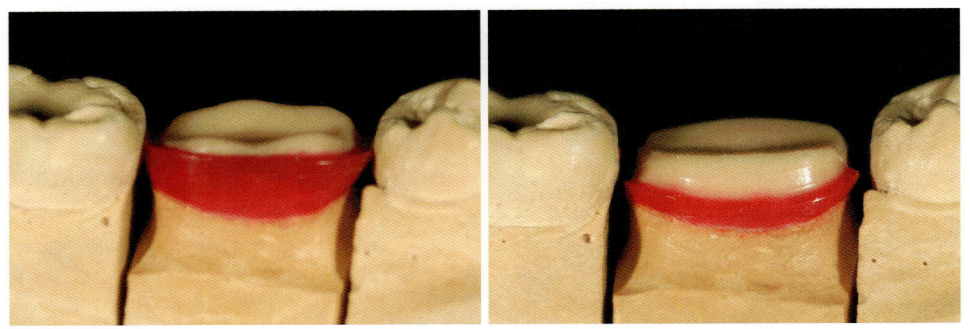

Fig.11-a, b　ジルコニアとメタルにおけるフレームのバッキング形態の違い．ジルコニアフレーム（**a**）では，立ち上がりの形態をメタル（**b**）よりも大きくして，少しでもサポート力を高める工夫をする

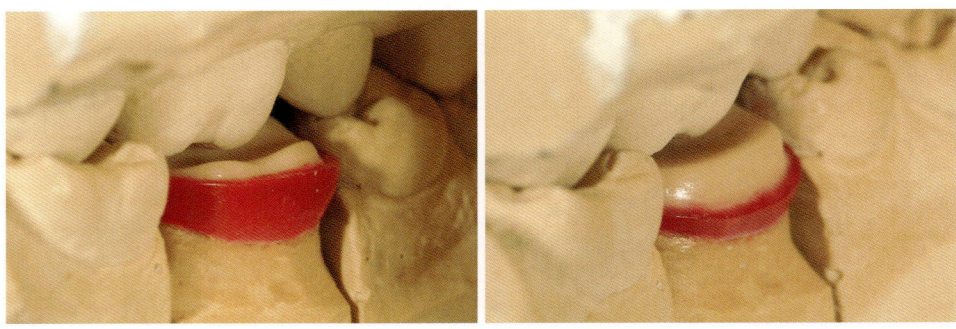

Fig.12-a, b　同，それぞれの嵌合状態．舌側のサポートを大きくすることでクラウン全体の剛性の向上が図られ，咬合圧に対する緩衝機能とともにたわみの抑制も期待できる

5. 臼歯部のフレームデザイン

　小臼歯や下顎大臼歯は開口時に前方から見えることがあるため，フルベイクタイプを採用することが多い．ただし，咬合圧をしっかりと受け止めるために，金属使用時のフルベイクタイプと近似した，咬合圧をサポートする設計としている（**Fig.10-a, b**）．しかし，ジルコニアと築盛陶材の焼付メカニズムはメタルセラミックスと比べて明確ではなく，不安が払拭できていない．そのため，筆者はフレームのサポートを広げて対応している（**Fig.11, 12**）．舌側にフレームが多少露出しても，金属のように審美性に大きく影響を及ぼすことはない．

　前歯部よりも強い咬合圧を受ける臼歯部のフレームを設計する際は，顎運動に由来するさまざまな方向から加わる力からクラウンを保護しなければならない．咬合接触点やガイドの方向，位置などの残存歯の状態によっては，垂直方向のみへの対応では予後に不安が残る．

　このため，審美的な要求がそれほど高くない上顎大臼歯部においては，チェアサイドと相談のうえ，ベニアタイプのデザインを選択されることも多い．また，咬合接触状態に応じてサポート形態を変化させたり，フィニッシュラインを移動させてジルコニアのサポートエリアを拡大したりして対処する（**Fig.13-a 〜 c**）．フレーム製作を受注するプロダクション工場によると，最近では「フレームで築盛陶材をサポートする」という設計思

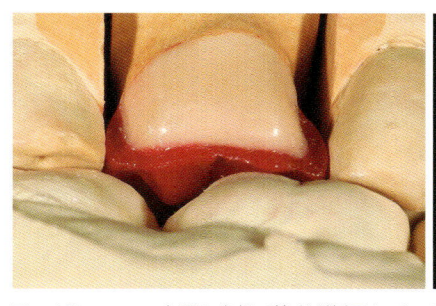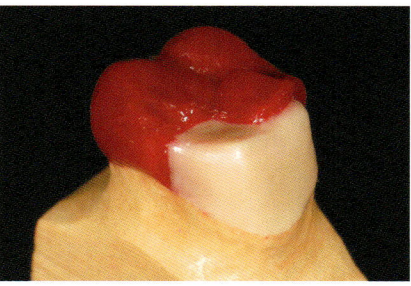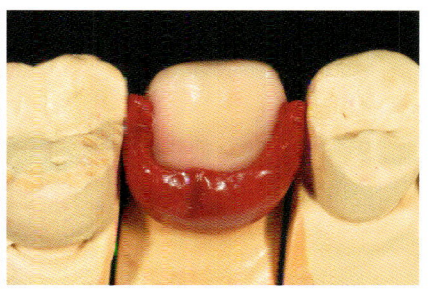

Fig.13-a～c　上顎臼歯部で筆者が採用しているフレーム設計．上顎大臼歯部には比較的頻繁に用いるベニアタイプを（a），審美性を確保したい場合は近心のカットバック量を増やしたベニアタイプを（b），近遠心隆線部に咬合接触点がある場合はクラウンを保護するためにベニアタイプとフルベイクタイプの中間的な形態を（c），それぞれ採用する

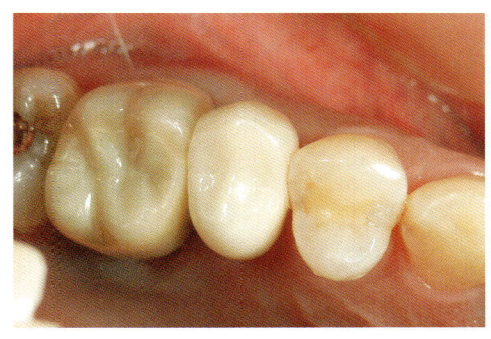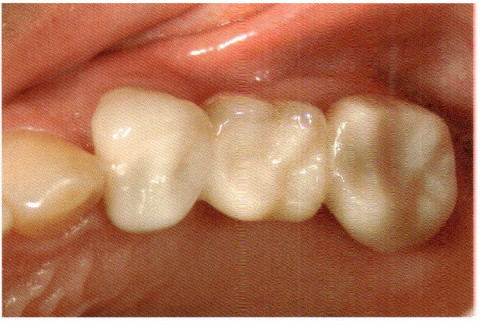

Fig.14，15　上顎臼歯部のベニアタイプのフレームデザインを行った2症例．垂直的なクリアランスが少ない場合や，嚙み込みが強い症例などは，咬合面をジルコニアで被覆することにより，陶材の破折やチッピングを防止する

想が浸透しつつあるという（**Fig.14，15**）．しかし，サポートを得るためとはいえ，極端（鋭利）なフレーム形態を与えると，組成の異なる陶材が焼付く際にトラブルを誘発する可能性があることも考慮しておく必要がある．

臨床におけるフレームデザインの実際

1．ベニアタイプの応用例

a）フレームデザインのプロセス

ここで，これまで述べてきた基準や指針を基に，実際の臨床技工のフレーム設計を紹介する．$\frac{2\mid 2}{2\mid 2}$ の連結冠，アンテリアガイダンスが補綴物の機能性に深く関与することに注意を要するケースである．

患者は35歳の女性で，前歯部の審美障害（歯列矯正を含む）を主訴に来院した．歯列矯正に関しては，治療期間や経済的な理由により新たな矯正治療は望まれなかったため，$\frac{2\mid 2}{2\mid 2}$ の計8本の連結冠による補綴処置で進めることとなった症例である（**Fig.16-a，b**）．

当初，矯正治療を行わずに歯列矯正の必要性を検討するため，診断用模型にワックスアップを行って術後の状態を想定したブループリントを製作した．その後，治療開始当初の審査・診断結果を踏まえ，X線写真などの

資料も参考にして，チェアサイドとディスカッションを重ねた結果，補綴処置による歯列補正を含む審美回復が可能との判断に至り，これが患者に伝えられ同意を得た（**Fig.17**）．

b）プロビジョナルレストレーション製作時の検討

ブループリントの形態をおおまかにトランスファーしたプロビジョナルレストレーションを製作して口腔内に仮着した後，オーバージェットおよびオーバーバイトの調整，アンテリアガイダンスを付与した後，必要に応じた調整が行われ，チェアサイドにて慎重な経過観察を続け切縁の長さや口蓋側の形態が整えられた（**Fig.18**）．

その後，プロビジョナルレストレーション装着時の診断用模型を咬合器に装着し，ラボサイドにて歯軸方向やオーバージェットなどの確認・計測を行った．チェアサイドにて口蓋側の削合とそれを補償するための唇側面へのレジン築盛が行われたため，前述のブループリントの状態よりも歯軸が若干前方に突出している（**Fig.19-a，b**）．歯軸を若干内側に入れる患者の要望も考慮に入れた最終形成が施され，ほどなく最終印象採得が行われた（**Fig.20-a**）．

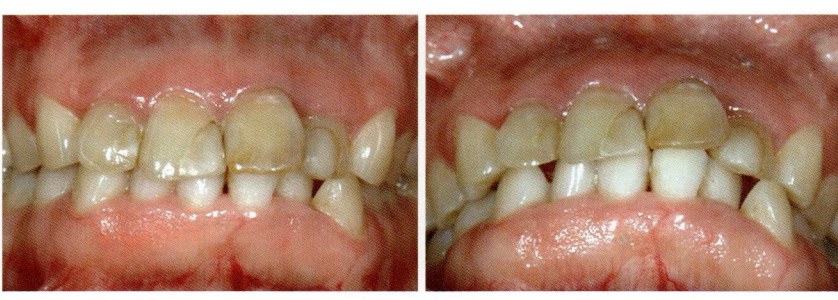

Fig.16-a, b　術前口腔内. 患者は上顎前歯部の色調改善とともに, 歯列の矯正を希望して来院した. 矯正治療には同意を得られなかった

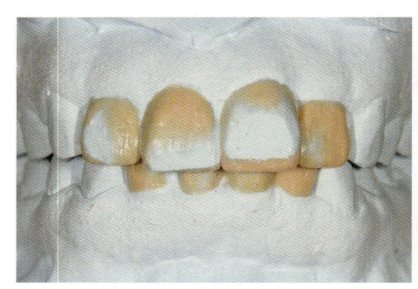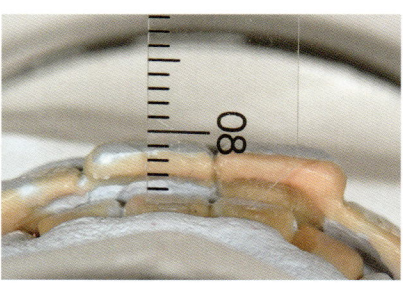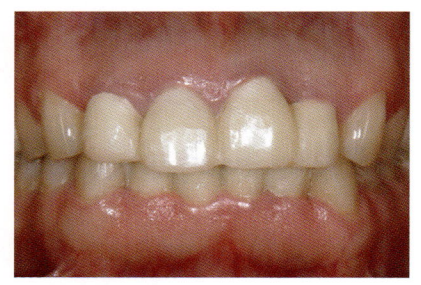

Fig.17-a, b　術前の診断用模型にワックスアップを行ったブループリント (診断用ワックスアップ). X線写真などの資料を基に検討を重ねた結果, 補綴処置による歯列矯正が可能との判断に至り, 患者の同意のもと治療を開始した

Fig.18　チェアサイドで製作されたプロビジョナルレストレーションの装着

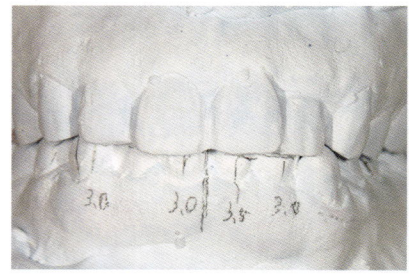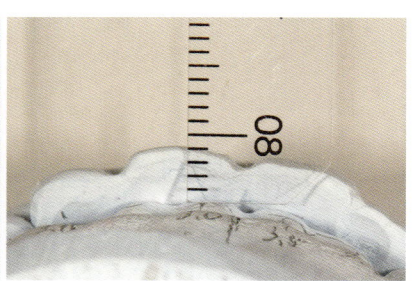

Fig.19-a, b　最終印象採得時のプロビジョナルレストレーション模型. 数度にわたる調整を重ねて変更されたオーバージェットやオーバーバイト, 正中線などの情報を下顎模型に記して最終補綴物製作時の参考にする

c) 最終補綴物製作時, 詳細なフレームデザインの決定

　作業用模型上でダブルスキャン用のワックスアップを行った結果, 支台歯の色調に問題がないことやジルコニアフレームを使用することからプロビジョナルレストレーションより厚みを薄くし, 上顎前歯部を内方に入れることができると判断した. その形態を反映させたワックスによる模刻をシリコーンパテで記録し, 上下顎の陶材築盛スペースの確認を行った. その結果, 上顎はベニアタイプ, 下顎はフルベイクタイプ (舌側カラー付) のデザインを選択し, それに準じたカットバックを施した. おおまかなフレーム調整の後, 口腔内に試適し, 下顎運動時のガイドと陶材築盛スペースに問題がないことが確認さ

れた後, 患者の要望を簡単に記載した歯科技工指示書とともに, フレームと模型が返送された (**Fig.20-b〜d**).

　その後, 通法にしたがって陶材を築盛・焼成して最終補綴物を完成させた. 歯軸方向は予定どおりプロビジョナルレストレーションよりも 0.5mm ほど内側に入れて形態修正を行った (**Fig.21**). これは, 患者から歯軸の内側方向等への, 位置関係の変更が要望されたときに, 最低 0.5mm 以上の変化を付与しないと, 差異を認識してもらえないことが多いからである.

　最終補綴物の装着から 6 カ月後の状態を **Fig.22-a, b** に示す. フレーム試適時に確認をしていたため, 仮着時はわずかな調整に留まり形態および色調ともに患者の

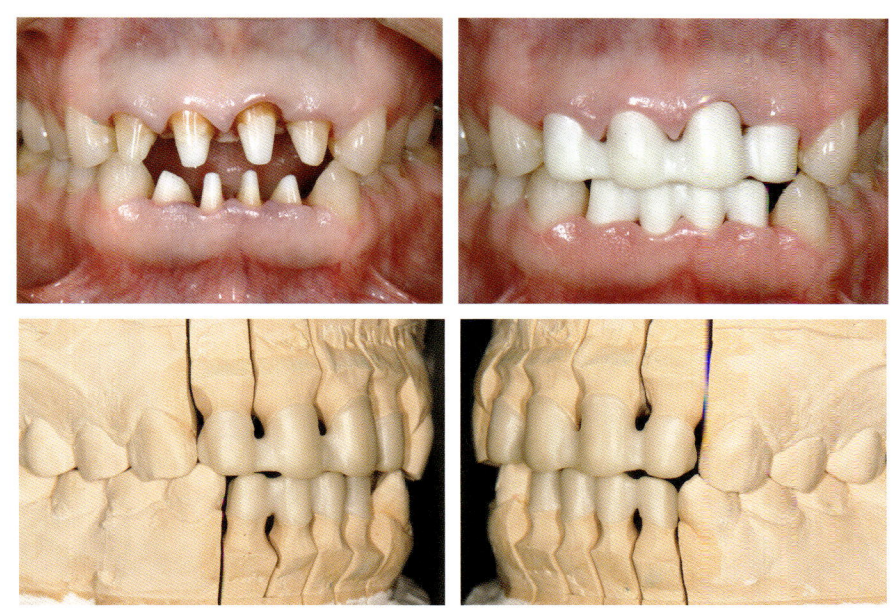

Fig.20-a ～ d 最終補綴物のための支台歯形成およびおおまかな調整後の模型上および口腔内での試適. 上顎はベニアタイプ, 下顎はフルベイクタイプの設計である. 下顎の陶材築盛スペースの確認が特に重要である

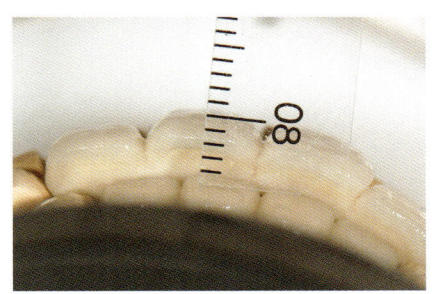

Fig.21 陶材築盛後のオーバージェットの確認. 前突の改善を求められた場合に特に重要となる. ブループリントや調整後のプロビジョナルレストレーションと比較しながら, 患者の要望にも配慮する

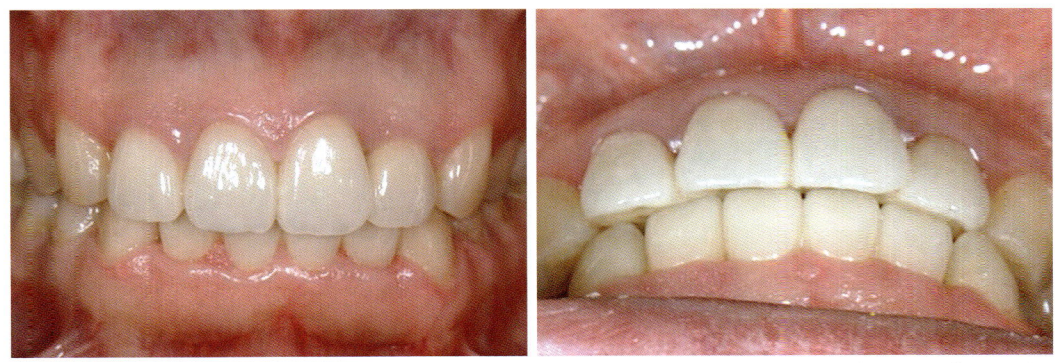

Fig.22-a, b 最終補綴物装着から6カ月経過時. 下顎の切縁部の微調整を行い, 一定期間の仮着を経て装着となった. その後もトラブルなく機能しており, チェアサイドにてメンテナンスとともに, 経過観察を続けてもらっている

満足を得られた. 本書刊行時点で7年が経過しているが, 特に大きなトラブルなどもなく推移しているとのことである. 本症列のように主訴が単に審美性の回復であっても, 補綴処置にて歯軸の方向や捻転を修正することは珍しくない. ブループリント (診断月ワックスアップ) やプロビジョナルレストレーションによる診断, 調整を慎重に行い, そのうえで十分強度を保証できるフレーム設計を心がけたい.

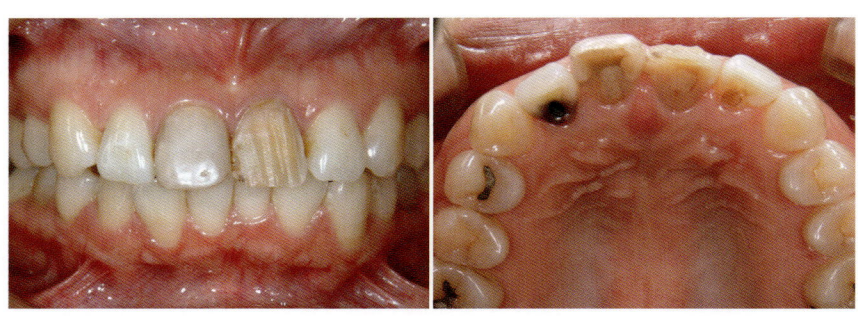

Fig.23-a, b　術前口腔内. 患者は上顎左側中切歯のレジン製ラミネートベニアの脱離により来院した. 上顎両側中切歯にはファセットが観察され, 強い食いしばりがあることが予想された

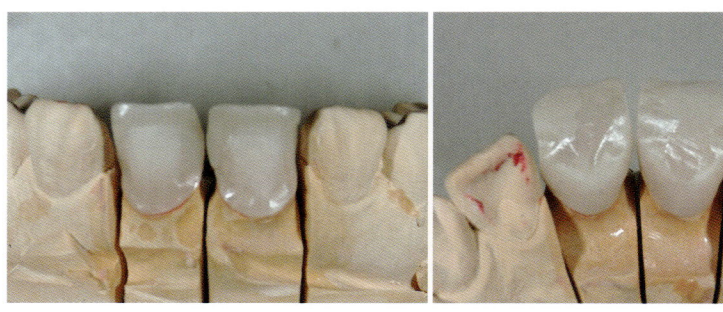

Fig.24-a, b　早期接触部位が切縁付近となるため, この部分をフレームで保護するフェイシングタイプの設計とした. 歯冠長と咬合面全体をフレームでカバーしている

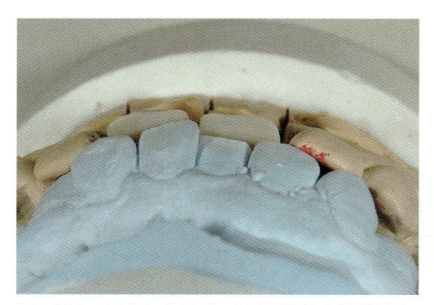

Fig.25　想定しうるすべての運動を模型上にてフリーハンドでシミュレーションして, 早期接触部位の確認を行った

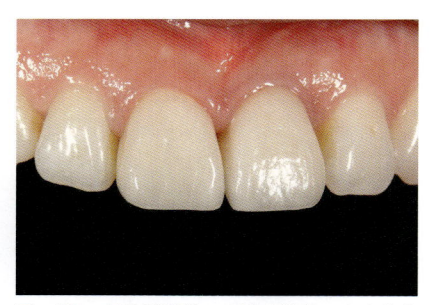

Fig.26　最終補綴物の口腔内装着. やや前突気味ながら, 患者の満足は得られた. その後もトラブルの報告はない

2. フェイシングタイプの設計手順

　患者は45歳の女性で, 上顎両側中切歯の旧補綴物の破折による審美障害を主訴に来院した. 術前の口腔内を観察すると, 下顎左側中切歯, 側切歯が前突気味であり, 上顎前歯部には咬耗が確認された. このため, 患者はパラファンクションを有する疑いがあり, 特に中切歯への強い食いしばりによりレジン製ラミネートベニアが脱離したものと推察できた (Fig.23-a, b).

　本症例でフェイシングタイプのフレームを選択した理由は, 診断用模型上で前方位を想定して下顎模型を移動させると, 早期接触部位が中切歯の切縁付近に相当する可能性が高いことが懸念されたことと, 患者より「上顎左側前歯部の前突も可能な限り改善し, 両側の切縁の

高さを揃えてほしい」との要望があったためである.

　上顎左側中切歯を内側に入れると, 反対側よりも早期に接触して, 強い衝撃を受ける可能性が推察されたため, 切縁を多少短くすることを条件に, 両側の歯軸を揃える形態とした. フレームの切縁側のフィニッシュラインは切縁とほぼ同じラインとした (Fig.24-a, b).

　さらにフレームを装着した作業用模型を咬合器から外し, フリーハンドにて対合歯との前方運動や前側方運動など, 想定しうる方向からの動きを入念にチェックし, 早期接触部位を確認した (Fig.25).

　最終補綴物装着時の状態をFig.26に示す. やや前突気味ながら, 歯軸をほぼ同程度にできたことと, 残存歯の切縁付近の透明感が少なかったことで, 審美的には

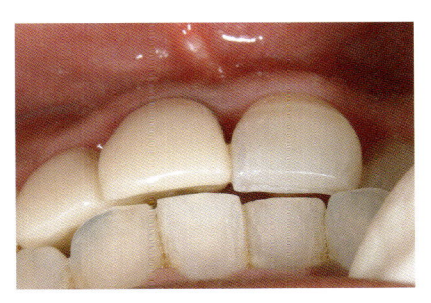

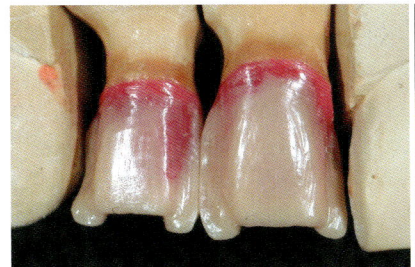

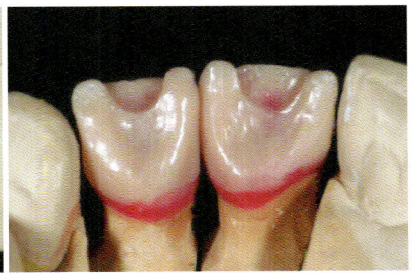

Fig.27　プロビジョナルレストレーション装着時の咬合状態　対合歯の関係から通常の歯冠形態（厚み）では前突してしまう

Fig.28-a，b　口蓋側切縁付近の中央部を築盛陶材で被覆するためカットバックを行い，咬合接触する近遠心隆線部はジルコニアフレームでカバーするという，特殊ベニアタイプのデザインとした

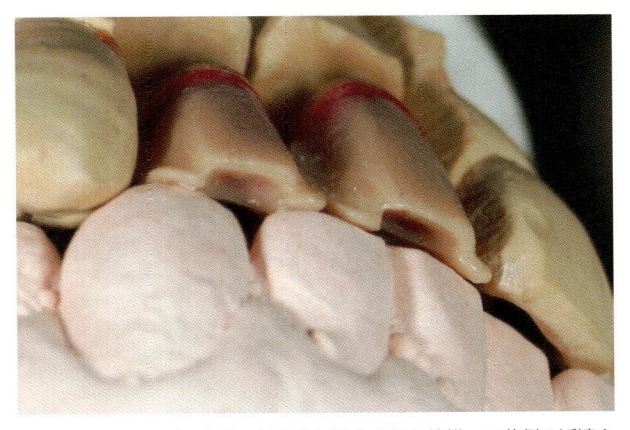

Fig.29　カットバック後，対合歯と嵌合させた状態．口蓋側の近遠心隆線で接触していた

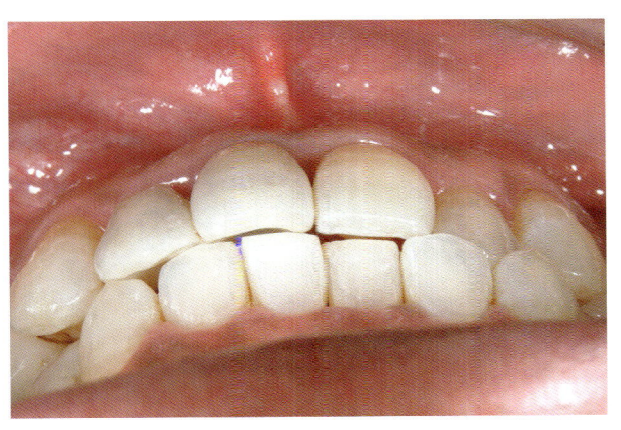

Fig.30　仮着時の嵌合状態．安定した咬合状態になるように口蓋側を微調整して仮着した．Fig.28とほぼ同様の咬合状態を示している

大きな違和感は生じず，患者の満足は得られたようである．本書刊行時点で5年が経過しているが，破折などの事故の報告は入っていない．

3．特殊ベニアタイプの設計手順

　患者は45歳の男性で，上顎左側中切歯の旧補綴物の破折により来院した（筆者はプロビジョナルレストレーションの製作から携わった）．下顎右側中切歯，側切歯が前方に出ているため，破折やチッピングを避ける歯冠形態を付与した場合，クラウンが前方に突出することは確実である（**Fig.27**）．

　しかし，患者からは，①補綴部位と反対側とで排列は揃えてほしい，②咬頭嵌合位の状態で下顎前歯部と隙間なく当ててほしい，との要望が示された．フレーム形態はフェイシングタイプの選択が順当と考えたが，②の要望に沿い嵌合状態の時に，上下顎が密着した感覚で推移しながらも，ガイドも考慮し危険をさける微妙な調整

が求められる．そのため，ジルコニアフレームで口蓋側のすべてを覆うフェイシングタイプだと，再築盛ができないことや，正確な調整にはフレームの硬さが障害になると予想された．

　ラボサイドにて形態回復のワックスアップを施し，下顎運動を想定したところ，幸い上顎右側中切歯，側切歯ともに口蓋側の近遠心隆線付近で咬合接触し，チェアサイドにて調整が施される中央部分は専用陶材のカバーが可能と判断した．このことからフレームの口蓋側の近遠心隆線部分は切縁付近まで延長して早期接触部位の咬合圧のサポートを維持し，中央部分は調整を行いやすい築盛陶材で覆う特殊ベニアタイプの設計を選択した（**Fig.28-a，b**）．

　この結果，チェアサイドにて下顎前歯部との接触状態を保持するとともに，破折を防止するための口蓋側形態の微調整が可能となった（**Fig.29**）．今後も注意深い経過観察が必要と感じている（**Fig.30**）．

Chapter 5
ジルコニアセラミックスのフレームデザイン②
～ロングスパンやインプラント，難症例への対応～

より堅牢なフレームデザインの構築

1. CAMミリング製法の認識不足からの破折事例

　Chapter4ではジルコニアの強度を十分に発揮できるフレームのデザインについて検討したが，実際の臨床ではロングスパンブリッジやインプラントなどのように補綴様式が複雑になると，予想もしなかったような事態に遭遇することがある．そこで，フレームの破折と試適後の陶材の剥離が生じた事例をもとに，より堅実なフレームデザインについて考察してみたい．

　症例紹介に先立ち，同一のサンプル模型を使用して，歯科技工士製作のものと専門外のオペレーターがCADソフトで設計したフレームの比較を行ってみる（**Fig.1-a, b**）．前者（**a**）では連結部の面積が過小であることなどから，デザインソフトが示す手順に従っただけで製作されたことがわかる．これに対して後者（**b**）では，完成形態が想像できる堅牢なデザインとなっている．これは，歯科技工士の持つ知識が適切なフレーム製作のために必要であることを示している．その後，前者のフレームはわずかな衝撃が加わっただけで，3カ所で破折してしまったそうである．

　さて，インプラント上部構造では天然歯補綴よりも制約が多く，困難であることは周知のとおりであるが，前歯・側方ガイドのキートゥースとなる上顎側切歯や犬歯にインプラント補綴が施術されている場合は，その難易度はより高くなる．筆者がかつて経験した症例であるが，**Fig.2-a**は通法どおりプロビジョナルレストレーションの調整を施し，長期間の観察を行ったが，その期間中に2度も破折が生じた．微調整を繰り返したところ，プロビジョナルレストレーションの破折も起こらず安定したため，最終印象採得が行われた．

　その後，プロビジョナルレストレーションの形態を目標としたフェイシングタイプのフレームデザインで製作し，問題なくフレーム試適が行われた．歯冠形態や色調とともに，歯肉への圧の加わり方を確認するため，ビ

スケット試適を再度依頼し，口腔内でガイドの微調整が終了した．しかし，通法どおりに形態修正を行い，スチームクリーナーで洗浄を行った時に，フレームからの破折が生じてしまった（**Fig.2-b**）．

　フレーム破断面の面積をおおまかに測量した結果，全く問題ない値であった（**Fig.3-a～c**）．マイクロスコープ（20倍）の観察下においても，シェル状の破断面が見られるだけで，目立った亀裂や粗ぞう面は発見できなかった．これ以上の分析をラボで単独で行うことは難しいため，破折したクラウンをメーカーに送付して分析を依頼した．メーカーで改めてフレームの破断面を観察したところ，切縁方向の連結部分が鋭利なデザインとなっており，これを半焼結体ジルコニアブロックから形成する時点で，すでにクラックが生じていたと推測されるとのことであった．

　つまり，形成中のミリングバーが，連結部の鋭利な箇所を高速回転しながら通り越すときに，不適切な振動による動作に障害が起こり，破断した部分にクラックが発生したのではないかという見解であった．

　このフレームは，側方運動の適切なガイド付与やクラウン自体の保護を目的とした設計とするために切縁付近までフレームを伸ばしており，陶材築盛スペースの確保と外側傾斜抑制のために，唇側面から限界までカットバックを行っていた（**Fig.4**）．前述の見解を踏まえて，外側へ多少傾斜させながらも，切縁付近に丸みを持たせたフレームに設計し直してクラウンを再製作したところ，無事に最終補綴物を装着することができ，本書刊行現在もトラブルなく経過している模様である．

　この経験を踏まえ，筆者が切縁付近までフレームを延長するフェイシングタイプの設計を行う場合は，できる限り切縁部分に丸みを持たせるよう心掛けている．ジルコニアセラミックスは，高い強度に依拠する機能性と同時に審美性の確保求められるが，過度に鋭利な形態をフレームに与えると，ミリング操作に悪影響を及ぼす可能性があるという貴重な経験をさせてもらった．

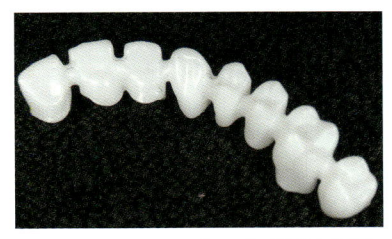
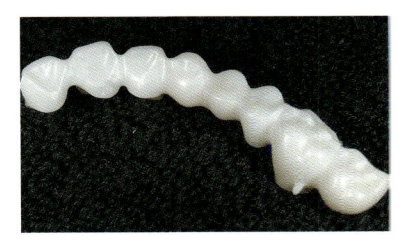

Fig.1-a, b　同一のサンプル模型を使用して，専門外のオペレーターが CADソフトで設計・製作したフレームと（a），歯科技工士がワックスアップにて製作したフレーム（b）

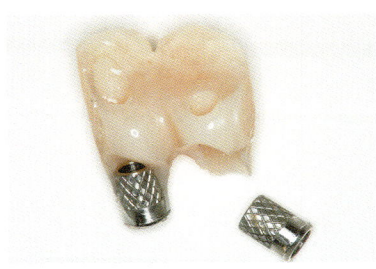
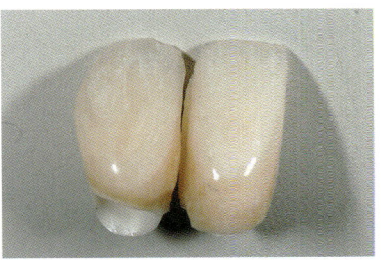

Fig.2-a　破折を繰り返したプロビジョナルレストレーション．側方運動のガイドで重要となる上顎側切歯，犬歯がインプラントである．ガイドの与え方を誤ると，短期間でこのように壊れてしまう

Fig.2-b　グレージング前にフレームから破折した上部構造．ビスケット試適，形態修正後にスチームクリーナーを使用してグレージング前の洗浄を行ったところ，フレームから 2 つに破折した

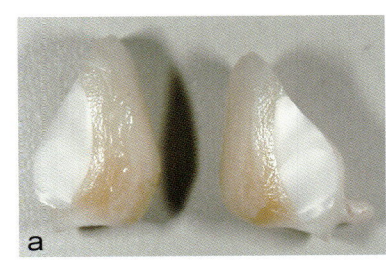
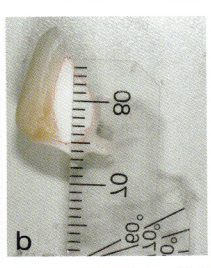
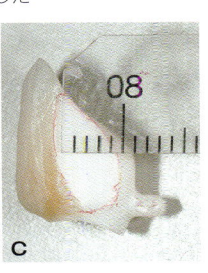

Fig.3-a ～ c　破折面の状態（a）および連結部の縦幅（b），横幅（c）の大まかな計測．マイクロスコープによる破断面の観察を行ったところ，きれいにシェル状に割れており，粗造面やクラックは確認できなかった．縦横幅の大まかな計測から，連結面積にも問題はないと思われた

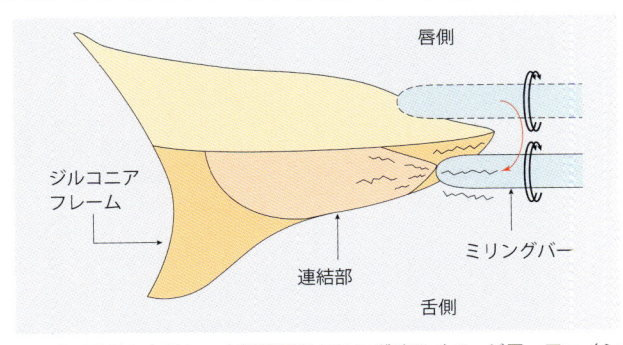

Fig.4　破折したフレーム連結部のミリング時のイメージ図．フェイシングタイプのフレームは切縁付近が鋭利な形態になっているため，形成時のミリングバーのスムーズな動作に障害が起こり，クラックが発生したのではないかとの見解がメーカーから示された

2. 下顎運動の想定ミスからの破折事例

　次に，ビスケットベイク後の試適時の咬合調整によってトラブルが生じた同様の事例を 2 つ紹介する．

　いずれも上顎中切歯の単冠補綴症例であり，色調再現に関する難易度は高いが，残存歯に特に問題はなかった．早期接触部位にやや不安があったので，フェイシングタイプに近い，フレームの切縁を長くするベニアタイプの設計を行い（口蓋側のフィニッシュラインは前節の症例のように鋭利な状態とならないようにしている），通法に従って補綴物製作を進め，色調確認のための試適を行った．チェアサイドでは前方滑走時に多少の調整を行っただけで，色調については特段の要望もなかったの

で，ラボサイドでわずかな調整を施してグレージングを行おうとしたところ，フィニッシュライン付近にクラックが入っていることに気づいた（**Fig.5**）．クラックの入っている陶材部分に手指で圧力を加えると陶材が簡単に剥がれてしまい，焼付きが消失していたことが確認された（**Fig.6**）．

通常ガイドの状態は，単独冠の症例でも注意深く確認を行っているが，模型からではラボサイドで認識できない動きを見せる場合がまれにあるようで，ここに示す2症例は全く同じ経過を辿ったことがわかる．なお，2症例目は試適から戻ってくると，すでに明確にクラックが確認された（**Fig.7-a，b**）．

両症例では，鋭利な状態に変わった切縁部フレームと陶材焼付面積が縮小して焼付きが不安定になり（**Fig.7-a，b**），調整時に加わった圧力により陶材にクラックが入ったものと推測された（**Fig.8**）．そこで，早期接触部位を慎重に避けながら，フレームの鋭利な部分を丸めて再焼成を行ったところ，陶材にトラブルは発生せず，無事に完成することができた．少数歯補綴の場合であっても，残存歯のファセットなどの観察を十分に

行い，咬合調整によってフレームが過度に改変されないように注意を促す必要性が示された2症例である．

透過性の高いジルコニアが登場した数年前より，フルカントゥアクラウンの需要は増え，材料メーカーによるとメタルセラミックスクラウンの補綴量をすでに追い越しているとの見解も聞かれる．このことも少なからず影響しているとは思うが，専用陶材を保護する目的で，前歯のベニアタイプや咬合面の被覆などの設計がごく一般的になりつつある．臨床実績とともに，ジルコニアの特性が広く認識されてきたことの証だと感じている．ただし，それでも前述の2つの事故例のような事態も起こりうることを，読者諸氏におかれては強く認識していただきたいと思う．

強度を維持するフレーム調整法

1. 使用するバーの選定

プロダクション工場がスキャンデータを受領してから数日後にはジルコニアフレームが返送（デリバリー）されるが，特に発注側からの指定がない限り，フレームはブロックから削り出されたままか，コネクターをカット

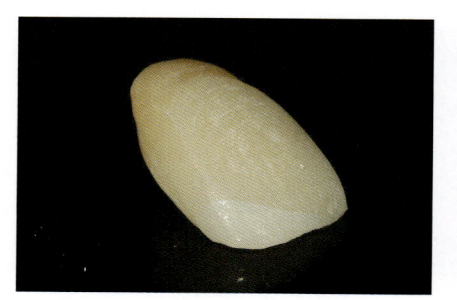 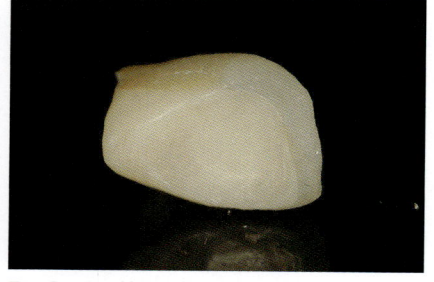

Fig.5 ビスケット試適時の咬合調整後にクラックが入った例．遠心から切縁中央部にかけてクラックが入っていることがわかる

Fig.6 同，舌側面観．クラックは遠心のフィニッシュラインに沿った形で入っており，フレーム自体にも前方運動時の咬合調整が広範囲にわたってなされていた

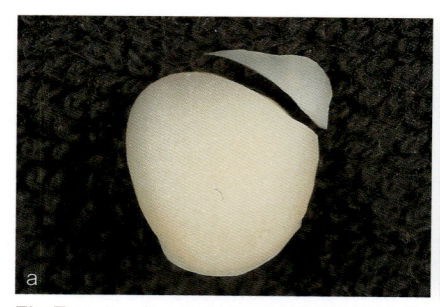 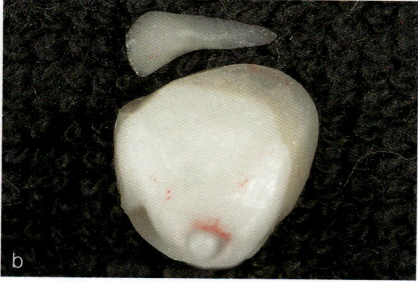 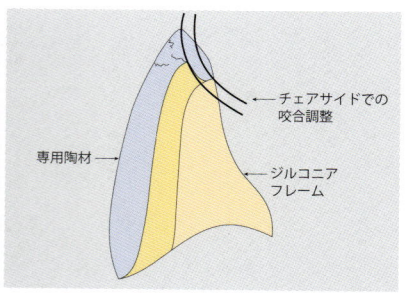

Fig.7-a，b クラック上部に手指で軽く圧力を加えると，簡単に破折してしまった．舌側からの観察で，フィニッシュラインが鋭利な状態であることが判明した

Fig.8 試適時の咬合調整によるクラウンの形態変化のイメージ図．チェアサイドでの大幅な咬合調整により舌側のフィニッシュラインが鋭利になり，陶材の焼付きが脆弱になって破折したと考えられる

した状態で届く（**Fig.9-a，b**）．その後の調整はラボサイドで行うが，そこではフレームの強度を保ちながら審美性に配慮した作業が求められる．そこで本節では，筆者が臨床技工で通常行っている基本的な調整法や，コネクターの断面積を十分に得られない場合のフレームコントロール（チューニング）について説明する．

筆者がジルコニアフレームの調整に使用しているバーは『松風ビトリファイドダイヤ』（松風）と『イブ ダイアポル コース』（FEED．ダイアポルのなかでは最も目の粗いダイヤ入りシリコーンポイント）である．ビトリファイドダイヤはセラミックスの研削用に開発されたものであり，ジルコニアに応用しても優れた研削力を示すので，これでおおまかな形態修正を行った後，イブ ダイアポルを使用して仕上げ研磨を行う（**Fig.10-a，b**）．

なお，ビトリファイドダイヤが発売になる前は，筆者は主にカーボランダムポイントを使用していたが，メーカー表示値によると前者のほうが切削能力は2.1倍，耐久性は12.4倍にもなるとのことである．これは，ビトリファイドダイヤの砥粒が，カーボランダム（炭化ケイ素）からダイヤに変更されたことに由来する．さらに微細なダイヤ粒子を高密度に充填しているためチッピングも生じにくい．使用されているガラス系結合材はダイヤとの結合力が非常に高く特殊なバインダーであるので，硬いジルコニアを削っても摩耗しにくい．

ビトリファイドダイヤには専用ドレッサーがあり（**Fig.11**），本書刊行時点で8種類の形態が用意されている．仕上げに使用するダイアポルやダイヤセラもスムースなタッチで研削でき，ダイヤ入りシリコンの中でも筆者は特に好んで使用している．

2. マージンとフィニッシュラインの基本調整法

通常，筆者が臨床技工で使用するフレームは自身のラボで調整を行うことにしているため，コネクターがカットされた状態でプロダクション工場からデリバリーされ

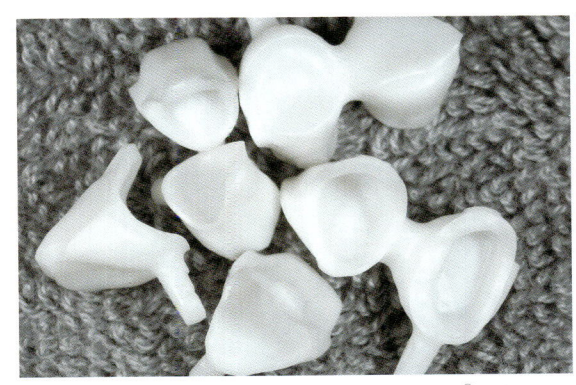
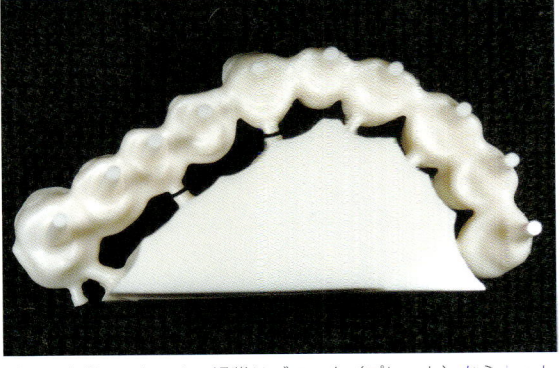

Fig.9-a，b Lava™ システム（**a**）と ZENO Tec®（**b**）のデリバリー直後のフレーム．通常はブロック（プレート）からカットされているが，ロングスパンブリッジなどの症例では輸送中の事故防止のためにブロックに装着されたまま送付されてくる．ダブルスキャンによる製作でも，ミリングバーの大きさや半焼結体の強度など再現性には限界があり，マージンやフィニッシュラインコネクターなどはラボサイドで調整を行う

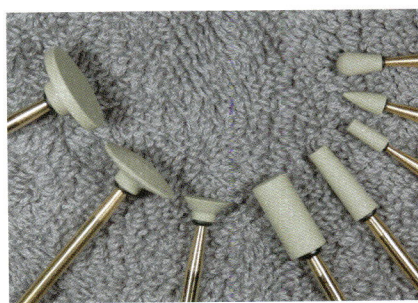
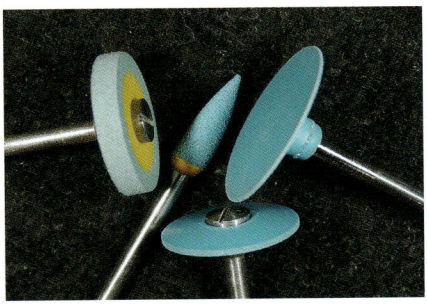
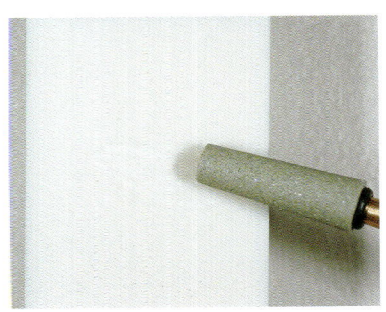

Fig.10-a，b ビトリファイドダイヤとイブ ダイアポル（コース）．ビトリファイドダイヤは高い研削能力を持つジルコニアの調整にも適している．次いで，ダイヤ入りシリコーンポイント，イブ ダイアポルで仕上げ研削を行う

Fig.11 松風ビトリファイドダイヤ専用のドレッサー（アジャスター）

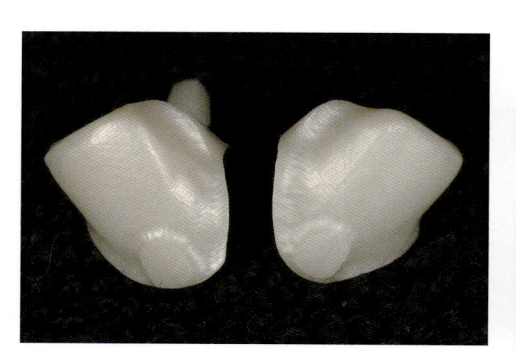

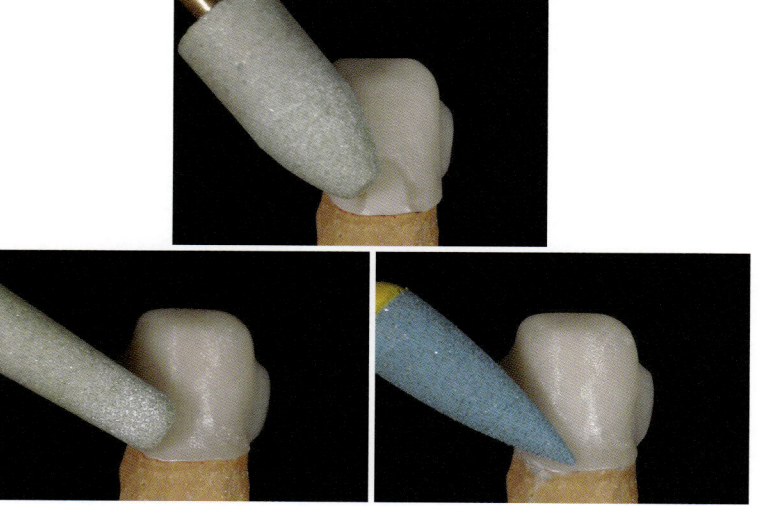

Fig.12　ミリングセンターから送られてきたフレーム. コネクターがカットされた状態である

Fig.13-a 〜 c　フレーム調整の大まかな作業工程. 大きい形態のポイントから順に用いて切断後のコネクター部を均し, 厚みと形態を整えて, イブ ダイアボルで仕上げる

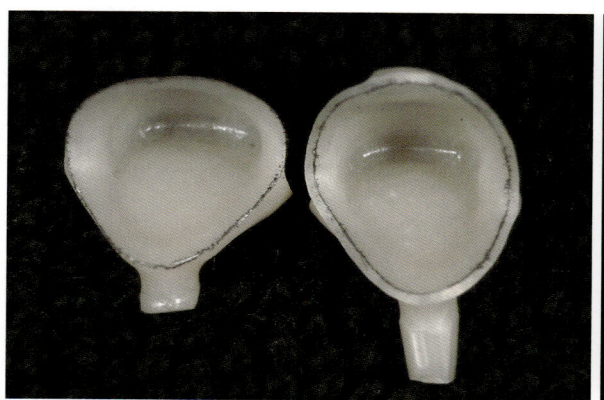

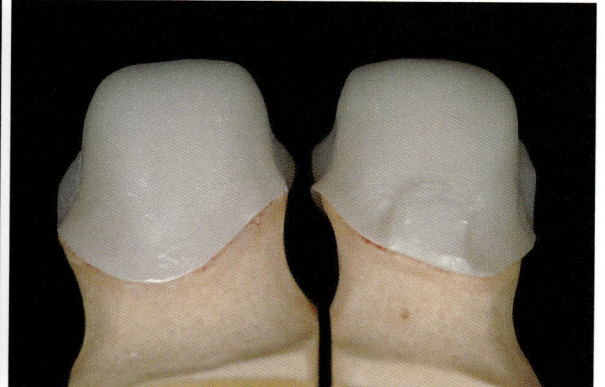

Fig.14-a, b　調整前後のマージンの比較. 半焼結体ブロックをミリングする場合, マージン部の保護のために 0.5 〜 0.8mm ほどの厚みで送られてくる. これを調整して, 左のような状態にする

てくる (**Fig.12**). ドレッシングしたビトリファイドダイヤでコネクター痕を均し, 強度を阻害しない範囲でフレームの厚みやマージン形態を調整する (**Fig.13-a 〜 c**).

　ここで最も神経を使うのは, マージン調整である. 焼成前の半焼結体をミリングするという加工の性質上, 調整前のジルコニアフレームのマージン部分は, 強度と焼成収縮を見越した厚みを確保したうえで形成され, シンタリング (最終焼成) 後も 0.5 〜 0.8mm 程度の厚みを保った状態で送られてくる (**Fig.14-a, b**).

　これに対してビトリファイドダイヤを使用して慎重にマージン調整を行ってダイアボルで仕上げるが, いくら強靱な曲げ強さを誇るジルコニアフレームでも, 厚みが

薄くなりすぎれば破折に至るのは明白である (**Fig.15**). 過度なマージン調整は, かえって裏目に出ることが多いことを肝に銘じておきたい (**Fig.16-a, b**).

　フィニッシュラインの調整では, フレームデザインを完全に陶材で覆う形態を選択しない限り, Chapter 4 で紹介した, いずれのタイプのフレームにおいても, 隣接面から舌側に位置するフィニッシュラインの調整が必要となる.

　前節のような専用陶材の剥がれやわずかな圧力によるクラック防止のため, フェイシングタイプの切縁部のフィニッシュライン部に鋭利な状態を作らないように, 丸みを持たせた鈍角な形態を心掛ける (**Fig.17**).

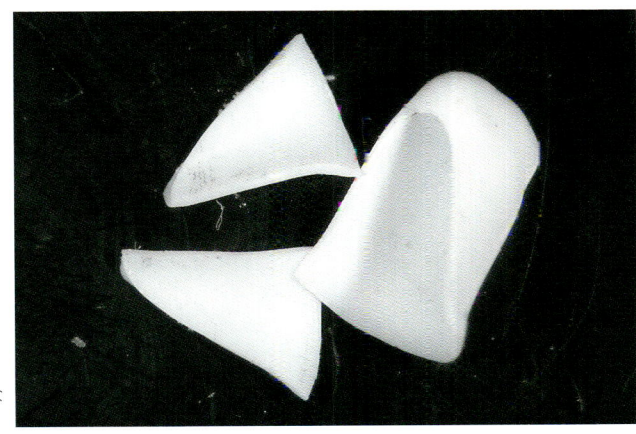

Fig.15 設計のミスにより非常に薄い部分が形成されたためにわずかな圧力で割れてしまった実験用のフレーム

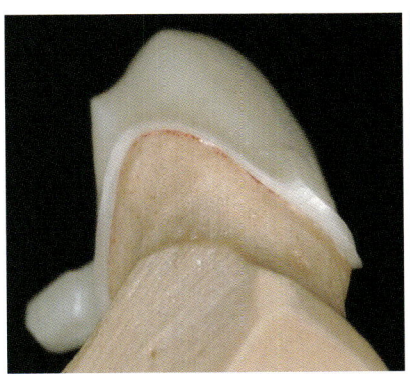 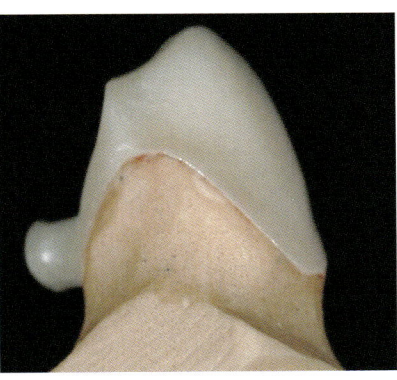

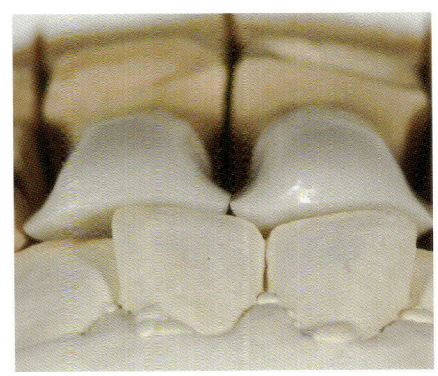

Fig.16-a, b 1mm弱のマージンの厚みが全周にわたって確保されている．陶材の焼付け面以外は研磨時に調整することもある

Fig.17 フェイシングタイプのフレーム．フレーム切縁部のフィニッシュラインを調整する際は，過度に鋭利な状態にしないように注意する

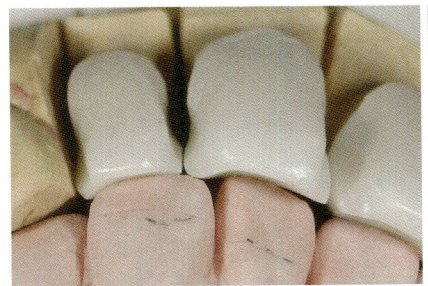 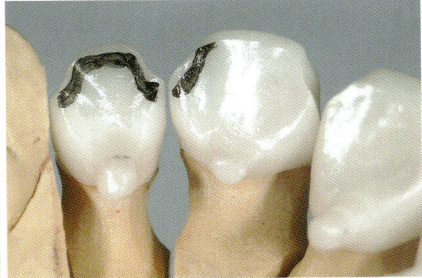 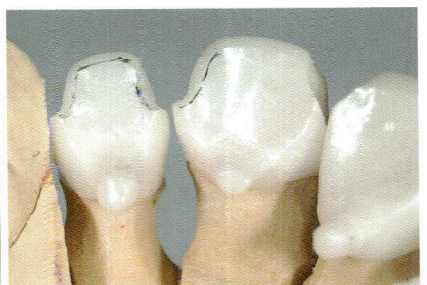

Fig.18-a～c 想定したフィニッシュラインの変更．フレーム試適時に想定と異なる下顎運動が示されると，ワックスアップ時に設定したフィニッシュラインを変更する場合があるが，この時にも，鈍角で丸みを持たせたラインを付与するよう心掛ける

　なお，口腔内試適時に想定と異なる下顎運動やガイド，咬合接触状態が見られると，対合関係を考慮してフィニッシュラインの変更や移動を行うが，この調整の際にも，フィニッシュラインの形状を常に鈍角で丸みを持たせるように心掛ける（Fig.18-a～c）．また，厚みも0.3mmを下回ることのないよう注意する．

　その後，筆者はサンドブラスト処理，フレーム洗浄を行い，ジルコニアの結晶構造を正方晶に戻すために1,000℃付近で約10分ほど係留する予備焼成を行い，陶材築盛に移る．

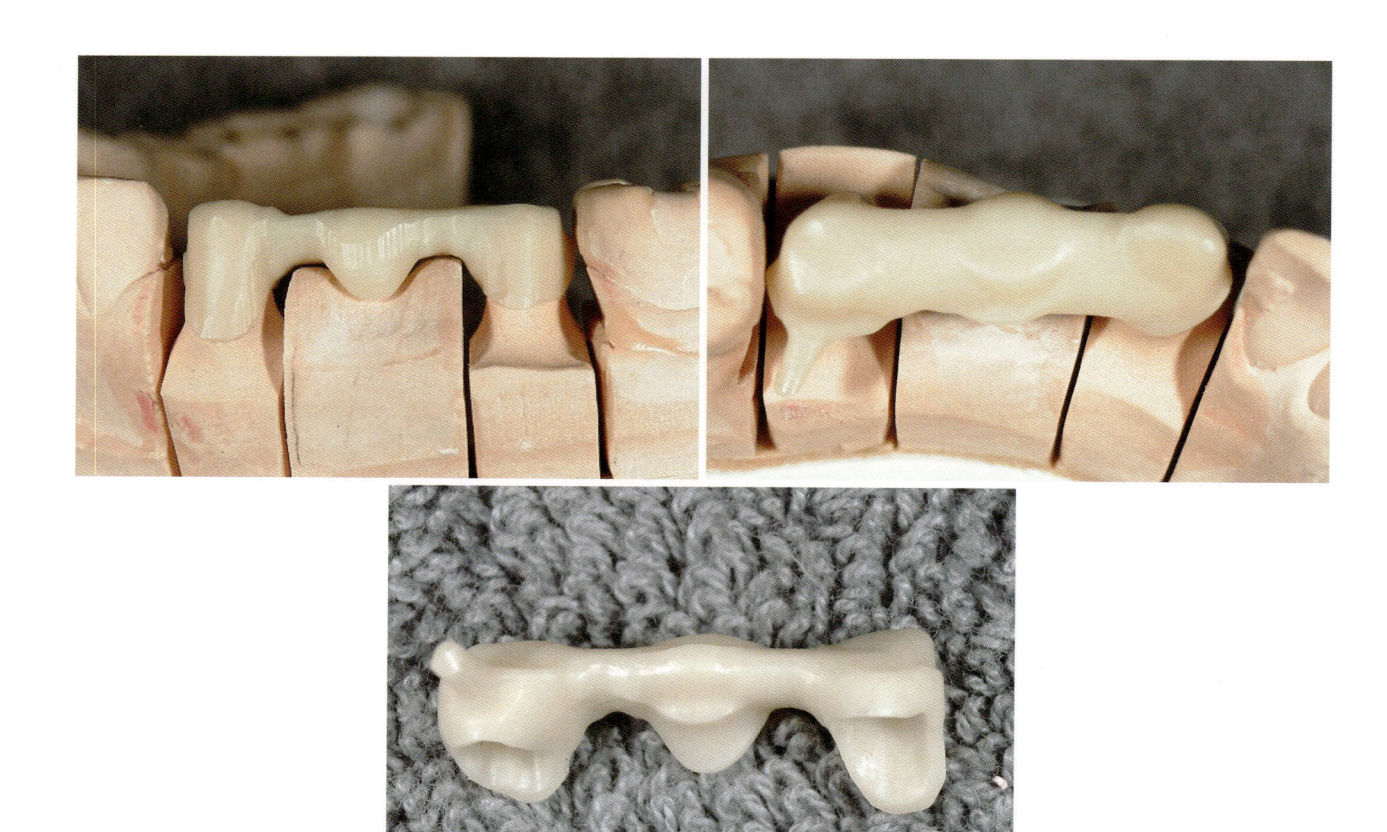

Fig.19-a ～ c 調整前のフレーム．マージンの設定位置とポンティック部の歯槽頂の高低差があり，対合関係からも厚みを十分に確保できなかった．補綴部位も下顎前歯～小臼歯に及ぶことから患者はフルベイクタイプのフレーム形態を希望し，強度の確保がさらに困難になった．フレームオーダーは，頬舌的にはクラウンと同等の幅のデザインとした

受注条件によってはマージンの調整などをプロダクション工場に依頼することもできるが（Part1 Chapter3 の **Table** 参照），筆者はこの作業は設計者自身が行うことを勧める．隣接面や舌側面のフィニッシュラインの位置，強度と審美性に配慮した連結面積の調整など，症例ごとに注力すべき事項は異なる．

作業用模型（支台歯）とダブルスキャン用のワックスクラウン（フレーム）のみの情報しかもたないプロダクション工場に，個々の症例に応じた調整を期待すること自体無理がある．治療経過を理解している設計者が調整を行うことで個々の症例に応じた調整が可能となり，製作者としての責任を全うできると確信している．

厳しい条件下の強度確保を目的とした調整法

ブリッジや連続冠の連結部分の断面積が 9mm² を下回ると，フレーム強度に重大な影響を及ぼす可能性があり，陶材のたわみを抑制する必要も生じる．しかし，実際の臨床では，相当に厳しい条件のもとで補綴物製作を行わなければならない場面に遭遇する．連結面積とたわみについては Chapter4 で説明したが，それらへの対処法を含め，実際の臨床例をとおして解説する．

補綴部位は下顎左側犬歯～第二小臼歯で，3 ユニットのジルコニアセラミックスブリッジの製作を依頼された．通法どおりワックスアップを行った後，カットバックしたワックスフレームの観察を行うと，犬歯と第二小臼歯部のマージンとポンティック基底面となる歯槽頂の高低差が大きいことに加え，対合歯との咬合状態からも，長軸的な長さを期待することができないことがわかった（**Fig.19-a ～ c**）．さらに下顎の前歯部～小臼歯部に及ぶ補綴処置であるため，多少でも厚みの確保が可能と

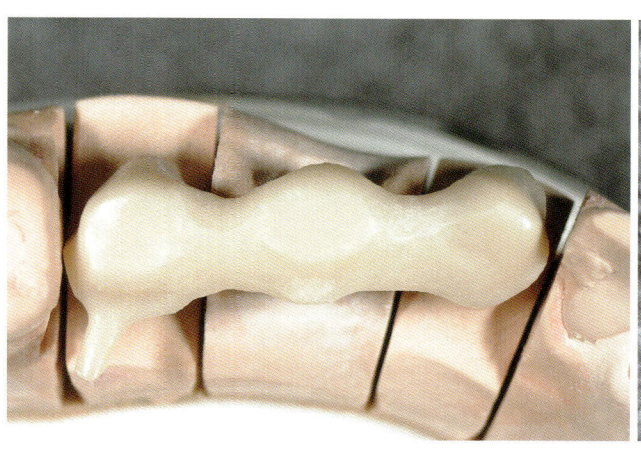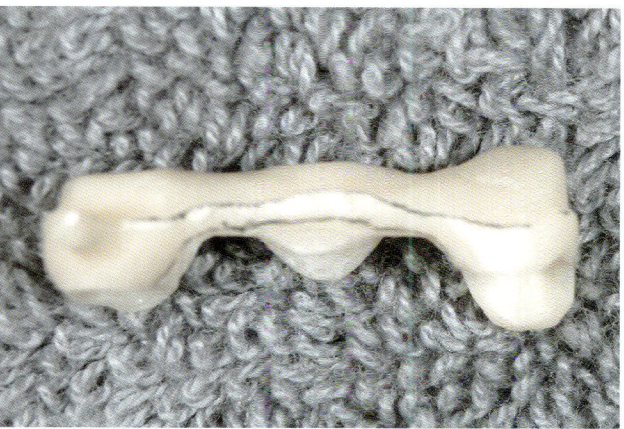

Fig.20-a, b　同, 調整後. 断面積を縦横それぞれに計測しながら慎重に調整を行った. 強度の低下を極力抑えるため, コネクターの上部とフィニッシュラインを明確にするのみにとどめた結果, 断面積は概算で 2.4mm × 4.2mm ＝ 10.08mm^2 となり, 本症例での応用に耐える数値であると判断した

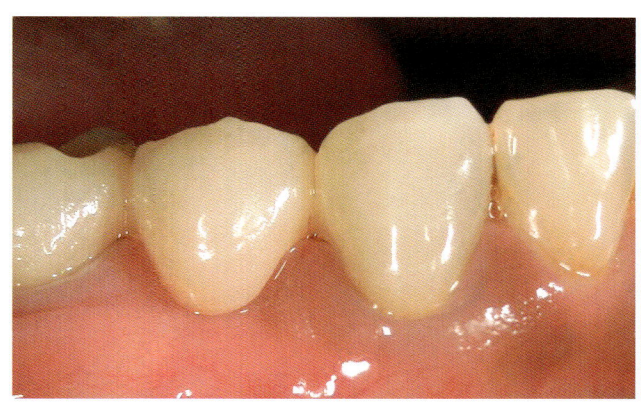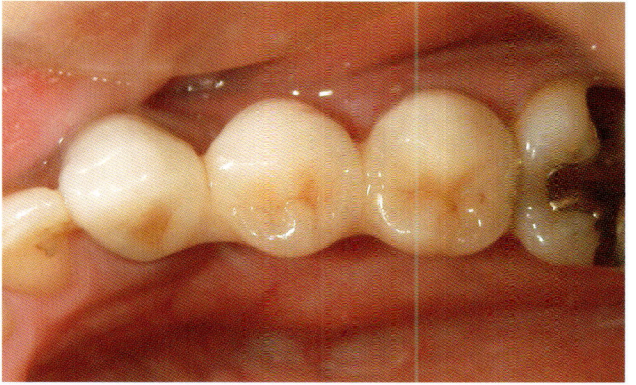

Fig.21-a, b　最終補綴物装着時. 咬合面観では 1 歯ごとの "独立感" が多少物足りなく思われるが, 唇側面観では審美的に問題なく, 患者の満足も得られた. しかし, ブリッジの強度としては十分に安心できるものではないことを患者に伝えた. 装着後 7 年を経た本書刊行時点で破折や破損の報告は入っていない

なるベニアタイプのデザインやフルカントゥアクラウンの応用を患者に打診したが, 審美的な観点から同意が得られなかった.

　そのため, ワックスアップの状態から長軸・頬舌的に最大限の幅（厚み）を確保した状態でカットバックを施し, スキャンを行いフレーム製作を依頼した. プロダクション工場から送付されてきたフレームは, 長軸的には模型に戻る限界の厚みとし, 頬舌的にはカットバックしたクラウンやポンティックの幅を示していた.

　ブリッジの強度低下を防ぐとともに審美再現に有効な処置を施すべく, 連結部の咬合面寄りの部分と専用陶材との界面がスムーズな形態に仕上がるように, フィニッシュラインの調整をわずかに行った（Fig.20-a, b）. 連結部の断面積を概算したところ, 調整前は「2.6mm × 4.5mm ＝ 11.7mm^2」であり, 調整後も「2.4mm × 4.2mm ＝ 10.08mm^2」にとどめることができた. 残存歯に極端なファセットが観察されなかったことや, 咬合力のそれほど強くない若い女性患者であったことなどから, 辛うじて, この面積が確保されていることにより問題は回避できると判断した.

　最終補綴物の試適時には審美性について患者の満足が得られたため, 仮着期間中に数回にわたる慎重な咬合調整を施して装着した（Fig.21-a, b）. ただし, 術者の立場からすれば, フレームの強度は必ずしも十分に安心できるものではないことを患者に伝え, 使用に際して十分に注意を払うよう説明した. 本書刊行時点で装着から 7 年が経過しているが, トラブルの報告はなく, 現在もメンテナンスとともに経過観察を行っている.

Chapter 6
色調再現に適したジルコニアフレームの
透過性コントロールの実際

ジルコニアセラミックスの適切な透過性の再考

ジルコニアセラミックスの審美再現を成功させるには，その透過性が重要な役割を果たしていることは周知のとおりである（**Fig.1**）．また，過度な透過性はクラウンを暗くし，シェードマッチングを困難にすることも繰り返し述べてきたとおりである．

近年では主にフルカントゥアクラウン用として，透過性の高いジルコニア素材が複数の歯科材料メーカーから発売され，普及が進んでいる．無論，焼付用フレームとフルカントゥアクラウンでは，それぞれ適切な透過度が異なることは明白であるが，高透過性素材と従来のジルコニアを用いて同じ形態のクラウンを製作して色調を比較すると，透過性が高いクラウンでは自然感はあるものの，どうしても光が透過することにより，暗く見えるデメリットがある（**Fig.2**）．

高透過性ジルコニアの組成を簡単に説明すると，ほぼ同一組成のジルコニアにおいてアルミナの添加量を減らすことで，屈折率が異なる物質の含有量が軽減し境界面の反射が抑制されることにより，結果的に透過性が上がるのである．しかし，同時に適切添加量を変えているため，多くの場合に，強度の低下というマイナス面も有することとなる（**Fig.3**）．

このほか，ジルコニアフレーム導入以前に臨床で応用されていた，アルミナもしくはそれ以上に高い透過性を有するオールセラミックス材料では，低彩度（くすんだ），低明度（暗く）によるシェードのミスマッチングを経験したという方も少なくないであろう．

このように，陶材とジルコニアなどの透過性を有する材料を組み合わせて使用し，内部とは異なる色調に仕上げるためには，過度の透過性は抑制しなければならないと筆者は考えている．多くの場合，明るく・美しく仕上げることを要求される審美再現では，一層適切な透過性のコントロールが求められる．

ここで，透過性の違いと見え方への影響を調査するた

め，ほぼ同一の厚みになるよう調整した模型を使用して，適切なマスキング処理を行ったクラウンと，マスキング処理を行わなかったクラウンでの，見え方の比較を行った．石膏模型上の通常撮影ではあまり大きな違いはないが，口腔内を想定して歯冠色ワックスにて製作した擬似支台歯に装着して背景を暗くすると，両者の明るさの違いが一目瞭然となる（**Fig.4-a，b**）．

これらの実験結果や臨床経験上からも，必要な明度を保ち（暗くならない），彩度（はっきりとした色）を確保するためには，ある程度のマスキング処理が必要になるとの認識を深めた．

そこで，これまでの検証結果（Chapter5 参照）を踏まえたうえで，症例に応じた適切な透過性のコントロールの実際について言及したい．

ジルコニアセラミックスに影響を及ぼす変色支台歯

前述したように，透過性材料で構成されるオールセラミックスの場合，支台歯の色調はその程度に関わらず，装着時にフレームの色合いに作用し，最終補綴物の色調再現操作に対しても影響を及ぼすことになる．以下，透過性に大きく関与する支台歯の変色について考える．

支台歯に限らず，歯の変色に関しては以前から歯科大学を中心とした研究者により多くの報告や発表がなされている[82, 83]．それらによると，歯の変色は着色や汚れといった表面的なものや，エナメルクラックなどの硬組織内で発生するものと，医療結果（抜髄，メタルコア植立など）に由来する医原性のものや生理的器質変化によるもの（**Fig.5-a～c**）といった，歯の内部からの要因で起こるものに分類される．

福島らによれば[82]，齲蝕（カリエス）や病変に限らず，患者の願望が強い場合としながらも，生活習慣に由来する着色や加齢変化も正常幅を大きく逸脱すれば病的変色であるとしている．それは以下のように分類される．

1．歯の表面の沈着，着色

コーヒーや緑茶，カレーなどの飲食物の摂取やたば

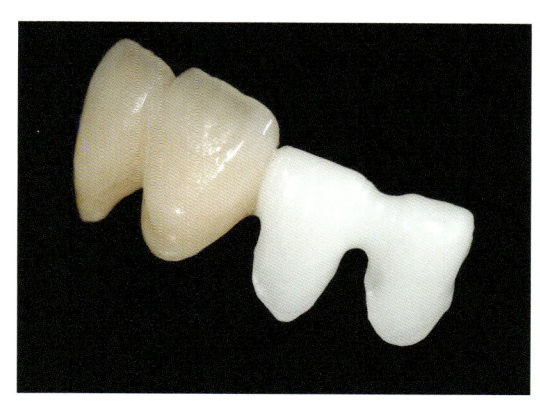

Fig.1 不要になったジルコニアフレームで製作した患者説明用サンプル．取引先の歯科医院では，内面をライトにかざして内側まで光が通ることを患者に確認してもらい，ジルコニアクラウンの高い審美性を説明しているという

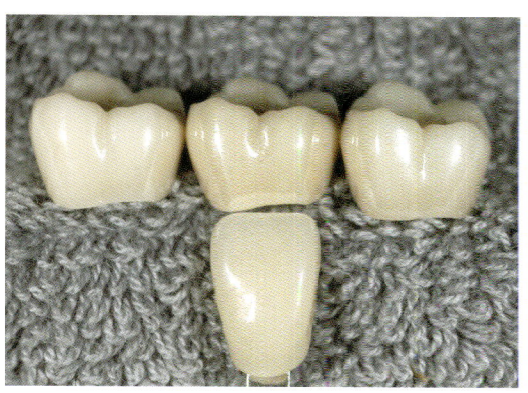

Fig.2 左から，Lava™ Frame FS3，Lava™ Plus の A3 単色，Lava™ Plus の A3 グラデーション（いずれも3M ESPE）．Lava™ フレームは A2，A3 を 1 色でカバーしていたためにより薄い感じがする．咬合面付近と歯頸部付近のグラデーション効果による色調差が鮮明となり，自然感が増しているが，高透過性のジルコニアはどうしても暗く見える

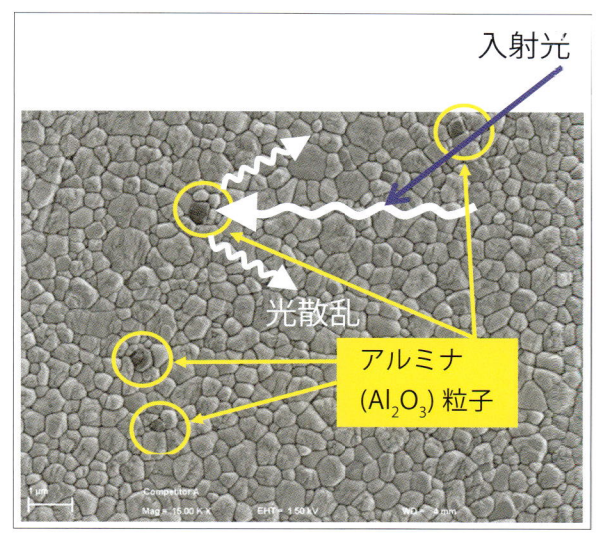

Fig.3 ジルコニアに含有されるアルミナ粒子による光の拡散の模式図（3M ESPE 社パンフレットより）

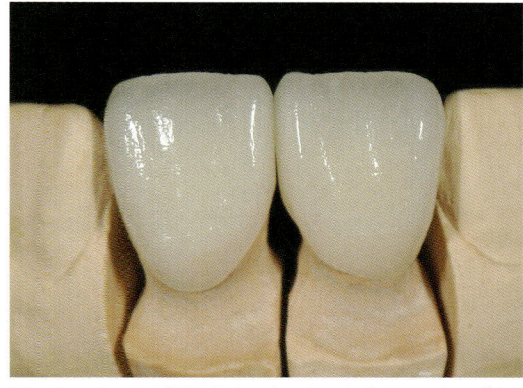

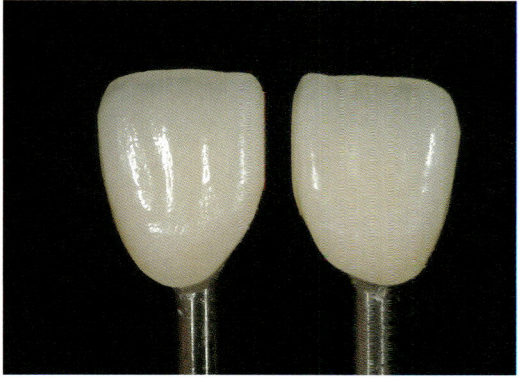

Fig.4-a，b ほぼ同じ厚みのクラウンによるマスキング処理の有無による見え方の違い（図中左が処理済，右が未処理）．石膏模型上ではあまり違いは確認できないが，歯冠色レジン支台に被せ背景を暗くすると，その違いは明白である

こなどの嗜好品の使用による．

2．齲蝕

　エナメル質表層の初期脱灰によるもの（白色→褐色），齲窩形成後の象牙色齲蝕によるもの（黄白色　→茶褐色），およびその後の慢性化によるもの（黄白色または茶褐色→黒褐色）．

3．補綴物由来の変色，着色

　アマルガムやメタルコアからの金属イオン溶出，不

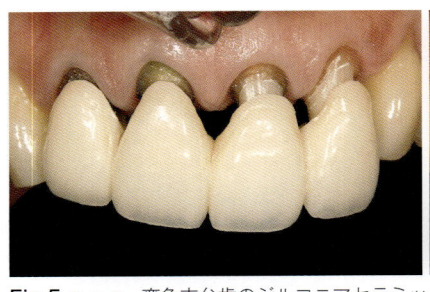
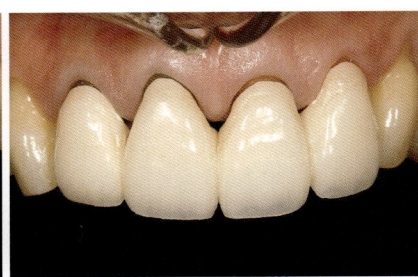
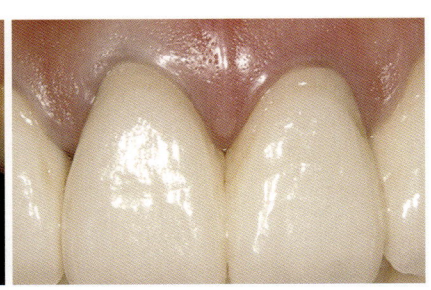

Fig.5-a〜c 変色支台歯のジルコニアセラミックスへの影響．ジルコニアセラミックス試適時における変色支台歯の影響を観察した（**a，b**）．クラウン自体の色調に大きな変化は見られないが，装着後の歯頸部エリアを見ると，マージン付近の歯肉に変色支台歯の影響が見られる

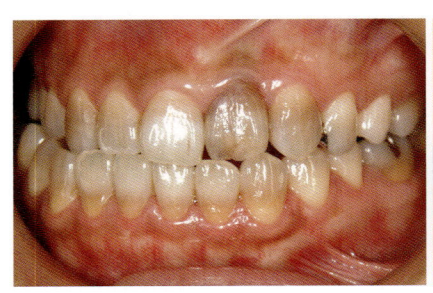
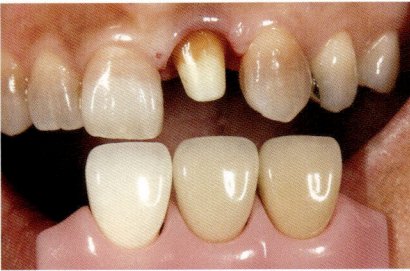
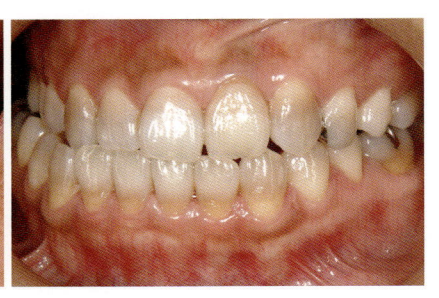

Fig.6-a〜c 軽度のテトラサイクリン（TC）変色歯の単冠補綴症例．術前の状態を見ると（**a**），TC による変色に加えて過去の抜髄処置による変色が進んでいることがわかる．ファイバーポスト植立後の状態では（**b**），歯質の残る歯頸部付近の支台歯に変色が見られる．このような症例では，変色支台歯の影響を患者に説明するとともに，色調再現の目標を残存歯に設定するかどうかをよく話し合ってコンセンサスを得ることが重要になる．本症例では「残存歯よりも多少白く，明るくしてほしい」との要望であったため，それを最終補綴物に反映させた（**c**）

適合による辺縁漏洩による着色や二次齲蝕．

4．加齢変化

歯質の石灰化と二次象牙質の添加による歯質の厚みが増すことによって，加齢とともに明度は下がり，彩度は上がる傾向にあり，黄褐色味を帯びる．

5．歯髄の病変

外傷などによる歯髄組織の壊死や抜髄や断髄による血中鉄分と壊死組織の硫化水素が反応して黒変する．

6．歯の形成不全

局所的要因や全身的要因（遺伝性疾患，代謝異常，栄養障害など）により，白斑や褐色斑や白濁，赤茶色，黄褐色などの変色状態を呈する．

7．テトラサイクリン（TC）変色歯

テトラサイクリン系抗生物質の大量投与による副作用で生じる変色．昭和 40 年代に生まれ育った人に最も多く発症し，薬の投与量と期間により症状（変色度合）が異なる．最近では TC 薬剤の過度な投与が行われることはなくなり，強い TC 変色歯を見かけることも少なくなったが，皆無ではない．前歯部すべてを十分な厚みで製作できればよいが，単冠など少数歯補綴では，着色支台歯の影響を受け

たり色調再現目標が定まらなかったりして，困難な作業となる（**Fig.6-a〜c**）．

ジルコニアセラミックスによる補綴に関しては，上記③，④，⑤の事由が，単独ないし複数で影響を及ぼす可能性が高い．

下地の影響を受ける補綴様式を選択する場合に支台歯の色調に注意することについてもすでに多くの報告があるが，特に茶褐色や黒褐色など顕著な変色支台歯の場合には十分な配慮が必要である．また，補綴処置を行っている時点では支台歯色に問題がなくとも，加齢を含むさまざまな要因によって経時的に支台歯色が変色する可能性があることも覚えておきたい．

なお，最近ではマスメディアの影響からか，歯科医療従事者からすればさほど変色とも思えないような，A2〜A3 程度の残存歯の色調に対しても不満を訴える患者が少なくない．

このような患者が希望する色は，得てして蛍光灯や白衣のような白さである．われわれ術者としてはむしろ A2〜A3 程度の色調が日本人の平均な歯の色であると説明するものの，審美の概念や基準は個人の嗜好によるところが大きいため，その説明に納得する患者は意外にも少ないものである．

変色支台歯への対処の実際

1. 希釈マスキング陶材による下地処理

　筆者がジルコニアセラミックス製作を担当する症例は，旧補綴物を除去しての再補綴というケースがかなり多く，変色支台歯や除去不可能なメタルコアをそのまま使用せざるをえないことも少なくない．そこで，クラウンの色調安定のために，適度なマスキング処理を行う必要性が生じる．筆者が使用しているジルコニア用陶材（Vintage ZR）には，VITA Classical シェードおよびホワイトニングシェードのオペークライナー陶材が用意されているため，これを応用する．

　Fig.7 に失敗例を示す．2000 年頃に筆者が初めてアルミナセラミックスを製作したとき，ウォッシュベイク程度であったが，オペークライナー陶材をそのまま使用すると，思った以上に色合い（彩度）が上がり，結果的に濃い色調の仕上がりとなってしまった．当時はオールセラミックス用のボディ陶材も透過することを前提としているため，オペークを使用するメタルセラミックス用陶材よりも高い発色性を有する設計となっていることを

考慮していなかった（オールセラミックス用の陶材が，より高い発色性を有していることに気付いていなかった）．この経験から筆者は，オペークライナー陶材は単体で使用せずに透明陶材で希釈し，支台歯の変色度合いに応じて適当に混合比を変えるようにしている（以下，この措置をとったオペークライナー陶材を「**希釈マスキング陶材**」と呼称する）．おおまかな目安として，通常の築盛スペースが確保できている場合は，メタルコアやある程度の変色歯であっても，透明陶材に対するオペークライナー陶材の割合は 5 ～ 10％程度としている．

　塗布する量としてはメタルセラミックス製作時のウォッシュベイク程度に抑え，焼成後に模擬支台歯で遮蔽の具合や色調を確認する．焼成スケジュールは，混合する割合としては透明陶材のほうが多いものの，オペークライナー陶材を焼成するプログラムに準じて行う．

　遮蔽効果や塗布回数は築盛スペースやクラウンの厚みに大きく左右されるが，極端に薄い特殊な場合を除いて，通常は 1 回の塗布でも十分な効果が期待できる（**Fig.8-a ～ e**）．

　この希釈マスキング陶材を用いて製作したクラウンを，

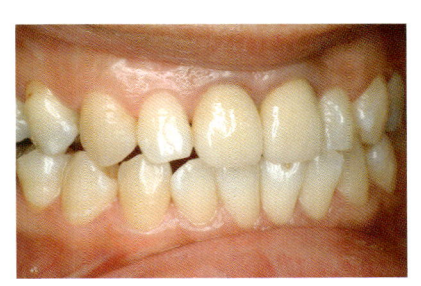

Fig.7　2000 年頃に筆者が初めて製作したアルミナセラミックス（1┃1）．メタルコアであったためマスキング処理を施したが，加減がわからず思った以上に濃い仕上がりとなった．無論，焼き直しである（フラッシュの反射を抑えるために右斜めから撮影した）

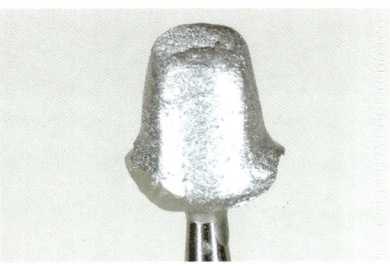

Fig.8-a　色調確認用の模擬支台歯．メタルコアを想定し，ワックス支台歯にシルバー色のスペーサーを塗布して製作した

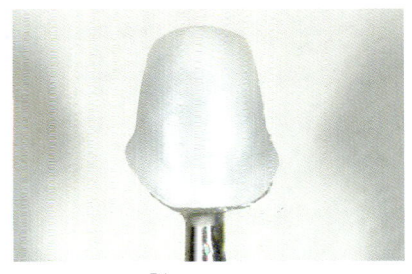

Fig.8-b　Lava™ フレーム（無色，0.4mm）を模擬支台歯に被せたところ．内部の色調が反映している

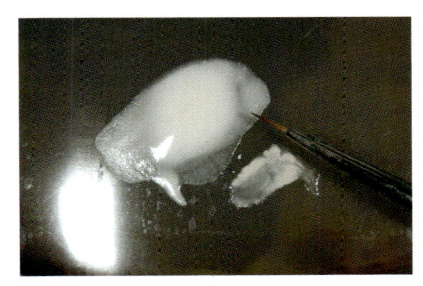

Fig.8-c　『Vintage ZR』の透明陶材（OPAL T）とオペークライナー陶材を適当な比率で混合して使用する．通常の築盛スペースが確保できる場合は，メタルコアや変色歯であっても，透明陶材に対して混ぜる比率は 5 ～ 10％程度としている

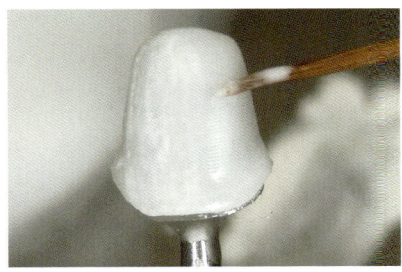

Fig.8-d　ウォッシュベイク程度の塗布．1 回の塗布量はメタルセラミックスのウォッシュベイク時と同等程度に抑える

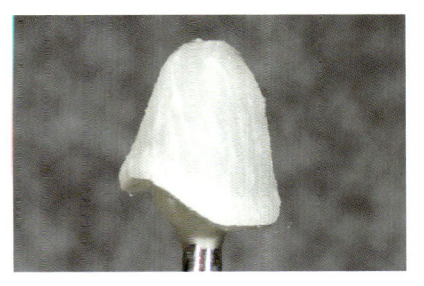

Fig.8-e　焼成後の状態．焼成スケジュールはオペークライナー陶材のプログラムを使用した．通常は 1 回の焼成でかなり効果が見られる

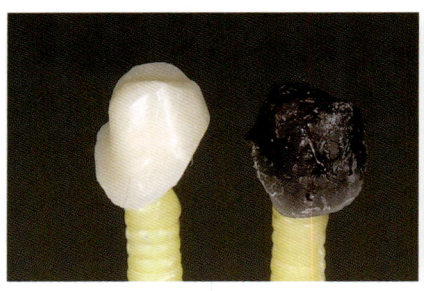 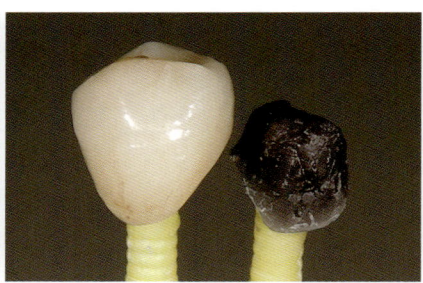 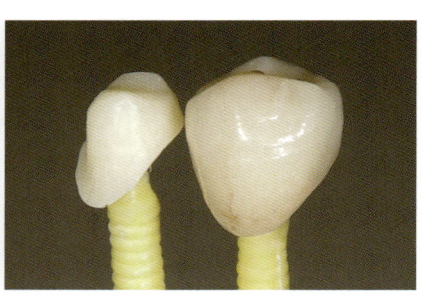

Fig.9-a〜c 色調の異なるワックス支台歯を用いたジルコニアセラミックスの透過性検査. 異なる画像上ではあるが, 大きな違いは見られないことがわかる

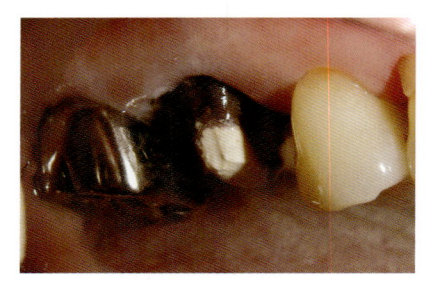 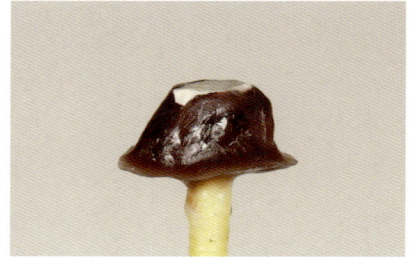 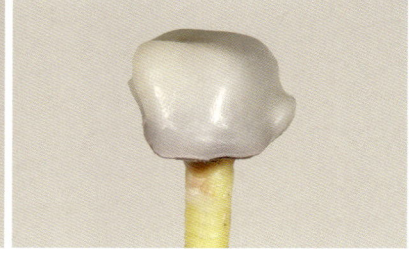

Fig.10 術前口腔内. 残存歯質に黒褐色の非常に強い変色が確認できる

Fig.11-a, b おおよそながら変色支台歯に色を合わせたワックス支台歯およびジルコニアフレームを被せたところ. 予想以上に色が透過していた

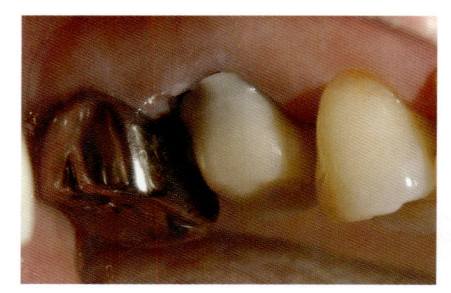 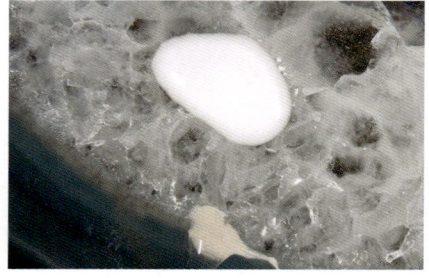

Fig.12 フレーム試適時. 支台歯の強い変色部分がはっきりと透過していることがわかる

Fig.13 希釈マスキング陶材の混合比は 10% 以内とした

色調の異なるワックス支台歯に被せて透過性の比較を行ったのが Fig.9-a〜c である. 製作したこれらのクラウンは 1 本であったことから同一画像ではないにしろ, 気になるような見え方の違いは確認されない.

2. 希釈マスキング陶材を使用し対処した症例

以下, 希釈マスキング陶材の使用例を示す.

患者は 40 代の女性. 旧補綴物が脱離のうえ破損したため, 6 のジルコニアセラミックスによる補綴となった. 模型とともに送られてきた術前画像を確認したところ, コアの築盛部位以外の残存歯質には, 黒褐色の非常に強い変色が観察された (**Fig.10**).

色調を確認するため, 変色支台歯におおよその色調を合わせたワックス支台歯を製作し, ダブルスキャンを経て製作されたジルコニアフレームを被せて確認したところ, その黒褐色の色調を, 予想以上に透過していた (**Fig.11-a, b**). その後のフレーム試適時の画像でも同様に支台歯色が透過しており, 希釈マスキング陶材により対応することとした (**Fig.12**). 大臼歯部のクラウンであり, 頬側の築盛スペースは十分に確保できることから, 希釈マスキング陶材は通常の混合比である 10% 以内とした (**Fig.13**).

マスキング効果のあるオペークデンティンを築盛して焼成した後に色調確認を行ったところ, 支台歯色の透過は見られず, 後は通法に従ってボディ陶材, エナメル陶材を築盛して最終補綴物を完成させた. 装着後の状態を見ても, 変色支台歯の色調を適切に遮断できたのではないだろうか (**Fig.14-a, b**). クラウンの厚みも歯

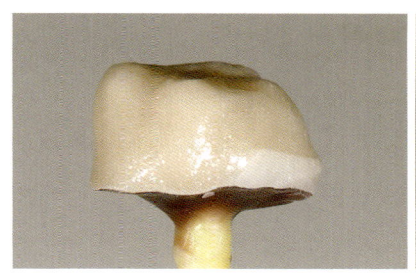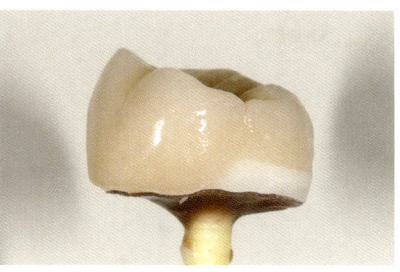

Fig.14-a，ｂ　オペークデンティン築盛後の状態では透過をある程度抑制できていることが確認されたため（a），通法どおりボディ陶材，エナメル陶材を築盛して完成させた．完成後のクラウンは，歯頚部～歯冠中央部で 1.8 ～ 2.2mm の厚みであった

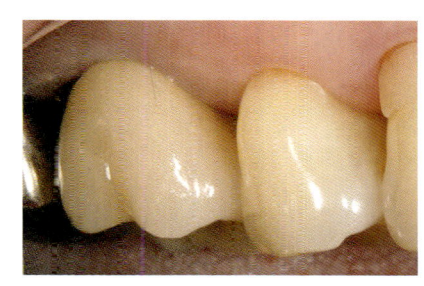

Fig.15　最終補綴物装着時．黒褐色の支台歯の色調を遮蔽できている．変色支台歯に対しては十分なクラウンの厚みが必要であることを認識した

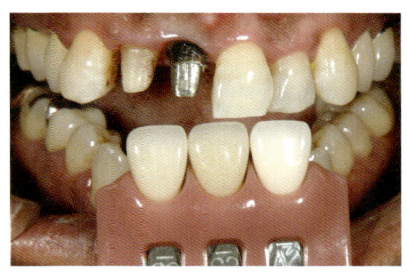

Fig.16　術前口腔内．患者は旧補綴物の不適合と審美障害の改善を主訴に来院した．_1|_支台歯のメタルコアと顕著な黒褐色の変色が確認できる

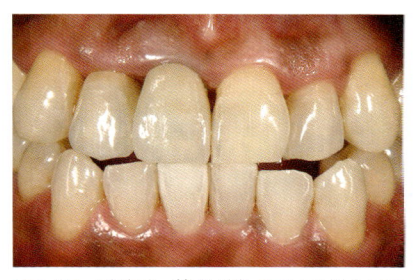

Fig.17　試適時．筆者が考えていた以上に変色支台歯の影響を受け，暗くなっている

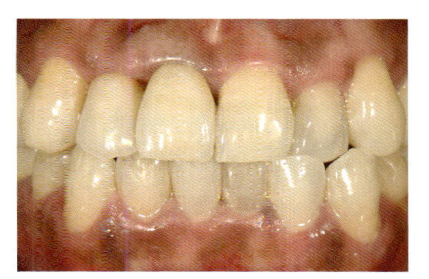

Fig.18　再築盛後の最終補綴物．ボディ陶材を 1 ランク明るい色調に変更し，ホワイト系エフェクト色を使用した

頚部～歯冠中央部で 1.8 ～ 2.2mm ほど確保されており，この程度の厚みの場合は，支台歯の変色に対し，さほど神経質になる必要はないことが確認できた（**Fig.15**）．

3．厚みと色調分析を誤り暗くなった症例

次に，事前の認識と予想の甘さのために希釈マスキング陶材による支台歯色の遮蔽に失敗した例を示す．患者は 40 代後半の男性．旧補綴物の不適合と審美障害を主訴に来院した．旧補綴物は製作されてから相当な年月が経過しており（患者も正確に思い出せないほどであった），_1|_の歯頚部に黒褐色の顕著な変色が観察できる．メタルコアのポストが太く，無理に撤去しようとすると破折の危険があったため，支台歯はこのままの状態でクラウンを製作することになった（**Fig.16**）．

プロビジョナルレストレーション製作時および調整後の診断用模型の観察から，築盛スペースを含むクラウンの厚みは 1.3 ～ 1.4mm ほどと通常よりやや少なかったものの，目標シェードが多少暗めの色調であったことから，特別な処置を伴わずに希釈マスキング陶材とオペークデンティンを使用する通常の築盛方法を選択し，通法どおりの手順でクラウンを完成させた．

しかし，試適時の画像を見ると（**Fig.17**），思っていた以上に変色支台歯の影響を受けていた．支台歯の形態や方向，角度などによっては，最終補綴物における形態修正時の削除量がプロビジョナルレストレーション時よりも増えることがある．本症例でも同様の状態を示した結果，クラウンの厚みが薄くなり，目標の色調再現に及ばなかったことが推察された．

前歯部補綴の症例では，明るく白い色調のズレはある程度容認してもらえるが，逆の場合はまず許容してもらえないことが多い．このため，クラウンをボディ陶材の部分まで削って 1 ランク明るいもので築盛し直し，ホワイト系のエフェクト色なども駆使して，最終補綴物を完成させた．_1|_の歯頚部には若干の暗さが残ったが，なんとか患者の満足が得られた（**Fig.18**）．

本症例をとおして，筆者は以下のような反省点を得た．

・支台歯に黒褐色などの強い変色が観察される場合は術前の画像をよく観察し，変色の度合いや位置，歯肉への金属溶出などによる変色の有無を確認する
・プロビジョナルレストレーション製作時のクラウンの厚みを確認し，十分なスペースが確保できない場合は，再形成の依頼を含めて慎重に対応する

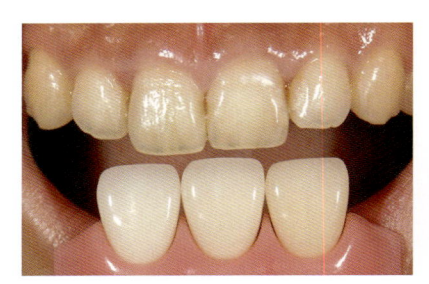
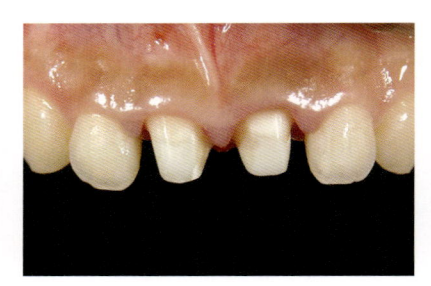
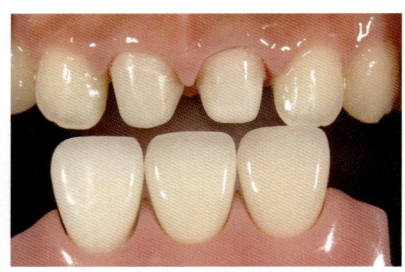

Fig.19 術前口腔内．患者は20代前半の女性で，他院での上顎両側中切歯の抜髄処置による変色の改善を主訴に来院した

Fig.20 印象採得時．ファイバーコアを植立し，プロビジョナルレストレーションを仮着して一定の観察期間を経た後に，支台歯形成と印象採得を行った

Fig.21 フレーム試適時．透明感の強い症例であるとの考えから，アルミナフレームを選択した．シェードガイドは左からA1，A2，A3である（**Fig.22-a，b** も同様）

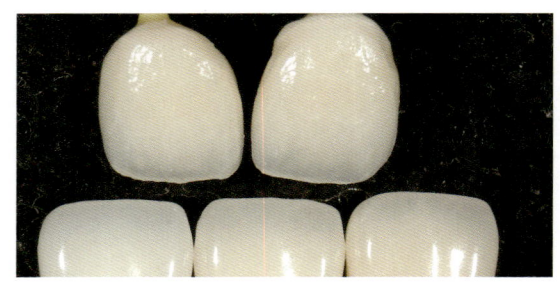
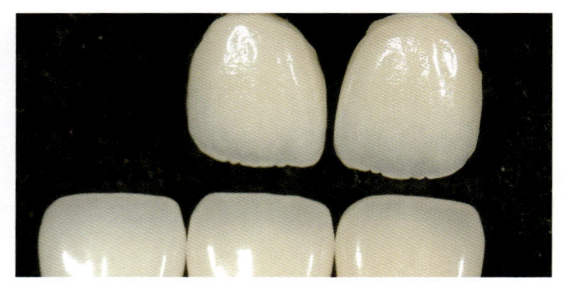

Fig.22-a 一次焼成後の切縁部の色調確認．ボディ陶材の上層にはブルー系透明陶材を使用し，その上に透明陶材を多少混合したエナメル陶材を築盛した

Fig.22-b 二次築盛後の切縁部の色調確認．形態修正を施してグレージングを行った．シェードガイドよりも強めの透明感が出ており，形態修正後も焼成時の色調とのずれは見られない

・マスキング効果のある仮着セメントを使用せずに試適したプロビジョナルレストレーションの画像から，支台歯色の反映度合いを確認する（筆者の取引先の歯科医院では，透過性のある補綴物の試適時は水性ワセリンを少量内面に塗布して撮影している）

強い透過性が求められる症例への対応

1. 画像の観察不足から透明陶材の選択を誤った症例

前述したとおり，透明感やそれに伴う明るさのコントロールは，色調再現において最も難しい事項の一つである．したがって，フレームを含めて透過性の高い材料を使用する場合には細心の注意が求められる．以下，透過性のコントロールを学んだ失敗症例から対処法を探る．

患者は20代前半の女性．他院での上顎両側中切歯の抜髄処置による変色を主訴に来院した（**Fig.19**）．

通法に従ってファイバーコアを植立し，プロビジョナルレストレーションの調整を数回行った．ガイドなど咬合や歯周組織のチェックを行い，一定の観察期間を経た後に最終支台歯形成と印象採得が行われた（**Fig.20**）．

作業用模型とともに送られてきた術前および支台歯形成後の画像を確認したところ，隣在歯の透明感が通常よ

りも強いと判断し，フレーム材にアルミナを選択した（**Fig.21**）．築盛においても通常よりも透明感を再現することを意識して，目標の基本色はA2程度とした．

強い透明感の表現方法については学術誌や講演会などを通じて多くのテクニックが示されているが，本症例ではブルー系の透明陶材を通常よりも厚く築盛し，その上層から被覆するエナメル陶材に透明陶材を混合して透明感をアレンジする，一般的な手法を採用した．

クラウンの一次焼成後，擬似支台歯に被せてシェードガイドと比較したところでは，想定した築盛レシピどおりの焼成結果であると判断できたため（**Fig.22-a**），内部ステインなどの特別な色調補正は行わず，通法に従って透明陶材を必要量築盛して二次焼成を行った後，形態修正を施してクラウンを完成させた．

完成後に色調比較を行ったところ，シェードガイドよりも透明感が強めに出ており，形態修正後も焼成時と色調のずれは確認できなかったため（**Fig.22-b**），装着後の画像が送られてくる日を心待ちにしていたが，後日チェアサイドから送付されてきた画像を確認すると，全体に透明陶材やエナメル陶材の色調が際立ち，青白い仕上がりを見せていた．原因としては，エナメルや透明陶材の

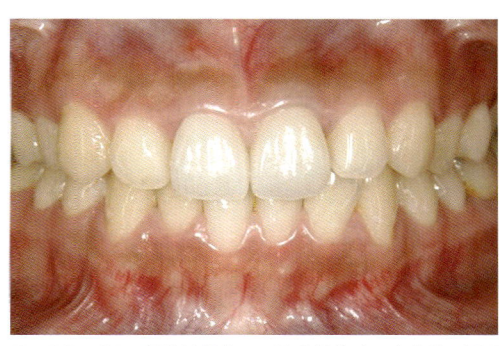 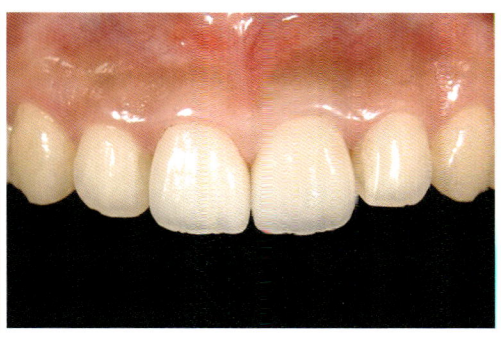

Fig.23, 24　最終補綴物の口腔内装着時．全体的に透明陶材やエナメル陶材の過剰な築盛によって青白い仕上がりとなってしまったが，患者が満足したのでこのまま治療は終了した．筆者は本症例を通して，透明感の強い表現が発色性（彩度）や明るさ（明度）を低下させる要因となることを学んだ．本症例については，エナメルや透明部分の修正でうまく発色できたかどうか，もしフレームにジルコニアを選択していたら……などと思い返すことがある

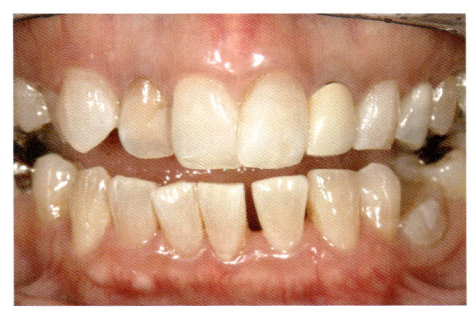 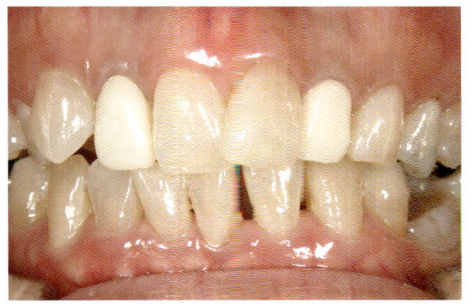

Fig.25　術前口腔内．患者は30代後半の女性で，上顎両側側切歯の審美障害を主訴に来院した

Fig.26　プロビジョナルレストレーション仮着時．プロビジョナルレストレーション製作時から口腔内画像を確認しており，厚みの計測は慎重に行った

築盛量を厚く，広くしたことでボディ陶材の発色が抑制され，歯頸部から歯冠中央部にかけて彩度が不足したためと推測された（Fig.23）．改めて確認すると，本症例の患者の歯におけるエナメルや透明のエリアは，シェードテイキング時に想定していたほどには厚くも広くもなく，切縁付近のわずかなエリアに青みが若干強めに発現している程度であり，エナメル陶材のアレンジは，さらにわずかな量にセーブすべきだったと反省した．

　ただし，直ちにチェアサイドに連絡したところ，担当歯科医師も多少青白いと感じたものの，患者はとても満足していたため，そのまま治療は終了したと返答を得た（Fig.24）．意外にも患者の満足が得られたことと同時に再挑戦の機会を失ったころから，複雑な心境を残す症例となった．

2. 透過性を含む色調分析を慎重に行い対応した症例

　次に，前節のケースで学んだ反省を念頭に取り組んだ症例を紹介する．患者は30代後半の女性．上顎左側側切歯には旧補綴物があり，右側側切歯には過去の抜髄

処置による変色が見られ，審美障害の改善を主訴に来院した（Fig.25）．根管治療は良好に推移していたため，両側ともオールセラミックス用の支台歯形成を行い（左側はメタルコアであった），プロビジョナルレストレーション製作用の印象採得が行われた．

　残存歯の色調が複雑であるとの理由で，早い段階でチェアサイドから術前画像が送られていたため，プロビジョナルレストレーション製作時には慎重に厚みを計測した（Fig.26）．計測時のデータは残っていないが，十分な築盛スペースが確保できる支台歯形成がなされていたことを確認した．歯冠部全体に透明感が強調された色調が発現しているため，より高い透過性を持つアルミナフレームを選択した．

　通常，ジルコニアセラミックスなどの透過性のあるフレームを使用する場合は，支台歯の色調確認も含め，シェードガイドを写し込んだ画像をチェアサイドに撮影を依頼している（Fig.27-a～c）．本症例では通常のシェードガイドの画像のみでは色調分析に限界があると判断し，フレーム試適時に，近似する透明色とエフェク

ト色のカラーインジケーターを添えて再撮影を依頼した（**Fig.27-d**. なお，カラーインジケーター全色を写し込んだ画像が何カットも送付されてきたが，紙幅の都合により1カットのみの掲載に留める）. 以上の比色用画像から，以下の事項を確認した.

・歯冠部は全体的に透明性が高い
・上顎では両側とも中切歯と犬歯の色調に大きな差は観察できない
・歯冠全体ではD3のシェードタブの色調と同程度の明るさである
・歯頸部はバイオレット系のアンバー色の影響で暗い
・歯冠中央部〜切縁部分はA2程度の明るさである
・シェードガイドナンバーに対応した通常の（特別処置を施していない）ボディ陶材では表現が難しい

以上の分析に加えて，測色器（ShadeEyeNCC）のデータも参考にSVテクニックを活用し，目標となる基本色，使用するエフェクト色と透明色，エナメル色を決定したうえで，実際の基本色を導出した. なお，混乱を避けるためShadeEyeNCCの測色データの紹介は割愛するが，スタンダードよりも1ランク暗い検出結果であったことを付記しておく. 結果，本症例は以下のレシピに基づいて築盛操作を行った.

・目標基本色はバリューマイナスA3：A3＝1：1（両者の中間の明るさ）とする*

・ボディ陶材に対し1/3程度の量の透明色陶材で希釈する
・色合いはアンバー系の色調でコントロールする
・上層部に築盛する透明色陶材は通常の透明度のもので，透明色の種類を過度に増やすことはしない
・ホワイト系エフェクト色で中央部から切縁部のコントラストを付与する
・最上層のエナメル色はA3用を使用する（OPAL 59）
・以上の点を考慮して，実際の基本色はA3とする

本症例のような，一見暗い色調に見える歯の築盛レシピを構築する場合，最も注意すべきは「暗くなりすぎないこと」である.

焼成後のオールセラミッククラウンが予想以上に暗く仕上がる要因としては，以下の3点が関与している可能性を疑う.

・変色支台歯など下地が透過する場合
・クラウン全体の厚みが大きい場合（厚いほど光の吸収される量が多くなり，暗く見える）
・エフェクト色など濃い色調を多用した場合

したがって，使用するエフェクト色が多いほど，実際に使用するボディ陶材は明るく，薄い色調のものを選択しなければならない.

前節で，ボディ陶材と透明陶材の混合した臨床例を

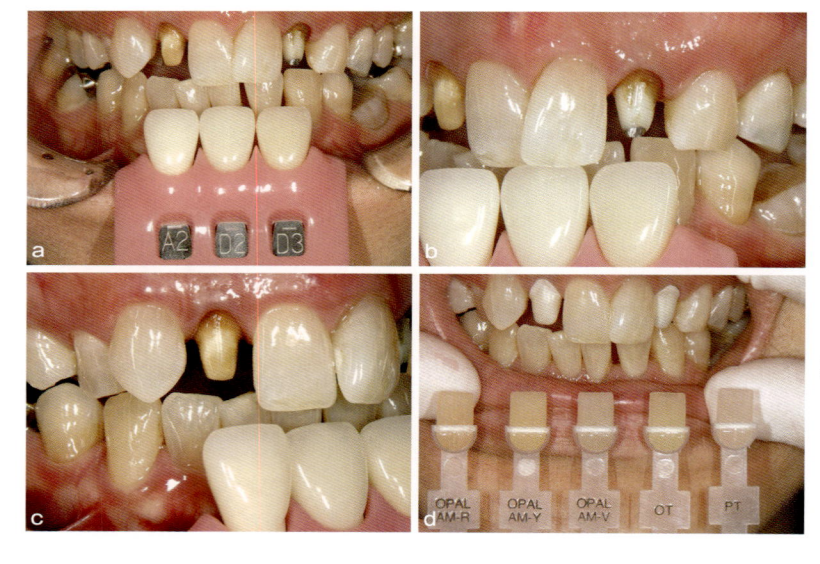

Fig.27-a〜d シェードテイキング画像. これだけでは色調分析に限界があると判断したため，カラーインジケーター（Vintage カラーインジケーター；松風）付きの画像撮影をチェアサイドに依頼した. これらの画像から「歯冠部は全体的に透明性が高いこと，中切歯と犬歯の色調に大きな差は見られないこと，歯冠全体はD3のシェードタブの色調と同程度の明るさであること，歯頸部はバイオレット系のアンバー色であること，歯冠中央部から切縁部分はA2程度の明るさであること，通常のボディ陶材では表現しにくいこと」が観察できる

---

* アルミナ用陶材『Vintage AL』にはバリューマイナスシェードがラインアップされていない. 考え方としてはC2シェードを参考にイメージしていただきたい.

Fig.28-a～d 最終補綴物装着時，画像観察に基づく詳細な分析と計画どおりの築盛作業により，目標とする色調を再現できた．ビスケットベイクでの試適は，困難な色調再現を成功に導くための有効な手段である．斜め下方から撮影した画像では（d），カメラをシェードテイキング用に設定しているつもりでも，撮影時間や場所，撮影角度，倍率などの条件の違いにより，見え方が異なる場合がある．その"異なる見え方"にこそ，正しい築盛レシピを作成するヒントが隠されていることもある

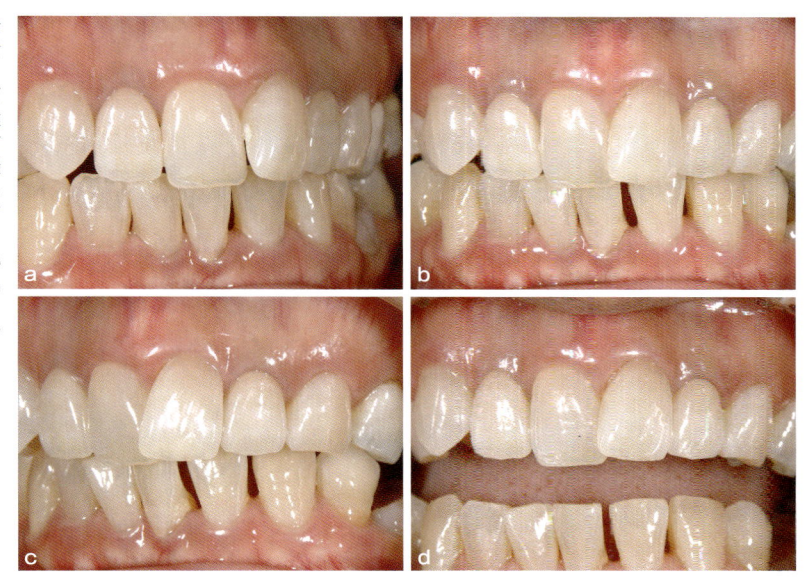

紹介したが，実際に活用する場合は，いくつか混合比を変えた確認用ペレットを焼成し，それぞれの見え方を確認したうえで取り掛かる必要がある．本症例の歯頸部のように比較的濃く，暗い色調を表現する場合は，見た目よりも1ランクほど明るく，薄いボディ色の上層にエフェクト色を築盛したほうがコントロールしやすい．

アンバー色のようなエフェクト色をボディ陶材の代わりに使用することも可能ではあるが，ボディ陶材よりも透過性が高いため厚みによる色調変化が大きく，応用できる場面は限られる．前述の失敗例を踏まえ，ボディ陶材の上層に透明色陶材を築盛しコントラストの表現する際も，相当極端な例以外は，強い透明色は使用しない．築盛する種類や量を過度に増やすと基本的な色調に影響が出るので，控えめな築盛を心掛ける．

ホワイト系エフェクト色については，下地の色調に相応した色合いに調色しておく．白のコントラストとしては同等に見えても，下地のボディ陶材がA1とA4では当然「白」の濃度は異なる．下地が薄い場合は「白」の濃度を上げ，反対に濃い場合は下げる工夫が必要になる．このことは意外に多くの歯科技工士が見落としている点でもあるので注意を要する．本症例ではアンバー系のエフェクト色を使用することに加えて，透明性も高い（暗い）ため，下地は濃く，暗いことになる．使用するホワイト系エフェクト色は薄めにアレンジした．

ここまでの築盛で色合いと明るさがほぼ目標色を達成できていれば，最上層には実際の基本色用のエナメル陶材を築盛する．築盛量も限られているため，最上層の築盛で明るさをコントロールするのは困難であり，ここでは暗くならないように心掛ける．

以上のことから目標基本色はNCCスタンダードから1ランク暗い番手としたが，エフェクト色使用を前提とすると実際に築盛するボディ陶材の色番手は，通常の明るさのA3を選択した．その結果，左側では咬合の関係で歯軸を外側に出した分の厚みが増し，多少透明性の表現のアップも可能と感じたが，その他の点はほぼ目標どおりの成果が得られた（Fig.28-a～d）．

困難な透過性のコントロールへの提言

前述の工程を経ても色調再現が難しい場合は，ビスケットベイクの段階の口腔内試適により，色調の過不足を確認することで，より詳細な天然歯の色調が明確に知覚できる．これまで述べた手法で近似の色調に迫っていることが条件だが，仮に修正が生じてもそれまでとは比較にならないほど，簡便に行うことができる．

Part2と重複するが，測色器のデータや信頼性の高い画像データが，各治療過程，各種アングルで用意されていることが望ましい．判断材料が増えることにより，迷いが減少することに加え，困難な透明性のコントロールに対し，実際の透過度の見極めが可能となり，より高度な審美再現の達成に近づくことになる．

Chapter 7
ジルコニアの研磨に関する解析

ジルコニアの研磨が物性に及ぼす影響調査

研磨作業は，ほぼすべての補綴物製作における最終工程として行われる．これは，補綴物が口腔内に装着あるいは仮着された際に，食物色素や残渣などといった汚れの付着を抑制して，より清潔な状態を長期間維持するために，大変重要な作業である．

金属やレジンなどの材料と同様に，ジルコニアにおいても，研磨後の仕上がりのよしあしが，口腔内での長期間装着時における汚れやプラークの付着，細菌の増殖などの衛生状態を大きく左右する．グレージングによって高温で表面を溶かし滑らかな表面を生成するセラミックスクラウンは，他の材料と比較してプラークなどの付着が少なく，衛生管理の面で最も有利とされる．

さらに，ジルコニアフレームやフルカントゥアクラウンでは，研磨による表面の滑沢レベルの違いが，対合歯の摩耗やジルコニアの物性に大きく影響する．本項ではこのことに関するデータの検証や分析を行い，ジルコニアの丁寧かつ確実な研磨によって得られる優位性やその必要性を考察し，その手順についても言及する．

1. 研磨状態の差と汚れの付着との関係

多くの歯科材料がかつてそうであったように，ジルコニアも歯科臨床での応用開始当初は，発表されたデータに対する誤解に基づく誤った解釈や憶測，俗説に翻弄され，「ジルコニアフレームを露出させてはならない」「長時間の水中（口腔内）保存は，ジルコニアの強度を大幅に低下させる」などの行き過ぎた情報が広がっていた．

その後，歯科大学などの研究機関やメーカーの努力もあり，これらの誤った情報は随時訂正され，脆弱な上層陶材を保護するための複雑なフレームデザインが可能となった．さらに近年ではジルコニア単体で製作されるフルカントゥアクラウンやブリッジも登場し，応用範囲が一層広がっている．このような状況に合わせて，メーカーからはジルコニアフレームに対応した研削材や研磨材が次々と発売されている．

補綴物を研磨する目的としては，「表面を滑らかに調整することによる汚れの付着防止」が一般的に認識されていると思う．ジルコニアセラミックスやフルカントゥアクラウンでは，ワックスアップのダブルスキャンなどのデータを基に，さまざまな形態の専用ミリングバーを用いて半焼結ブロックを切削・加工される．加えて，ジルコニア素材はそもそもファインセラミックスの一種に分類され，最終焼成されたジルコニアは緻密な結晶構造を有するため，ダブルスキャン時にワックスクラウンの表面がよほど荒れていない限り，最終焼結後のジルコニアが粗造な表面状態を呈することはない．**Fig.1-a** に示す調整前のフレーム表面を見ても大きな凹凸は確認されず，ミリングバーによる切削痕が緩やかに残っていることが観察できる程度である．

参考までに，同一試料に対して『ビトリファイドダイヤ』と『カーボランダム』で研磨した状態を **Fig.1-b, c** に示す．ミリングセンターから送られてきた直後のジルコニアの表面状態が不潔な状態でないことは明らかである．

Fig.1-a～c 未研磨（**a**），ビトリファイドダイヤ研磨後（**b**），カーボランダム研磨後（**c**）のジルコニアフレームの表面．研磨を行った **b, c** の表面状態と比較しても，**a** のフレーム表面には緩やかな形成痕が確認できる程度であり，比較的なめらかであることがわかる

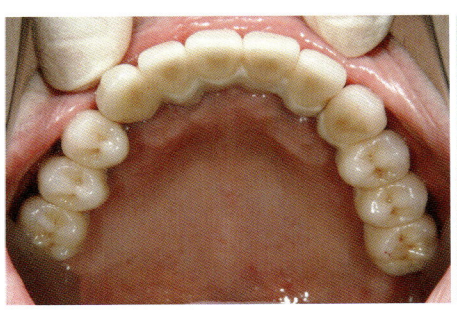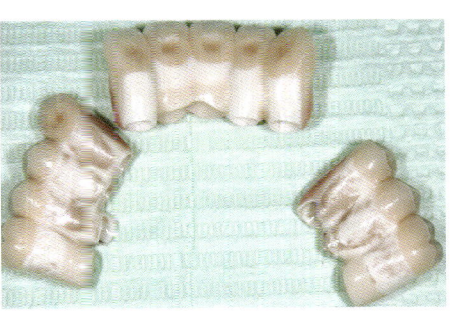

Fig.2-a, b ジルコニアフレームを粗研磨状態のまま試適した直後（**a**）と，その一カ月後（**b**）の状態．フレーム表面も緻密で色調も白色であったことから，粗研磨の状態で試適観察期間を設けたところ，コーヒーの多飲や喫煙の習慣のない患者であったにも関わらず，短期間で汚れが付着していた

これらのことから筆者は，以前まで仮着状態でメタルセラミックスの補綴物の経過観察を行う時に，粗目のシリコンポイント（茶色）で中仕上げ程度の研磨を行った状態で試適を行っており，同様にジルコニアフレーム応用時にも，コネクターや保持用ノブをカットして調整した状態でチェアサイドに届けていた．しかし，経過観察期間が一カ月以上の長期に及ぶ，あるいは患者の食品の好みや喫煙の有無などの条件によっては，フレームに着色が見られることがあった（**Fig.2-a, b**）．このような経験から，筆者は仮着期間であっても，可能な限りジルコニアに鏡面研磨を施して観察するようになった．

2. ジルコニアの研磨具合が対合歯に与える影響

近年ではフルカントゥアクラウン，ブリッジの症例も珍しいものではなくなっているが，このような「咬合接触面のすべてがジルコニア」というデザインが応用され始めた頃には，ジルコニアが対合歯を痛めることを危惧する声も聞かれた．そこで筆者は，研磨後のジルコニアがエナメル質に対してどのような影響を与えるかを調査した各種実験のデータの検証を試みた．

具体的には，「ジルコニアは口腔内での長期経過を経て結晶構造が正方晶から単斜晶へと相変態することにより，表面が粗くなる」との見解も聞かれることから，経年変化が生じたのと同様の状態に調整して，表面の粗さが増加したジルコニアがエナメル（歯質）を削る量を測定し，ジルコニアの表面粗さの違いが歯質に与える影響を調査するというものである．本実験における使用材料と実験方法を下欄①に示す．

Material & Method ①

■ 試料（いずれも Lava™ を使用）

材質	条件	N数
ジルコニア	鏡面研磨後	8
ジルコニア	加速劣化（135℃，2気圧，5時間の条件下でオートクレーブ処理）	8
陶材＋ジルコニア	専用陶材（Lava™ Ceram）をメーカー推奨プログラムにて焼成	8
天然歯	ヒトの切歯．各条件のジルコニア対エナメルの摩耗とエナメル対エナメルの摩耗を比較するため	8
対合天然歯	上記試料の対合歯として使用するため，ダイヤモンドバーで咬頭先端のエナメルを削らずに残しながら円錐形に形成	32

■ 試験方法

- 摩耗試験では，本実験用に改造したアラバマ型摩耗試験機を使用した
- 対合歯になる咬頭のエナメルは同形に複製し，各試料数を用意して試料ごとに交換した
- 35％グリセリン潤滑液を試料に継続的に流し込みながら，1秒間に0.33回（0.33Hz）で10Nの荷重を行った
- 光学スキャナー（光計測器機）を用いて荷重前（試験前），100,000回荷重後，200,000回荷重後の形状測定を行った．計算用ソフトウェア（ProScan）を用いて荷重前後のスキャンデータから体積摩耗量を算出して両者の比較を行った．摩耗量と密接な関係がある試料の表面粗さは摩耗試験の前に測定した
- 摩耗体積と表面粗さは，統計方法one-way ANOVA〔一元配置（一要因の）分散分析〕とTukey's post-hoc analysis（alpha＝0.05）（多重比較検定）で解析した

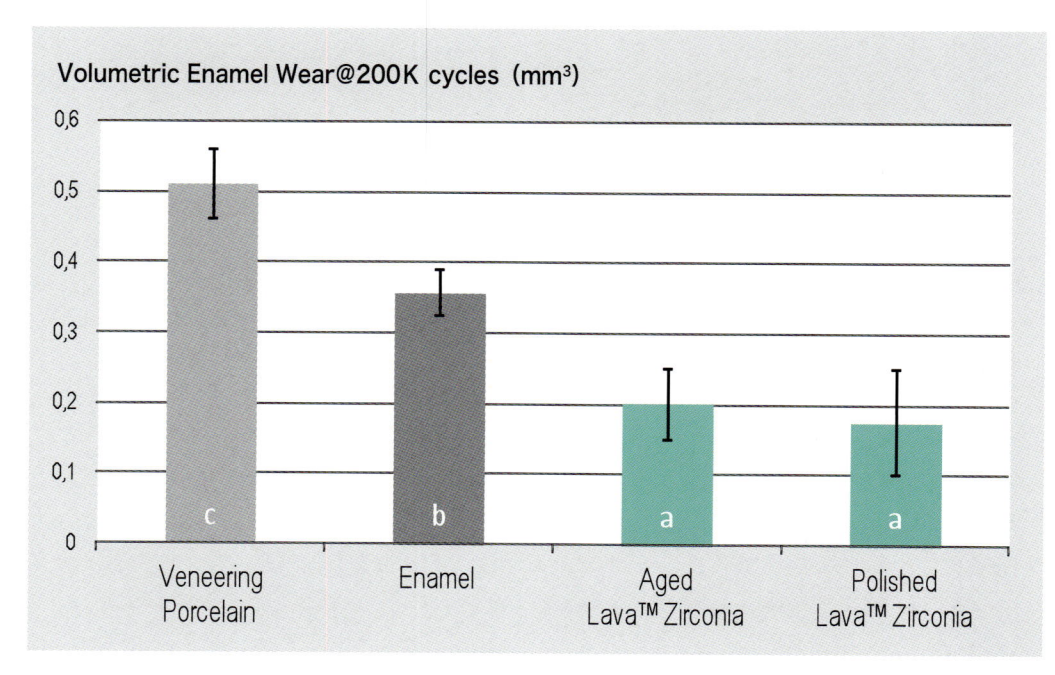

Volumetric Enamel Wear@200K cycles (mm³)

Fig.3 天然歯（エナメル）
に対する２体摩耗試験

Table.1 対合エナメル質の摩耗量と摩耗試験前に測定した各試料の表面粗さ．計測方法としては，補綴物表面からランダムに各部分を選び，その部分の表面の凹凸を計る．Ra が大きいほど平均して凹凸が大きく，表面が粗いということになる

	Volumetric enamel wear（mm³）		Roughness（Ra）（μm）
	100,00 cycles	200,000 cycles	Pre-testing
Plished zirconia	0.099 ± 0.027[a]	0.177 ± 0.049[a]	0.04 ± 0.01[a]
Aged zirconia	0.139 ± 0.023[a]	0.202 ± 0.032[a]	0.10 ± 0.05[a]
Veneering porcelain	0.359 ± 0.053[c]	0.512 ± 0.051[c]	0.35 ± 0.05[a]
Enamel	0.237 ± 0.045[b]	0.358 ± 0.075[b]	2.37 ± 0.74[b]

　実験結果から，研磨後のジルコニア対エナメルにおいて削合量が最も少なく，次いでわずかな差で経年劣化させたジルコニア対エナメル，削合量が 50%以上増えてエナメル対エナメル，陶材焼付後のジルコニア対エナメルと続いた．

　Fig.3 を見ても，ジルコニアは，築盛陶材の半分以下，天然歯エナメルの半分程度の対合エナメル摩耗量であった．経年劣化させたジルコニアと研磨したものでは，摩耗量にわずかな差しかないことも確認できた．

　摩耗量は表面粗さとも密接に関係するため，実験前に表面粗さを測定した（**Table.1**）．

　天然歯のエナメルの表面粗さが突出しているが，これ

に対して研磨後および経年劣化後のジルコニアの表面は非常に滑らかであり，専用陶材の表面も荒れているとはいえない．ただ，対合歯に対して専用陶材の摩耗量が突出している．これは，専用陶材のグレーズ面は滑らかであるが，表面が一層摩耗・剥離することによって内部の粗造面が現れ，対合するエナメルの削合量が増えたものと予想される．

　以上の点を総合すると，高強度のジルコニアが摩耗して粗造面が形成されることはほとんどなく，さらに表面が滑沢であれば，長期的に滑らかな状態が保持され，その結果として対合歯の摩耗量を微小に留めることができると考えられる．したがって，補綴材料の中では非常に

硬いジルコニアであっても，表面を滑沢に研磨しておくことにより，天然歯を傷つけることをむやみに恐れる必要はないと評価できる．

しかし，レジン歯や高カラットメタルなど低硬度の材料を使用した補綴物が対合歯に装着されている場合は，対合する材料自体の摩耗量が大きいため，多くの場合に咬合面にジルコニアを露出する設計の適応症には該当しないと考えている．

3．研磨によるジルコニアの結晶構造の変化

周知のとおり，外部圧力や熱が加わることなどによって，ジルコニアの結晶構造は相変態を起こす〔歯科で使用される，添加材を極力軽減したジルコニアは「部分安定化ジルコニア」（3Y-TZP）と呼ばれ，可能な限り相変態が生じないように調整されている〕．また，ビトリファイドダイヤやカーボランダムポイントなどを使用したフレーム調整やサンドブラスト処理の外圧によって生成される不安定な単斜晶に対し，約1,000℃，10分間程度の

係留操作を行うことにより，単斜晶を消失させる効果が見られることもすでに指摘されている．

しかし，熱処理後の築盛操作，形態修正，研磨作業においてジルコニアに全く負荷をかけずに工程を進めることは不可能である．特に，研磨操作によってジルコニアに外圧が加わるとなると，フレームの状態としては不安定な単斜晶の割合が増加していることが懸念される．

そこで通法の研磨手順に従い，各研磨ステップにおけるジルコニア表面のX線回折を行い，結晶構造の測定を試みた．使用材料は，通常ジルコニアフレーム調整に使用しているものを選択した．

筆者は通常，ジルコニアフレームを臨床応用する際にはマージンやフィニッシュラインなどのフレーム調整を行った後にアルミナサンドブラスト処理を行っており，そのような応用条件を想定した試料および試験方法を採用した．

使用材料と実験方法を下欄②に示す．

サンドブラスト処理を行った2つの試料のうちの1つ

Material & Method ②

■ 試料

試料（ジルコニア）：3Y-TZPの板材（10mm角）
計測機器：X線回折装置 MultiFlex（リガク社製）
解析ソフト：JADE 4.0（MDI）
条件：以下の研削材（サンドブラスト処理を含む）を用いて研磨した試料を1つずつ用意した
・粒径70μmのアルミナを用い，0.4MPaの圧力でサンドブラスト処理を施す
・上記サンドブラスト処理後に1,000℃，5分間の熱処理を施す
各研削材にて研磨した試料：
ビトリファイドダイヤ
ビトリファイドダイヤ→カーボランダム
ビトリファイドダイヤ→カーボランダム→コアマスターコース
ビトリファイドダイヤ→カーボランダム→コアマスターコース→コアマスターファイン
ビトリファイドダイヤ→カーボランダム→コアマスターコース→コアマスターファイン→デュラポリッシュダイヤ

＊研削材の内訳は以下のとおり（いずれも松風社）
ビトリファイドダイヤ（カーボランダムポイントのダイヤ版），コアマスターコース（粗面のダイヤ砥粒入りシリコンポイント），コアマスターファイン（細目のダイヤ砥粒入りシリコンポイント），デュラポリッシュダイヤ（ダイヤワックス研磨材）

■ 試験方法

上記の条件で処理を行った10mm角のジルコニア（3Y-TZP）の板材試料（以下，ジルコニア板）それぞれ6枚に対してX線回折測定を行った．単斜晶が生成された条件については，その割合を一定の角度範囲（2θ＝27〜32°）における全ピーク面積に対する単斜晶ピークの面積より計算して求めた

に1,000℃，5分間係留の熱処理を施し，2つの試料のX線回折測定を行った結果を**Fig.4**に示す．サンドブラスト処理後の試料では正方晶と単斜晶による回折パターンが確認できるが，この部分を拡大すると（**Fig.5**），正方晶による最も強いピークが$2\theta=30°$付近，単斜晶による

最も強いピークが$2\theta=28°$付近であると確認できる．すなわち，アルミナサンドブラスト処理によって表面に単斜晶が生成されるが，熱処理によって生成した単斜晶が再び正方晶へと戻っていることがわかる．

次に，未処理の3Y-TZP試料に対し，各研削材を使用

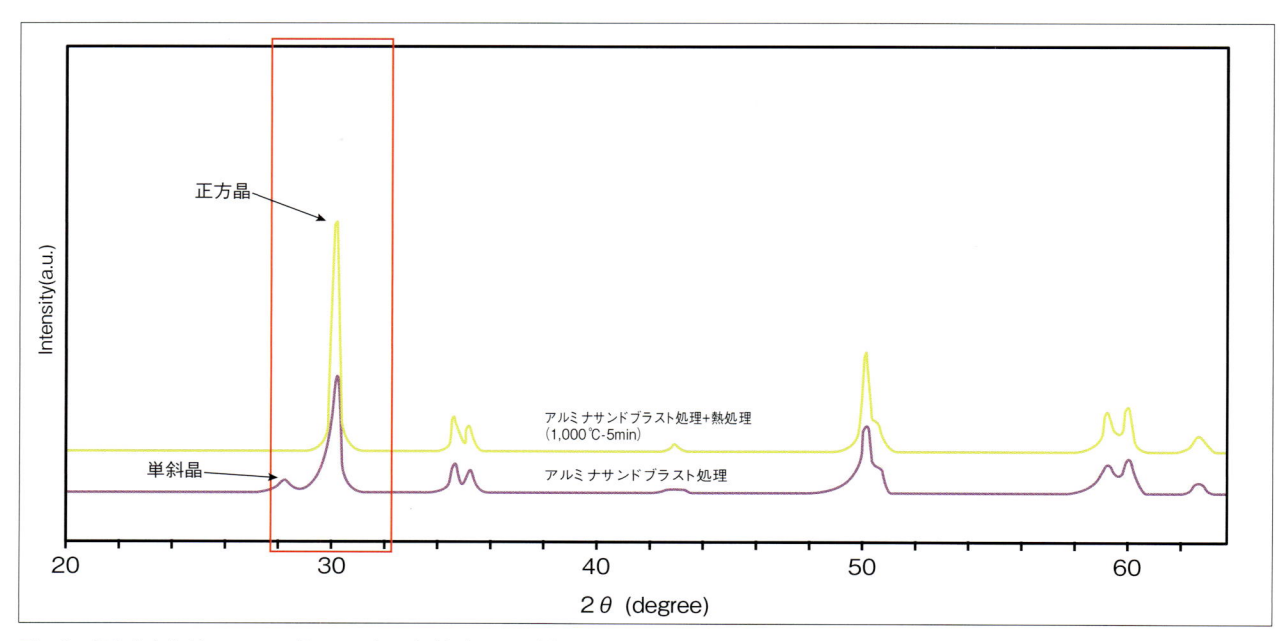

Fig.4　部分安定化ジルコニア（3Y-TZP）の板材（10mm角）2つの試料にアルミナサンドブラスト（粒径70μm，0.4MPa）処理を施し（a），そのうちの1つに1,000℃，5分間係留の熱処理を行った（b），X線回折結果の単斜晶，正方晶の全範囲（$2\theta=20°\sim65°$）スケールのグラフ

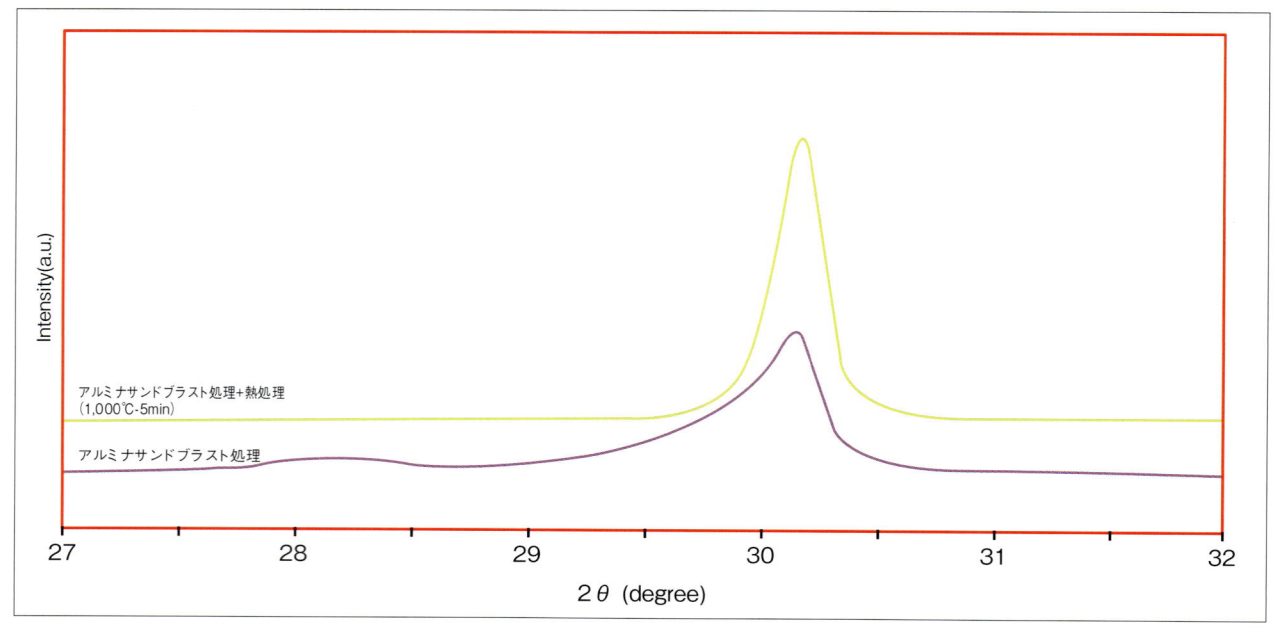

Fig.5　**Fig.4**の全範囲のグラフから最も強いピーク（$2\theta=27°\sim32°$）の範囲を拡大したもの．サンドブラスト処理のみの試料には単斜晶の発生がみられるが，その後に熱処理を行った試料から単斜晶は生成していないことがわかる

して，通常行われる研磨工程を想定した処理を施した後，X線回折測定を行った．試料の加工条件で示した切削能力の高い研削材から仕上げ研磨までの5パターンを製作し，測定した（**Fig.6**）．研削材ごとの詳細な検証は後述するが，仕上げ研磨まで行った試料以外は，研磨時に発生する外部応力によるものと考えられる単斜晶の生成が認められる．しかし，最終的にデュラポリッシュダイヤで研磨することによって，それまで生成していた単斜晶が消失する結果となった（**Fig.7**）．

次に，各研削材による研磨作業で生成された単斜晶に

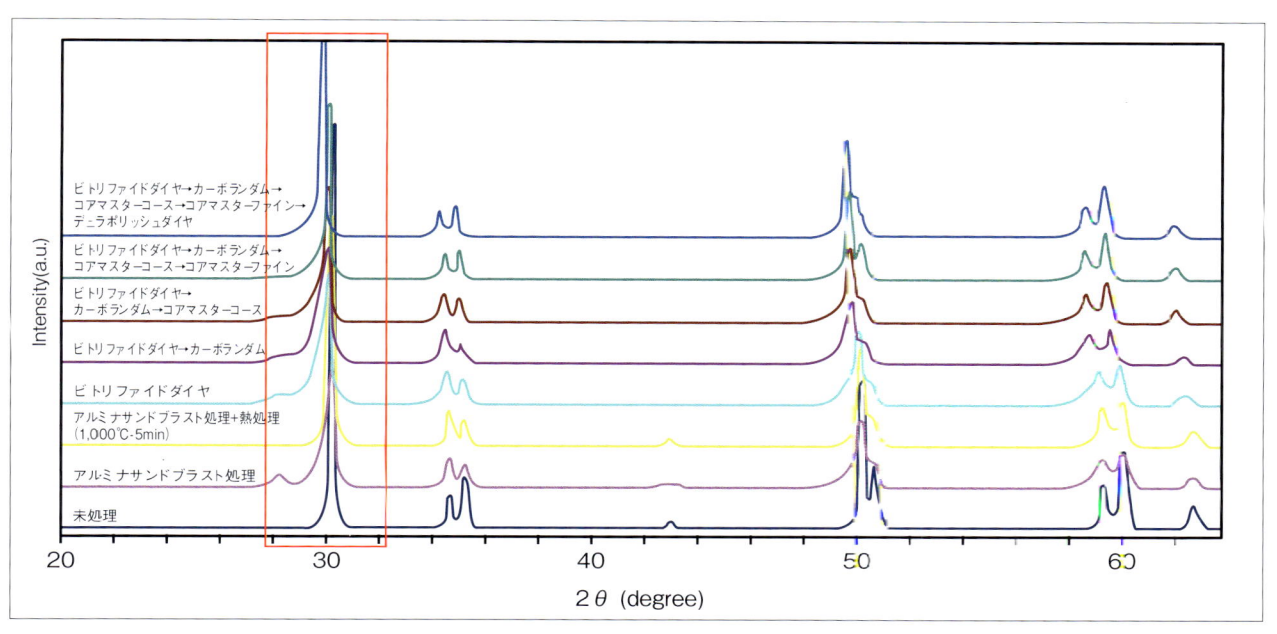

Fig.6 サンドブラスト処理，熱処理に加えて通常研磨を想定した工程の研磨処理を施した試料に対して，X線回折を行った単斜晶，正方晶の全範囲スケールのグラフ．わずかに単斜晶が生成されている研磨工程がみられる

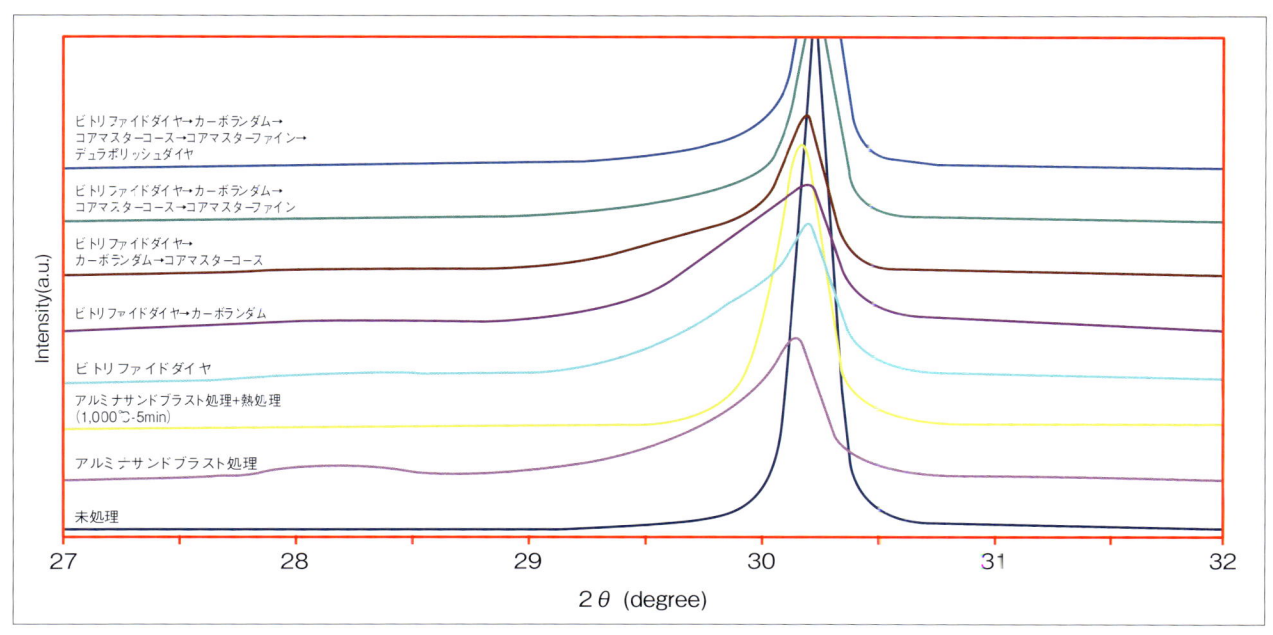

Fig.7 2θ＝27°～32°の範囲の拡大図．シンターダイヤ，カーボランダム，コアマスターコースなど，比較的切削力の高い研削材を用いた場合には単斜晶が生成している．最終的に仕上げ艶出し用ペーストまでかけた試料には単斜晶が生成されていない

ついて, その割合 (%) から詳しい検証を行う (**Table.2**, **Fig.8, 9**). この単斜晶の割合も, **Fig.7** に示した角度範囲 (2 θ =27 ～ 32°) における全ピーク面積に対する単斜晶ピークの面積より求めた.

　各研磨条件における単斜晶の割合を比較すると, 0.4MPaのサンドブラスト処理が8.6%で群を抜いており,

Table.2　各研磨条件 (サンドブラスト処理を含む) での単斜晶量 (%)

研磨方法	単斜晶量 (%)
未処理	0
アルミナサンドブラスト (0.4MPa)	8.6
アルミナサンドブラスト (0.4MPa) →熱処理 (1,000℃, 5min)	0
ビトリファイドダイヤ	4.1
ビトリファイドダイヤ→カーボランダム	3.8
ビトリファイドダイヤ→カーボランダム→コアマスターコース	3.9
ビトリファイドダイヤ→カーボランダム→コアマスターコース→コアマスターファイン	2.1
ビトリファイドダイヤ→カーボランダム→コアマスターコース→コアマスターファイン→デュラポリッシュダイヤ	1.2

一部のフレーム提供メーカーがサンドブラスト処理を推奨していない根拠となっていることが想像できる. しかし, サンドブラスト処理後, 1,000℃・5分間係留の熱処理を行った試料からは単斜晶が検出されておらず, 臨床技工でも熱処理を行えば問題ないことを示している. 各研磨処理後の単斜晶の割合を, 切削力の高い順に比較すると, 熱処理を行うことにより検出されなかった単斜晶が, ビトリファイドダイヤで研削を行うことで 4.1%ほど増加した.

　カーボランダムの処理を加えると, 単斜晶量は 0.3%ほど減少した. しかし, 次に使用しているコアマスターコース (粗めのダイヤ砥粒入りシリコーンポイント) での処理後は, 逆に 0.1%増加している. 次に, 一段細かいコアマスターファイン (細めのダイヤ砥粒入りシリコーンポイント)で処理を行うと, ほぼ半減していた. 艶出し用ペーストのデュラポリッシュダイヤを塗布しロビンソンブラシで最終仕上げ処理を行うと, 単斜晶の検出量はそこからさらに半分程度にとどまった (**Table.1**).

　各研磨処理後の試験体の重量を計測し, 研削量と単斜晶量の関係を調べたところ, 研摩材の粗さに由来する研削量と単斜晶量の間には, 明確な因果関係を見ることは

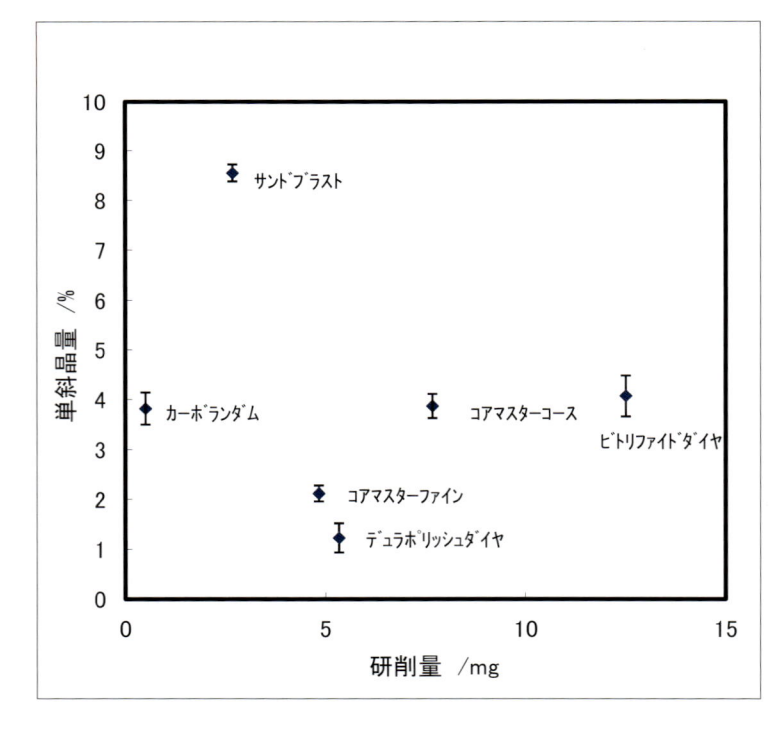

Fig.8　研削量と単斜晶量の比較：研削量と生成する単斜晶量との間に明確な関係は見られなかった. 単斜晶量で見ると, デュラポリッシュダイヤ＜コアマスターファイン＜コアマスターコース＝カーボランダム＝ビトリファイドダイヤ＜サンドブラストとなっており, 研磨時に発生する応力が強いほど, 単斜晶量が多くなる傾向にある

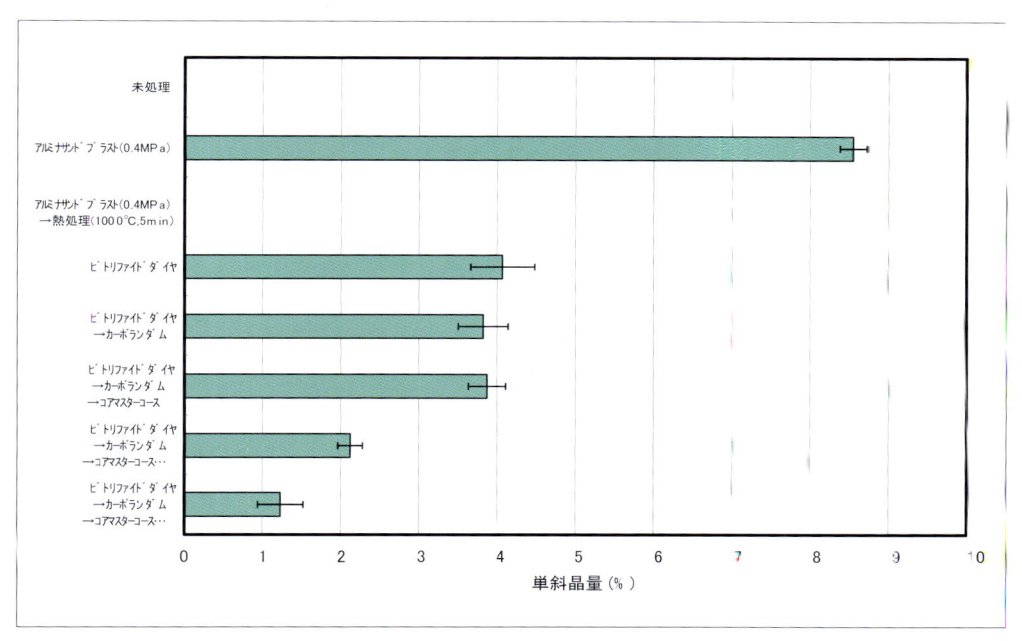

Fig.9 各研磨条件下の単斜晶の割合．未処理品は正方晶のみであるが，サンドブラスト処理を行うことで単斜晶が10％近く生成する．ただし，その後の熱処理により，生成した単斜晶は全て正方晶へと戻る．また，ビトリファイドダイヤでの研削により約4％の単斜晶が生成し，カーボランダム，コアマスターニースまでの研磨作業では単斜晶の量に変化はないが，コアマスターファイン，デュラポリッシュダイヤと研磨作業を進めるにつれて，単斜晶量が減少しているのがわかる

できなかったが，単斜晶量を研摩材別に比較すると以下のように整理できた．

デュラポリッシュダイヤ＜コアマスターファイン＜コアマスターコース＝カーボランダム＝ビトリファイドダイヤ＜サンドブラスト

このことから，研磨時に発生する応力が強いほど，単斜晶量が多くなる傾向にあると考えても構わないことがうかがわれる（**Fig.8**）．

以上の結果から，研磨材によりジルコニア表面に傷がつき，二種類以上の研磨材を使用した場合は，一種類目で変態した単斜晶に二種類目の研磨材を使用することにより，単斜晶変態が加算されていると考えられる．

ただ，研磨材の砥粒がある程度微細となって研磨面がマイルドになると，前工程における粗い研磨材で発生した単斜晶を除去するうえに，新たに単斜晶への変態を起こさない傾向が示された．さらに艶出し用ペーストのデュラポリッシュダイヤを使用した研磨が非常にマイルドであるために，単斜晶を新たに生成することなく，残っていた単斜晶を大幅に削り取ったものと推察できる．

また，前述したように研磨材の粗さによる研削量と単斜晶量の関係は明確にはならなかったが，処理別の単斜晶量の比較からは，サンドブラスト処理や研磨時に発生する応力が強いステップほど，単斜晶量は増加していることが確認された．

サンドブラスト処理もしくはジルコニアの表面への研磨を行うことによって単斜晶が生成するが，熱処理やデュラポリッシュダイヤでの最終研磨を行うことで，生成した単斜晶が消失する（正方晶へ戻る）ことが確認できたのである．

歯科技工士が臨床技工で行っている研磨作業とは，砥粒の大きい研磨材から細かい研磨材に推移することにより，研削で生じる傷を順に小さくして，滑らかな表面状態を目指す作業である．この研磨方法を大きく変えることなく，順を追って丁寧に仕上げれば，ジルコニアの優れた物性を損なわずに済むことが，それぞれの実験から確認できた．加えて，陶材築盛を行う焼付面は，熱処理後には研磨を行うことはないので，単斜晶の生成は大きな不安材料にはならない．

なお，人工骨などの生体インプラント材料は，ISO規格によって加工による単斜晶生成量の上限が25％と規定されており，今回の生成量にそれを下回る量であるために問題がないということもできる．

4. フルカントゥアクラウンの研磨例

　ジルコニアフレームやフルカントゥアクラウンの表面を研磨作業にて滑沢に仕上げることは，単に衛生管理の面だけではなく，ジルコニアの物性に関わる重要な要素が含まれていることを述べた．これらの検証結果から，

ジルコニアの鏡面研磨は，装着後の補綴物の"有効機能期間"を延引する重要な作業工程の一つであることが示された．以下，筆者が行っている通常の研磨作業工程を，普段使用する研磨材とともにアトラス形式にて紹介する（Fig.10〜18）．

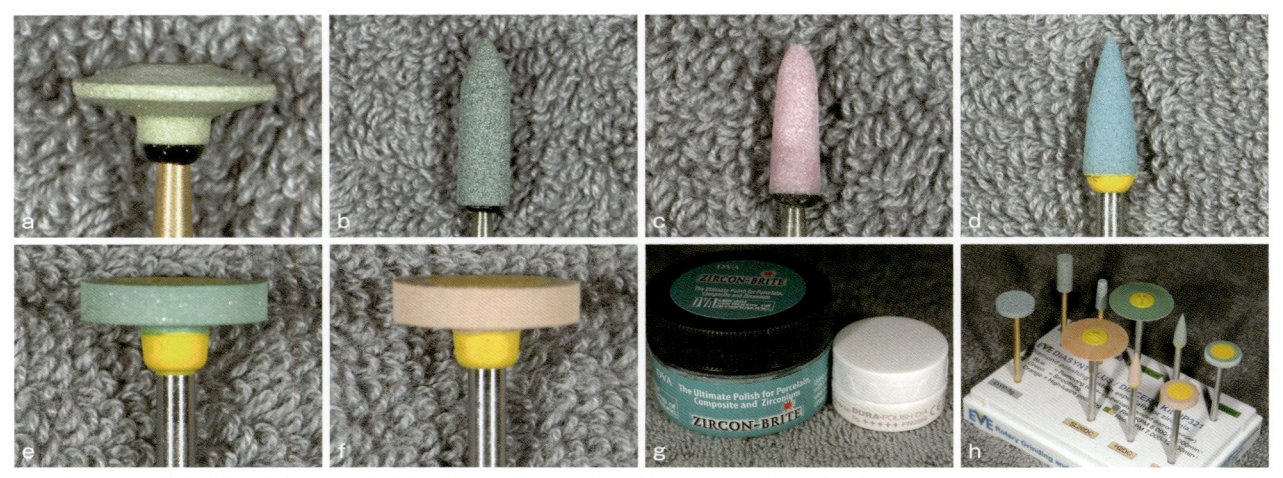

Fig.10-a〜h 筆者が普段使用している研磨材．順に，ビトリファイドダイヤ #10，カーボランダムポイント #13，ピンクポイント #20（以上，松風），ダイヤポルコース #20，ダイヤセラコース #11，ダイヤセラファイン #11（以上，イブ），ZIRCON-BRITE（DVA）およびデュラポリッシュダイヤ（松風），イブ社の各種研磨材がセット梱包された『Diasynt Plus/Diacera』

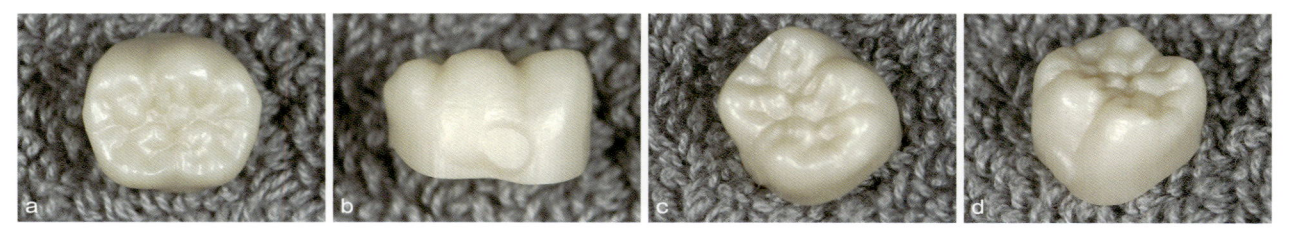

Fig.11-a〜d 研磨前の状態．プロダクション工場から送られてきたクラウンは，システムによりプレートやブロックのまま，あるいはカットされた状態で届く．Lava™ではコネクターをカットしてから着色と最終焼成を行うため，保持ノブ付のリクエストを出さない場合は，1mm ほど残した状態で送付される（保持ノブ付は 2〜3mm）

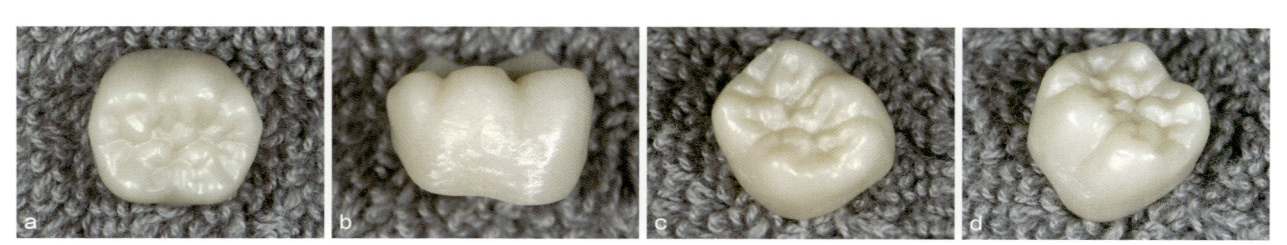

Fig.12-a〜d コネクター痕の調整（ビトリファイドダイヤ #10）．ジルコニアフレームやクラウンのコネクターはミリング中に破損しないように頑丈に設定されているため，コネクター痕も比較的大きめである．このため，筆者は切削能力の高いビトリファイドダイヤを使用して作業時間を短縮している．ここではスプルー痕の調整のみ行うが，コネクターの位置によっては他の形態も使用する

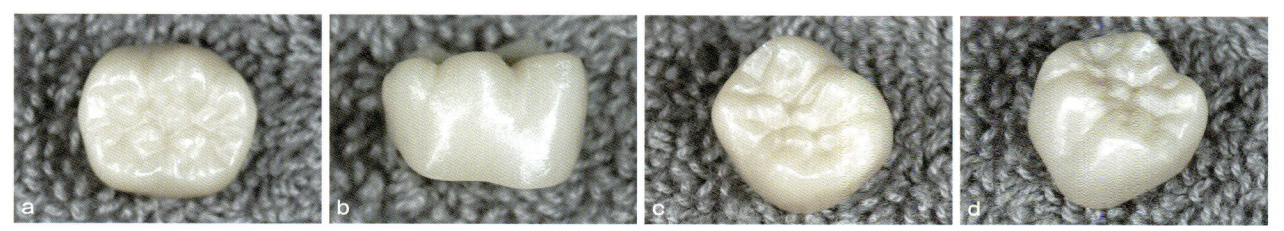

Fig.13-a〜d　傷取りと粗研磨①（カーボランダムポイント #13 ほか）．大きな傷や凸凹したところを大まかに均一にする．咬合調整や形態修正が必要な場合はカーボランダムポイントを使用して行うが，スキャニングした咬合面などの精密な形態を崩してしまうので，フックスアップは可能な限りスムーズな状態に仕上げておくことが肝要である．このステップでは基本的に，研磨面全体にバーを当てる

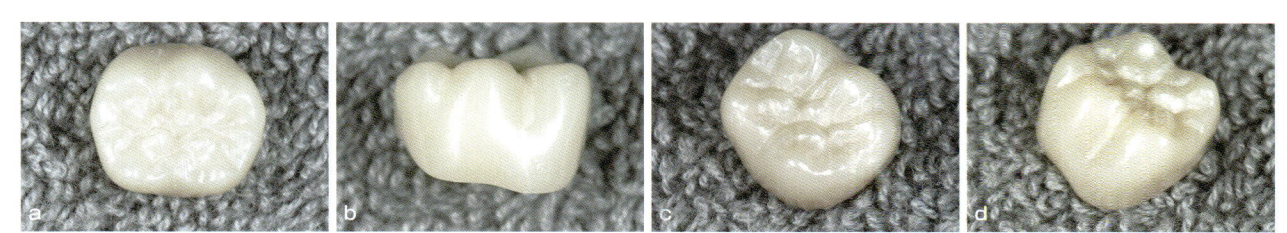

Fig.14-a〜d　粗研磨②（ピンクポイント #20 ほか）．カーボランダムポイントの傷を消し，さらにきめ細やかな状態にする．この後でシリコンポイントによる中仕上げに移行するため，小さな傷なども見逃さないように，本ステップで確実に除去しておきたい．丁寧に研磨することにより，この段階でもかなり艶が出てくる

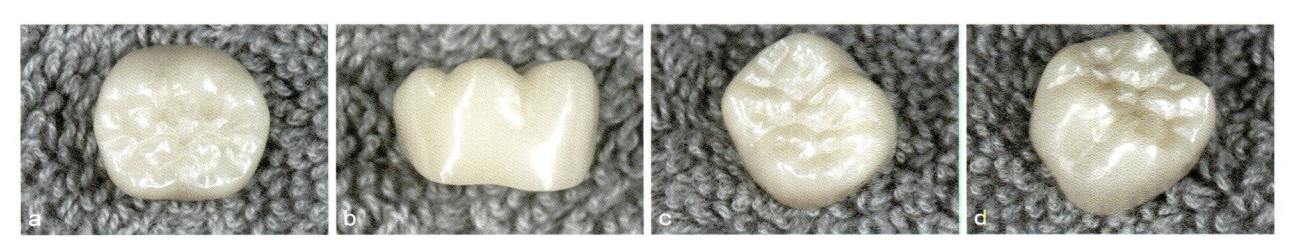

Fig.15-a〜d　中仕上げ（ダイヤポルコース #20 ほか）．ダイヤポルの中では一番粗いコースを使用する．ダイヤ砥粒入りのシリコンポイントなので切削能力も高く，粗研磨でついた細かい傷などは簡単に消すことができる．専用陶材とのフィニッシュラインのシャープなライン出しにも有効である．しかし，わずかなタッチでもよく削れるため，グレージングなどで仕上げた築盛陶材には触れないように注意する必要がある．咬合面などの細かい箇所も含めて，クラウン全体を一層，均一に研磨する

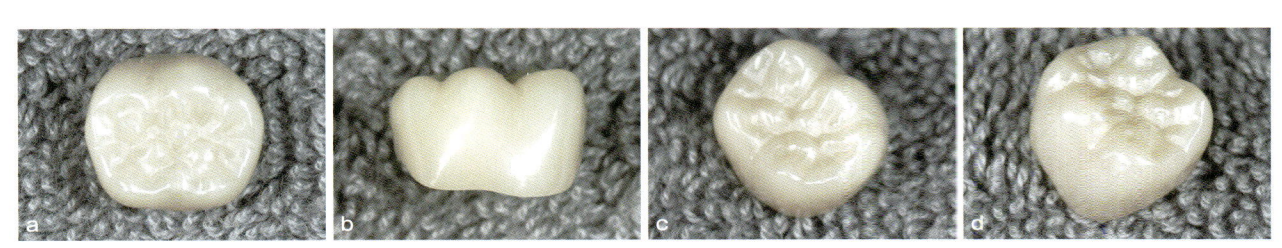

Fig.16-a〜d　細仕上げ①（ダイヤセラコース #11 ほか）．頬舌側面や近遠心面などの比較的平坦な箇所の研磨を行うが，補綴物装着後の汚れの付着を防ぎたい箇所でもあり，特に丁寧な仕上げが求められる．ダイヤ砥粒を含まないシリコンポイントで，粗目のものから丁寧に研磨を行う．筆者はかつてこの段階で陶材研磨用のシリコンを用いていたが，中仕上げまでを丁寧に作業することにより，ダイヤ砥粒の入っていないシリコンポイントでも十分な効果が得られることがわかったので，現在は前述の研削材を使用している

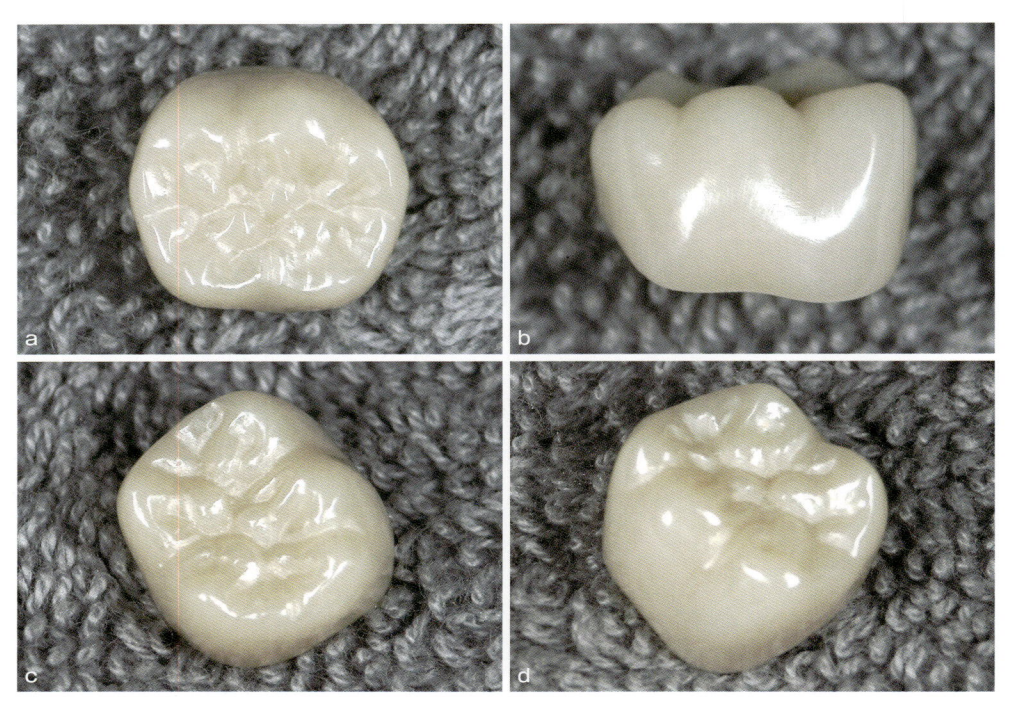

Fig.17-a 〜 d　細仕上げ②（最終仕上げ前．ダイヤセラファイン #11 ほか）．さらに細かい砥粒のシリコンポイントを使用し，前段階までの研磨傷が残らないよう注意を払って仕上げていく．この段階では輝くような艶はないものの，少なくとも肉眼では滑らかな面に仕上がっている必要がある

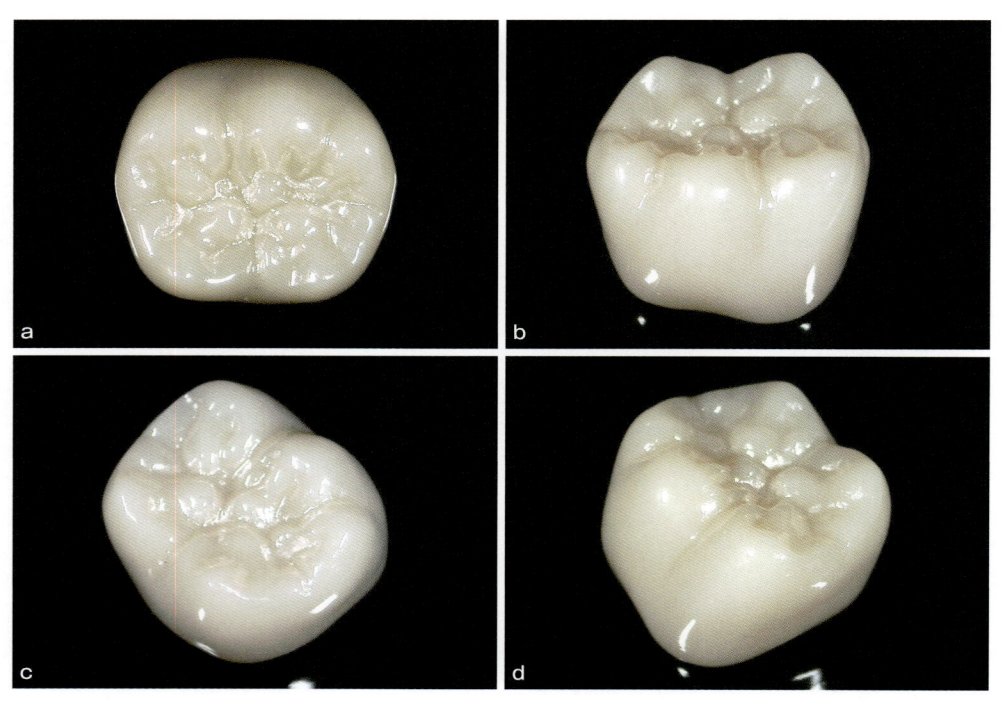

Fig.18-a 〜 d　最終仕上げ（ロビンソンブラシ＋ZIRCON-BRITE，デュラポリッシュダイヤ）．ロビンソンブラシに，前述の二種類の艶出し用ペーストを固着させながら仕上げていく．これまでの工程で研磨傷などをしっかりと取り除いていれば，比較的簡単に艶を出すことができる．クラウンの咬合面などは，ワックスアップをスムーズな状態に仕上げることにより，粗研磨〜シリコン仕上げまでを，それほど神経質にならずとも十分に艶のある仕上がりにできる

Part 4
CAD/CAMジルコニアセラミックスの臨床例

Preface

　歯科補綴治療に携わる歯科医療従事者は，そのすべてが固有の特徴を持つ臨床実績を重ねることにより，実に多くの事柄を学んでいる．さらに言及すれば，臨床からしか習得することができないセオリーやテクニックがあることを，日々真摯な姿勢で臨床と対面している人は理解しているはずである．最終Partとして，これまで筆者が経験した臨床例の中から，特に学習効果が高いと感じた症例をピックアップして供覧する．これらをとおして，各製作工程において治療期間の状況を可能な限り詳しく解説し，患者を含むチェアサイドとの情報交換の重要性とともに，CAD/CAMジルコニアセラミックスの神髄に迫る．

Chapter 1

制約が少・中程度の症例に対するアプローチ

　臨床例にはそれぞれに制約や課題があり、仮に一つの症例において補綴物を製作するとして、目指すゴールはいわゆる「よい補綴物」であっても、その結果を得るために採る工程は多種多様であり、やや極端に表現すれば製作者の数だけあるともいえる。また、個々の症例における注目点、注意点に加え、その難易度についても製作者の経験や習熟度によって受け止め方や捉え方が異なることが予想される。そこで、一定の客観性を持たせるために、本Partで提示する症例は制約の数や程度を指標として分類した（あくまで筆者の臨床技工経験からくる主観に基づく）。すなわち、治療開始時の患者の要望と術者の意見を総合した改善目標に対し、「治療過程における目標達成を困難にする点」「誤解や見逃しを起こしやすい事象」などの多寡により症例を分類し、それらに筆者がどう対処したかを示すことを本Partでは試みる。

　具体的には、下地の色を透過させたくない場合に生じるクリアランス不足、歯軸方向や捻転補正など位置関係の変更、歯周組織へのアプローチ、あるいはそれらの因子が複合して存在する場合も含め、症例報告を通じて対処法の考察を行う。無論、経過観察中のものを含め、本報告で明確な回答を得られなかった症例も決して少なくない。しかし、われわれ歯科技工士の仕事は、与えられた条件下において、それまでの知識と経験から導き出された最良の方法を模索していくことにある。その意味では、慎重かつ恐れをもったうえでチャレンジする必要も感じている。そして、そのような覚悟をもって臨床に向き合うことにより、高い強度と優れた物性、透過性を有するフレームを使用するジルコニアセラミックスならではの、有利さと困難さへの理解を深め、安定的な審美再現と機能回復を期待できるのではないだろうか。

　なお、陶材の築盛模式図に示す陶材の名称は、すべて『Vintage ZR』の色調名である。同陶材のユーザーでない読者の方は、Vintageシリーズのカラーテーブルと照合し色調を確認していただきたい。

Case 1：狭窄歯列弓において前突軽減を目指した症例

本補綴処置の制約と目標：歯軸方向の内側変更と遠心部の色調・形態回復

患者：29歳の女性
主訴：旧補綴物の審美障害の改善

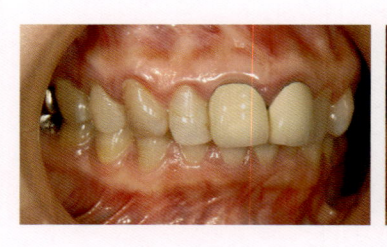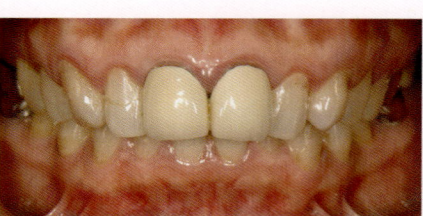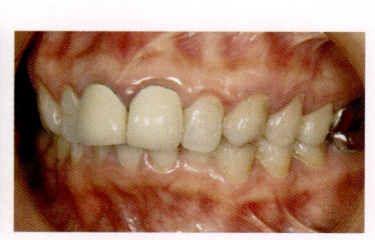

Step1：術前口腔内（正面および両側方面観）

　上顎両側中切歯連続冠の旧補綴物の装着から5～6年経過しているとのことだが、マージンの不適合によるメタルラインの露出や色調、形態の不良など、患者は多くの不満を訴えていた。術前の状態から、幼児期の指しゃぶりなどの習癖による顎性の前突（狭窄歯列）であり、Ⅱ級の咬合関係であることが確認できた。したがって、対合歯も狭窄歯列であり、上顎に対応した嵌合状態であった。口蓋側の形態付与を行う場合、下顎運動時のガイドに十分な注意が必要となることが予想できる。画像からはわかりにくいが、旧補綴物の外形が大きいこと、両側側切歯との段差が生じていることも患者は気にしており、これらの解消も希望した。前突が生じている患者は特にそのことを気に病んでいることが多く、これを少しでも改善、解消したいとの希望を述べることが多い。その場合に患者が気にしているのはあくまで患歯のみの補綴であり、歯科医療従事者の考える術後の状態が患者のイメージどおりかどうかを確認しながら進めていかなければならない。

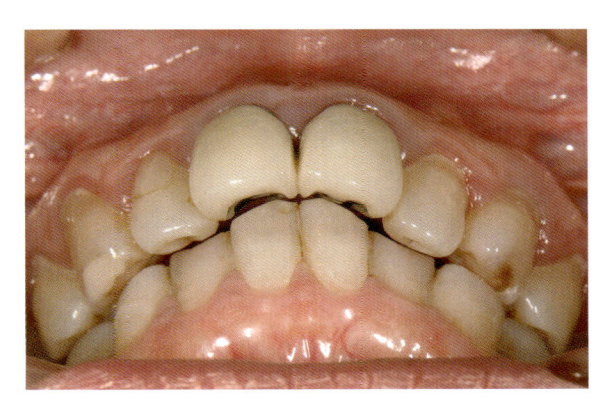 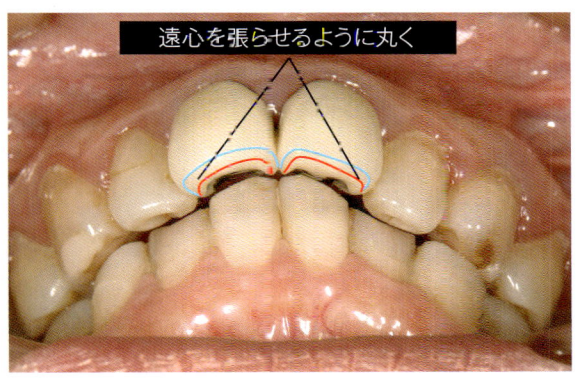

遠心を張らせるように丸く

Step2：術前口腔内（斜め下方面観）

上顎前突であることに加えて歯列弓が尖峰形を呈している場合は、対合歯列弓もそれに対応した配列になっていることが多い．したがって、対合歯も同時に治療しない場合は、患者がいくら要望しようとも、前突の補正には限界がある．本症例のように過蓋咬合を伴っている場合は、早期接触部位が患歯の切縁付近となることが多く、できれば大きく避けたいところである．また、チェアサイドからの情報として、患者は遠心隆線部分に丸みを持たせ、張り出しを少なくした形態を望んでいるとのことであった（右図中青線：現状、赤線：補綴処置により希望する切縁の位置）．

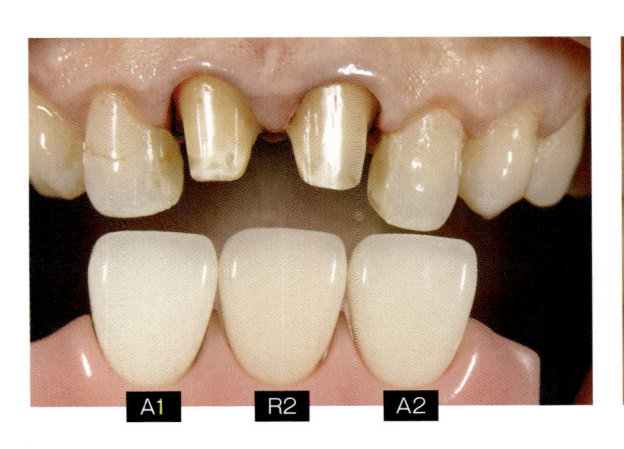 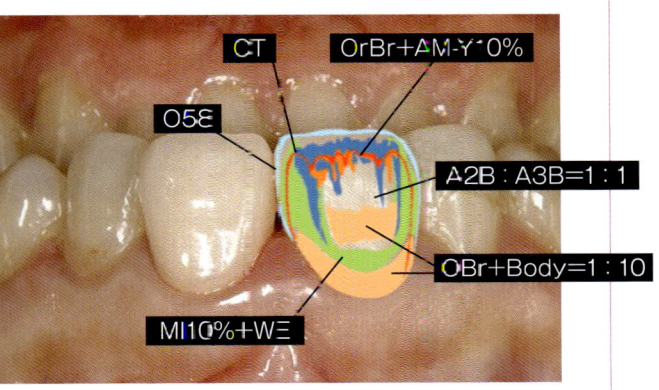

A1　R2　A2

CT　OrBr+AM-Y10%
O58
A2B：A3B＝1：1
OBr+Body＝1：10
MI10%＋WE

使用陶材の種類
OBr：オレンジ＋ブラウン＝10：1
AM-Y：アンバーイエニー（アンバー系）
OT：オパールトランス（オパール系透明色）
O58：オパール58（オパール系エナメル色）
MI：ミルキー（不透明ホワイト色）
WE：ホワイトエナメル（やや強めのホワイト系エナメル色）

Part 4 で頻用する Vintage ZR のエフェクト▶
色の色調記号と色調名

Step3：最終支台歯形成とシェードテイキング

残念ながらプロビジョナルレストレーション仮着時の写真は撮影していなかった．通法どおりプロビジョナルレストレーションの形態を改変して患者の要望を満たす形態を確認できたため、支台歯を唇側から割合し、プロビジョナルレストレーションの厚みの確保を図った．最終的に丸みをつけて薄くなる遠心部以外の平均的な厚みは 1.2 〜 1.4 mm 程度、遠心隆線付近の角を丸めることと、保持力に影響の生じない限界の長さになるまで短くした形成を心掛けたとのことである．シェードテイキングに支障を来さないように、コンポジットレジン充填などによって審美回復を図ったうえで、シェードテイキングが行われた．シェードガイドは左から A1、R2、A2 である．なお、『ShadeEyeNCC』のデータも計測したが、充填部分もあり信頼性にとぼしいデータであったため、ここでは割愛する．

写真を基に、目標基本色は R2.5（R系統は A 系統から 2 ランク赤みが強い色調群）、築盛する陶材のレシピも図示するとおりとした．しかし、患者から隣在歯との段差を縮小するように希望されていた遠心部分はフレームを含めて厚みが 1.0 mm ほどであり、フレームデザインに配慮したうえで、近遠心で色調差が生じないようにカットバックとエナメル陶材の築盛には十分注意を払った．実際の基本色は、Shade Verification Technique（以下、SV テクニック）から以下のように計算し選択した．なお、エフェクト色の OBr（オレンジブラウン）とは、ブラウン色を 10%ほどオレンジに混合して使用するオリジナルの配合である．

R2.5（目標基本色）＝（＋：オレンジブラウン系）＋（−：ホワイト系）
＋ A2.5 （A2B＋A3B）

※オレンジブラウン系の色調を加えることで赤く、濃い方向に色調・濃度が変化するので濃度変化方向を＋に、同じくホワイト系を加えることで薄い方向に濃度が変化するので−と捉えて計算した

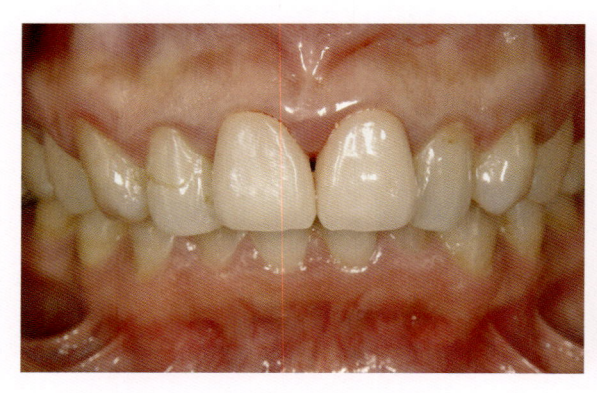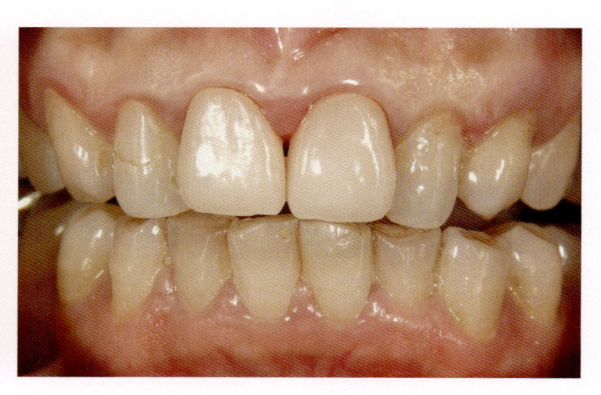

Step4：ビスケット焼成（＋低温焼成）〜試適

　チェアサイドからの指摘は，①形態は，もう少し切縁を長くしてほしい，②色調は，切縁付近の透明感を表現してほしい，の二点であった．製作時に要望のあった遠心部分の張り出しについては，以前より内側に入っているため，患者の納得を得られた．しかし，下顎がV字歯列であり上顎両側中切歯の切縁部の早期接触部分における破折が危惧されたため，プロビジョナルレストレーションよりも歯冠長を多少短くして対処したが，患者には受け入れてもらえなかったようである．このため，要望のあった透明感の色調表現に加え，ガイドに支障をきたさないように切縁部を伸ばす工夫と色調の修正が必要となった．

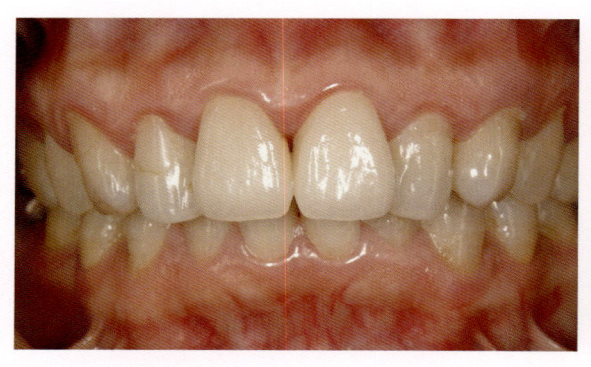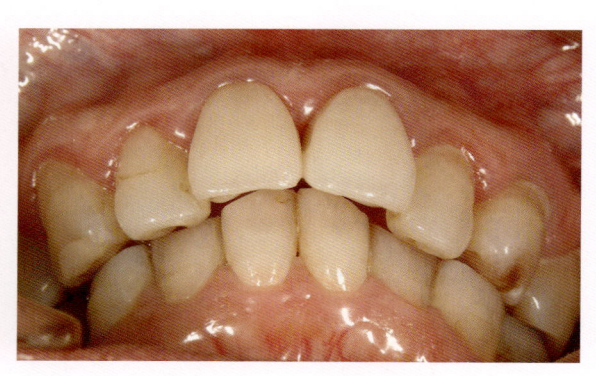

Step5：最終補綴物の仮着

　チェアサイドからの指摘を受け，切縁付近のエナメル陶材を築盛して修正を行った．基本的には試適前の色調を遵守し，内部ステインは使用せずに，透明陶材とエナメル陶材の築盛のみで色調補正を試みた．また，患者の希望どおり切縁を長くする必要があり，前方運動時のガイドに細心の注意を払いながら，可能な限りの長さの確保を図った．右図（斜め下方面観）から，対合歯に相応した舌側形態を付与していることがわかる．

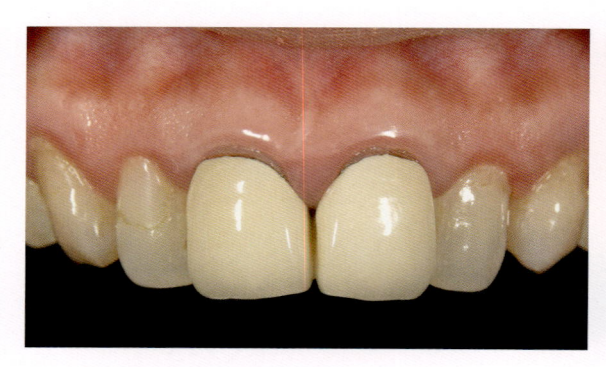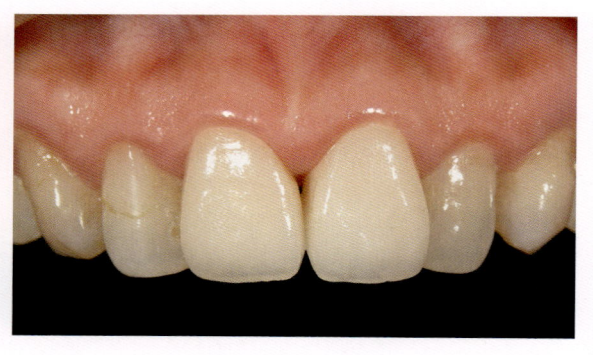

Step6：術前・術後の口腔内比較

　厳しいガイドの状態を考慮しながら，切縁の長さは術前の状態をなんとか確保することができた．歯軸方向を可能な限り内側に入れ，遠心豊隆部を丸く，薄く表現することにより，患者が特に気にしていた外形の大きさと隣在歯との段差の縮小についても，満足が得られたようである．Part3でも少し触れたが，以前より術前術後の形態変化について，どの程度の変更の付与で患者が認識可能かを考えてきた．これまでの臨床経験を踏まえると，患者の個人差があり一概にいえないが，最低0.5mm以上の改変が施されていれば，変更したことを概ね認識してもらえるようである．トラブルの防止を念頭に置くと，どうしても安全策への対応のみに意識が偏ってしまい，その結果としてラボサイドでは切縁の長さまでは回復させることができず，試適時に患者の希望に沿うことができなかった．安全策を講じると同時に，患者の希望との接点を可能な限り模索し続ける必要性を学んだ症例である．

Case 2：翼状捻転補正と厳しい咬合状態に対処した症例

本補綴処置の制約と目的：翼状捻転の修正に伴う，部分的に異なる築盛，厚みの色調再現操作および，過蓋咬合に加え，クレンチャーやブラキサーの疑いがある厳しい咬合条件への対処

患者：22歳の女性
主訴：上顎両側中切歯の翼状捻転の改善

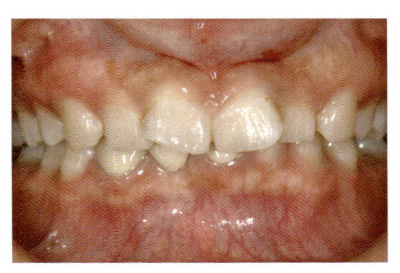 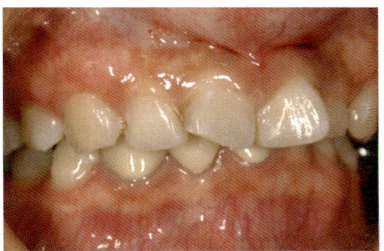 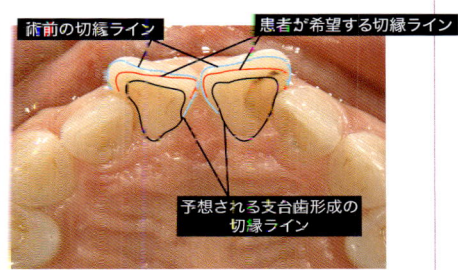

Step1：初診時口腔内

　患者の主訴を考慮してチェアサイドでは矯正治療を提案したが，治療期間などを理由に受け入れられなかった．上顎両側中切歯遠心部が側切歯に重なるほど張り出しが強いため，補綴治療のみで対処する場合は抜髄も必要になることを伝えて説得を試みたが，患者の希望は変わらなかった．咬合面観の画像から，両側遠心部に多少のコンポジットレジン充填が行われていることが確認できる．健康な歯質を削ることは歯科医療従事者にとって忍びない行為ではあるが，この場合，患者にとって長年のストレスから解放され，快適な日常生活を送るため止むを得ない処置と解釈できる．患者の希望に応えて，翼状捻転を補綴処置のみの対処法で，両側とも近心遠心それぞれの箇所で，大きな築盛，厚みの差が生じることは明らかである．

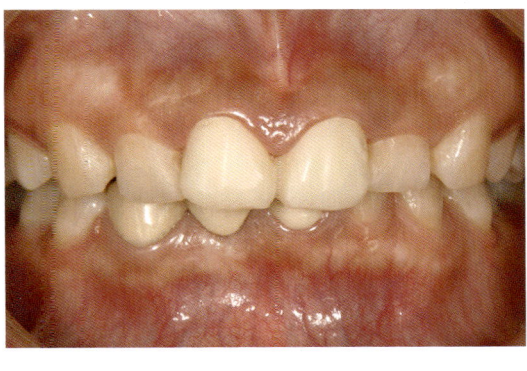 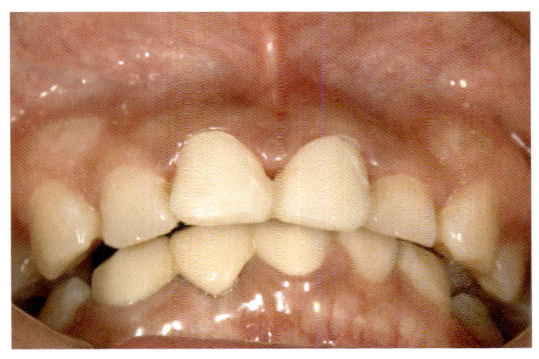

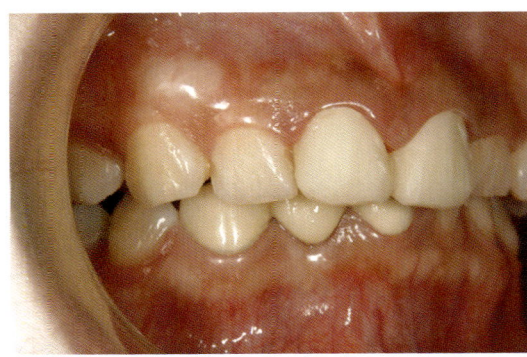 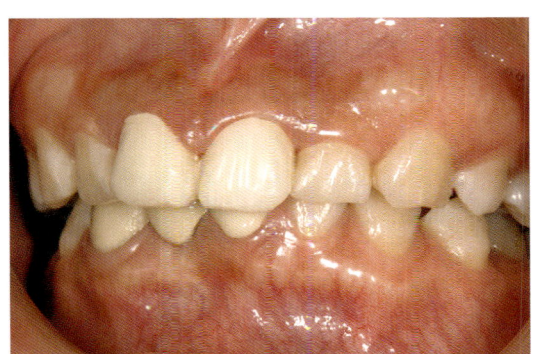

Step2：プロビジョナルレストレーションによる形態の修正

　抜髄後，直接法にてファイバーポストを用いて支台歯築造処置が行われた．その後，チェアサイドで製作したプロビジョナルレストレーションを装着し，ガイドなどの咬合状態を確認し，歯冠長や歯冠幅，オーバージェットの量などについて，患者の要望も考慮した形態修正が施された（本症例のように内側に形態修正を行う場合は，特にガイドの状態を慎重に確認する）．翼状捻転の回復を図り，形態などについて患者の納得を得たうえで，一定期間仮着し観察期間が設けられた．

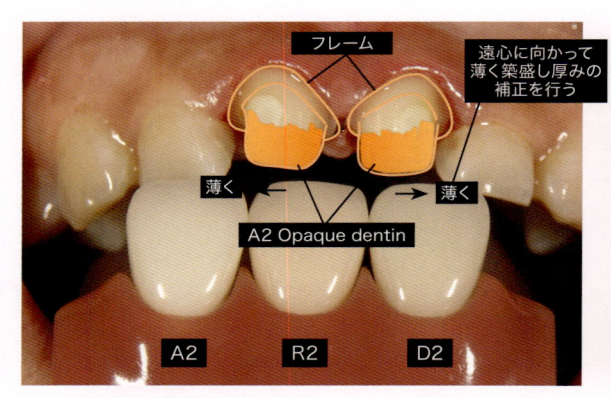

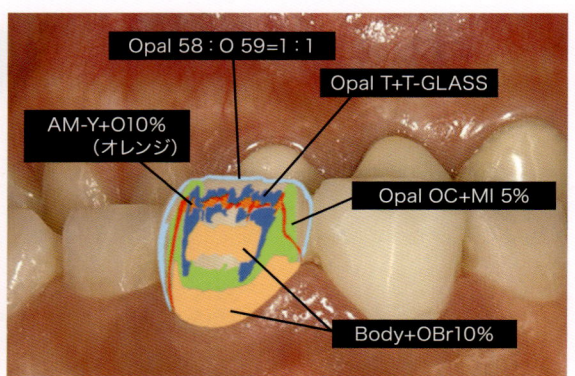

R2.5（目標基本色 Tone2.5，赤味 +1）＝（+：オレンジブラウン系）＋（−：ホワイト系）＋A2.5B〔A2B+A3B（実際の基本色）〕

	3⌐	2⌐	⌐2	⌐3
Shade	1.5	2.5	2.0	3.3
Value	+ 2	− 1	− 1	+ 1
Hue	R2	R2	R2	R2

▲ ShadeEye NCC による測色データ

Step3：最終支台歯形成とシェードテイキング

　プロビジョナルレストレーション仮着後，一定の観察期間を経て問題がないことを確認して，チェアサイドにて最終支台歯形成を行う．他の症例でもしばしば見られることだが，プロビジョナルレストレーションで形態の修正を図るうちに，当初確保されていた築盛厚みが薄くなることがある．そこで筆者は，最終支台歯形成の前に遠心部の厚みを計測してもらい，強度を保つ観点から必要であれば，支台歯の一層の削合を依頼している．

　ただし，本症例のように歯冠長が短いと，支台歯の強度の確保や脱離防止のための連結冠の設計を施したとしても遠心部の削合量には限界があり，最終的にプロビジョナルレストレーションの遠心部の厚みは 1mm 程度となった．残存歯のファセットの状態を確認したところ，前歯部のガイドが厳しいことが予想されたため，フレーム形態は切縁まで覆うフェイシングタイプとした（写真は撮影されていなかった）．

　ShadeEyeNCC による測色データは別表のとおりとなった（上顎右側犬歯は，横走隆線付近の白帯の部分を測色したようである）．これらのデータから目標の基本色を R2.5（トーン 2.5 赤味 +1）とし，使用するエフェクト色を勘案したうえで，SV テクニックにて実際の基本色を算出した（使用したエフェクト色の築盛位置は図示する）．部分的に厚みが極端に異なる形態となる場合，筆者はフレーム製作時にある程度の色調補正を行ったうえで，マスキング効果を期待できるオペークデンティンを築盛し，厚みの差をある程度抑えておくという工夫をしている．今回は，最終補綴物装着までの時間をできる限り短くしたいという患者の要望もあり，色調再現操作や形態修整時に特に問題が生じなければ，完成前の試適は行わない治療日程で進められた．

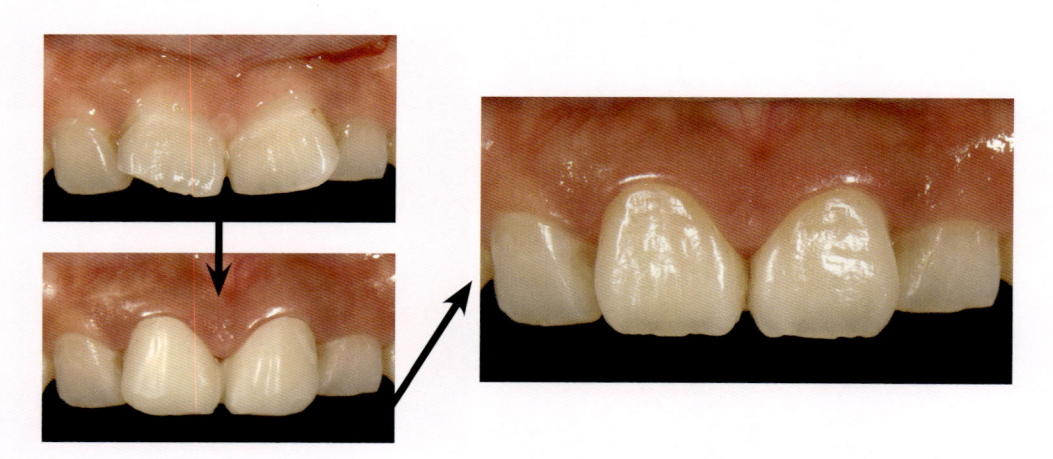

Step4：術前，術中，術後の状態の比較

　術前の状態と比較すると，患者の要望を踏まえたプロビジョナルレストレーションでの形態修正を経て最終補綴物の形態が決定されていることがわかる．ただし，プロビジョナルレストレーションの修正の段階で一部分が薄くなっている（築盛厚みが薄くなる）ことに気付かずに最終印象採得を行ってしまうと，色調再現操作はもとより，クラウンの強度にも影響を及ぼすおそれがある．また，翼状捻転の改善を行う症例では支台歯の厚みが部分的に異なる場合が多いので，フレームデザインに配慮しながら，オペークデンティンなどのやや不透明なボディ陶材を活用して厚みの差を是正したうえで，色調再現操作を行うことの重要性を改めて認識した．

Case 3：歯頸部の薄い築盛厚みに対し，透過性を抑制した症例

補綴処置における制約と目的：歯軸方向の内側への変更に伴う支台歯形態の制限と，
メタルコアの色の透過

患者：33歳の男性
主訴：上顎右側中切歯の失活による審美性の改善

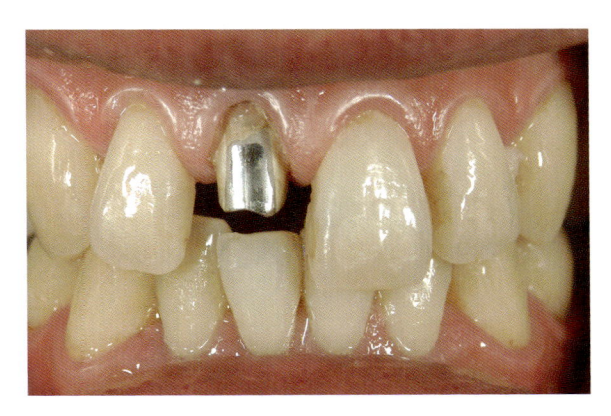
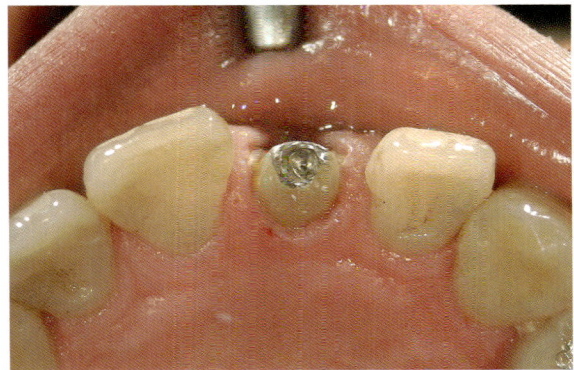

Step1：支台歯形成後の状態

　X線写真による歯軸の観察から患歯と隣在歯を比較すると傾斜が強く，両側中切歯の形態を揃えることを前提にするとコアが短くなるため，強度を補償するためにメタルコアが選択された．
　そして，①プロビジョナルレストレーション時より一層の前方傾斜の補正とCAMによるミリングの特性（支台歯の先端を鋭利にできない）を考慮すると，コアの長さは通常の3分の2程度しか確保できない．②下顎右側中切歯は上顎に合わせて前方に傾斜しているため，歯冠長を確保しようとすると，クラウン自体も頬舌的にかなり薄くなることが予想される　③前方運動時のガイドを考慮すると，支台歯が短いために脱離が生じる恐れもある．以上①〜③の理由から，支台歯の維持力の増加を図る目的で，舌側に維持孔を付与することの是非についてチェアサイドから質問を受けた．これをミリングセンターに問い合わせたところ，「支台歯外周との平行性を得る」「ポストの長さを2〜3mmに留める」という条件を順守できれば，維持孔を付与した形成も可能との回答を得た．

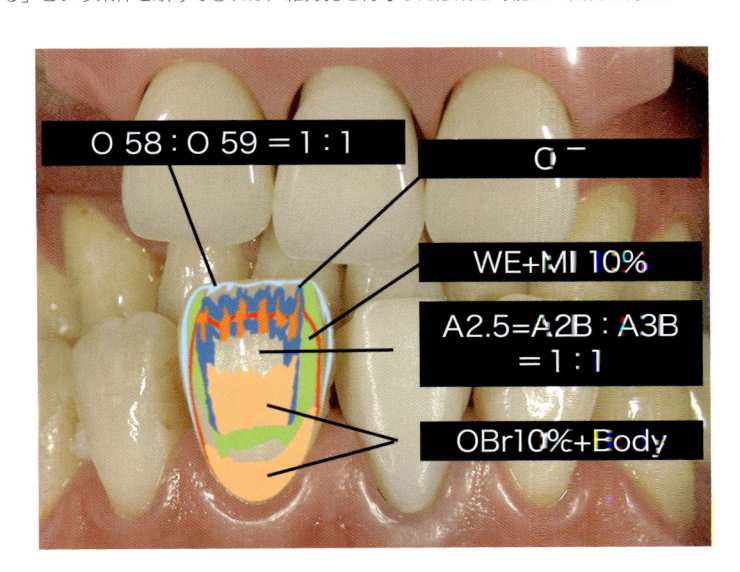

Step2：フレーム試適とシェードテイキング

　通常，前歯部単独冠の症例ではビスケット焼成後の試適時にさまざまな項目の確認を行うが，本症例では早期接触部位の状態を確かめる必要を感じたため，フレーム試適を行った．この時点で舌側のリバースカーブなどのガイドの調整を行っておくことで，陶材焼付後に界面が過度に薄くフィニッシュラインが鋭利になる事態（Part3 Chapter5参照）を未然に防ぐことができ，焼付面を緩やかなカーブに調整することも可能となる．色調に関しては，事前の予想どおりメタルコアの色調が透過しており，内面にメタルコアが存在していない箇所との色調差が大きくなることが認められた．それを踏まえたうえでシェードテイキングを行って築盛レシピを導出した．なお，本症例ではShadeEyeNCCによる測色は行っていない．画像データから目標基本色をA2.5（A2とA3の中間色）とし，SVテクニックにより実際の基本色を算出した（エフェクト色の築盛位置は図示する）．

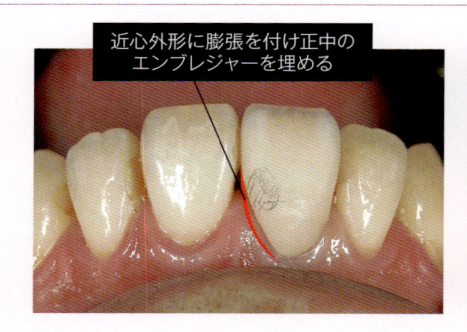
近心外形に膨張を付け正中の
エンブレジャーを埋める

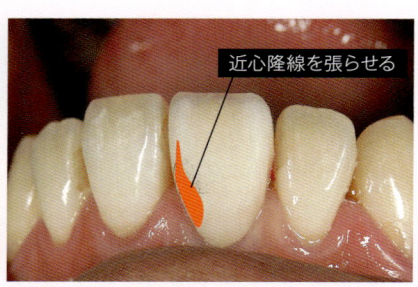
近心隆線を張らせる

Step3：ビスケット焼成後の試適 ①チェアサイドからの指示

　試適時にチェアサイドから形態修正に関する以下の３つの指示があった．①近心辺縁隆線の張り出しを強くする（鉛筆マーキング部），②正中の鼓形空隙を詰めてブラックトライアングルを縮小する，③近心カントゥアを強めにする．

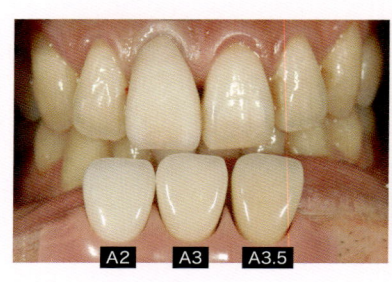
A2　A3　A3.5

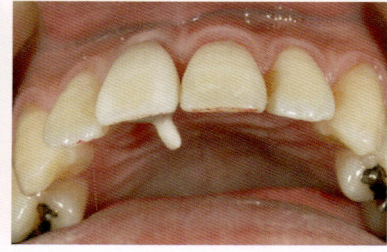

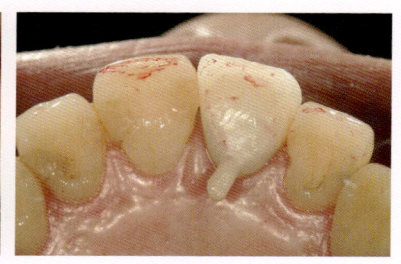

Step4：ビスケット焼成後の試適 ②ラボサイドでのチェックポイント

　色調に関しては大きな変更はなく，歯頸部と隣接部にわずかな外部ステインを施してメリハリを付与した．歯冠中央部〜切縁の張り出しは現状で問題はなく，患者の了解も得られた．歯頸部をよく観察すると，術前では前方に出ていたことが認識できる．舌側面観は外側に出ている対合歯の関係でそのガイド状態から，早期接触箇所は隣在歯より，やや緩めに当たるよう調整され，ベニアタイプのフレーム形態のリバースカーブが強く付与してあることがわかる．

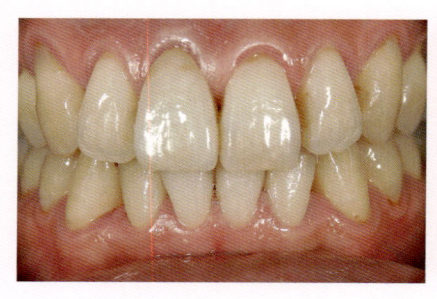

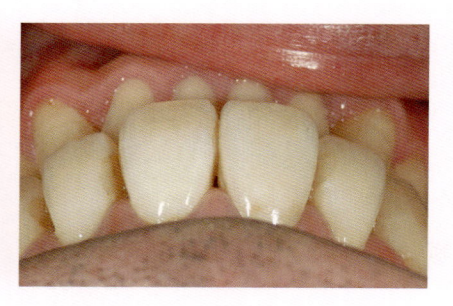

Step5：仮着直後の状態

　歯頸部と中央部の内面における色調の違いは見られず，希釈マスキング陶材とオペークデンティンの築盛でメタルコアの色調透過はおおむね防げたものと思っている．歯頸部方向から撮影した画像からの観察でも，フレーム設計と築盛の工夫により，歯頸部と切縁部の築盛厚みが異なっていたとしても，適切なフレーム設計や調整，正しい陶材の選択と築盛方法により，不自然な色調格差を防ぐことができると考えている．

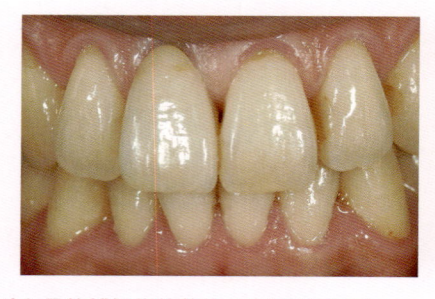

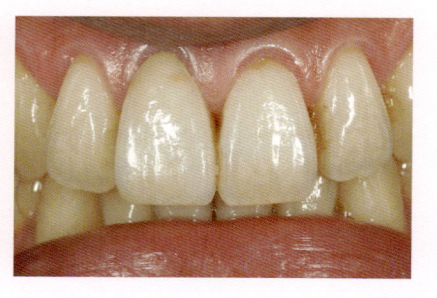

Step6：仮着時と最終補綴物装着約2週間後の比較

　高い審美性が求められる前歯部補綴症例の場合，装着後の軟組織のケアと状態観察は非常に重要である．個人差はあるが，装着後約2週間経過時の状態からは，マージンラインのせり上がりと正中のブラックトライアングルの縮小が確認できる．その後，歯科衛生士の指導により，それまで習慣となっていた過度の圧力のブラッシングを改め，歯肉の傷が徐々に改善し，良好な状態を保っていると報告を受けた．

Case 4：咬合様式が異なる両側同名歯の歯列補正を図った症例

本補綴処置の制約と目的：上顎両側側切歯の咬合状態の補正と審美回復

患者：22歳の女性
主訴：上顎両側側切歯の審美障害の改善

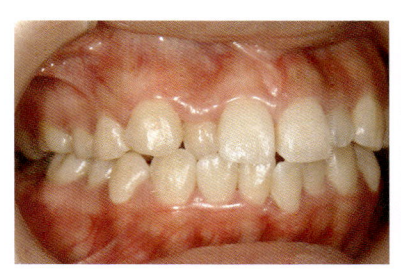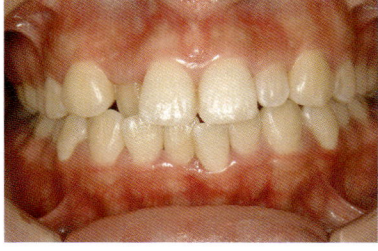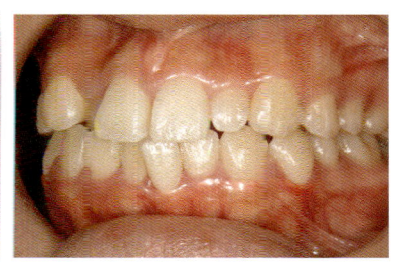

Step1：術前口腔内（正面観および両側方面観）

　初診時患者は半年後に就職を控えており，人前に出る職業であるとのことで，以前より気にかけていた上顎両側側切歯の歯冠形態の補正を希望した．右側は反対咬合を正常咬合に，左側は中切歯や犬歯と比較して側切歯が極端に小さいと感じていることも訴え，こちらも相応の大きさへの改変を希望していた．

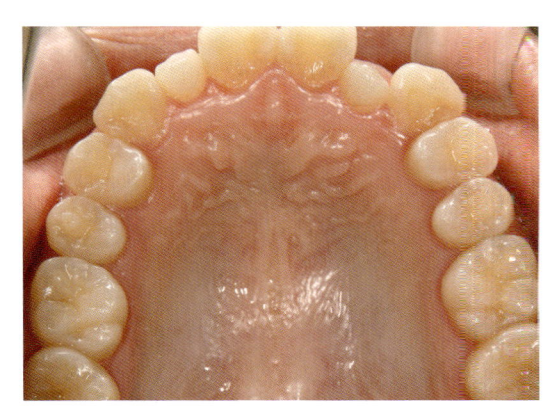

Step2：術前口腔内（咬合面観）

　咬合面の観察から，左側は正常な咬合であるため，下顎左側犬歯とのガイドや干渉に注意すればよいと判断できる．右側も対合歯が大きく外に出ているわけではないことから，口蓋側の形態に注意することにより，辛うじて対合歯を傷つけることなく補綴処置を行えると予想した．開口時の咬合面観からは，右側側切歯が舌側に傾斜して両隣在歯の影となり，小さく見えることを患者が気にしていることが理解できる．

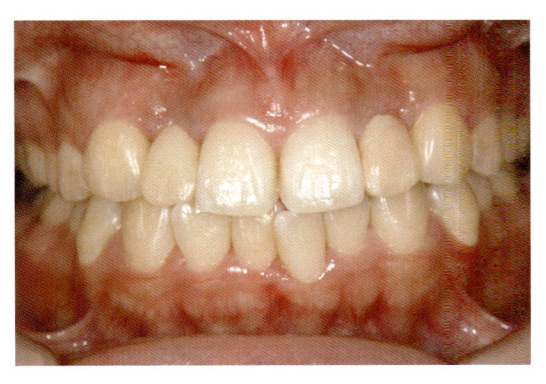

Step3：プロビジョナルレストレーションによる観察

　通法どおりプロビジョナルレストレーションを製作し，患者の希望や軟組織の状態を確認しながら，形態を改変して経過観察を行う．インプラント補綴と同様に，ハーフポンティックやオベイトポンティックなどといった歯冠幅の変更や，ポンティック基底面の圧接といった歯周組織に負担をかける措置を施す場合には，細心の注意が必要となる．歯肉の発赤や腫れなど，歯周組織に異常を来さぬよう慎重に形態変更を行い，十分な経過観察をしなければならない．万が一エラーが確認された場合には，速やかに「初めからやり直すことになる」ことを，術者の覚悟はもちろんのこと，患者にも丁寧に説明しなければならない．

▼ ShadeEye NCC による測色データ

	3‾	1‾	‾1	‾3
Shade	3.8	2.5	1.0	4.0
Value	+2	±0	+2	±0
Hue	R2	R2	R1	R1

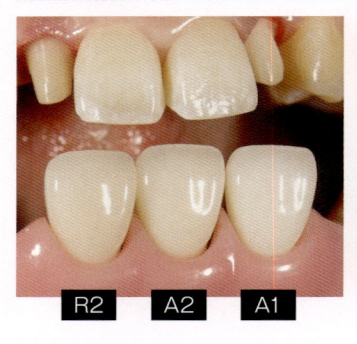
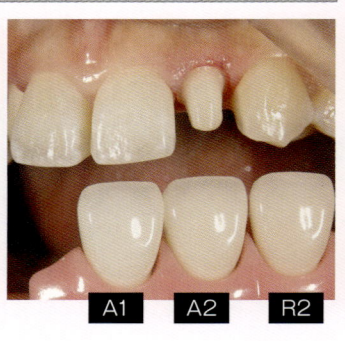
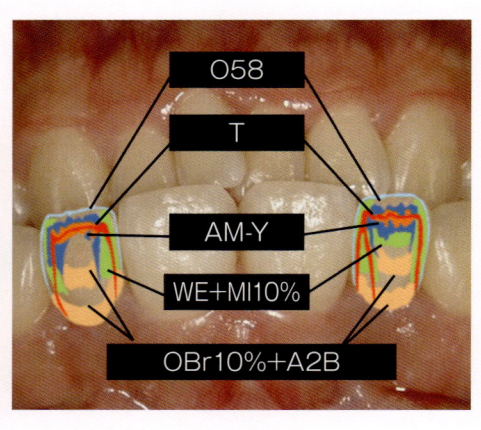

O58
T
AM-Y
WE+MI10%
OBr10%+A2B

R2 A2 A1   A1 A2 R2

Step4：シェードテイキング

　シェードガイドは，左図では順に R2，A2，A1，右図では A1，A2，R2 である．シェードテイキングを行う前に，側切歯の大きさを確保するために，患者の了解を得たうえでやむなく両側中切歯および両側犬歯の隣接面を，わずかにスライスカットすることになった．

　目標基本色は R2（A2 よりも 2 ランク赤みの強い色調）とし，各種エフェクト色を用いた．筆者がよく使用しているエフェクト色の選択となったため，通法に従って築盛した．実際の基本色は，SV テクニックから以下のように計算して選択した．

　R2（目標基本色）＝（＋：オレンジブラウン系）＋（－：ホワイト系）＋ A2B （実際の基本色）

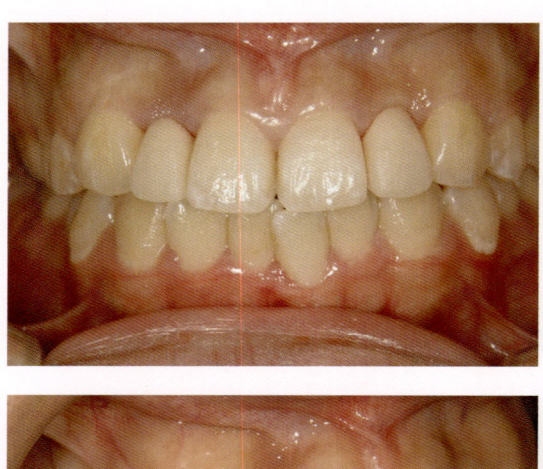
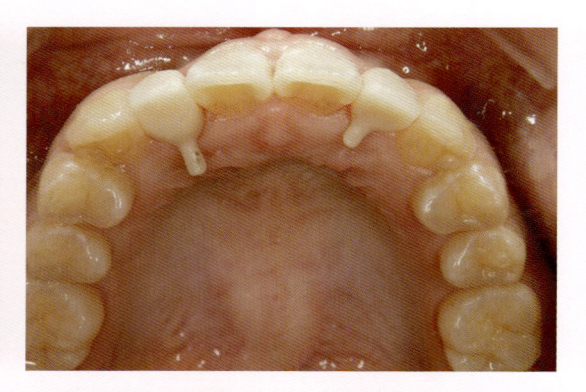
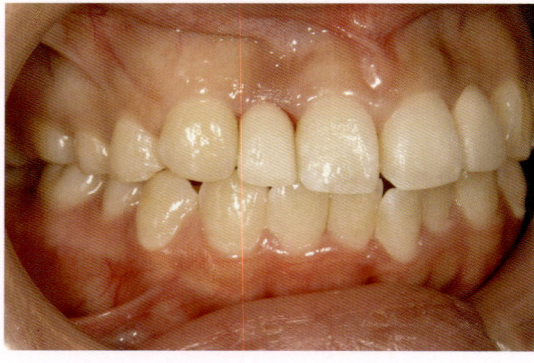
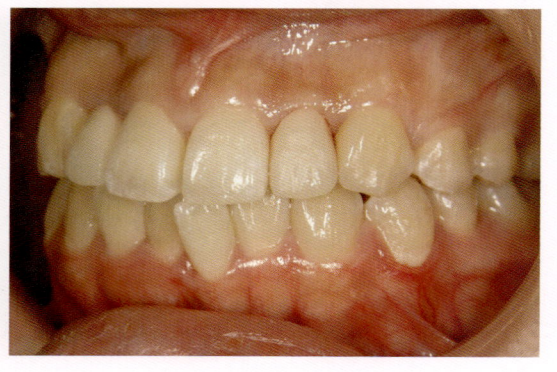

Step5：ビスケット焼成〜試適

　右側側切歯は歯頸部の豊隆確保のために，インプラント上部構造に倣った緩やかなハーフポンティック形態を付与したが，左側は通常のカントゥアで十分と判断した．また，ジルコニアよりも陶材のほうがはるかに透過性が高く，透過性の高い材料ほど明るさのコントロールが難しくなるので，築盛する陶材で厚みを揃えるよりも，フレーム設計の段階で築盛する陶材の厚みをできる限り統一しておくほうが望ましい．咬合面観では，Step2 と比較すると，切縁の位置から歯軸方向が大きく変更されていることが理解できる．試適時のガイドの調整は行われず，適切なリバース形態を示したいとの報告があった．

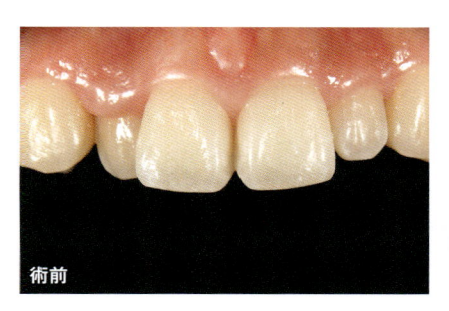

術前

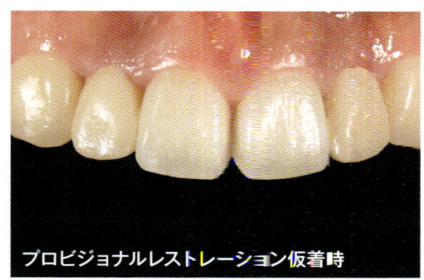

プロビジョナルレストレーション仮着時

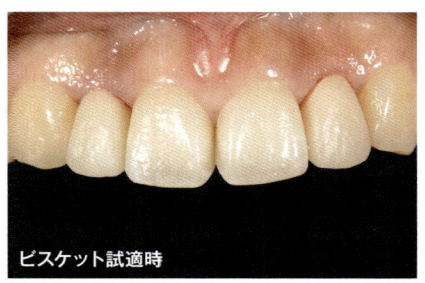

ビスケット試適時

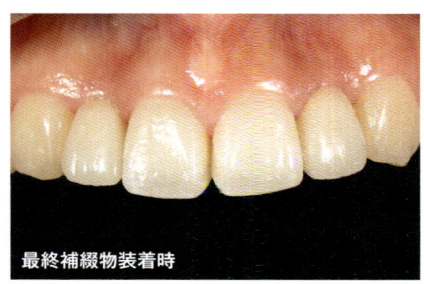

最終補綴物装着時

Step6：術前・術中・術後の比較

　ビスケット試適時の画像から，歯頸部の形態を歯肉に負担の少ない緩やかな丸みを付与し，微細な形態修正を加えたうえで，通法どおりグレージング後に研磨仕上げを施して完成した．術前，プロビジョナルレストレーション仮着時，ビスケット試適時，最終補綴物装着時の状態の同一規格の画像にて比較すると，色調に関しては，中切歯の切縁付近に見られる白濁の表現は行わないでほしいとの要望があったため，内部ステインなどでの色調変更は行わず，外部ステインによる微小な色調補正のみで仕上げた．形態について，術前では，歯列の補正と隣在歯である中切歯と犬歯に準ずる大きさに変更してほしいとの患者の希望を踏まえ，プロビジョナルレストレーションでの経過観察を通じて，形態と歯軸の変更を慎重に行った．この際に緩やかなハーフポンティック様の形態変更，形態付与後の歯肉の状態には十分注意して観察した．このように，ビスケット焼成後の試適時には，形態や色調の確認とともに，試適時の貧血帯の消失状況などといった，歯周組織へのアプローチについても同時に観察が行われる．これにより，左側のカントゥアの変更についてチェアサイド，ラボサイドの双方で共通認識を持つことができた．この結果，最終補綴物装着時にも歯肉の状態に問題は見られず，患者の満足を得られたため，合着となった．

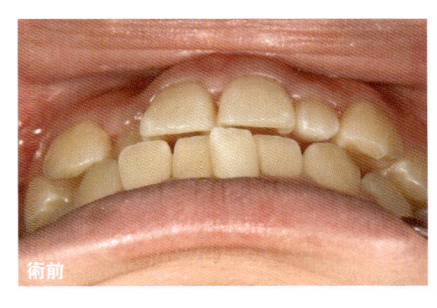

術前

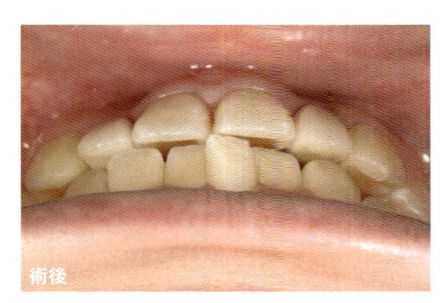

術後

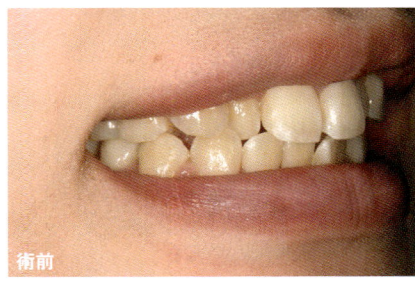

術前

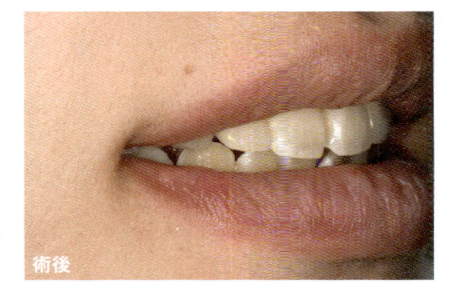

術後

Step7：術前および術後の嵌合状態とスマイルラインの比較

　嵌合状態の画像から，上顎右側側切歯だけではなく，上顎左側側切歯も歯頸部を外側に出してあり，歯軸方向が大きく変更されていることがわかる．上顎右側側切歯は両隣在歯が正常咬合であったため，対合歯の歯軸の外側転位がわずかであり，幸いにも下顎右側側切歯の切縁削合を行わずに済んだ．術後のスマイルラインを見ると，上唇の自然な膨らみが回復している．本書刊行時点で，歯肉の状態を中心に定期的なメンテナンスと慎重に経過を観察している．

Chapter 2
制約が比較的多い症例に対するアプローチ

本項では，制約数が比較的多く，苦心の末慎重なアプローチを余儀なくされたケースを紹介する．制約が増えることは，単純に補綴物製作上の自由度が狭まるだけではなく，製作を行ううえで必要な確認事項や範囲も増加することになり，判断に迷い，選択に躊躇する場面も生じる．一見，相反する事柄の両立を要求されることもある．Chapter1 と同様に，症例ごとに制約を列挙し，各ステップ順に患者・チェアサイドと情報交換の末，選択した方針や手法を紹介する．この中で筆者が試行錯誤の末下した判断など，製作工程で感じた苦悩や憂慮した点なども，詳述する．

なお，本項を含め Part 4 で提示する症例について，

歯科補綴治療の観点から，必ずしも推奨されるべき方針や手法ではないとの懸念を持たれるかもしれない．しかし多くの人が知るとおり，術者の立場から，理想と考える治療のプランニングを立案し，それを提示したとしても，患者がそのまま納得し受諾いただけることは，圧倒的に少ない．すべての症例ではないが，限られた条件下で多少無理なアプローチであるとしても，患者の希望や要望に応えることは，補綴治療の重要な側面であると考えている．本項で紹介する3症例は，特に多くの制約がある中，患者の要望に応えることを最優先と捉え，ほぼ補綴処置のみで挑戦した症例であることをご理解いただければ幸いである．

Case 1：叢生上顎4前歯の審美回復

本補綴処置の制約と目標：歯軸と歯列の大幅な変更による叢生の改善．それに伴う歯周組織への正確なアプローチ，築盛厚みが大きく異なる歯列における審美回復

患者：38歳の女性
主訴：前歯部の審美障害の改善

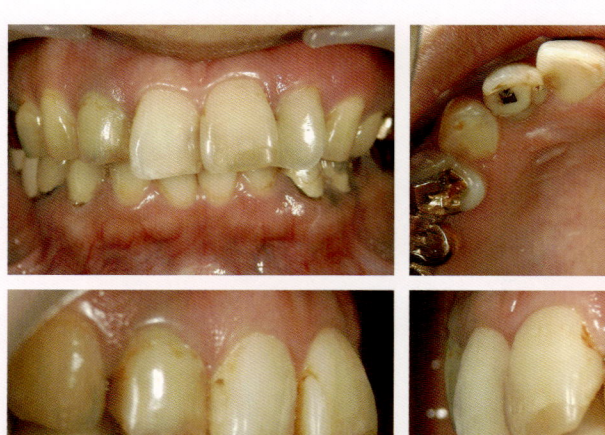
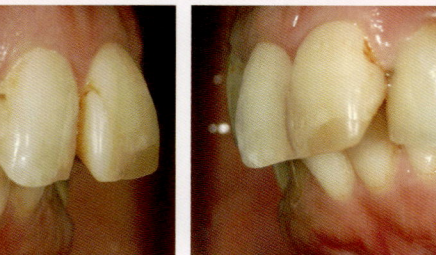

Step1：術前口腔内

　患者は主訴である審美障害に対して補綴処置のみの治療を希望した（治療期間の長さと期間中の不便さを理由に，矯正治療には同意が得られなかった）．

　当初，症例相談として，前述した患者の要望とともに，本 Chapter に示す画像がチェアサイドから送られてきた．ラボサイドの意見を求められたため，本症例で矯正治療を行わずに歯列補正を含む審美回復を目指すことは困難であり（咬合面観の画像観察で認識できる），強行した場合，患歯やその歯周組織に多大な影響が及ぶことを伝えた．この意見を踏まえ大きなリスクがあることを，チェアサイドから患者に丁寧な説明が再度されたが，補綴処置のみによる審美回復を強く要望した．

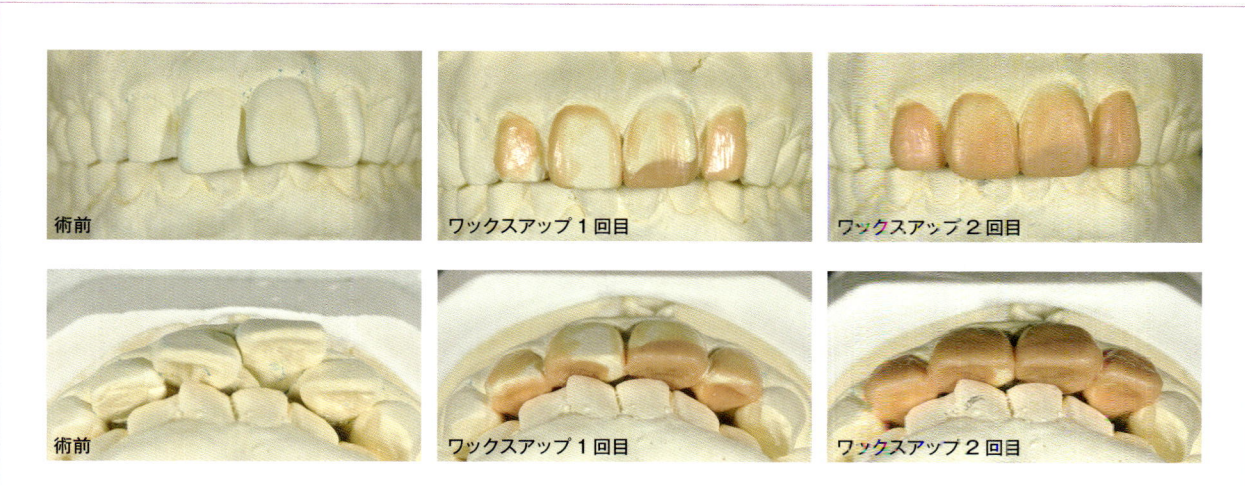

Step2：診断用模型製作，診断用ワックスアップ

　患者の要望に応える可能性を模索していたが，当初は2次元情報である画像データのみが提供されるにとどまっており，細部の情報不足から抜歯や多数歯の補綴処置となる可能性も懸念された．その後，チェアサイドから送付された術前の診断用模型に治療目標を想定したワックスアップを施した．このブループリントを基に，チェアサイドと治療方針をめぐる相談が開始された．3次元情報をもつ診断用模型から細部の状態が明確になり，目標となる形態をよりイメージすることができる．

　チェアサイドからはすでに失活歯となっていた右側側切歯を除き，今回は抜髄処置を行うのは左側中切歯のみに留め，ほかは生活歯のままで処置を進めたいとの要望があった．そこで，はじめは模型（補綴歯）の削合量を最小限に留めた状態でワックスアップを行い，その画像をもとに検討が重ねられた．その結果に基づき，中切歯と側切歯の段差を縮小し，なだらかな歯列アーチを目指して再度ワックスアップの修正を行った．2回目のワックスアップの咬合面観を見ると，叢生を示していた術前の歯列アーチが大きく改善されていることがわかる．元来失活歯であった上顎右側側切歯に加えて，歯軸方向を大幅に修正する上顎左側中切歯のみ抜髄することで，上顎4前歯の補綴処置により患者の要望に応えられるとの結論に達した．患者への修正後ワックスアップの提示と検討結果の説明をチェアサイドに行ってもらったところ，患者の了承が得られたため以上の方針で治療が進められることになった．

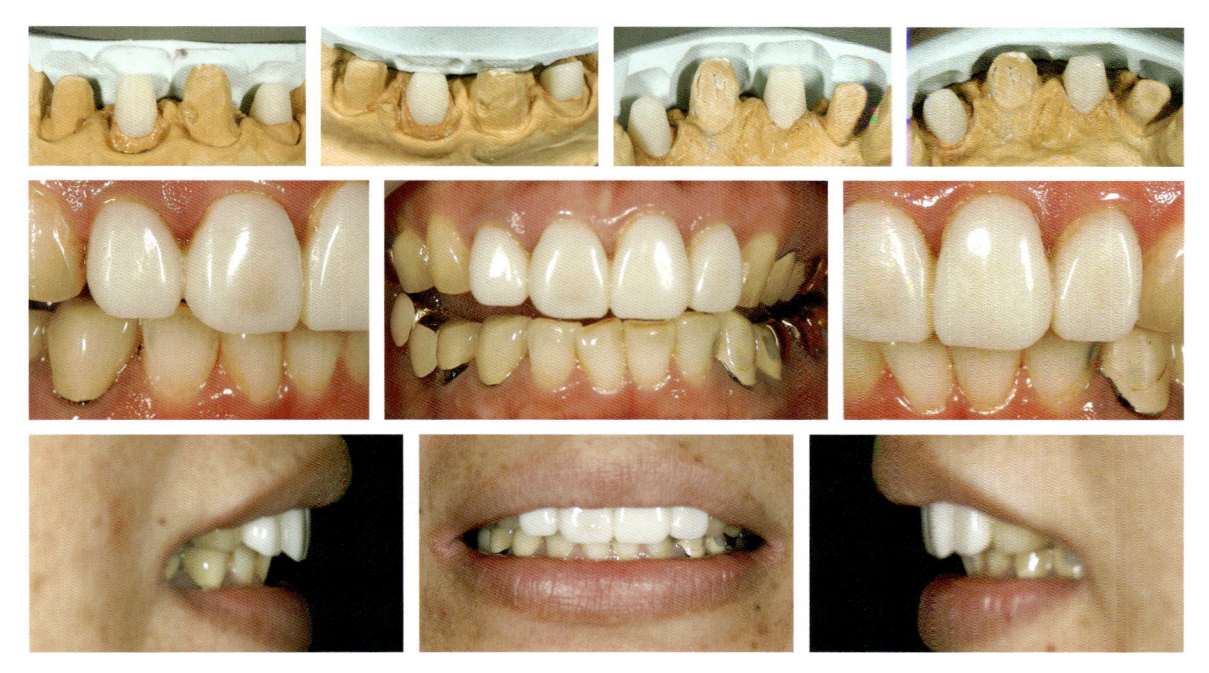

Step3：ファイバーコアおよびプロビジョナルレストレーションの製作

　治療方針に基づき，通法に従ってチェアサイドにて抜髄および根管治療が行われ，続けてファイバーコアとプロビジョナルレストレーション製作用の印象が採得された．診断用ワックスアップの唇舌側面をラボ用シリコーンで採得し，クリアランスの確認を行いながら，ファイバーコアを製作した．中切歯と側切歯の段差を解消して歯列アーチを整えるため，上顎両側側切歯に外側へ，上顎左側中切歯に内側へと歯軸方向を大きく変更した．その結果，上顎左側中切歯のコアは，側方面からは「く」の字の形態とせざるをえなかった．

　ファイバーコア製作後，同時に採得したシリコーンコアを使用してプロビジョナルレストレーションを製作した後，チェアサイドにてコアの装着およびプロビジョナルレストレーションの仮着が行われた．仮着直後から上顎右側中切歯と上顎左側側切歯の支台歯が透けており，この状態ではクリアランスが少ないことがわかる．当初はすべて単冠で製作する予定であったが，上顎左側中切歯のコアの形態と，最終的に装着されるクラウンのガイドの状態を想定したところ，上顎左側中切歯，側切歯を連結冠とする設計に変更された．

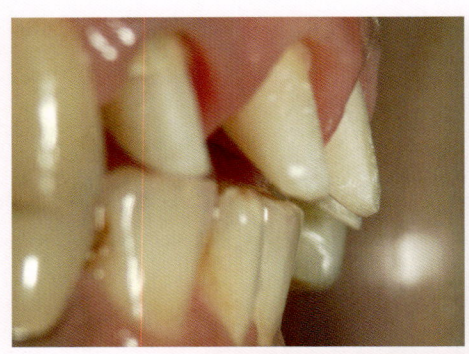
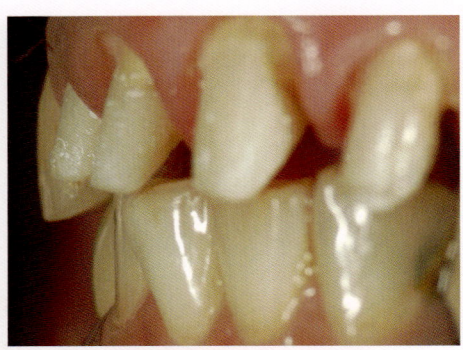
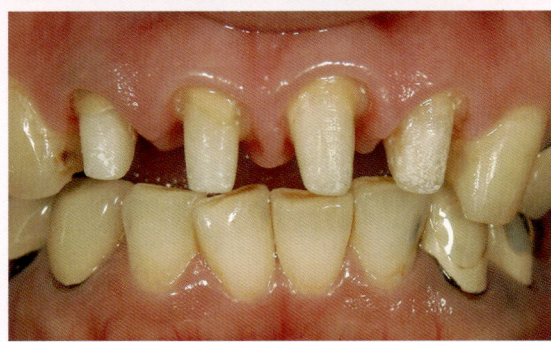

Step4：最終支台歯形成

　ピンクスポット（歯髄が露出してピンク色に見える現象）の露出を避けるとともに，プロビジョナルレストレーションの厚みを計測してファイバーコアとのクリアランスの確認を繰り返しながら，慎重に支台歯形態の修正が行われた．

　上顎右側中切歯と上顎左側側切歯は生活歯であるため形成量にはおのずと限界があり，調整後のプロビジョナルレストレーションの形態に準じ，築盛に十分な内側への歯軸変更には至らなかった．最終支台歯形成および印象採得の後，ラボサイドにて作業用模型を製作し，Step 3 で使用したシリコーンコアでクリアランスを確認したところ，右側中切歯の切縁 1/3 付近と右側側切歯の遠心隆線付近の厚みは 1mm 弱であることが確認された．これにより，最終的に唇側の厚みが決定され，この条件のもとで色調再現にトライすることになった．

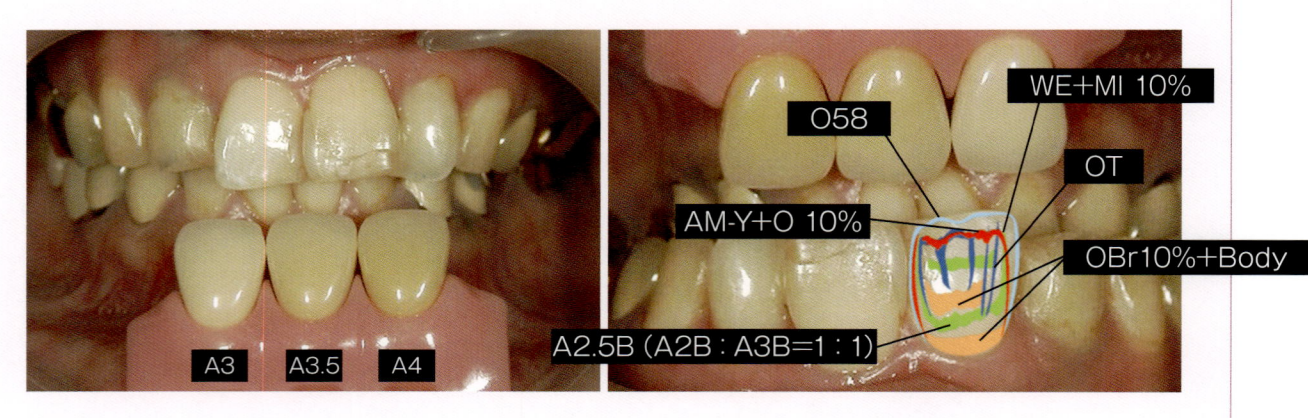

Step5：シェードテイキング

　補綴歯が上顎 4 前歯であることと，詳細な色調や特徴など，指針とする残存歯も見当たらないことから，シェードテイキング操作は術前口腔内の画像を活用して大まかに行うこととした．同様の理由で測色器（ShadeEyeNCC）による測色も行っていない．

　シェードガイドは左から A3，A3.5，A4 である．参考にした残存歯の基本色は，下顎中切歯が A2，上顎両側犬歯が A4 程度として，目標基本色と SV テクニックによって実際の基本色を導出した（R は A 系統より 2 ランク赤みが強い色調群）．使用するエフェクト色は図中に示す．
【中切歯】
R2.5（目標基本色）＝（＋：オレンジブラウン系）＋（－：ホワイト系）
＋ A2.5 （A2B ＋ A3B）
【側切歯】
R3.0（目標基本色）＝（＋：オレンジブラウン系）＋（－：ホワイト系）
＋ A3.0 （実際の基本色）

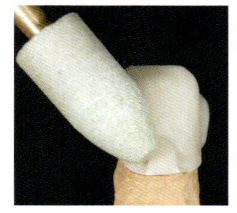 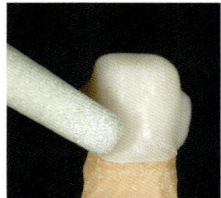 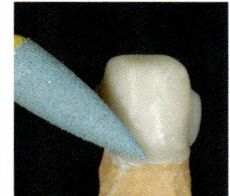 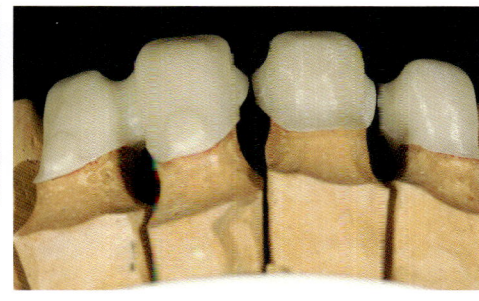

Step6：フレーム調整

　フレーム形態はベニアタイプ，フレームの色調はLava™ジルコニアのFS2（A2～A3程度）とした．コネクター部の痕を始め，フィニッシュラインやマージン付近の調整は『ビトリファイドダイヤ』とダイヤ入りシリコーン（ダイヤポルなど）を使用する．調整前後で状態を比較すると，マージンも極端に薄く調整してはいないことがわかる．高い強度を誇るジルコニアとはいえ，一定の厚みを下回ればチッピングの危険性が増すことを常に意識しながら慎重に調整を心掛けることが肝要である．

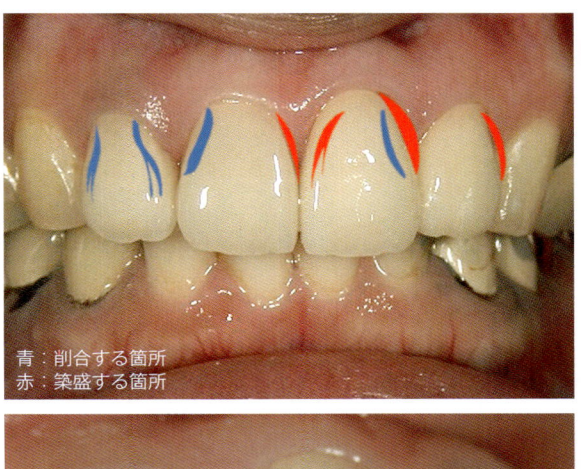

青：削合する箇所
赤：築盛する箇所

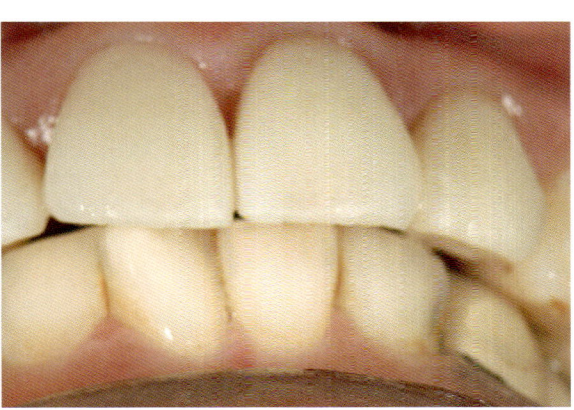

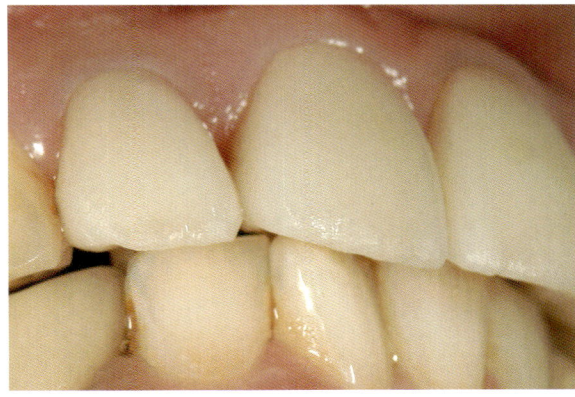 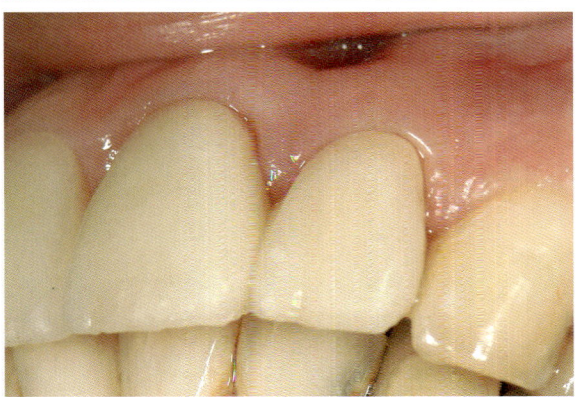

Step7：ビスケット試適

　陶材築盛，焼成後に，プロビジョナルレストレーション仮着時の模型の形態を参考にしておおまかな形態修正を施し，口腔内において試適および下記事項の確認を依頼した．
・外形に関する事項（正中，歯冠長，オーバージェット）
・色調（水などで歯面を濡らした状態で確認する）
・機能運動時（前方，側方運動時）のガイドの状態
・カントゥアやエマージェンスプロファイルなど，軟組織との調和
　歯冠長やオーバージェットなどの外形に関する事項や色調については患者の満足が得られたが，上顎左側中切歯の遠心マージン付近の張り出しを強くすることと，上顎左側側切歯の遠心付近をもう少し膨らませてほしいとの要望があった．そこで，試適時の画像を参考にしながら削合（青）および築盛（赤）箇所を決定した．
　本症例のように，歯の植立位置を変えず歯軸方向や形態を大きく変更することは，すなわち咬合様式の変更を意味する．このような場合には，特に機能運動時のガイドの確認を慎重に進める必要がある．患者に下顎運動を行ってもらうことで，過度な早期接触の有無を確認する．加えて試適時にガイドの調整を行うことで，その後の研磨やグレージングにより滑らかに調整された完成時の表面状態を損なうことなく保つことができる．

仮着直後▼

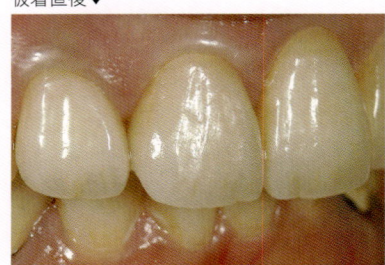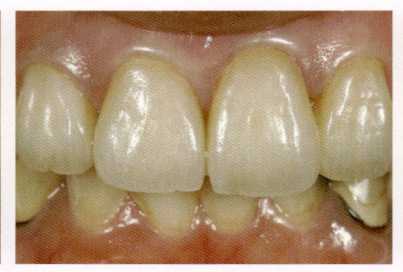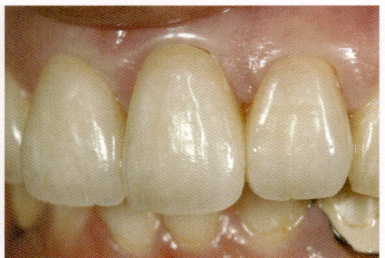

一週間経過時▼

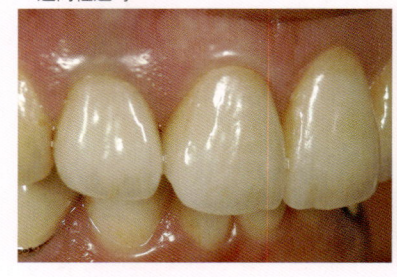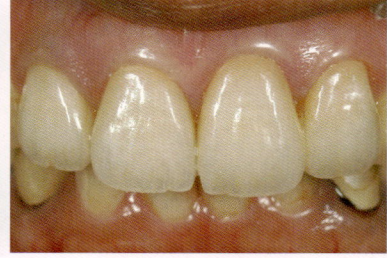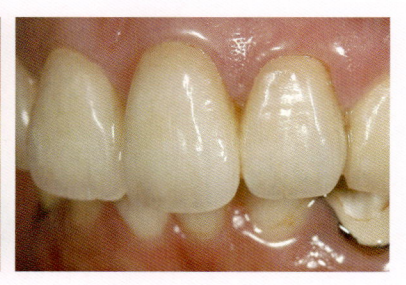

Step8：仮着直後および一週間経過時の状態

　ビスケット試適時の確認事項に従い，歯冠の豊隆や形態を変更した．色調は，患者もチェアサイドも変更を希望しなかったため，築盛時のまま仕上げることとした．ガイドについてもビスケット試適時に調整が行われていたため，口蓋側の形態をわずかに整える程度であった．表面性状を含む形態修正の後，外部ステインをわずかに施し，メーカー設定値より5℃程低温でグレーズ焼成を行った．そして，通法に従って表面性状の付与とフレームの鏡面研磨を行い，最終補綴物を完成させた．その後，患者とチェアサイドの了解が得られたため，仮着操作が行われた．仮着直後には左側中切歯と側切歯間の歯間乳頭部にアンダーな状態が観察されたが，一週間後の来院時には改善し，ブラックトライアングルの縮小が確認された．患歯付近の軟組織の一層の成熟に期待してチェアサイドにて観察が続けられた．

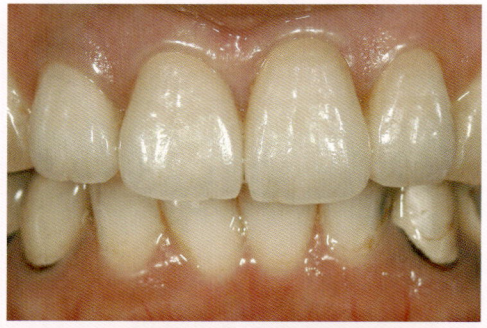

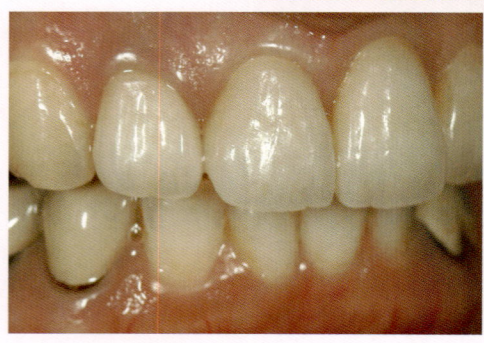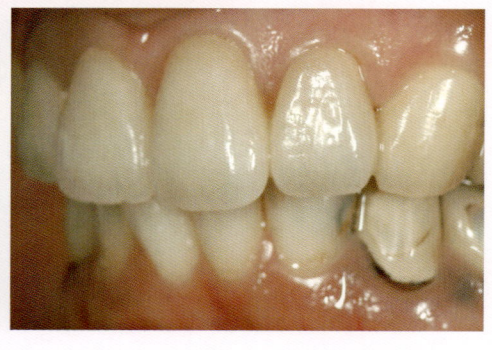

Step9：最終補綴物装着時（仮着後2週間経過時）

　仮着以降もブラッシングなど患者自身によるケアが丁寧に施されており，歯肉の状態は一層良好な状態となり，仮着から2週間後に装着となった．

　仮着直後に見られた上顎左側中切歯歯頸部のわずかなアンダー部分も消失し，付着歯肉が再生して健康な状態を示している．プロビジョナルレストレーションによる観察やビスケット試適時に形態確認は慎重に行ったが，歯軸方向や歯冠形態の変更が大きいことから歯肉の再生には不安を覚えていた．しかし，チェアサイドから仮着時の様子とともに送付された本画像を確認し，胸を撫で下ろした．

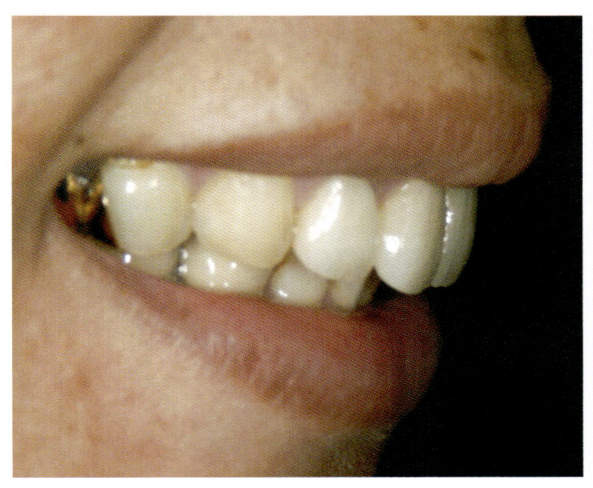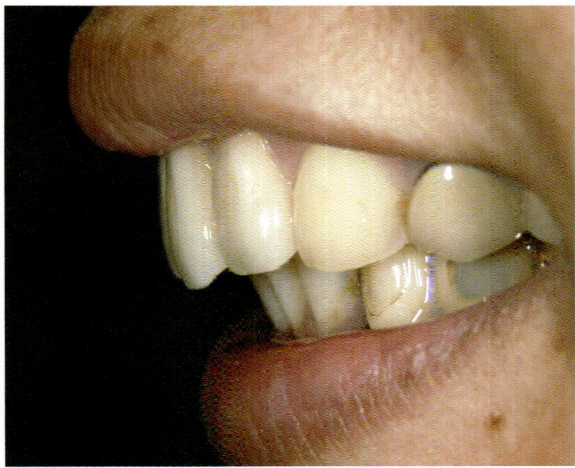

Step10：口唇との関係を含む最終補綴物の形態の確認

　口唇との調和を確認するために，スマイルラインを側方から撮影した画像が送付された．Step4 のプロビジョナルレストレーション仮着時の状態と比較すると，歯冠部に丸みを持たせて切縁を内側に入れていることがわかる．特に左側側切歯の歯軸を外側に出し変更したことと，左側中切歯を色調再現に必要な最低限の厚みまで削合し，可能な限りオーバージェットの縮小を試みている．これにより，各歯の段差は解消され，均等で自然な歯列アーチに近付いたことを示している．

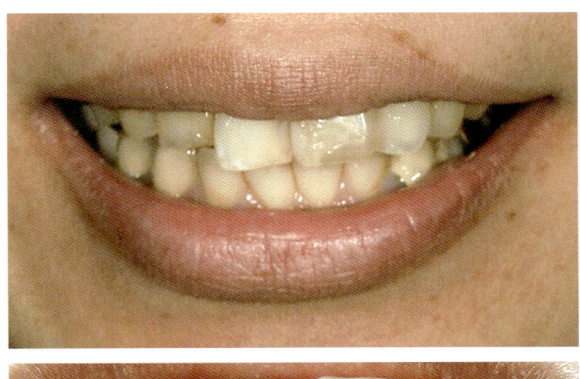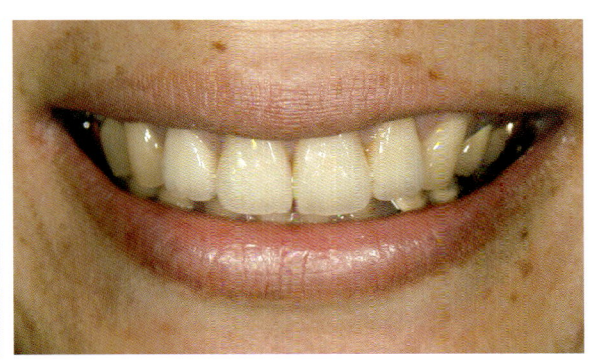

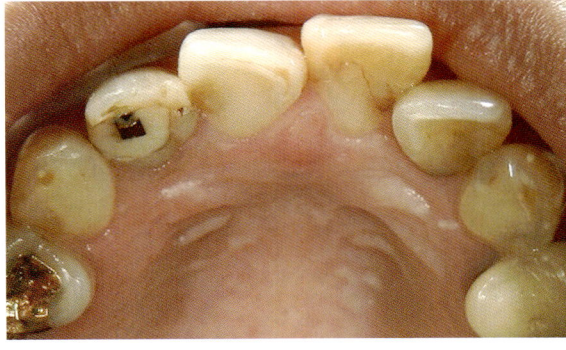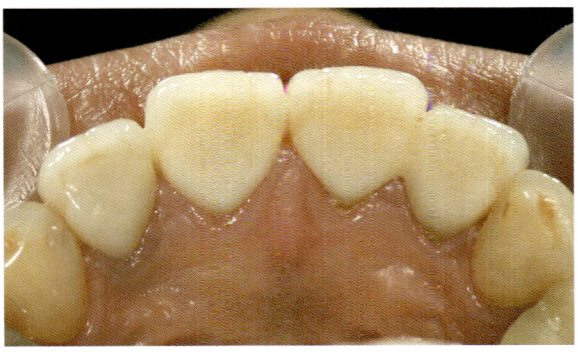

Step11：術前，術後におけるスマイルラインと咬合面観の比較

　患者は術前は口を閉じても上顎左側中切歯が口唇に隠れなかったが，術後は口元に自信が出て，笑うときに手で口を隠す動作が減ったとのことである．術前口腔内や診断用模型を確認したときには，当初は補綴処置のみで患者の希望に応えることは予想できなかったが，結果的に抜髄処置は上顎左側中切歯のみで，患者への負担も最小限に抑制できた．上顎 4 前歯の補綴処置を提案したテクニアサイドの計画性や先見性に敬意を表するとともに，診断用ワックスアップの重要性を改めて認識した貴重な症例である．

Case 2：築盛厚み不足に加え，透過性の抑制と見た目の透明感を同時に求められた症例

補綴処置における制約と目標：食いしばりなどの咬合癖，対合歯も含む扁平した歯列アーチの補正，歯軸方向の改善，メタルコアの存在，築盛厚み（クリアランス）不足など，厳しい条件下における審美再現

患者：30歳の女性
主訴：旧補綴物の不適合と審美障害の改善

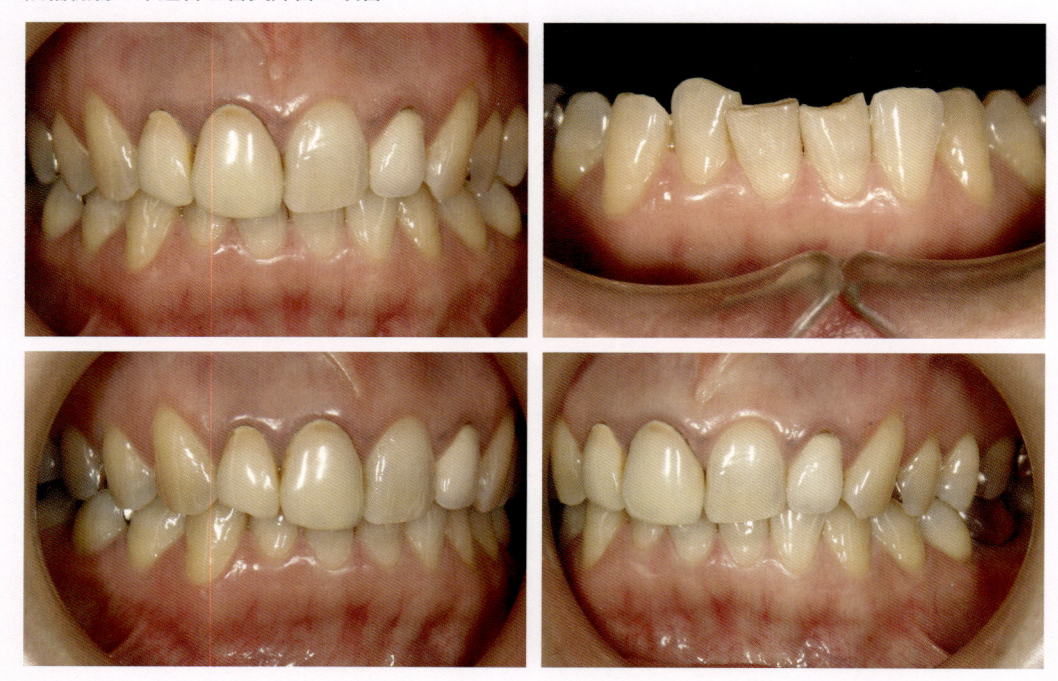

Step1：術前口腔内

　旧補綴物はいずれも初診から7年ほど前に装着されていたが，患者は上顎右側中切歯，側切歯の硬質レジン前装冠の摩耗・変色と，上顎左側側切歯のポーセレンジャケット冠の不適合と色調の不調和を訴え来院した．また同時に，術前画像からは白く浮き上がって見える上顎右側側切歯の色調に対し，患者本人の認識を確認したが，旧補綴物装着時には色調の不調和と感じた記憶はなく，残存歯の経時的な色調変化より徐々に違和感を覚え，年数を重ねるとともに色差の違いが顕著に感じられてきたとの返答があった．そして審美的目標は，治療後の残存歯列と違和感のない自然な仕上がりを希望しているとのことであった．

　対合歯や残存歯のファセットの状態からブラキサーやクレンチャーの疑いもあり，ガイドの付与には一層の注意が必要であることがうかがわれた．天然歯である上顎左側中切歯を挟んで3歯での補綴処置になるため，色調再現はハイレベルな操作が要求されると覚悟したが，この時点では，この後に示されるさまざまな製作上の困難が待ち受けていることは予見できなかった．

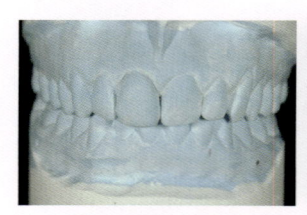 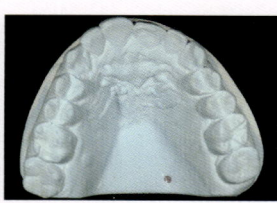 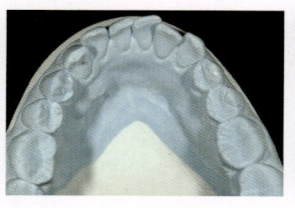 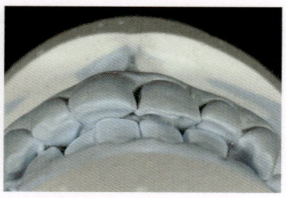

Step2：術前の診断用模型

　術前口腔内の画像に続いて，チェアサイドから術前の診断用模型が送付された．筆者が技工作業を担当する症例では，重要な確認事項があると判断した場合，術前の診断用模型の送付や，術中状態の印象採得をチェアサイドに依頼している．チェアサイドから「画像があるから大丈夫だろう」と言われることもあるが，その後のミスやエラーを回避するためにも，大変重要なステップであると考えている．

　本症例では，上下顎模型の咬合面観から上顎右側中切歯，側切歯が1/2歯分ほど外側に位置しており，対合歯とともに歯列アーチが変形していることが確認できる．このため旧補綴物において隣在歯との段差を抑制することを目標に，上顎右側中切歯の近遠心隆線を丸く形成して違和感を抑える工夫が施されていた．しかし，下顎の対合歯も同様に外側に位置しており，この状態で再補綴を進めると，上顎右側中切歯，側切歯の内側への歯軸変更は困難を極めることが予想できた．これらの点についてチェアサイドと意見交換を行った結果，ラボサイドでのプロビジョナルレストレーション製作した後にチェアサイドにて細部の形態改変を経て，患者の納得が得られた段階でジルコニアセラミックスによる最終補綴物を製作することになった．

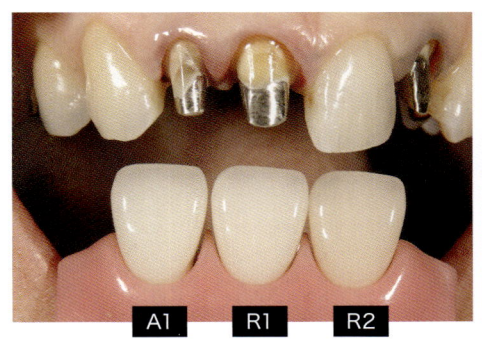 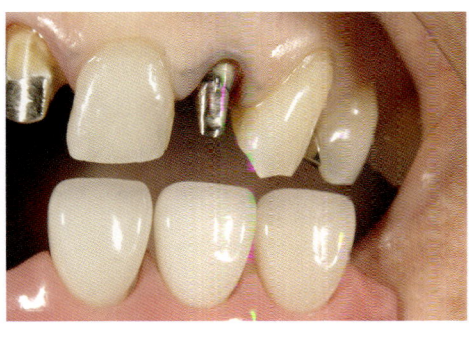

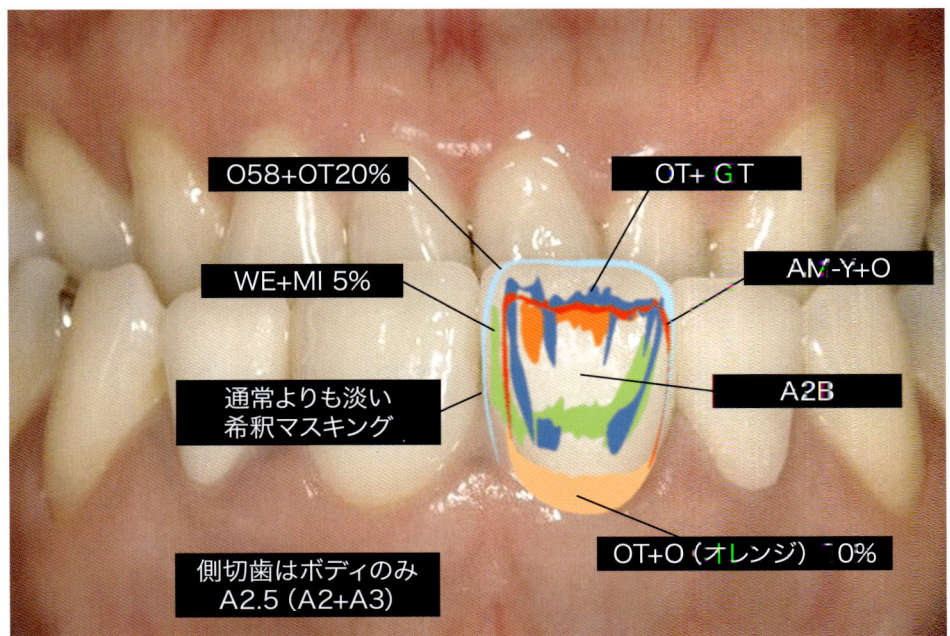

Step3：最終支台歯形成とシェードテイキング

　メタルコアからの金属イオンの溶出の影響と思われる歯肉への着色もあり，ファイバーニアへの変更も検討したが，ポストの形状から無理に撤去すると歯根破折も懸念されたため，支台歯はメタルコアのままで補綴処置を行うことになったとのテクニアサイドからの報告があった．加えて，オフィスブリーチングによるホワイトニング処置によって色調が1〜2ランク程度明るく，薄くなっていたことから，色調再現操作にあたって「術前の状態よりも明るく白い色調に仕上げる」ことと「メタルコアの上に，透過性を持つジルコニアフレームを使用する」という二つの制約が加わることとなった．この間のステップ画像は撮影していないが，患者の要望に応えるために試行錯誤を重ねてプロビジョナルレストレーションの改変を繰り返し，最も薄い箇所で0.9mmの厚み（フレーム込み）を確保する最終支台歯形成が行われ，最終印象が採得された．

　シェードガイドは左から，A1，R1，R2である．測色データも基にして，目標となる基本色を導出した．

上顎右側中切歯：R1.5〔トーン（濃度）1.5，+2ランクの赤み〕
上顎両側側切歯：R2.0〔トーン（濃度）3.3，+2ランクの赤み〕

　赤みは2ランクなので歯頸部にオレンジ系のエフェクト色で対応するにとどめ，実際の基本色はShade Verification Techniqueを使用して以下のように導出し，陶材を選択した．

【上顎右側中切歯】
R1.5（目標基本色）＝（−：ホワイト系）＋
A2.0B（実際の基本色）
【上顎両側側切歯】
R2.0（目標基本色）＝（−：ホワイト系）＋
A2.5B（A2B + A3B）（実際の基本色）

▼ ShadeEyeNCCデータ

	3	1	3
Shade	3.8	1.0	3.5
Value	+2	+	+2
Hue	STD	R2	R1

　本症例では，築盛操作に際して以下のような措置を取った．
・限られたクリアランスのなかでメタルコアによる下地色の影響を防ぐため，希釈マスキング陶材のオペークライナーの混合比を，通常の約10%から約20%に変更した
・歯冠全体の透明感を向上させるために，ボディ陶材に透明陶材OT（オパールT）を20%ほど混合・希釈した
・比較的弱めのホワイトの表現にするため，ホワイト1（ホワイトエナメルにミルキー約5%混合）を使用した
・歯頸部の赤みを増すために，サービカルトランスとして透明陶材OTにオレンジのエフェクト色を10%程度混合した

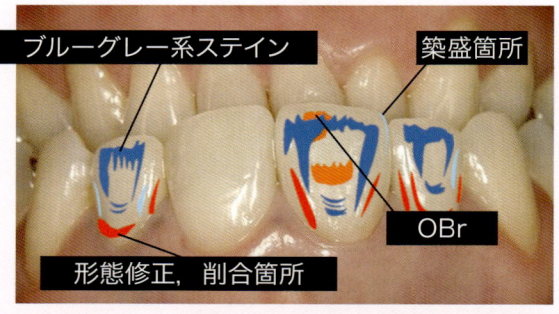

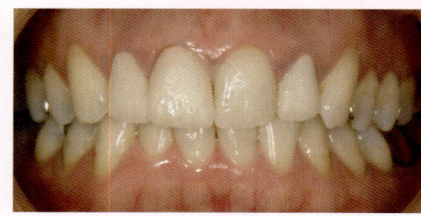
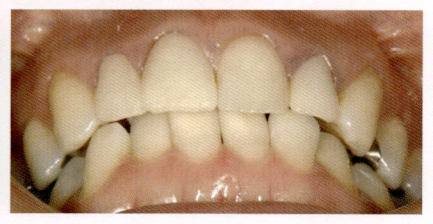

Step4：ビスケット試適

　前述のレシピに従い築盛と焼成を行い，プロビジョナルレストレーションを参考に形態修正を施し，ビスケット試適を行った．形態は，プロビジョナルレストレーションにて数回の確認調整を行っているため，チェアサイドからの指摘はなかった．しかし色調に関して，全体的に白っぽくコントラストの不足とともに，切縁部付近の透明感の表現の追加が伝えられた．試適後の色調再現の制約と患者の要望は，① メタルコアの色調を透過させない，② 築盛厚みは現状のまま，③ 隣在歯と同様の透明感を表現，であった．築盛厚みが十分でないため，金属色の透過を防ぐマスキング操作により，不透明で白っぽい色調になるが，これに相反する透明感の表現が求められた．加えて，薄い箇所では 1.0mm に満たない厚みであり，築盛操作のみでの色調補正は難しいことから，エナメル陶材を一層削合した後に，内部ステインにて色調補正施を行うことにした．なお，図中イラストの青色部はステインブルーグレー，オレンジ部はオレンジブラウン，赤色部は形態修正箇所と削合部分，築盛箇所は水色で表している．

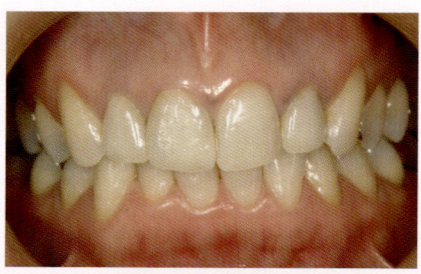

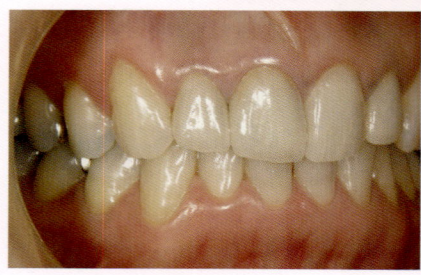
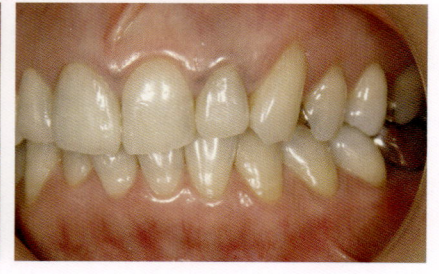

Step5：仮着期間を経ての最終補綴物装着

　最終補綴物の形態に関しては，近心の隆線を膨らませたほかに大きな修正は必要なく，通法に従って整えた．色調に関しては，切縁付近の透明感を強調する操作に注意を払い，薄く希釈したステインを使用して色調を確認しながら，2 回ほどに分けて慎重に塗布作業を進めた．なお，患者から「自分は神経質でストレスを溜めやすい」との訴えもあり，チェアサイドでは治療全体をとおして通常よりも確認作業を増やして，より丁寧に工程が進められたようである．

　これらのことから，患者が希望する目標に対し，ラボサイドとして少なくない不安を抱いていたが，無事に高い満足を得られたとのことであった．

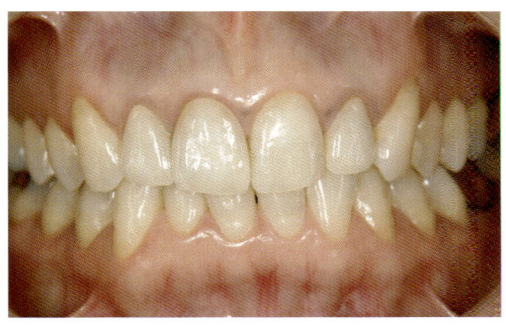

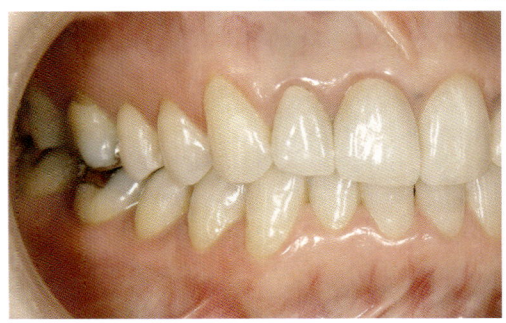 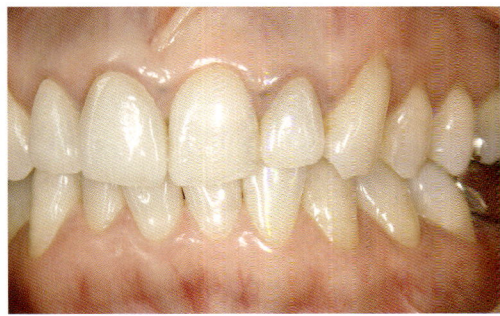

Step6：最終補綴物装着から 8 カ月経過時

　ガイドが厳しい状態であったことから，本症例では最終補綴物装着後も随時，経過観察を続けていた．メタルコアによる金属イオン溶出による歯肉の黒変は残っているが，患者自身による術後のメンテナンスが丁寧に行われていることから，軟組織に良好な状態を保っていることがわかる．

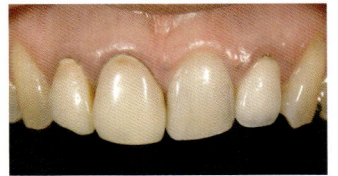 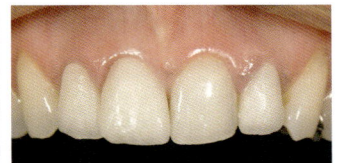 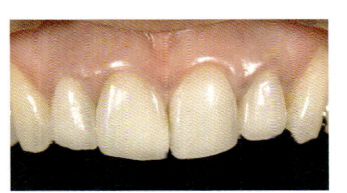

▲術前　　　　　　　　　　▲ビスケット試適時　　　　　　　　▲最終補綴物装着時

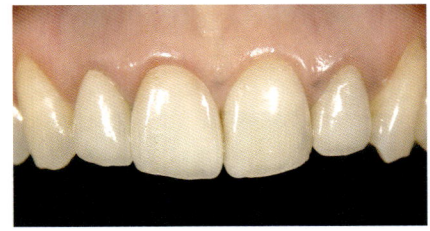 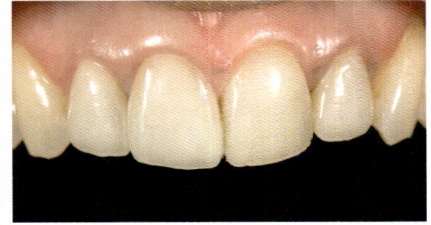

▲ 8 カ月経過時　　　　　　　　　　　　▲約 2 年経過時

Step7：術前→ビスケット試適→最終補綴物装着直後→同 8 カ月経過時→同約 2 年経過時の比較

　本症例の制約をまとめると，
① ホワイトニング処置による術前よりも 1 ～ 2 ランク程度明るく白い色調の再現
② 上顎右側中切歯の前突を可能な限り内側に入れたことに伴う減少したクリアランス（築盛厚み）への対応
③ メタルコアによる金属色の透過への対応
④ 歯冠中央部から切縁部付近の透明感の再現
の 4 点が求められており，相反するような条件を同時に達成する操作が必要となった．希釈マスキング陶材などを利用してメタルコアの影響を抑制し，さらに基本色を中心にして築盛操作によって最終目標とする色調に近い再現を施し，ビスケット試適の色調確認を経て，不足部分を内部ステインで補正することで対処した．
　メタルコアや変色支台歯の症例では，下地の色が透過している状態で色調再現操作を行うと，最終補綴物の明るさの仕上がりを予想することが困難になるため，事前にその影響をできるだけ抑制しておくことが望ましい．多くの制約がありながら，陶材の積層構造における色調の原則（減法混色）に基づくレシピをあらかじめ検討し，それを陶材築盛およびステイン操作によって正確に再現することで，患者の満足を得ることができた．最終補綴物装着後も，日常的なメンテナンスや定期的な検診に積極的な協力を得られており，約 2 年経過時も大きなトラブルは起こっていない．

Case 3：補綴処置にて反対咬合を含む叢生歯列の回復を図った症例

補綴処置における制約と目標：下顎犬歯の反対咬合を含む歯列不正，食いしばりなどの咬合癖，大幅な歯列補正による垂直的・水平的歯軸方向と歯冠形態の変更およびそれに伴う Thin Scallop（厚みの薄い歯肉）へのハーフポンティックなどのアプローチ，困難なガイドの付与

患者：39 歳の男性
主訴：補綴処置のみでの歯列補正と審美回復

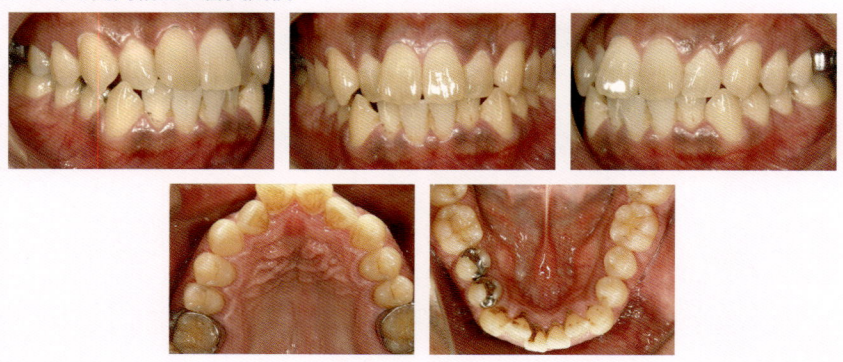

Step1：術前口腔内

　チェアサイドから術前口腔内画像と診断用模型が送付され，以下に示す患者の希望や特記事項も考慮して，診断用ワックスアップ製作の指示を受けた.
　①補綴処置のみで治療，②叢生歯列を理想に近い配列に改善，③白く美しい色調，④上下顎の咬合状態の改善（切縁咬合のようにオーバージェットの縮小）.
　患者は長らく自身の叢生歯列に強いコンプレックスを持ち，初診時より約 20 年前に他院で矯正治療を開始したが，強い痛みを感じ，初期の段階で治療を断念した経験を持つ．健全な歯を切削することによる，チェアサイドより将来的な危険性やデメリットを十分に説明し，矯正治療の再開を提案したが，痛みへの恐れからか補綴処置のみで治療を希望する強い意志が示された．そのため，診断用ワックスアップを患者とともに確認し，希望達成の可能性を判断したうえで治療を開始するので，必要な治療本数を含めラボサイドの率直な意見を要望する問い合わせを受けた．咬合面観では，矯正治療時に装着された，リンガルアーチ用と思われるバンドが残存していることが確認できる．術前の口腔内の所見から，治療方針に関する判断が難しい状態である．上下顎の切縁咬合様との希望は，患者の美意識であることが予想できるが，この時点では，製作上ガイドの付与が厳しくなる要因としか考えられなかった.

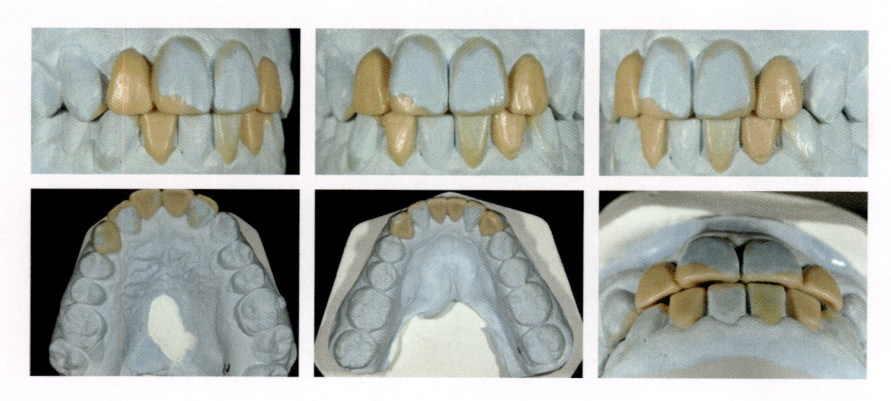

Step2：診断用ワックスアップ

　叢生歯列を補綴処置のみで補正する場合は，予想される咬合癖を想定しながら，診断用ワックスアップによってガイドを注意深く観察し，さまざまな角度から検討を加える必要がある．本症例では上下顎犬歯を保存し，上顎 4 前歯の補綴処置を進めることを念頭に置いて診断用ワックスアップを製作した．歯列アーチの補正を図るため，上下顎ともに両側側切歯を外側移動させた．次にオーバージェットを少なくするために，中切歯の歯軸を多少内側に入れ，下顎中切歯との間隙を縮小することで改善を試みた（この時点では上下顎犬歯を保存する可能性を期待していた）．診断用ワックスアップの完成後，補綴歯数やガイドの付与など，チェアサイドと意見交換を重ねた．前述したように上下顎 4 犬歯の保存を前提に検討したが，右側の犬歯誘導の咬合様式の確保と，下顎両側側切歯の形態的審美性維持の観点から，下顎犬歯にも補綴処置を施す計画に変更された.
　歯軸方向，位置や角度の変更を行う場合は，プロビジョナルレストレーション製作時にハーフポンティックの形態を付与し，十分な観察期間を経たうえで最終補綴物に移行することを確認した．その結果，上顎 4 前歯は単冠処理，下顎 6 前歯は片側ずつの 3 歯連結冠（2 ユニット）の補綴様式とすることになった．患者にも上記内容が丁寧に説明され，同意が得られたため，治療が開始された.

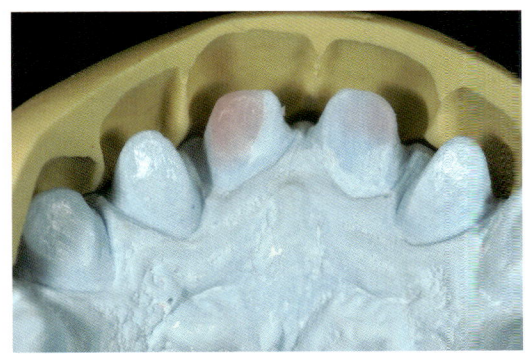

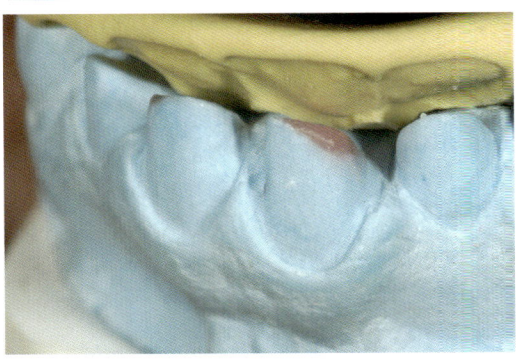

Step3：プロビジョナルレストレーション製作

　所定の根管治療が行われた後，再度診断用ワックスアップ模型の確認し，患者から一定の評価が得られたことから，形態をトランスファーしたプロビジョナルレストレーションを最初の基準とすることになった．診断用ワックスアップを施した歯冠部にシリコーンコアを採得し，他の術前模型にラボサイドで任意の支台歯形成を行い，レジンに置き換えて製作した．なお，この時点では上顎右側犬歯の補綴処置を行うことも視野に入れていたため，同部位のプロビジョナルレストレーションも製作していた．通常プロビジョナルレストレーションの製作時にはチェアサイドの支台歯形成時の自由度を広げるため，模型上の支台歯を多少大きく形成するよう心掛けている．

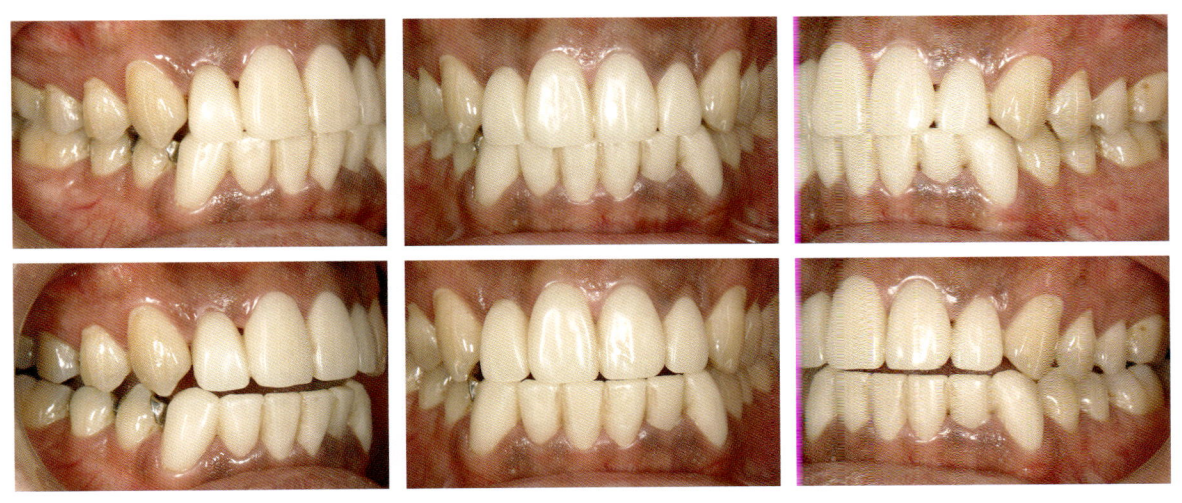

Step4：プロビジョナルレストレーション仮着

　プロビジョナルレストレーションでは，前方運動時の早期接触部位が上顎4前歯均等に接触し1歯に過度な負担を掛けないことを念頭に，両側側方運動時，右側は第一小臼歯と犬歯遠心部が接触滑走し，左側は犬歯の近心斜面で滑走するガイドを付与した．仮着後，幸いなことにプロビジョナルレストレーションの再製作に至るほどの大幅な変更点はなかったため，最初に製作したプロビジョナルレストレーションを下記チェック項目の基準として，チェアサイドでの調整を依頼した．
　・切縁や口蓋側などガイドや咬合に関与する形態の調整
　・ハーフポンティックの形態が付与してある部分の軟組織の状態の確認
　・患者の希望する歯冠形態の確認
　犬歯誘導の付与，患者の要望するオーバージェットの縮小，ハーフポンティックの基底面の形態については特に慎重な観察と調整が行われた．目標とした咬合様式と患者の希望する形態の付与が両立され，納得が得られるまで調整が繰り返された後，一定の観察期間を設けた．

▼平均値使用時の中央ライン（点線）

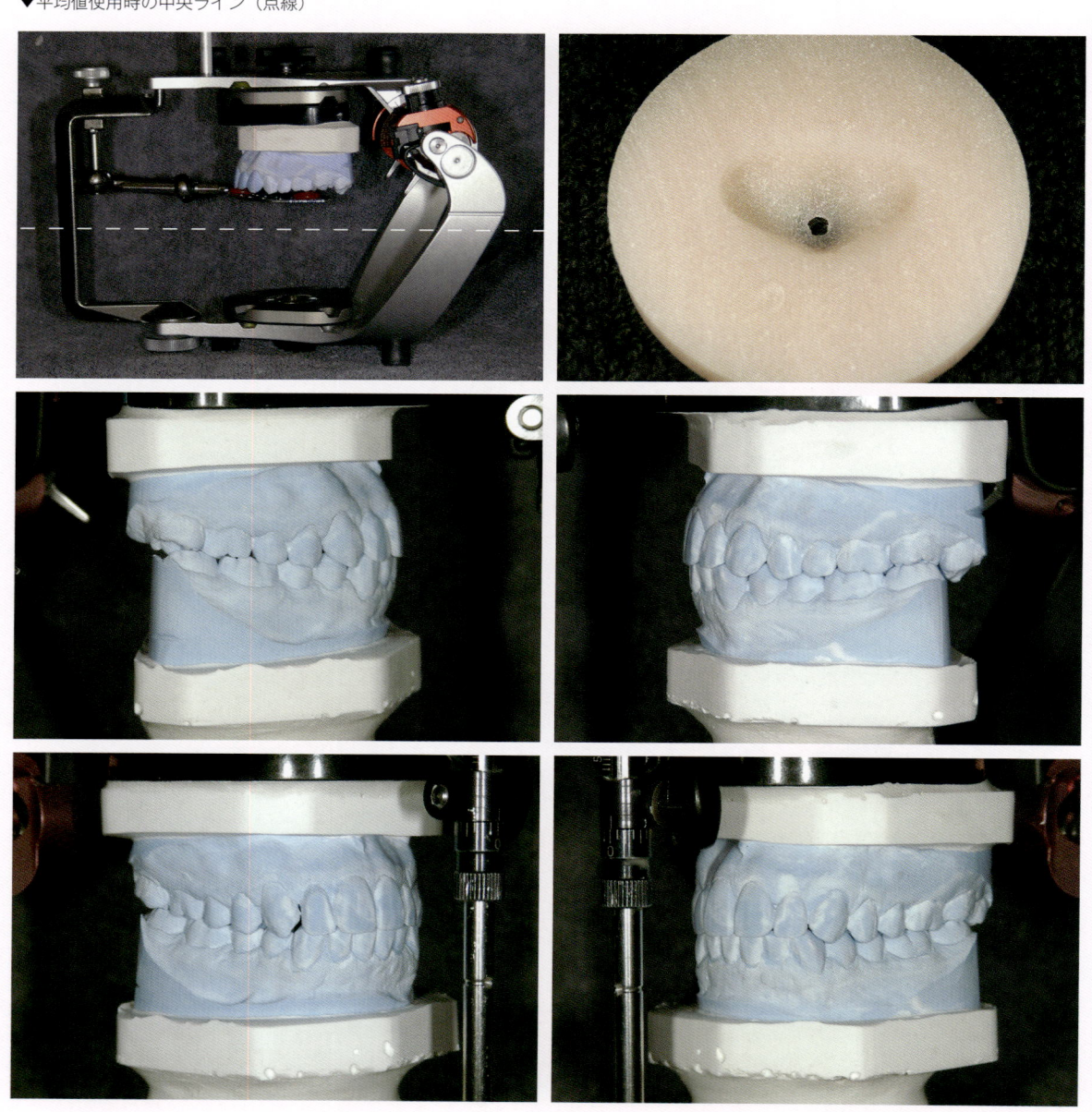

Step5：フェイスボウトランスファーおよび咬合器装着

　観察期間中において安定した状態が確認されたため，これを最終形態としたプロビジョナルレストレーション模型と，フェイスボウトランスファーに使用する咬合器装着用バイトフォークがラボサイドに送付された．平均値咬合器として使用する場合，図中点線の位置がほぼ中央の位置で，これを仮想咬合平面とする設計がされている．本症例では咬合器の上部寄りに装着されていることがわかる．この後，下顎模型を咬頭嵌合位に正確に装着する．これにより，調整後のプロビジョナルレストレーションの舌面形態を最終補綴物に概ね反映させることが可能となる．偏心位（チェックバイト法）における咬合採得を行い，咬合器上で顆路を導出した．

【右側】側方顆路角：6°，矢状顆路角：CE（カンペル平面）33°
【左側】側方顆路角：16°，矢状顆路角：CE（カンペル平面）27°

　チェックバイト法は手間がかかるうえに誤差を生じやすく，真偽の確認も難しいため，効果を疑問視する意見があることは承知しているが，本症例のようにガイドの基準となるキートゥースの補綴処置を含む咬合再構築を行う場合には，貴重な情報の一つとして参考にしている．必要があればチェアサイドに導出した数値を伝え，X線写真やCT画像にて顆頭の形態などとの整合性を確認してもらうこともある．

　調整後のプロビジョナルレストレーションの口蓋側形態をトランスファーするために，カスタムインサイザルガイドテーブルを製作した．これは，製作時における作業用模型の破損を防ぐ面でも有効である．入念な調整が施されたプロビジョナルレストレーションの状態を最終補綴物に反映させるため，クロスマウント法によって印象採得された作業用模型を咬合器に装着した．

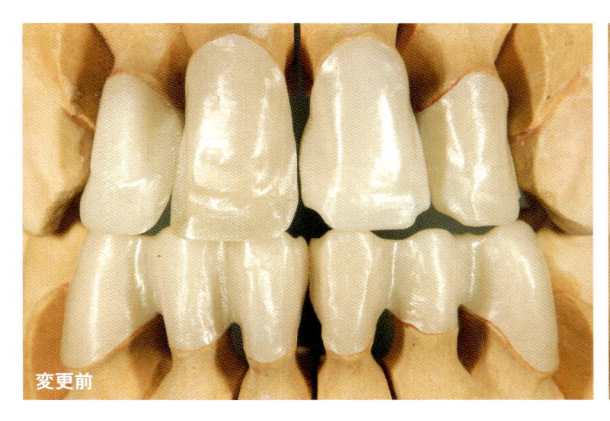
変更前

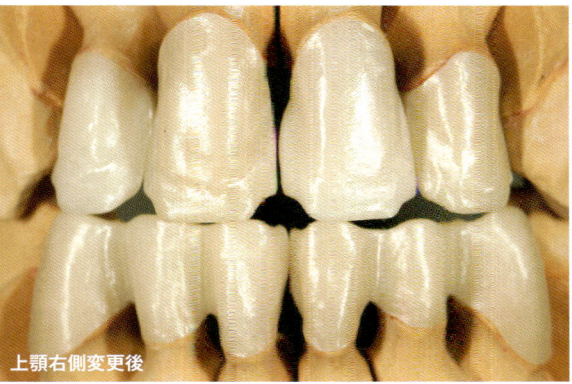
上顎右側変更後

Step6：フレーム調整，設計変更（変更中および変更後）

　フレーム設計を行った時点では，浅いオーバージェットと下顎運動時の早期接触部を保護が重要と考えていた．このため，下顎は審美的な問題からフルベイクタイプとし，上顎は切縁部付近まで覆うフェイシングタイプのデザインを予定していた．しかしフレーム調整の時点で，上下顎がジルコニアと陶材でガイドするため，両者の強度差に開きがあると，脆弱な方に破折の危険性がある事に気付き，切縁と口蓋側を削合してフェイシングタイプからベニアタイプのフレームへと設計を変更した．これにより，下顎運動時の早期接触部は上下顎ともに焼付陶材同士でタッチ（接触）するデザインとなった．

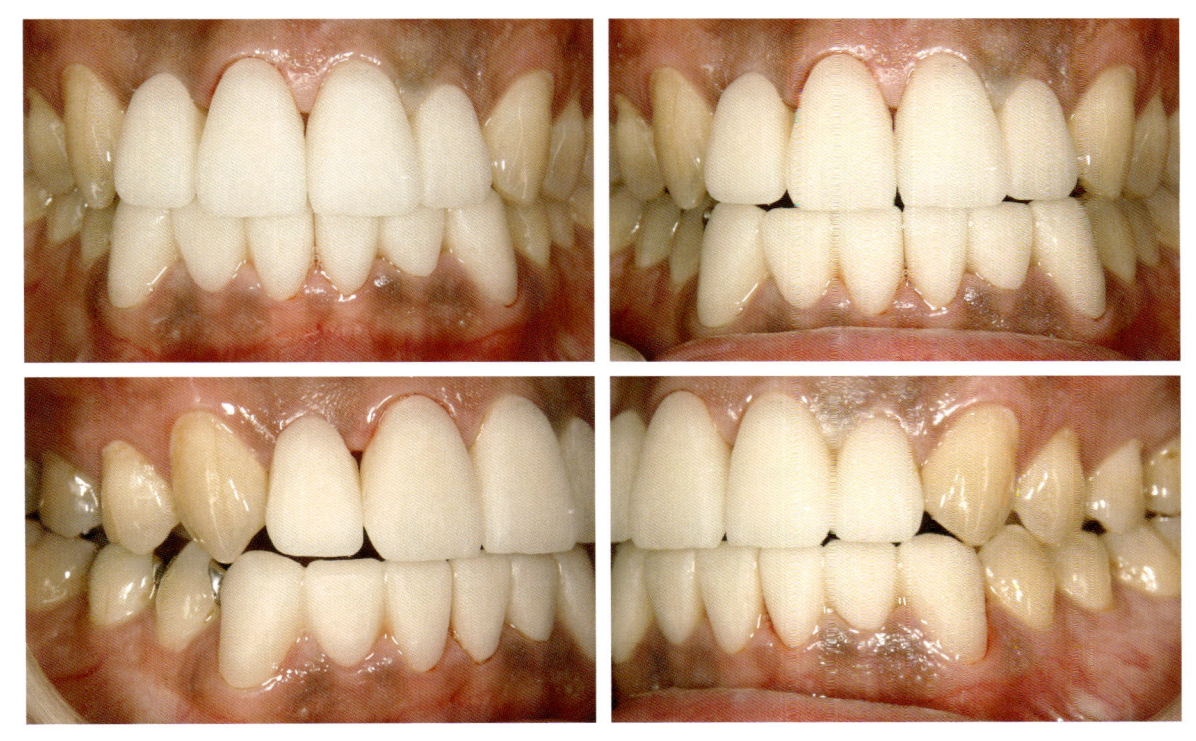

Step7：ビスケット試適①　ガイドを含む咬合のチェック

　最終的なプロビジョナルレストレーションの形態を模倣し，ガイドについても咬合器上に再現したデータに基づいて補綴物を製作した．このため，咬頭嵌合位を始め，前方運動時の早期接触部は上顎4前歯でほぼ均等に離開や接触をしていることがわかる．
　側方運動時に関してもプロビジョナルレストレーション製作時と同様に，右側は術前のファセットの観察から上顎犬歯と第一小臼歯で誘導し，左側は通常の犬歯誘導とする形態を付与した．これらの下顎運動時の画像は，設計目標がほぼ再現できていることを示している．チェアサイドでの試適時にも咬合調整はほとんど行われなかった．図の下顎位は左上から時計回りに，咬頭嵌合位，前方運動時，左側方運動時，右側方運動時である．

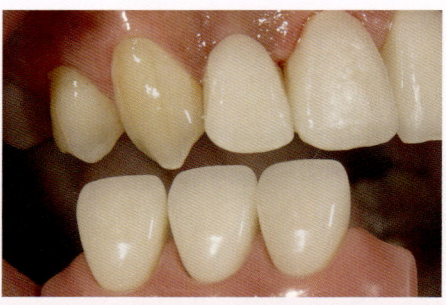

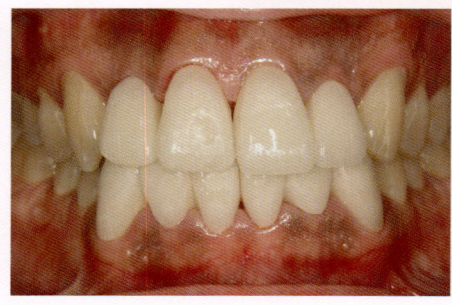 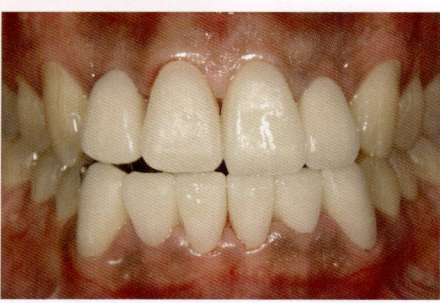

Step8：ビスケット試適② 審美性のチェック

色調に関し，患者から当初は中切歯でA1〜A2程度にとの要望があり，中切歯，側切歯の基本色はA1.5〜A2，犬歯はA3とし，透明色とホワイト系エフェクト色などを適当にアレンジして築盛操作を行った．試適時の確認では，少し色を濃くして残存歯とのバランスを図るよう要望があった（なお，患者の希望も明確であることと，前歯部全体の補綴処置であるため測色データは取得していない）．形態は，前方滑走時のガイドの状態は問題ないが，上顎の歯冠長が長いと指摘され，切縁部が削合された．プロビジョナルレストレーション模型を再度観察すると，誤って調整前の歯冠長にトレースしていたことが判明した．エマージェンスプロファイルや鼓形空隙の形状は，画像観察を詳細に行い必要箇所に築盛や削合を施した．

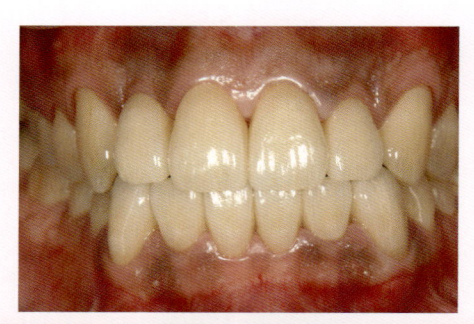

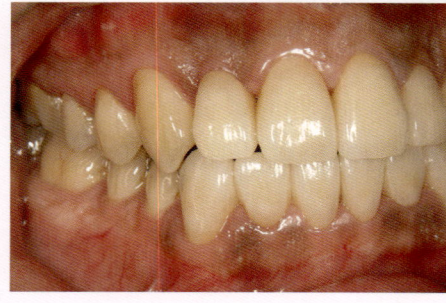 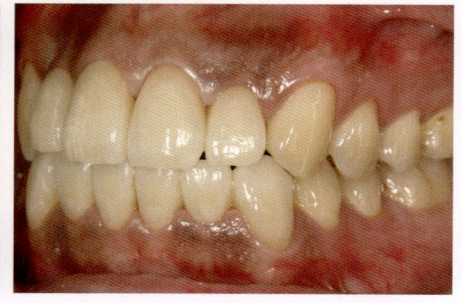

Step9：最終補綴物装着後一週間経過時① 咬頭嵌合位でのチェック

色調を濃くするために表層を必要量だけ削合し，エフェクト色の築盛とわずかな内部ステインによって色調変更を行った．同系色で濃い方向に色調をシフトさせる操作はさほど困難なものではない．形態に関しては，上顎は水平的な歯軸方向，下顎は前後的な位置関係が，術前の状態から変更した状態が付与されていることから，患者のThin Scallop（薄くストレスに弱いとされる付着歯肉形態）の歯肉に可能な限り負担を掛けないように，試適時の画像を観察しながら不足部分は追加築盛を行い，強く接触していると思われる箇所は削合した．

特に，緩やかなハーフポンティック形態を付与してある，上下顎側切歯の歯頸部付近のカントウアはより慎重な形態修正を心掛けた．

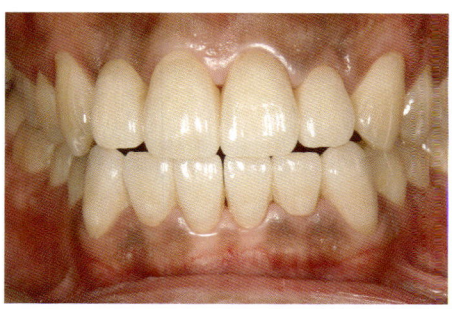

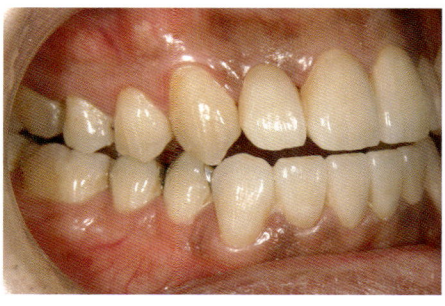
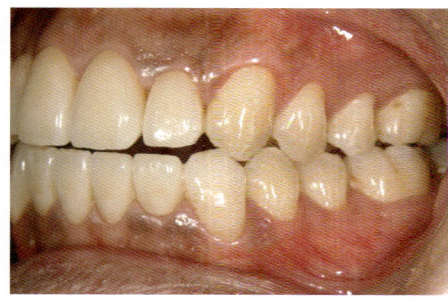

Step10：最終補綴物装着後一週間経過時② 下顎運動時のチェック

　チェアサイドから試適時には問題がなかった旨の報告があり，側方運動時におけるガイド調整のための形態修正は行っていない．上顎切縁部を0.5mmほど短くしたため，切縁部内側の空隙が生じた部分にわずかながら築盛を行い，前方運動時の早期接触が1～2歯に偏らないように調整した．当初目標としたガイドの状態が，各治療工程の下顎運動時と比較してほぼ達成していることを確認した．本症例のように，特に術後管理を慎重に行わなければならない場合では，最終補綴物装着後すぐに印象採得を行い，就寝時に装着するためのスプリントを製作して，必ず使用してもらうように指導を行ってもらっている．

Step11：最終補綴物装着後一週間経過時③ 拡大写真でのチェック

　周知のとおり，反対咬合を含む叢生歯列を補綴処置のみで補正する場合にはさまざまな困難が生じる．本症例でも，術前のワックスアップの時点では，補綴処置のみで患者の要望に応えることは困難と考えていた．そのため，プロビジョナルレストレーションにて経過を観察しながら，控えめに形態の改変を進めるという従来の方法以外にアプローチは想定できなかった．慎重を期すために，フェイスボウトランスファーおよび前方位や側方位のチェックバイト，顆路導出，カスタムインサイザルガイドテーブル製作など，適切なガイドの付与に必要と思われる工程をチェアサイドと連携し，積み重ねることに徹した．その後，最終補綴物装着日の夜には，担当歯科医師から下記の内容に加え，患者の感謝の言葉も添えられたメールが送られてきた．

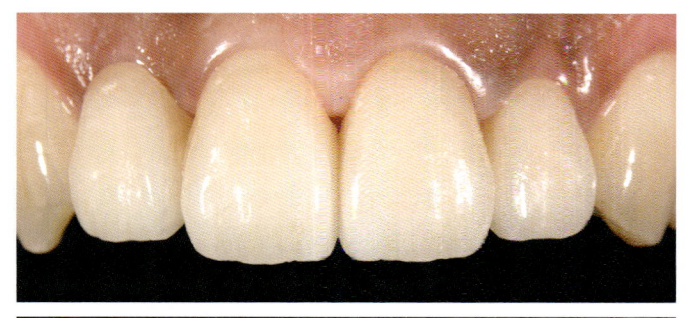

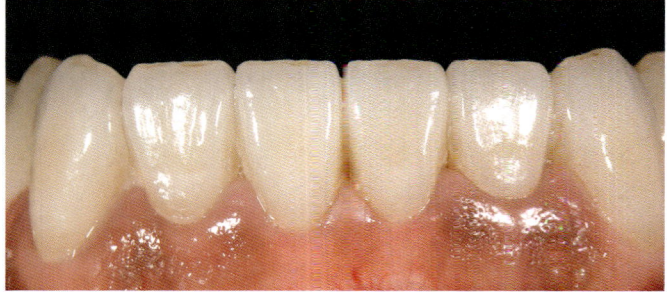

　「**本日の上下の補綴物は形態，色調，ガイド，エマージェンスプロファイルなどどれも満足のいく出来であり，問題なく装着されました．（中略）ありがとうございました**」

　この結果は，手間暇を惜しまず治療のゴールを目指したチェアサイドと，素直な気持ちで治療に臨んだ患者の意識の高さの賜物と考えている．患者とチェアサイド，ラボサイドの三者による綿密な意見交換と，それぞれの立場において努力と忍耐を惜しまぬ姿勢を貫くことが，補綴治療の成功のための近道であると確信している．本書刊行時点でも患者には定期的なメンテナンスのために来院してもらい，ガイドと軟組織の状態を中心に，丁寧な経過観察が続けられているとのことである．

Chapter 3
全顎的な咬合再構成と審美再現に対するアプローチ

本書で繰り返し述べたように，決定された治療方針に基づいて補綴物を製作する際に留意すべき点は，下記のとおりである．

① CAD/CAM および使用する材料の利点や欠点を把握する

② ガイドなどの咬合関係を考慮したうえで，ジルコニアの強度を損なわず，かつ脆弱な専用陶材を保護するフレームの設計を行う

③ 焼付強度やフレーム強度を最大限に発揮できる適切なフレーム処理と研磨を行う

「CAD/CAM」「ジルコニア」という言葉からは，審美的な観点のみが連想されがちであるが，補綴物として長期的に安定した機能が発揮できて初めて，優れた材料としての評価を受けることができる．システムや材料を十分に理解しないままに，「高強度」という謳い文句やシステムのネームバリューを頼りにした安易な設計・製作は，歯科医療従事者として，または補綴物製作のプロとして厳に慎まなければならない．

本項では，全顎症例における対応について解説する．全顎症例においては歯科技工に関する多様な知識と技術が必要となることから，決して容易なケースであるとは言えないが，ほぼすべての歯に対して補綴処置を行うという特性上，製作の自由度が広がる場合も少なくない．一概に「ロングスパンや全顎症例＝極端に難易度が高い」という図式にはならないと筆者は考えている．

しかし，当然ながら個々の症例によって難易度の差は存在し，基本的な事項から個々の症例特有の条件まで，詳細に検討し，対応しなければならない要素が多いことも事実である．したがって，各技工工程における知識や技術を豊富に持つ歯科技工士には，全顎症例は有利となるし，それらを持たない歯科技工士にとっては困難を強いられることは論を俟たない．

Case 1：メタルセラミックスとジルコニアセラミックスが混在する全顎症例

患者：35 歳の女性
主訴：前歯部の審美障害の改善
症例所見：旧補綴物の脱離箇所はみられたものの，欠損部位の所見はない．歯軸方向や大幅な形態変更の必要はなく，垂直的咬合挙上が計画された．

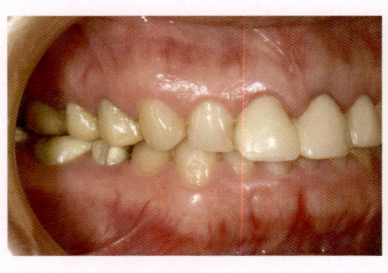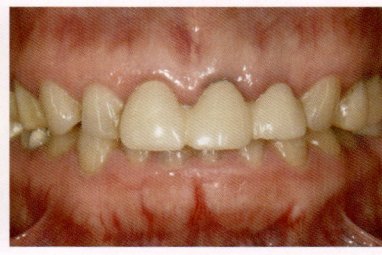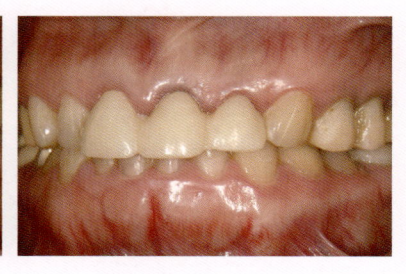

Step1：術前口腔内

初診の数年前に治療した 1+2 のレジン前装冠の審美不良を訴えて来院．問診により，咀嚼や咬合に不満を訴えた．診査・診断において前補綴物の脱離，不適などもみられ，咬合再構成を含む全顎的な補綴治療の必要があり，患者と相談のうえ治療が開始されることになった．

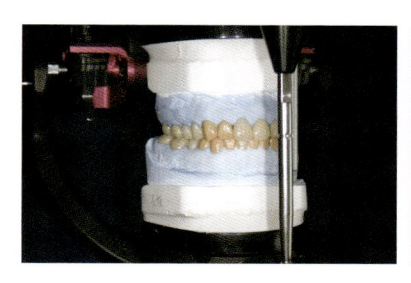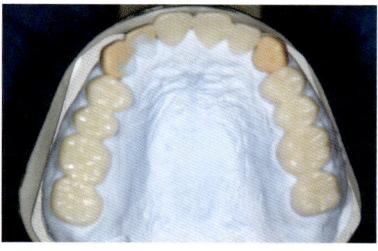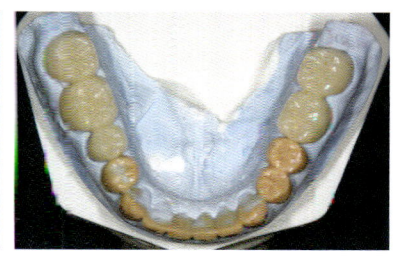

Step2：診断用ワックスアップのチェアサイドの確認後，1st プロビジョナルレストレーション製作

　術前の診断用模型を咬合器に装着し，咬合器上で2mm ほど挙上した状態で診断用ワックスアップを行った（画像は撮影していない）．そのブループリントをチェアサイドにて担当歯科医師が形態や挙上状態をチェックした後に，患者の要望を確認してもらった．

　形態や咬合状態についてはおおむね患者の満足が得られたため，診断用ワックスアップを行った模型を使用して，チェアサイドから指示のあった部位に模型上で支台歯形成を施した．その後，あらかじめラボ用シリコーンで採得したコアを用いてプロビジョナルレストレーションを製作した．チェアサイドからは下記3点の要望が示された．なお，3 2 と 3 は，当を はコンポジットレジンにてチェアサイドで修復処置が行われていた．

① おおむね診断用ワックスアップの形態の再現
② 咬合平面を揃えて理想的な排列を目指す
③ 最終的に約2mm の咬合挙上を目標としているが，調整量などを考慮し多少高めに製作する．

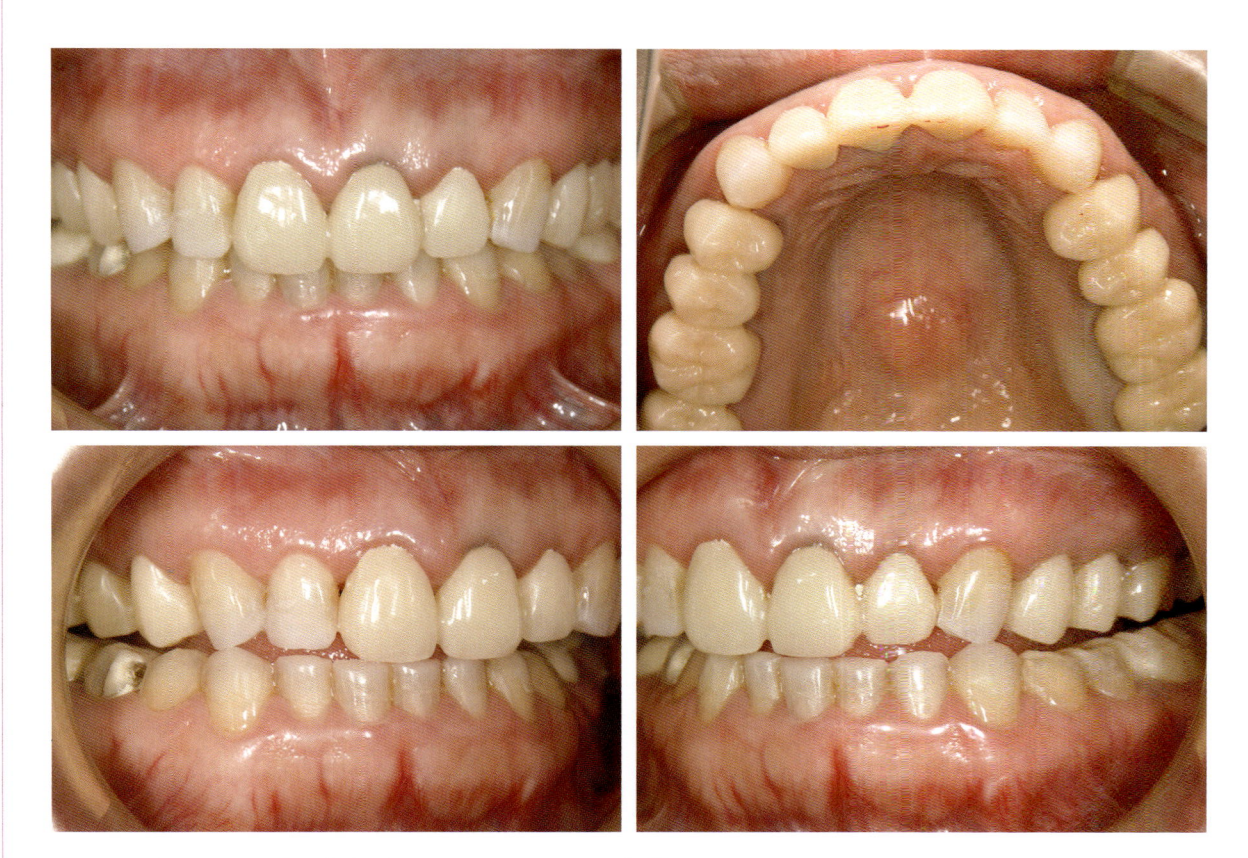

Step3：上顎の 1st プロビジョナルレストレーションの仮着

　ラボサイドでは下顎臼歯部のプロビジョナルレストレーションも製作したが，上顎が先行して仮着された．次いで，疼痛や違和感を最小限に抑制するために，下顎臼歯部にコンポジットレジンを少量ずつ築盛し，慎重な咬合挙上の処置が行われた．初期の段階では，咬合面のクリアランスが十分ではないため，下顎右側臼歯部に充填されたレジンが破折したため，数回にわたり処置が繰り返された．

　側方運動においては犬歯誘導の咬合様式を目指して，入念にガイドの調整が行われた．

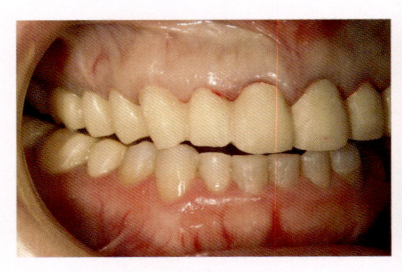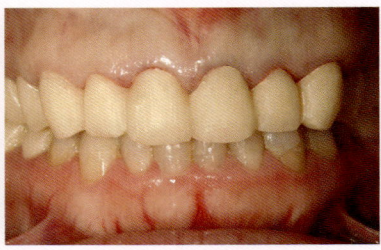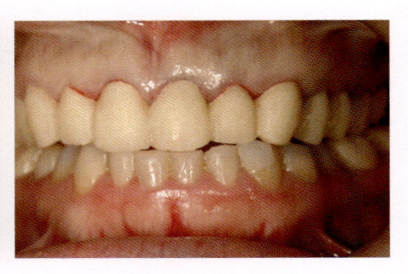

Step4：2nd プロビジョナルレストレーションの仮着後 1 カ月経過時

　コンポジットレジンにて充填されていた上顎両側側切歯と犬歯にも所定の処置が行われた後に 2nd プロビジョナルレストレーションを製作し，ガイドやエマージェンスプロファイルなどの細かい部分の調整がチェアサイドで行われた．チェアサイドにて患者の要望を取り入れ，咬合様式や形態を整えた後に一定の観察期間を経て，作業用模型の最終印象採得となった．

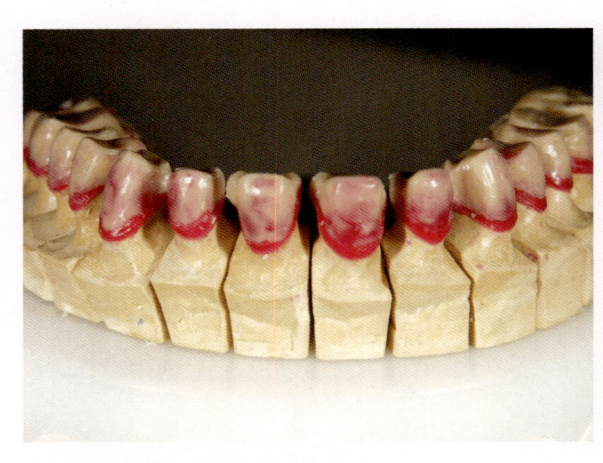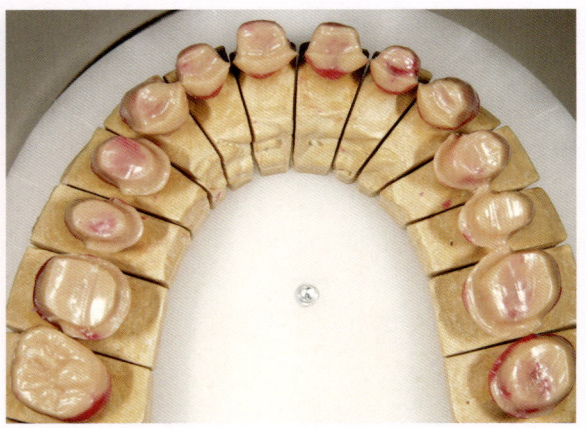

Step5：ワックスアップ，窓開け

　補綴物の設計については多角的な検討がなされた結果，設計は以下のとおりに決定された．ただし，患者の都合のため先に上顎の補綴処置を行い，1 年後をめどに下顎の治療に着手することとなった．
・上顎：3＋3 ジルコニアセラミックス，7～4｜4～7 メタルセラミッククラウン（Cermic Gold EX，Vintage Halo）
・下顎：3＋3 コンポジットレジン充填，7～4｜4～7 メタルセラミッククラウン
　上下顎の咬合状態が安定したプロビジョナルレストレーション仮着時の模型を咬合器に装着し，十分な観察を経てクロスマウント法にて作業用模型を装着した．
　通法どおりワックスアップを行って形態を確認した後，前歯部および臼歯部にフルベイク様式の窓開けを行った．
前歯部は下顎前歯切縁部がコンポジットレジン充填であることと，咬合圧をできる限り受け止める様式にするために，口蓋側のカラー（襟様のサポートエリア）を歯頸部から 1/3 ～ 1/2 付近まで延ばすベニアタイプとの中間の設計を施した．画像が示すように 7｜ はクリアランスの確認のために最後に窓開けを行った．

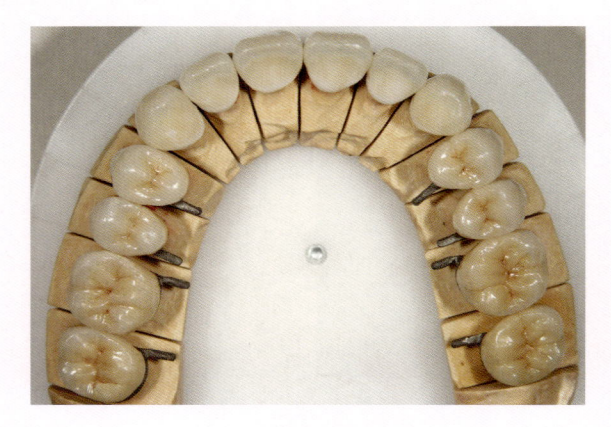

Step6：陶材焼付け後の状態

　下顎はプロビジョナルレストレーションの状態であるため，下顎の最終補綴物製作を考慮して咬合接触点など対合歯の調整を模型上で行った（この対応については事前にチェアサイドからの了解を得ている）．対合歯の形態も同時に変更できる場合は，臼歯部咬合面の形態付与について自由度が格段に向上する．

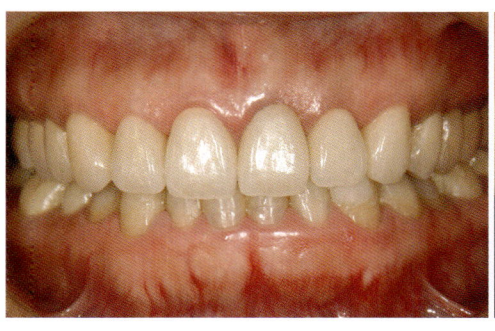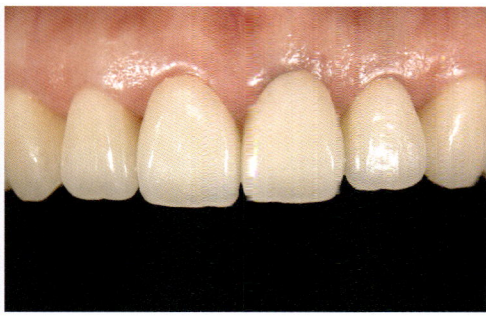

Step7：最終補綴物の試適

上顎最終補綴物を試適したところ，右側中切歯と側切歯の切縁が長く感じられたため，チェアサイドにて微小な調整が済した後に通法どおり仮着された．約1週間の観察期間においてガイドや咬合関係，歯周組織に問題が生じていないことを確認した後に，チェアサイドで最終補綴物が装着された．

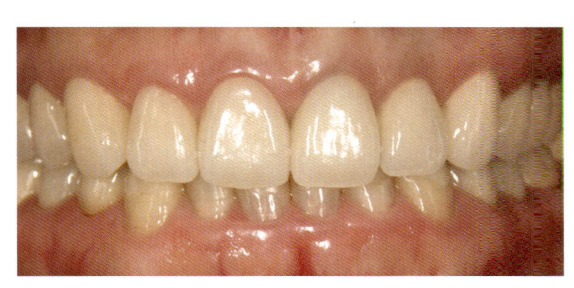

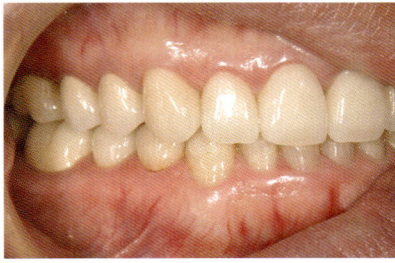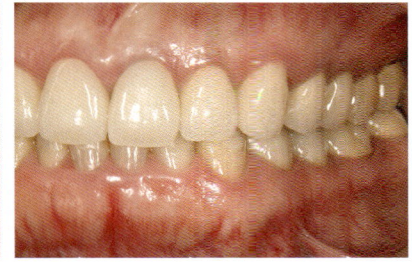

Step8：最終補綴物装着から3年経過時

治療開始時の予定どおり，上顎補綴物の装着から1年後に下顎の補綴処置がなされた．その後，歯科治療に関する患者の意識も向上し，自身の丁寧な口腔内のケアとともに，定期検診時のメンテナンスと予後観察が行われた（残念ながらその間の画像は撮影されていない）．

この時点では，咬合状態や歯周組織に大きな問題は起きていないとの報告があった．

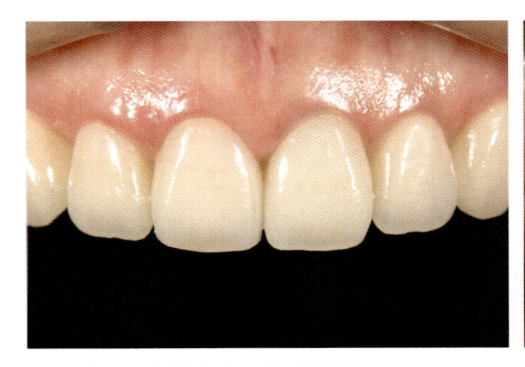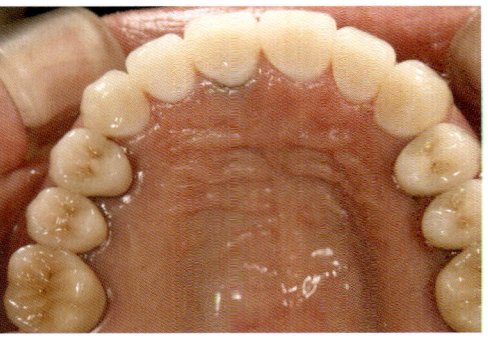

Step9：同，上顎6前歯および咬合面観

本症例においても多少の歯軸方向や捻転の補正を行いながら形態を付与しているが，全顎補綴となる場合には，少数歯だけでバランスを取る場合と比較して，変更箇所をある程度振り分けることができるため，形態付与は行いやすい．つまり，1歯当たりの変更はわずかでも多くの本数で分担することにより，歯列全体としては明瞭な改変となりうるのである．また，本症例のように治療に関して時間的な余裕があり，片顎ずつ補綴処置を行い咬合状態の経過観察を行うケースでは，対顎の状態を詳細に観察しながら最終補綴物製作が可能となるため，ラボサイドとしては安心して製作に挑むことができる．

Case 2：インプラントを含むジルコニアセラミックスの上下全顎症例

患者：59歳の女性
主訴：歯周病治療を含む全体的な状態の改善
症例所見：軟組織の安定を図る外科を含む歯周治療．欠損部へのインプラント埋入し支台歯の確保後，上下全顎にわたる咬合再構成と審美回復．適切なガイドおよびバーティカルディメンション（垂直顎間距離）を付与するため，下顎の補綴を先行し，仮着後安定が確認された後，上顎の補綴処置開始の治療計画．

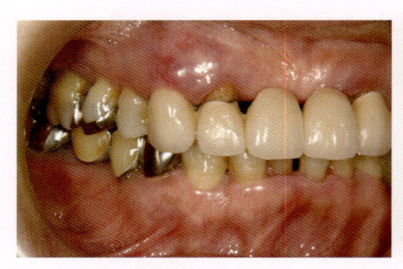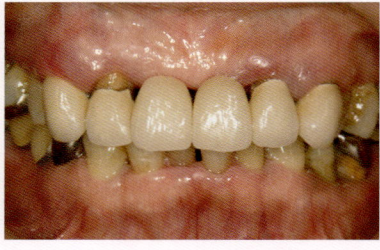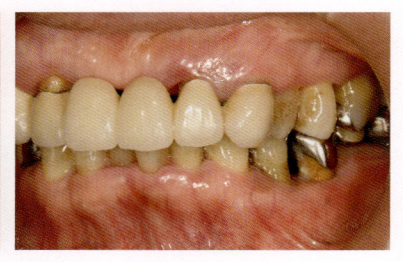

Step1：初診時口腔内

　患者自身も自覚しているとおり，かなり歯周病の進行がみられ，その影響から，旧補綴物を含む多くの歯に動揺が確認された．診査・診断を経て抜歯を含む治療が進められることとなった．

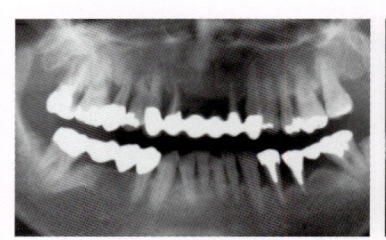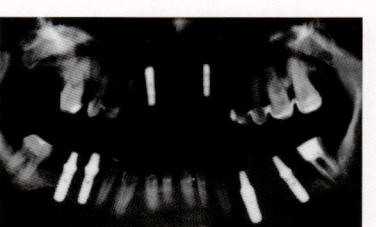

Step2：術前および治療開始から約8カ月経過時のX線写真

　術前のX線写真からは歯周病の進行による歯槽骨の吸収が観察され，患者の主訴のとおり歯の動揺が想像できる．
　保存不可能と判断された歯を抜去した後にインプラント埋入，歯周外科などの処置を経て，注意深く経過を観察しながらチェアサイドで治療が進められた．

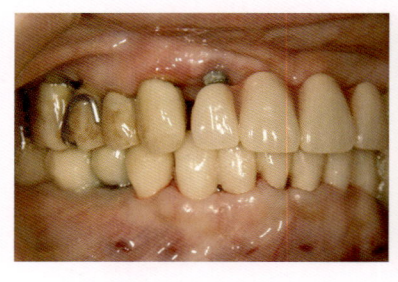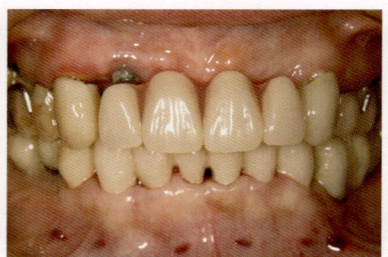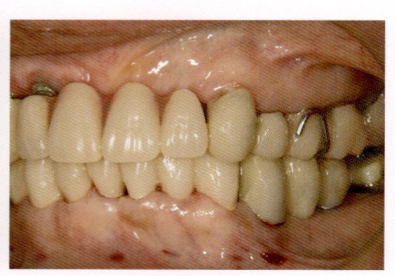

Step3：プロビジョナルレストレーション仮着時

　最初のプロビジョナルレストレーションはチェアサイドでの抜歯直後に製作されたが，インプラント治療や歯周外科治療といった工程を経るにしたがって形態に改変が加えられた．上顎は 2+2 が欠損していたことから，2つ目のプロビジョナルレストレーションは粘膜部を付与したデンチャータイプの形態で製作した．上下顎臼歯部の治療の進行を確認して，必要に応じて咬合挙上を行ったプロビジョナルレストレーションをチェアサイドで仮着した後も，咬合の安定を目指して形態改変と調整が繰り返された．

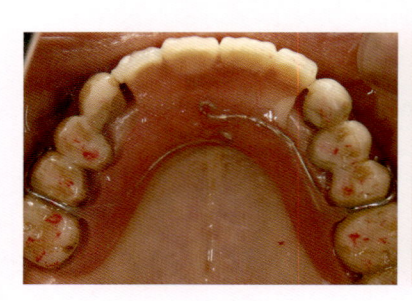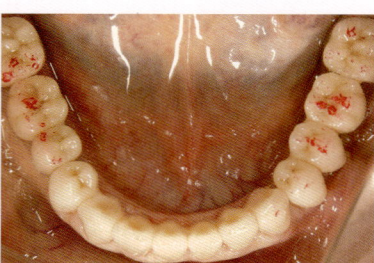

Step4：プロビジョナルレストレーション仮着後3カ月経過時

　プロビジョナルレストレーションの調整回数を重ねるにつれて調整量も徐々に少なくなり，約3カ月後には上下顎の咬合状態に安定が見られた．患者からの違和感の訴えもほとんど聞かれなくなったため，下顎の補綴物製作のための最終印象採得が行われた．

Step5：ボディ陶材，エナメル陶材築盛，焼成後の口腔内試適

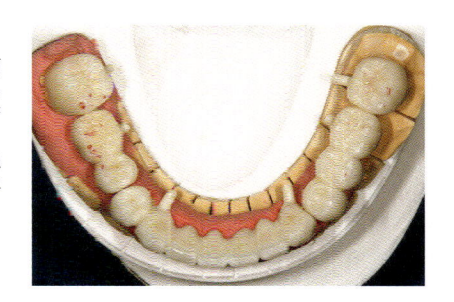

ボディ陶材，エナメル陶材を築盛してビスケット焼成を行った後に口腔内で試適した（画像は撮影していない）．この試適の目的は，咬合関係の確認のほか，歯肉の後退による歯間乳頭の消失，エマージェンスプロファイルの確認などが必要となったための措置である．

形態再現においては，プロビジョナルレストレーションにて調整された咬合平面を忠実に再現すること，側方運動時のガイドを考慮した ３｜３ 切縁部の形態を慎重に付与した．このためチェアサイドからは，試適後に大きな変更を依頼されることはなかった．

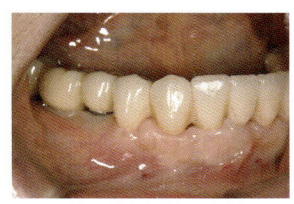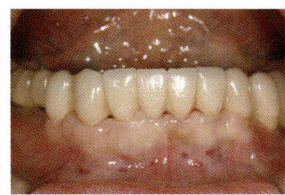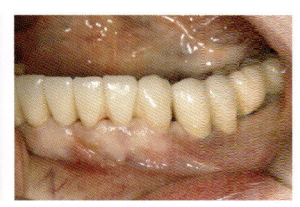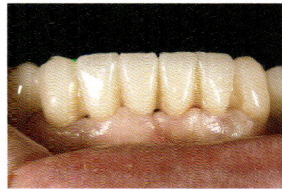

Step6：下顎最終補綴物の仮着（下顎補綴処置の経緯と注意点のまとめ）

前述したように，仮着時に大きな変更の要請はなく，わずかに外部ステインにてメリハリを付与したのち，通法どおりグレーズ焼成後研磨して仕上げた．ここで，下顎最終補綴物製作の経緯と注意点をまとめる．
・初診から約１年後，歯周組織の改善と咬合状態の安定が確認され，最終補綴物の下顎から先行した製作が決まり，７６５｜，４＋３，｜４～７ の３ユニットブリッジの設計となった．
・製作上の注意点：理想的な咬合平面の再現，上顎製作時を見据えた犬歯誘導のガイドや理想的な咬合接触点の付与．５４｜４５ の位置がインプラントのため，側方運動時の干渉に配慮．歯周病治療後の歯肉の形状に合わせた上　発音に考慮したロングコンタクトの形態の付与．

筆者は通常，隣在歯との鼓形空隙のサイズは，チェアサイドから特別に依頼がない場合，S～SSサイズの歯間ブラシが入る形態を心掛けている．

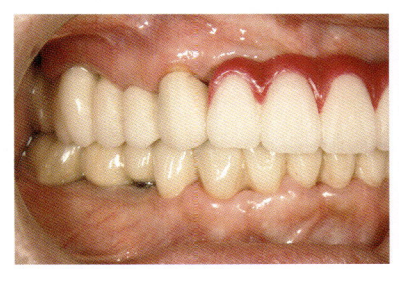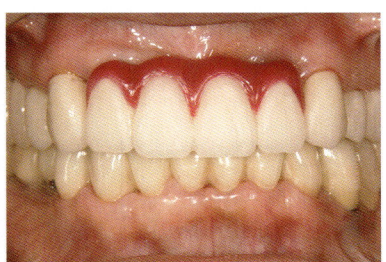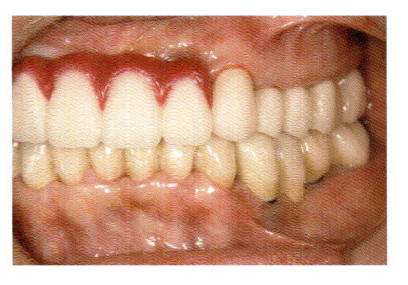

Step7：上顎最終補綴物のビスケット焼成～試適

下顎最終補綴物の製作途中から，上顎最終補綴物を見据えた咬合面形態を付与していたため，下顎装着後，わずかな最終調整が施されたプロビジョナルレストレーションの模型を使用し，上顎作業用模型をクロスマウントにて咬合器に装着した．そしてカスタムインサイザルガイドテーブルや顆路調節を行うことで，これまでの調整で安定した咬合やガイドの状態を咬合器上に再現することができた．このため，全顎補綴処置の場合困難となるガイドの付与に，迷いを生じることなく作業を進めることができた．

この時点では，前歯部に歯肉色陶材を焼付けるかどうか，チェアサイドでも判断しかねていたため，ピンクワックスで擬似的に歯肉部を再現して患者に意見を聞くこととなった．

Step8：上顎最終補綴物の試適
（前歯部のガイドの状態とスマイルラインの確認）

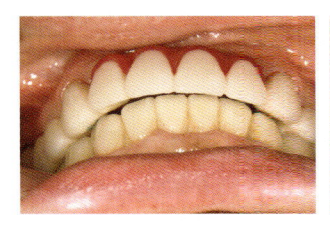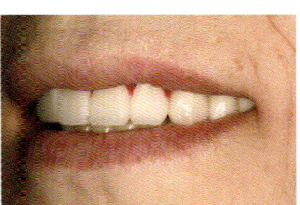

上下顎嵌合時のオーバーバイト，オーバージェットの確認をチェアサイドで行ったところ，ほぼプロビジョナルレストレーション調整時の状態を再現できており，前歯部口蓋側のガイド調整は行われなかった．前述したピンクワックスによる歯肉の再現に関しても，大きく目立つこともないことから患者の同意を得られた．担当歯科医師も，今後に前歯部インプラント周囲での歯肉退縮が起こった場合のリップサポートを維持する観点から，修正可能となる歯肉色陶材を焼付けておくことが望ましいと判断し，使用が決定された．

Step9：歯肉色陶材のシェードテイキングおよび焼付け後の状態

シェードタブ装着用のガミーシェードを利用して歯肉色陶材のシェードテイキングを行った．比較的薄い色調を呈しており，これをベースとするようにチェアサイドから依頼があった．Vintage ZR の歯肉色陶材はライトとダークの二種類しかなく（製作時点），ステイン材などを利用してアレンジした．製作時は，ラボのガミーと比色を行いシェードマッチを図ったが，結果的に若干濃い仕上がりとなった．

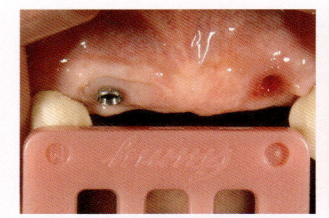
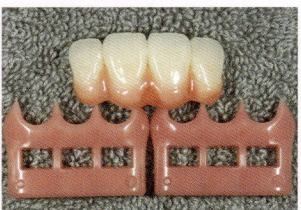

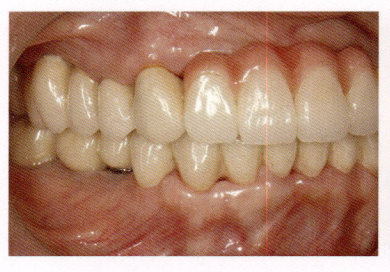
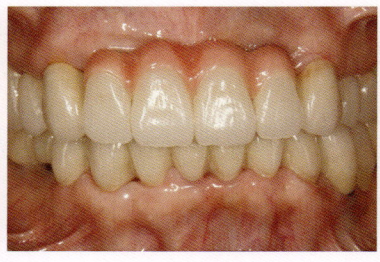
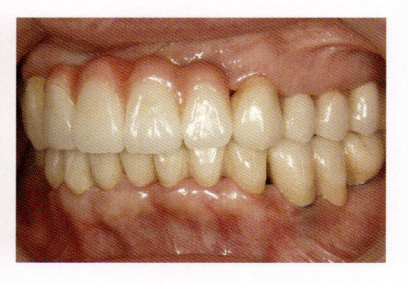

Step10：上顎最終補綴物の仮着直後

ビスケット焼成後の試適時にチェアサイドで臼歯部の咬合調整も済ませていたため，仮着時に咬合に関する調整は行われなかった．プロビジョナルレストレーション仮着時の状態と比較すると，バーティカルディメンションは確保されており，咬合平面も調整によって一層の改善が図られている．歯周治療を進めるなかで患者の意識にも変化が生じたとのことで，その後のブラッシング指導により，長期間のメンテナンスにも期待できる状態に改善されていることを示している．

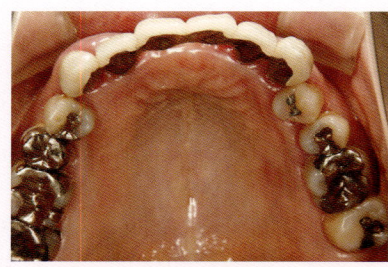
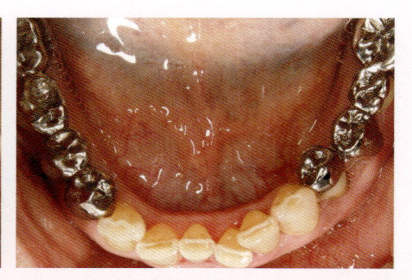

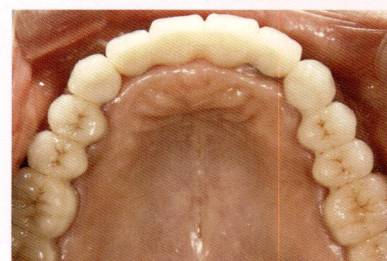
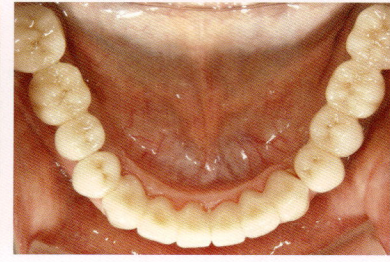
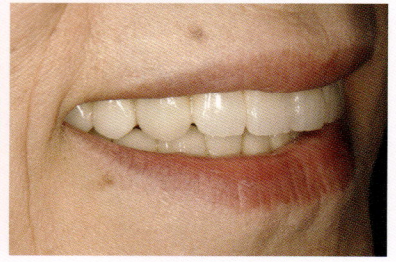

Step11：術前および最終補綴物仮着直後の咬合面観の比較と仮着時のスマイルライン

咬合状態を改善するにあたっては，垂直的な顎位やガイド，咬合平面の回復をはじめ，歯列アーチを整えることも大変重要である．術前と比較して最終補綴物仮着直後には狭窄している上顎小臼歯部アーチの改善が図られていることがわかる．

下顎小臼歯部はインプラント上部構造であり，側方運動時の干渉に十分に配慮した咬合面形態としている．歯肉色陶材の焼付けによるリップサポートの付与と審美性（若干濃い仕上がりとなった歯肉色）に関しても，患者から違和感の訴えはなかった．

全顎的な咬合再構成症例においては，咬合状態と審美回復が目標となることが多く，加えて製作本数が多いために留意すべき事項も多岐にわたるが，治療や製作時のステップを細分化し，確認の回数を増やすことにより，その都度修正や改善を図ることができる．治療期間の短縮を気にするあまり，工程の過度な簡略化を行えば，結果的に大きな修正や再製にもつながりかねない．筆者はこの点をチェアサイドから患者によく説明してもらい，可能な限り確認の機会を確保してもらうようにしている．

本症例では補綴物を片顎ずつ製作して患者の咬合状態を確認しながら処置を進められたため，チェアサイド，ラボサイドともに大きなストレスを感じることなく，治療の最終目標を達成することができたと考えている．

Case 3：審美補綴のあり方を問われた記憶に残る症例

患者：34 歳の女性
主訴：前歯部の審美障害の改善

※本 Part の最後に，上顎両側中切歯をジルコニアセラミックスにて補綴処置を行ったケースを供覧する．
　製作方法や治療工程に特記すべき事項はないが，製作者としての心構えを教授された記憶に残る症例である．

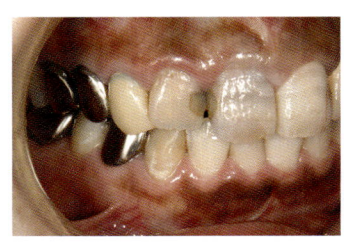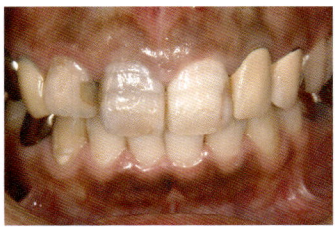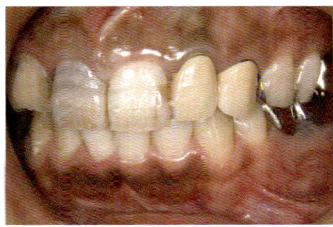

Step1：術前口腔内

　患者の主訴やX線写真などの所見から，当初，チェアサイドでは矯正治療を伴うの補綴処置を行うことを提案した．しかし，担当歯科医師による問診を経て，患者はシングルマザーであり，経済的な事情に加えて，数年前に行われた前院での補綴処置に治療終了直後から不満を感じ，問診によりそのことを訴えたが聞き入れてもらえず，結果として歯科治療に対してナーバスな感情を持っていることが判明した．

　患者は審美改善を希望して来院しているため治療の目的自体は明白であるが，前述の経緯から，患者は治療オプションの決定に迷いを感じ決められずにいた．

　担当歯科医師は保険治療も含むさまざまな治療様式を提示し，そのなかから選択するように患者に説明を行ったところ，次回来院時に患者が選択したのは，審美的に有利と紹介されたジルコニアセラミックスによる上顎両側中切歯の補綴処置と左側側切歯のコンポジットレジンによる充填処置であった．

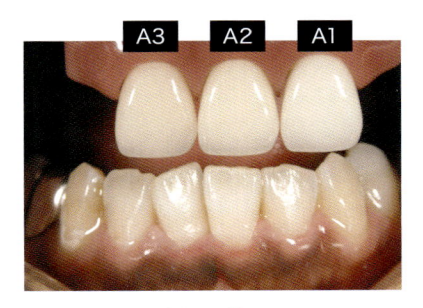

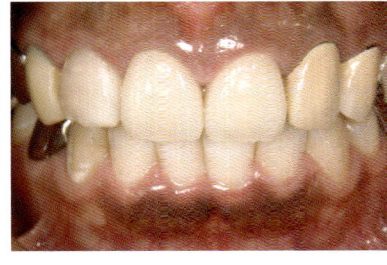

Step2：シェードテイキング

　上顎には参考となる色調の歯がなかったため，変色のない下顎の色調を参考とした．シェードガイドは左から A3，A2，A1 である．中切歯二本の補綴治療となることから，目標となるベース色は A1.5 程度とした．

Step3：最終補綴物仮着時

　下顎前歯部を参考にしたことから色調表現における緻密さは求められておらず，チェアサイドでの試適は行われなかった．患者からも高い評価の言葉とともに満足が得られたとのことである．

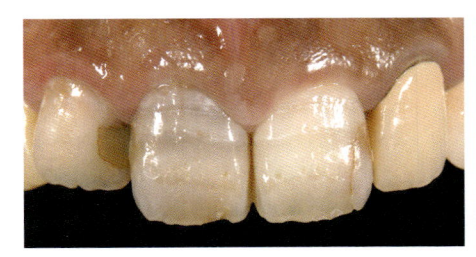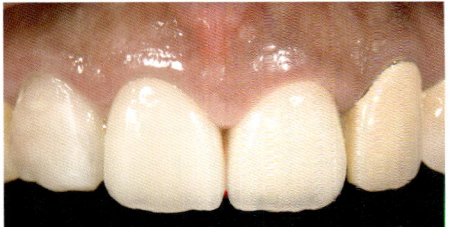

Step4：術前，術後の口腔内の比較

　仮着 1 週間後に最終補綴物が装着された．形態の変更を行っているため歯間乳頭の形態が気になるところではあるが，仮着時と比較するとわずかな変化が確認できることから，今後一層の改善が期待できる．このとき患者は「今回の治療で歯科に対する不信感を拭い去ることができ，経済的に余裕ができた時点で側切歯と犬歯の補綴処置も行いたい」との言葉を残してくれた．

　筆者は患者の満足を得られたことを歯科技工士として嬉しく感じた一方で，側切歯や犬歯の治療開始までに前歯部補綴物の破折などの事故が起こった場合，歯科に対する信頼が再び失われてしまうかもしれないという懸念を抱いた．

　本当の意味での審美回復とは，歯の色調や形態を回復するだけに留まらず，それを永続的に機能させることであり，それによって初めて患者からの評価が得られるのだと確信できた．筆者にその後の臨床に対する姿勢を正すきっかけとなった．長く心に残る症例である．

参考文献

1）Mclean, J.W. and Hughes, T.H.：The reinforcement ofdental porcelain with ceramic oxides. *Brit. Dent. J.,* **119**, 251～267, 1965.

2）伴　清治：オールセラミックスの歯科材料学．歯科技工別冊／オールセラミックスレストレーション．医歯薬出版，東京，32～43，2005.

3）AnderSon, M. and Oden, A.：A new al-ceramic crown. Adense sintered, high quality alumina coping withporcelain. *Acta Odontol. Scand.,* **51**：59～64, 1993.

4）岡村光信ほか：Procera AllCeram の物理的特性（文献レビュー）とオールセラミック・クラウンおよびポーセレンラミネートベニアへの応用．QDT, **28**（9）：27～40，2003.

5）小峰　太：審美修復材料としてのセラミックス "ジルコニア"．QDT, **30**（2）：34～38，2005.

6）伴　清治．メタルフリーレストレーションの歯科材料学．歯科技工別冊／メタルフリーレストレーションと CAD/CAM 技工の最前線．医歯薬出版，東京，2007，32～43.

7）名和正弘ほか：CeO2 安定化正方晶ジルコニア／ Al2O3 ナノ複合材料の作製と機械的特性．粉体および粉末冶金, **43**：415～420，1996.

8）名和正弘，新原皓一：新しい双方向ナノ構造を持つ耐衝撃性に優れたセリア系ジルコニアナノ複合セラミックスの開発．セラミックス, **34**（5）：393～396，1999.

9）伴　清治：高強度セラミックスの歯科修復物への応用．金属, **72**：135～141，2002.

10）Ban, S. et al.：Mechanical properties of Zirconia/ Alumina nano-composite after soaking in various waterbasedconditions. *Key Engineering Materials,* （**309, 311**）：1219～1222，2006.

11）山本　眞：ザ・メタルセラミックス．クインテッセンス出版，東京，1981.

12）日本歯科材料器械研究協議会：歯科用セラミック, **2**：1995.

13）医療安全用具部会，歯科材料専門委員会：歯科メタルセラミック修復物の試験方法 JIS T 6120，日本規格協会，2001.

14）社団法人日本セラミックス協会：セラミック工学ハンドブック（第2版）［基礎］［資料］［応用］．2002.

15）VENEERING MATERIAL for all ceramic substructureporcelain sin the CTE range of approx. 10, 5 such asVITAIn-Ceram YZ CUBES for CEREC.

16）財満千晶ほか：ジルコニアフレームとジルコニア陶材との焼付強度の検討．第 18 回日本歯科審美学会（福岡），2007.

17）Potiket, N., Chiche, G., Finger, I. M.：In vitro fracturestrength of teeth restored with different all-ceramicscrown systems. *J. Prost. Dent.,* **92**（Issue 5），2004.

18）Kashahani, H. G., Khera, S. C., Gulker, I. A.：The effectof bevel of angulation on marginal integrity. JADA, **103**：882～885, 1981.

19）JEOL：http://www.jeol.co.jp/products/list/list-sem. htm（走査型電子顕微鏡）.

20）JEOL：http://www.jeol.co.jp/products/product/jee-420- series/index.htm（真空蒸着装置）.

21）J.E-Products：http://www.jeol.info/products/sm-09010/

22）山本　眞ほか：オールセラミックスレストレーションの可能性（前半）．QDT, **28**（11）：40～61，2003.

23）山本　眞ほか：オールセラミックスレストレーションの可能性（中編）．QDT, **28**（12）：32～56，2003.

24）山本尚吾，小峰　太：国産の安心感と使いやすさ GN-1. QDT 別冊／ CAD/CAM・オールセラミックス修復．クインテッセンス出版，東京，2005，46～53.

25）山﨑長郎：メタルフリー修復における支台歯形成の臨床的配慮事項．QDT 別冊／ CAD/CAM・オールセラミックス修復．クインテッセンス出版，東京，2005，114～116.

26）小峰　太，Siebert, W.：読者と考える歯科用 CAD/ CAM10 の疑問．QDT, **31**（3）：21～40，2006.

27）岸田幸恵，新谷明喜：CAD/CAM のシステム．歯科技工別冊／メタルフリーレストレーションと CAD/CAM 技工の最前線．医歯薬出版，東京，2007，16～25.

28）内山洋一：CAD/CAM の必要性と今後の展開．歯科技工別冊／メタルフリーレストレーションと CAD/CAM 技工の最前線．医歯薬出版，東京，2007，44～48.

29）木村洋子，藤根敦博：NobelGuide．歯科技工別冊／メタルフリーレストレーションと CAD/CAM 技工の最前線．医歯薬出版，東京，2007，50～59.

30）白鳥清人：SimPlant．歯科技工別冊／メタルフリーレストレーションと CAD/CAM 技工の最前線．医歯薬出版，東京，2007，60～71.

31）熊澤洋一ほか：BoneNavi system．歯科技工別冊／メタルフリーレストレーションと CAD/CAM 技工の最前線．医歯薬出版，東京，2007，72～79.

32）伊藤勝登ほか：iCAT．歯科技工別冊／メタルフリーレストレーションと CAD/CAM 技工の最前線．医歯薬出版，東京，2007，80～85.

33）浦田俊太郎，佐藤文哉：GM-1000．歯科技工別冊／メタルフリーレストレーションと CAD/CAM 技工の最前線．医歯薬出版，東京，2007，100～106.

34）疋田一洋：GN-I．歯科技工別冊／メタルフリーレストレーションと CAD/CAM 技工の最前線．医歯薬出版，東京，2007，150～154.

35）山﨑長郎 訳・著：All-Ceramics at a Glance．医歯薬出版，東京，2008，94～110.

36）木津康博，陸　誠，京須隆行：インプラントと CAD/CAM の融合．GC CIRCLE, 2008, 125.

37）石川功和，小田中康裕，中込敏夫，西村好美 編：歯科技工別冊／ FUNDAMENTALS of Esthetic Dental Technology ──審美歯科技工の原理原則．医歯薬出版，東京，2009.

38）斉木好太郎，増田長次郎，小田中康裕，内藤孝雄 編：歯科技工別冊／前歯部審美技工テクニカルガイド── 6 前歯の "見せ方" を変える，形態と色彩のアイデアと工夫．医歯薬出版，東京，2011.

39）金竹哲也：新訂版 歯科理工学通論．末永書店，京都，1978，359～382.

40）東　節男，山賀禮一 編：最新歯科材料学．学建書院，東京，1978，290～297.

41）浅野正司：色調再現．QDT 別冊／失敗しないメタルセラミックス．クインテッセンス出版，東京，2003，170～179.

42）ブリタニカ国際大百科事典 小項目版．ブリタニカ・ジャパン，東京，2008.

43）山本　眞：器械測色と新ポーセレンによる新しいシェードテイキング・システムと C.C.S システムの提案．QDT, **22**（1～4），1997.

44）浅野正司，山本　眞（監修）：システマティック・トータルシステムによる天然歯色調再現法「NCC システム」の提案．歯科技工, **28**（11，12），2000.

45）日本色彩研究所監修：改訂版 色名小事典．日本色研事業，東京，2007.

46）山﨑長郎：酸化ジルコニウム専用フレームワーク製造マシン LAVATM オールセラミックスシステム．QDT 別冊／システム別にみる CAD/CAM・オールセラミック修復．クインテッセンス出版，東京，2005．90〜96．

47）西村好美，小田中康裕，大畠一成：患者に見える歯科技工×患者に関わる歯科技工——臨床技工の到達点と斯界のこれから——（下 臨床対談編）．歯科技工，35（5），2007．

48）大畠一成 編訳：歯科技工別冊／審美歯科治療のための天然歯フォトギャラリー．医歯薬出版，東京，2009．

49）浅野正司，山本 眞（監修）：Optimal Tooth ShadeVerification Technique．QDT，27（4〜6），2002．

50）浅野正司：NCC システムの概要．QDT 別冊／失敗しないメタルセラミックス．クインテッセンス出版，東京，2003．

51）Wicher, J. van der Meer, Frank, S. Andriessen, Daniel Wismeijer, Yijin Ren：Application of Intra-Oral Dental Scanners in the Digital Workflow of Implantology．PLOS ONE，7（8），2012．

52）渡邉一史：基礎からはじめる内部ステインテクニック．歯科技工，37（1），38（3，7〜12），2009，2010．

53）林 直樹：ピュアジルコニア．歯科技工別冊／オールセラミックスレストレーション——基礎からわかる材料・技工・臨床—．医歯薬出版，東京，2005，138〜154．

54）Naoki Hayashi：A Challenge to Natural Teeth—Colors & Beyond— 審美修復治療を成功に導くシェードテイキングのすべて（前・後編）．歯科技工，36（1，2），2008．

55）青嶋 仁ほか：シェードテイキングの基礎と臨床上のポイント—こうすれば必要十分な情報が伝えられる・得られる—．QDT，30（1）：18〜23，2005．

56）青嶋 仁，Gerald, J. C.：MASTERPIECE RENASCENCE PART5 美しさと自然感の間：—前歯部のキャラクタライズについて—．QDT，32（12）：4〜5，2007．

57）本多正明，西村好美 監修：補綴臨床家・歯科技工士・歯科衛生士の The COLLABORATION 修復・補綴治療を成功に導くための臨床マニュアル．永末書店，京都，2013．

58）本多正明ほか 編著：見る目が変わる！「欠損歯列」の読み方，「欠損補綴」の設計．クインテッセンス出版，東京，2013．

59）小濱忠一：前歯部審美修復 天然歯編．クインテッセンス出版，東京，2007．

60）小濱忠一：前歯部審美修復 インプラント編．クインテッセンス出版，東京，2007．

61）小濱忠一：前歯部審美修復 チェアサイド・テクニック編．クインテッセンス出版，東京，2008．

62）北原信也，土屋 覚：審美修復治療における治療前の情報の共有化．QE，24（8）：37〜50，2005．

63）土屋賢司，土屋 覚：MASTERPIECE チェア-ラボ-患者の緊密なコミュニケーションから生まれる顔貌と調和した審美修復．QDT，31（12）：4〜6，2006．

64）土屋 覚：匠 -dexterous- Vol.5．歯科技工，38（5）：522〜528，2010．

65）三善由高，春岡龍男，松村 実，松本哲也：デジタルシェーディングテクニック—デジタル画像をどのように臨床応用するのか—．QDT，26（1）：42〜49，2001．

66）三善由高，佐々木純：器械測色の臨床応用と築盛レシピのデジタル記録法．QDT，23（10）：40〜48，1998．

67）三善由高，難羽康博：新ポーセレンと器械測色による色調再現トータル・システム—ヴィンテージ・ハローを ShadeEye を使用して—．QDT，22（9）：26〜45，1997．

68）山本 眞，西村好美，大畠一成：Procera CAD/CAM コー

ピングへの Vintage AL 基本築盛ステップ—若年代・中年代・老年代—．QDT，29（3）：42〜60，2004．

69）大畠一成：新素材 PFS ハイブリッドタイプ歯冠用硬質レジン "セラマージュ" の臨床上の優位性（前後編）．QDT，29（1），30（12），2004，2005．

70）小野寺保夫，大畠一成ほか：シェード調整用ペイントレジンの有効性．QDT，28（1）：46〜60，2003．

71）片岡繁夫：Zirconia IPS e.max．ZERO，2（2）：88〜95，2007．

72）六人部慶彦，片岡繁夫：適合・形態が完璧なのに再製という哀しい現実に向かって—再製率を下げるための，失敗症例から学ぶシェードテイキングのポイント—．歯科評論，775：77〜86，2007．

73）佐藤永久，片岡繁夫ほか：How to Make a Form/How to Make a Shade—同一ケースプレゼンテーションにおける考察—．QDT，24（3）：56〜65，1999．

74）ラウル メディナ，土田幸弘，河野正司：咬合力作用部位とヒト閉口筋筋活動の効果．新潟歯学会誌，29（1）：49〜52，1999．

75）山本 眞：オールセラミックス用フレーム材強度の再考，およびジルコニアセラミックスの徐冷操作とその効果について．QDT，36（1）：102〜134，2011．

76）三浦宏之：2．ジルコニアフレームの設計．歯科技工別冊／設計 操作 臨床 ジルコニアレストレーション．医歯薬出版，東京，2010，64〜71．

77）3M ESPE：Handing and Preparation Guidelinesfor Dentists and Labs，2009．

78）六人部慶彦：ジルコニアブロックを削り出す CAD/CAM システムに適した支台歯形成—CAD/CAM プレパレーションキット—．デンタルエコー，162（2），2010．

79）伴 清治：歯科用ジルコニアの材料学入門．補綴臨床46（4），2013．

80）F. Beuer, et. al.：Comparison of CAD/CAM andCAM Milled Zirconia Bridge Frames．IADR，2005．

81）G. Schechner, et al：Contrast Ratios of Uncoloredand Colored Zirconia Materials．AADR，2012，Abstract 156512．

82）福島正義ほか：変色歯治療の過去，現在，未来．新潟歯学会誌，39（2）：1〜15，2009．

83）武田友孝ほか：歯髄および歯髄腔内埋入物の相違が歯の発色に及ぼす影響．補綴誌，39（5）：72〜864，1995．

84）S. Janyavula, N. Lawson, D. Cakir, P. Beck, L.Ramp, J. Burgess：156478 Wear of enamelopposing aged zirconia．AADR，2012．

85）西村好美：歯科審美におけるセラミックスワーク．2009 SHOFU CERAMICS Congress in Tokyo，2009．

86）Akinobu Ogata：Natural-appearing implant restorations．Spectrum Dialogue，6（8），2007．

87）伴 清治：歯科用ジルコニアの材料科学入門．補綴臨床，46（4）〜48（3），2013〜2015．

88）岡村光信，坪田有史，伴 清治，宮崎真至 編著：オールセラミック修復 成功のためのストラテジー．医歯薬出版，東京，2014．

89）京セラメディカル：ZiFEST テクニカルドキュメント V1.1．

90）Karl Hollenbeck, Thomas Allin, Mike van der Poel：Dental Lab 3D Scanners- How they work and what works best．3Shape Technology Research，Copenhagen，2012．

91）渡邊郁哉，大久保力廣，陸 誠 編著：歯科技工別冊／いま知っておきたいジルコニアの守備範囲．医歯薬出版，東京，2014．

おわりに

　本書刊行が現実のものとなったのは，本当に多くの方がたの支えとお力添えの賜物といえる．

　長きにわたり，実験と材料学などに関する専門的な分野の手ほどきを行ってくれた渡辺理生氏（株式会社松風研究開発部第一研究室）に深く感謝申し上げる．貴重なデータをご提供いただくとともに専門知識について快くご指導いただいた伴　清治教授（愛知学院大学歯学部歯科理工学講座）に感謝申し上げる．同様に，貴重なデータやご助言をいただいた陸　誠氏（横浜市港南区／株式会社コアデンタルラボ横浜）に感謝申し上げる．実験資料や画像などの提供に快く応じていただいた，歯科用CAD/CAMシステム取り扱いのメーカー各社担当諸氏，臨床画像の提供をいただいた取引先の歯科医院の先生がたとそのスタッフの皆様に深く感謝申し上げる．実験材料の製作や画像撮影を，多忙な日常の臨床技工の合間に行ってくれた，浅野デンタルアートスタッフに感謝する．

　そして，本書への推薦序文を寄せていただくとともに，本書制作に関して，さまざまな角度から詳細にわたるご助言と激励をいただいた恩師・山本　眞先生（大阪市中央区／有限会社山本セラミスト　顧問）に，深い尊敬の気持ちとともに深謝申し上げる．

　末筆となったが，わがままな筆者に振り回されながらも，素晴らしい書籍に仕上げていただいた担当編集者に感謝の言葉を贈るとともに，本書が読者諸賢の補綴臨床の助力となることを改めて祈念し，擱筆とする．

System *Information*

※本Partでは，本書制作に際して実験やデータ収集等にご協力をいただいた歯科メーカー各社の取り扱う歯科用CAD/CAMシステムを紹介する.

Aadva CAD/CAMシステム

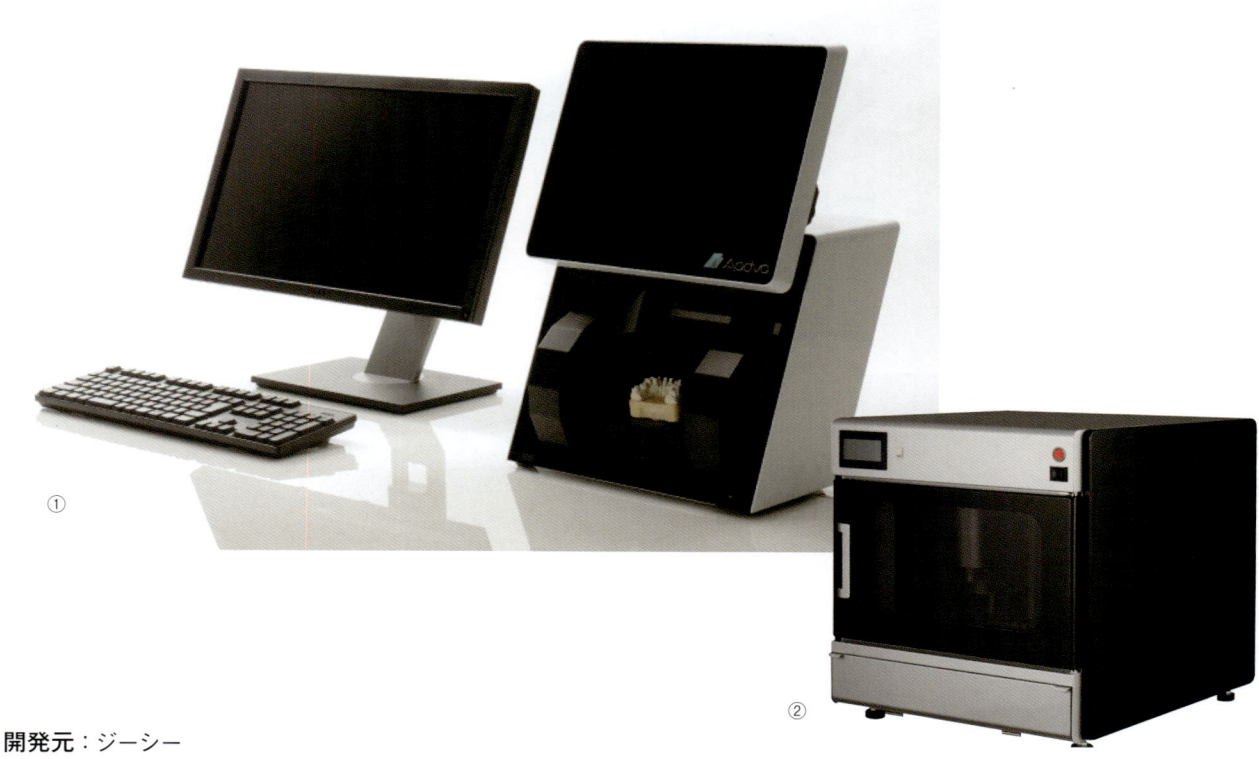

① ②

開発元：ジーシー

日本発売年月：2009年11月

本国発売年月：———

システム構成：スキャナー（Aadva ScanD710, D810. ①），切削加工機（Aadva Mill LD-I,LW-I. ②）

スキャニング方式：ラインレーザー 3軸計測方式

システム方式：センター方式，インハウス方式

製作可能範囲および得意とする補綴物の種類：ハイブリッドレジン，ジルコニア，PMMA，セラミックス，チタン

バーの最小径および本数：バー10種（最小径直径0.6mm）

加工可能なディスクおよびブロックの種類と厚み：ハイブリッドレジン，セラミックスブロック/14mm，
ジルコニア/25mm，PMMA/20mm，チタン/20mm

材料別に要する製作日数：ジルコニア3日〜，チタン2日〜

切削環境：乾式および湿式

最終焼成温度および時間：ジルコニア；1,450℃，15時間

選択できるジルコニアブロックの色調および着色方式：浸透式ZL-1〜4

CADデータのオープンシステム採用の有無：有（STLデータ）

フレームの販売価格：ジルコニア；7,000円〜

システム導入費用：1,018万円〜

主なランニングコスト：材料により異なる.
スキャナーライセンス；年額24万円〜，加工機保守；年額5万円

販売問合わせ先

株式会社ジーシー

東京都文京区本郷3-2-14

Tel. 03-3815-1815／Fax. 03-3815-1751

URL：www.gcdental.co.jp

Aadva CAD/CAM システムは歯科技工所や院内技工所向けのCAD/CAMであり，オールセラミックスコーピングやブリッジ，クラウン，およびカスタムアバットメントを製作することができる．多くのCAD/CAMにおいて，加工物の製作は加工センターへ外注する「センター方式」と歯科技工所で加工機を導入して内製を行う「インハウス方式」の2つに分類されるが，本システムは双方に対応しており，歯科技工所は受注量やCAD/CAMの導入コスト，作業要員の人数等のワークスタイルに合わせて製作方式を選択できる．

計測機であるAadvaスキャンは，3Shape社製（本社デンマーク）のD710およびD810を採用．1つのラインレーザーに対して2つのカメラと3軸制御で計測するため死角が少なく，高精度で計測することができる．

CADソフトウェアのDentalDesigner™は，補綴物設計における高い機能を持ちながら煩雑な作業ステップがなく，技工作業に近いインタラクティブ（双方向的・対話的）な操作となっている．設計方法も多様であり，最終歯冠概形を設計した後に陶材築盛スペースをカットバックしてアナトミカルな形状を設計する方法や，ワックスやレジンを用いて手作業で製作された形状をダブルスキャンにて取り込む方法など，製作効率のよい設計方法を選択することができる．さらに，カスタムアバットメント設計の専用ソフトウェアであるAbutmentDesigner™も標準装備されている．

CAMソフトウェアのAadva software L-CAMは，Aadvaミル専用のCAMソフトウェアである．市場の多くのソフトウェアは海外製であるのに対して，日本市場向けに製作された同社オリジナルのソフトウェアでユーザーフレンドリーな操作感を実現しており，煩わしさを感じることなく直感的に操作することができる．

加工機のAadva ミルは，個々の材料に最適な加工方法を考慮し，ジルコニアディスクやPMMAディスクから補綴物を加工する乾式（冷却液を使用しない）加工用のLD-Ⅰと，グラディアブロックやリューサイト系セラミックスブロックから補綴物を加工する湿式（冷却液を使用する）加工用のLW-Ⅰとに加工機を専用化している．

前述のAbutmentDesigner™について，従来の

CAD/CAMによるカスタムアバットメント製作ではダブルスキャン方式を応用しているため，ワックスアップモデル（またはレジンアップモデル）を製作する必要があったが，本システムでは「Aadva スキャニングジグ」をインプラントアナログが埋め込まれている石膏模型にセットして計測することで，CADソフトを使用したデジタル設計を行うことができる．利点として，半透明表示させながら歯肉への接触範囲，接触強さなどを参照し，歯肉縁下の形状設計を進められること，アクセスホールの位置や周辺の厚み，対合歯とのクリアランス等を確認しながら形状を設計できることなどが挙げられる．複数のアバットメントを設計する際にそれらの平行性を保って設計することや，スタディモデルを重ね合わせて歯冠外形を参考にしながら設計することも可能である．設計作業においては，設計データを任意のタイミングで保存でき，形状設計の操作ステップを遡ることも可能であり，納得のいくまで設計を繰り返すことができる．形状表面を滑らかにするよう自動でデータ処理がなされることで加工後の表面も滑沢となり，仕上げ研磨時間も大幅に短縮できる．GM-1000を保有している加工センターにカスタムアバットメントの設計データを送信することで，数日後には加工物を手にすることができる．

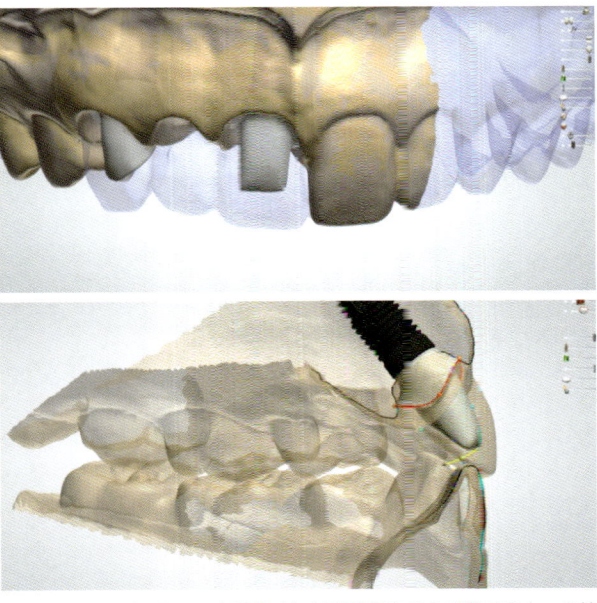

▲カスタムアバットメント製作時には半透明表示の状態で歯肉への接触範囲，接触強さなどを確認できる

Ceramill

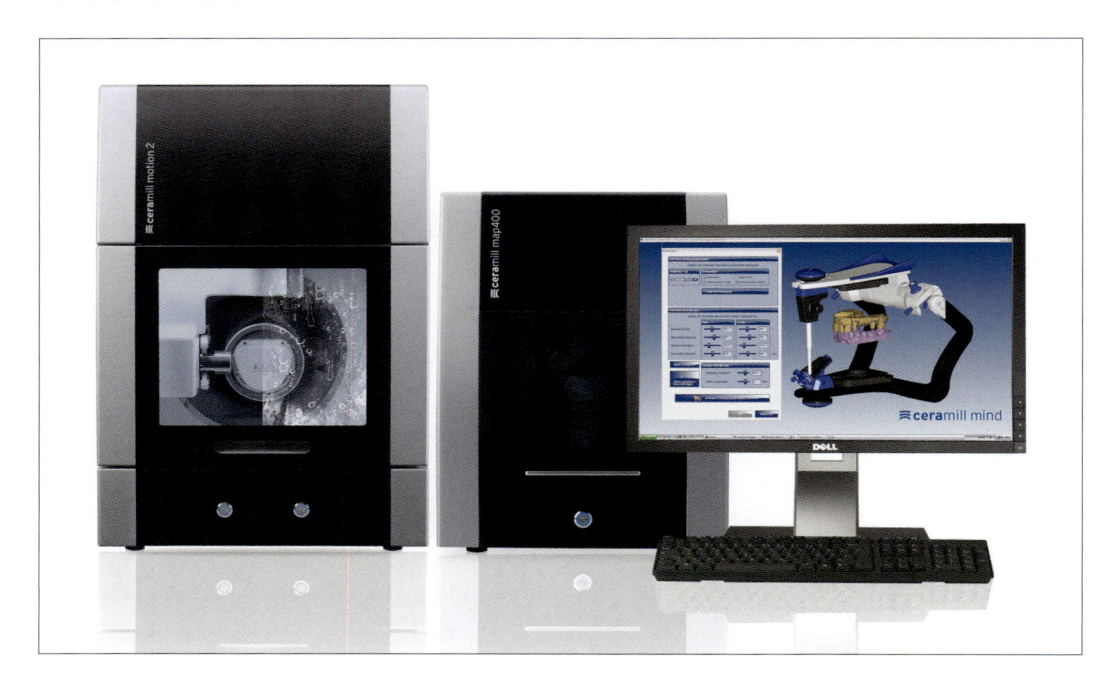

開発元：AMANNGIRRBACH（アマンギルバッハ）社
製造販売元：朝日レントゲン工業株式会社
日本発売年月：2013年10月
本国発売年月：2012年7月（切削加工機Ceramill motion2発売）
システム構成：3Dスキャナー（Ceramill map400），CADソフトウェア（Ceramill mind），切削加工機（Ceramill motion2），焼成炉（Ceramill therm）
スキャニング方法：3Dセンサーによる全自動ストリップライト方式
システム方式：インハウスシステム
製作可能範囲：クラウン・ブリッジ（最大14歯），インレー，コーピング，インレー，ラミネートベニア，ダブルスキャン，アバットメント，テレスコープ内冠，アタッチメントなど
バーの最小径および本数：バー3本（直径2.5mm, 1.0mm, 0.6mm）
加工可能なディスクおよびブロックの種類と厚み：ハイブリッドレジン 12/14mm, ジルコニア 12〜25mm, ワックス 13/20mm, PMMA 13/20mm
材料別に要する製作日数：要問合わせ
最終焼成温度および時間：ジルコニア；1,450℃
切削環境：湿式および乾式
選択できるジルコニアブロックの色調：ホワイト，プリシェード3色（2014年6月発売）
CADデータのオープンシステム採用の有無：オープンシステム対応（STLデータ）
システムの導入費用：1,460万円（3Dスキャナー，CADソフトウェア，切削加工機を含む）
主なランニングコスト：ジルコニア／35,000円〜（厚みにより異なる），ディスク型マテリアル切削バー／14,500円〜
ガラスセラミック用ダイヤモンドバー／6,500円，ソフトウェア保守（CAD，CAM両方の場合）／年額36万円

販売問合わせ先

朝日レントゲン工業株式会社
Tel. 075-921-4330
URL: http://www.asahi-xray.co.jp/

Outline

Ceramill システムは，オーストリアに本社を構える AMANNGIRRBACH 社が展開する CAD/CAM の総称である．本システムはヨーロッパを中心に世界74か国で3,000台以上が販売されている．

同社は，材料，3Dスキャナー，CAD/CAMソフトウェア，切削加工機，シンタリングファーネスのほか，咬合器や，精密作業用模型製作機器などの補綴物製作のためのトータルシステムを販売しており，一連のシステムを通じて機能的で精密な補綴物を製作することが可能である．

本システムは，スキャンから加工までのすべてのプロセスが同一PCで管理されるため，スムーズなデータ操作が可能である．本システムのスキャナー，加工機はオープンシステムであり，他社のCAD/CAM とデータの互換性も保つことができる．

CADソフトウェアに搭載されたバーチャル咬合器は，同社製のアーテックス咬合器（アルコンタイプ半調節性）と同等の操作/動きを忠実に再現でき，補綴物製作時に重要な咬合をコンピューター上で簡便かつ精密に調整することが可能である．

切削加工機は35年以上のCNC（コンピューター数値制御）切削技術と実績を基に同社が独自で開発を行っており，高い精度と滑らかな動き，同時5軸による広範囲な動作，効率的な切削経路による短時間での加工が特徴である．また，一台で湿式加工と乾式加工の両用が可能であるため，ジルコニア，ワックス，PMMA系レジン，ハイブリッドレジンなど幅広い材料を最適な方法で加工できる．

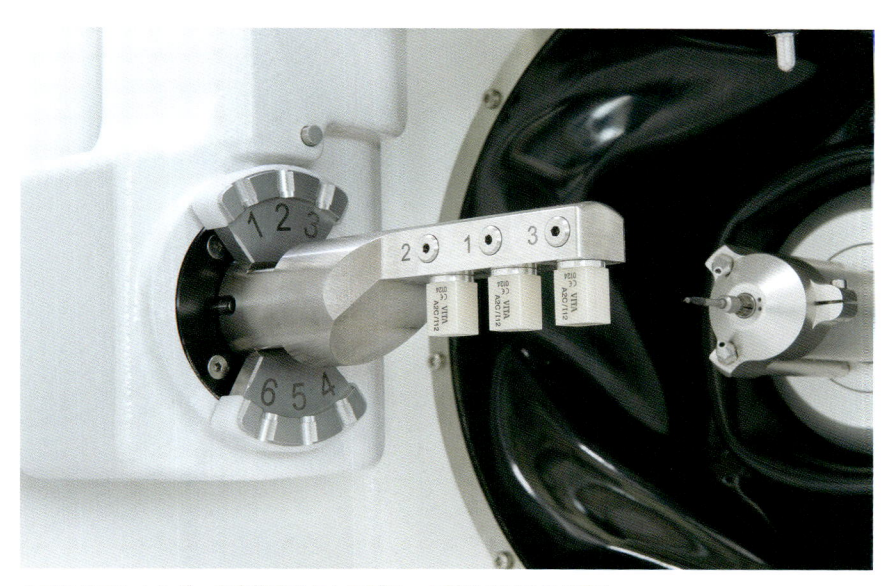

▲マテリアルホルダーを交換することでブロック形状の材料の加工も可能である

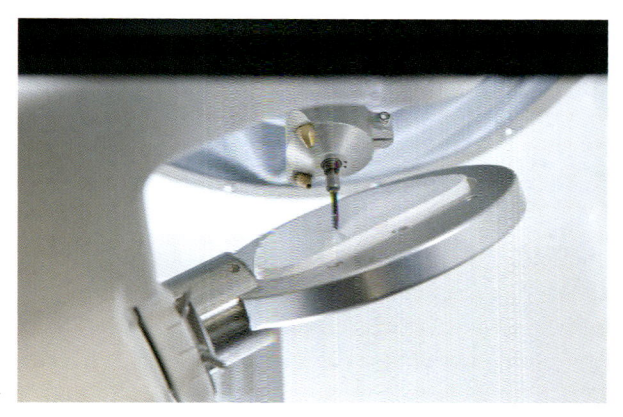

▶同時5軸制御による広範囲な加工経路

Cercon

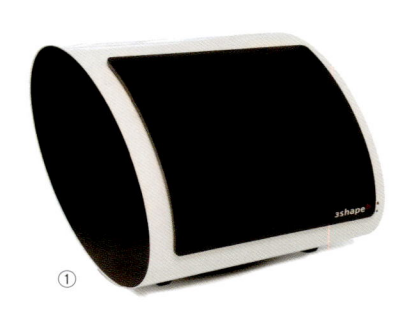
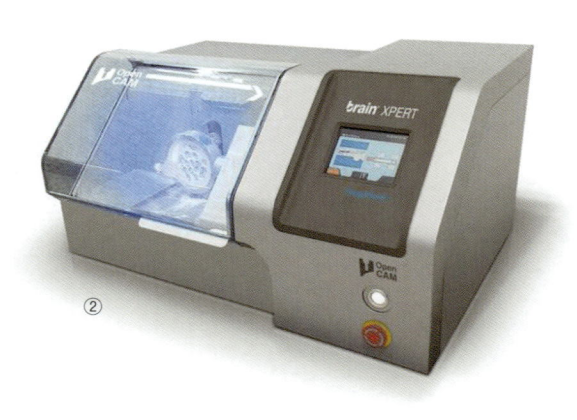
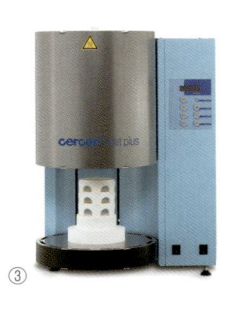

① ② ③

製造販売元：デンツプライ三金株式会社

日本発売年月：2013年9月

本国発売年月：────

システム構成：スキャナー（3ShapeデンタルシステムD-500．①），ソフトウェア（ブレインCAMソフトウェア），切削加工機（ブレインエキスパートⅡ．②），焼成炉（セルコンヒートプラスファーネス．③）

スキャニング方式：赤色レーザー方式

システム方式：インハウス方式

製作可能範囲および得意とする補綴物の種類：フルカントゥアクラウン，コーピング（フルマウス，ブリッジ，単冠）

バーの最小径および本数：最小径0.5mm，使用バー3種類 （0.5mm，1mm，2mm）

加工可能なディスク及びブロックの種類と厚み：ジルコニアディスク（直径105mm，厚み15mm，20mm，25mm，30mm）

切削環境：乾式

製作日数：要問い合わせ

最終焼成温度および時間：1,500℃ / 8.5時間（9歯以上のブリッジの場合14時間）

選択できるジルコニアブロックの色調及び着色方式：7種類〔Z冠スタンダード3色（研磨方法と仕上がりを均一化したフルカントゥアクラウン），Z冠プレミアムはカラーリング，ステイン仕様により，オーダーに応じて用意〕

CADデータのオープンシステム採用の有無：なし

システムの導入費用：3ShapeデンタルシステムD-500 / ブレインエキスパートⅡコンプリートセット：CAD：240万円，CAM：1,150万円

主なランニングコスト：ジルコニアディスク：68,000円（30歯前後分．セルコン デンタル ネットワーク会員には特別価格にて提供），バー：10,500～11,000円，デンタルシステムライセンス料：240,000円（価格はすべて希望販売価格，税抜）

販売問合わせ先

デンツプライ三金株式会社 カスタマー・サービス・センター

Tel.0120-789-123 / Fax.0120-789-129

Email：Sankin.CS-Info@dentsply.com

URL：http://www.dentsply-sankin.com/product/detail/811/

　　　http://www.z-kan.jp/　http://www.do-ceramics.com/（消費者向けサイト）

　　　http://dentsply.jp/cercon/（セルコンデンタルネットワーク加盟医院，歯科技工所向けサイト）

デンツプライ社では金属に変わるクラウンブリッジの製作を目指し，1990年にCAD/CAM装置を利用したジルコニアフレームの製作を開始し，2001年に世界で初めてその技術を「セルコン スマート セラミックス システム」として発売した．

2005年に日本初のジルコニアシステムとして販売が開始され，その後も精度向上や新機能追加など継続的なバージョンアップを実施し，2010年には高性能歯科用スキャナー・CAD装置「3Shapeデンタルシステム」がラインナップに追加され，適合精度と作業効率はさらに向上した．

CAM機器においては，2013年9月に「ブレイン エキスパートⅡ」の販売が開始され，ソフトウェアのバージョンアップにより，1ディスク当たりの製作本数が大幅に増加した．また，クラウン咬合面形態の再現性向上のために，直径0.5mmのバーが追加されるなど，ユーザーからの要望に随時応えている．

ジルコニア材料としては，2011年後半に「セルコンht」を発表．従来のジルコニア材料とは大きく異なり，陶材を築盛することなく，高い審美性を有するフルカントゥアクラウンおよびブリッジの製作が可能となった．

セルコンhtで製作できるフルカントゥアクラウンは，以下の2種類である．

・"治療済み銀歯の再治療市場"を創造するため発売した低価格のフルカントゥアクラウンおよびブリッジ「セルコンZ冠（ゼットカン）スタンダード」（年間製作実績20万本）

・カラーリングやステイン処理を行い，より審美性を追求した「セルコンZ冠プレミアム」

また，前述の"治療済み銀歯から交換市場"の創造，およびジルコニアの普及を目的とし，"銀歯から白い歯へ！"をキャッチフレーズに掲げて，2007年5月より会員制の歯科医院・歯科技工所参加型の「セルコン デンタル ネットワーク」を立ち上げ，書籍や広告などの媒体を通じて，長期にわたり患者への啓蒙活動を幅広く行っている．

本システムは，市場の変化に応じて，機器，材料ともに継続した製品開発・改良が実施され，さまざまな医療施設の状況に合わせた，段階的なステップ投資が可能なシステムとなっている．

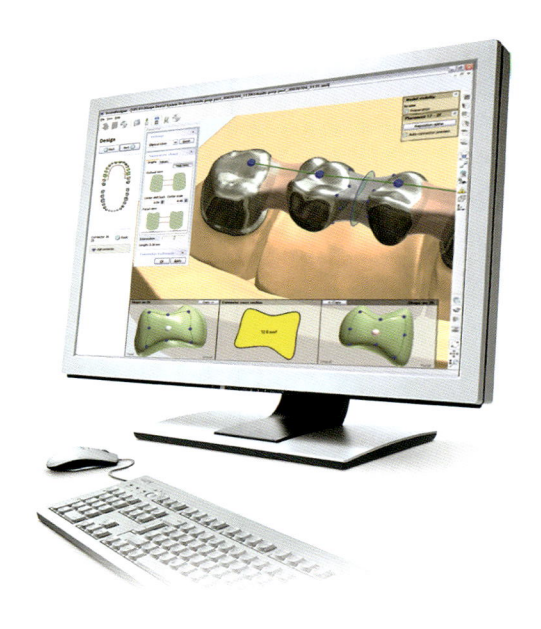

▲ブレインCAMソフトウェアによる操作画面

C-Pro System

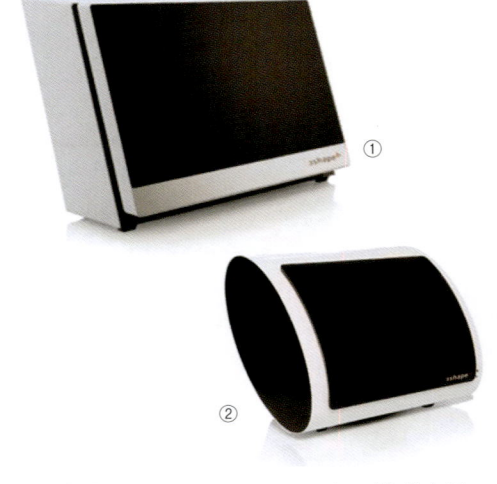
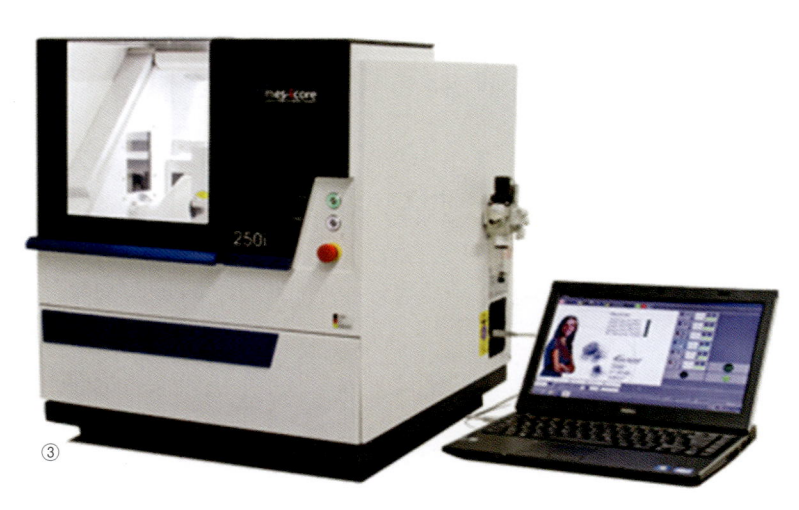

開発元：パナソニック ヘルスケア株式会社
販売元：パナソニック デンタル株式会社
日本発売年月：2010年1月
本国発売年月：--------
システム構成：スキャナー4種；D500-3SP（①）, D800-3SP, D810-3SP, D900-3SP（②）加工機；歯科用CAM250i（③）
CAMソフトウェア2種；WorkNC-Dental, iCAM
スキャニング方式：D900-3SPは青色LED3軸計測方式，他機種はすべて赤色ラインレーザー 3軸計測方式
システム方式：センター方式，インハウス方式
製作可能範囲および得意とする補綴物の種類：センター方式；ナノジルコニア（義歯床用フレーム，コーピングほか），
HTジルコニア（クラウン，コーピングほか），各種セラミックスブロック，保険適用ハイブリッドレジンCAD/CAM冠
バーの最小径および本数：最小径0.6mm，使用本数3本
加工可能なディスクおよびブロックの種類と厚み：ディスク（φ98mm）形状；センター方式／厚み〜35mm,
インハウス方式／厚み〜25mm（35mmまで拡大予定）
ピン付ブロック形状（3ユニットブリッジ対応可能）；センター方式，インハウス方式共通
インハウス方式（加工可能材料）；ナノジルコニア，ジルコニア，ガラスセラミック，レジン，ワックス
材料別に要する製作日数：センター方式；1〜4ユニットは中1日，5〜7ユニットは中2日，義歯床用フレームは中7日
切削環境：乾式加工機1機種，ユニバーサルタイプ（湿式/乾式切替可能）1機種
最終焼成温度および時間：ナノジルコニア；1,450℃/2時間，HTジルコニア；1,430℃/2時間
選択できるジルコニアブロックの色調および着色方式：センター方式；ナノジルコニアは単色のみ，HTジルコニアは焼結前
浸潤着色により13色より選択可能，HTジルコニアプリカラード（2015年取扱開始予定）
CADデータのオープンシステム採用の有無：有（STLデータ）
フレームの販売価格：センター方式；ナノジルコニア；8,000円〜/1歯，義歯床用フレーム；35,000円〜/1床,
Tジルコニア；7,500円〜/1歯
システムの導入費用：スキャナー；D500-3SP＝260万円（機種別設定あり．詳細は要問合わせ）
加工機；歯科用CAM250i＝700万円
ソフトウェア；WorkNC-Dental＝208万円，iCAM＝150万円（選択可能）
主なランニングコスト：要問合わせ

販売問合わせ先

パナソニックデンタル株式会社
Tel. 06-6386-2901
URL：http://panasonic.co.jp/hcc/phc/phcd/

C-Pro Systemは，パナソニックデンタル社が独自に製造・開発したジルコニア材料「C-proナノジルコニア．①」「C-pro HTジルコニア」を用いて，パナソニックデンタルミリングセンターが補綴フレームワーク等の加工を行い，全国の歯科医院，歯科技工所へ歯科技工物を提供するシステムである．

ナノジルコニア（販売名：C-proナノジルコニア）はセリア系ジルコニアにナノサイズのアルミナを加えたナノ複合体であり，耐久性および生体親和性に優れ，2軸曲げ強さが800 MPa以上，破壊靱性15 MPa以上という材料強度を有し，800 N以上の荷重に耐えることが可能で，クラウンブリッジ，インプラント修復，義歯床用など幅広く対応できる．イットリア系ジルコニア（販売名：C-pro HTジルコニア．②）はパナソニックデンタルが製造する，高い透過性（透過率36%）を持ち審美性に優れたジルコニアであり，フルカントゥアクラウンへの適応が可能である．このほか，各種セラミックスブロックやハイブリッドレジンブロックの加工など，幅広い臨床例に対応できるように，順次ラインナップの充実を図っている．

本システムでは3Shape社のオープンCADシステムを採用しており，3Dスキャナーについてはデンタルシステムシリーズとして左記の4機種を採用．規模や用途，ニーズに合わせたシステムの選択が可能である．また，センター方式とは異なる新たなデジタル歯科技工システムソリューションとして，日本国内のさまざまな歯科技工に貢献できるスペックを有する完石加工機（同時5軸切削，湿式/乾式切替可能，ディスクおよびピンタイプブロックの取付け可能，保険登録対応）および左記CAMソフトウェア（ジルコニア，ワックス，PMMA，ガラスセラミックス，ハイブリッドレジン等，各種材料テンプレート含む）の販売を2014年10月より開始している．

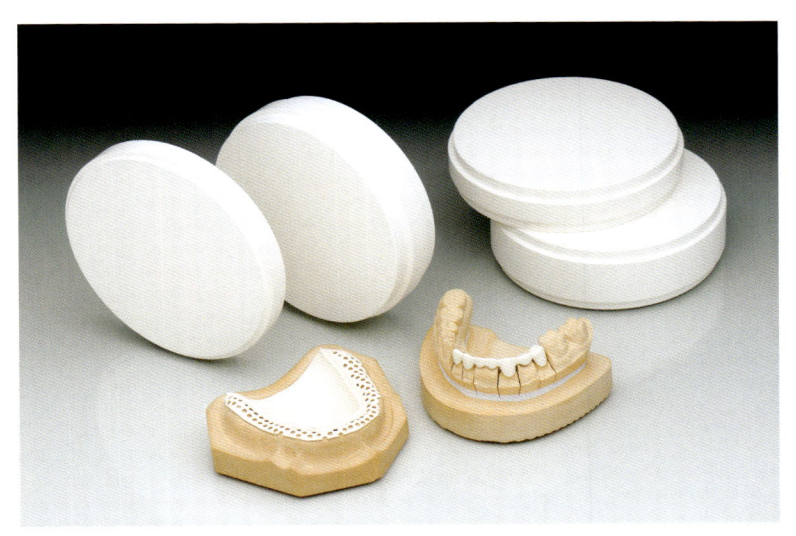

▲高い材料強度を有するC-proナノジルコニア

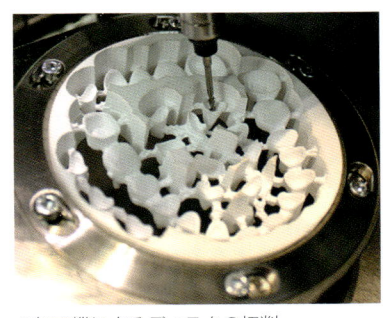

▲加工機によるディスクの切削

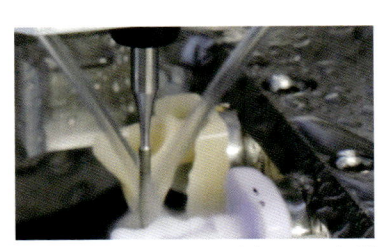

▲加工機によるピンタイプブロックの切削

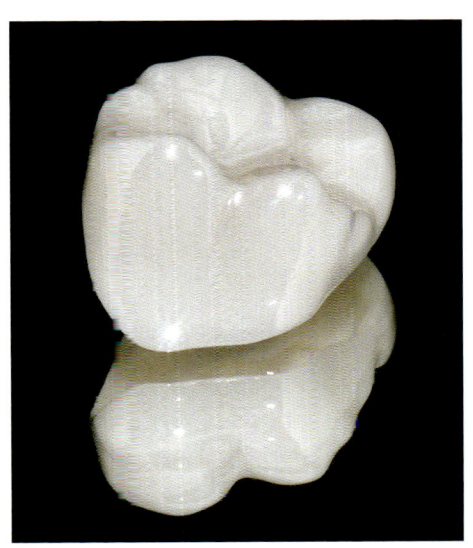

▲高い透過性（透過率36%）を持つイットリウム系ジルコニアによる審美補綴物の製作にも対応している

KaVo ARCTICA CAD/CAMシステム

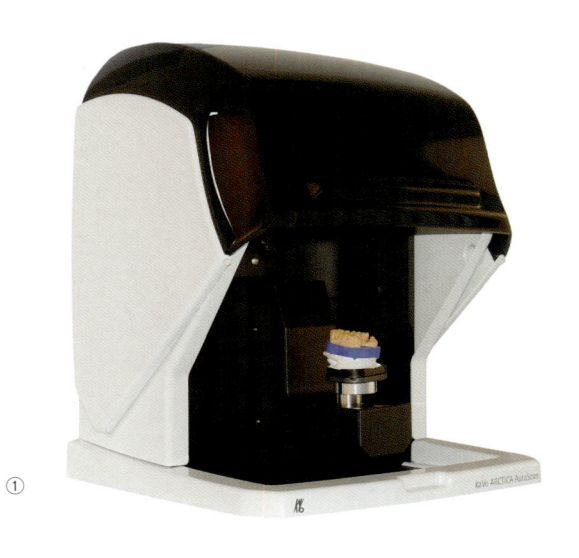

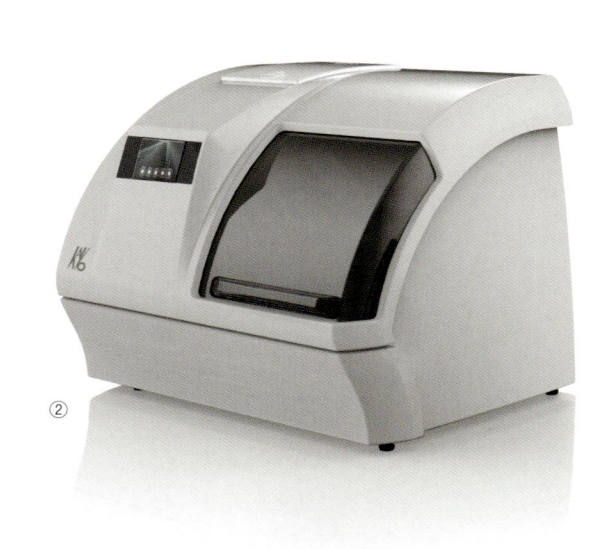

開発元：KaVo Dental GmbH（ドイツ）

日本発売年月：2013年6月

本国発売年月：2012年6月

システム構成：ARCTICA System Advance（スキャナー；ARCTICA Auto Scan. ①，ソフトウェア：KaVo multiCAD，加工機；ARCTICA Engine. ②）

ARCTICA System Eco（スキャナー；ARCTICA Scan，ソフトウェア：KaVo multiCAD，加工機；ARCTICA Engine）

スキャニング方式：ストライプライトスキャン方式

システム方式：インハウス方式

製作可能範囲および得意とする補綴物の種類：コーピング，クラウン，ブリッジ，インレーなど

バーの最小径および本数：計14種類（3.6mm，2.0mm，1.0mm，0.6mm，0.5mm）

切削環境：湿式

最終焼成温度および時間：要問合わせ

選択できるジルコニアブロックの色調および着色方式：単色のみ，カラーリングリキッド（Ivoclar VivadentおよびVITA社製）による着色が可能

CADデータのオープンシステム採用の有無：有（STLデータ）

フレームの販売価格：要問合わせ

システムの導入費用：本体標準価格950万円（ARCTICA System Advanceの場合）

スターターセット各種標準価格7～20万円（別途PCモニタが必要）

主なランニングコスト：1歯あたりの加工バーの交換；約380～600円

【販売問合わせ先】

カボデンタルシステムズジャパン株式会社

Tel. 03-6866-7480 /Fax. 03-6866-7481

URL：http://www.kavo.jp

KaVo ARCTICA（アークティカ）CAD/CAMシステムは，同社製品が一貫して追求してきた「優れた品質と使いやすさを備えた製品の提供」とのコンセプトに沿って設計されている．5軸駆動の加工機を有し，さまざまな材料を用いて高精度な補綴物を短時間で製作することができるオープンデータ対応型CAD/CAMである．オプションモジュールを導入することで，機能を拡張することも可能である．

本システムにはフルオートタイプの計測器を構成品とするARCTICA System Advanceと，セミオートタイプの計測器を構成品とするARCTICA System Ecoの2種類がある．豊富な種類の材料の切削に対応しており，チタン，ジルコニア，ガラスセラミックス以外に，2014年に保険適用となったハイブリッドレジンブロック（ビタ エナミック，松風ブロックHC）などを切削加工することができる．

計測器にはセミオートタイプ（ARCTICA Scan）とフルオートタイプ（ARCTICA Auto Scan）の2種類があり，いずれも熟練した術者でなくとも簡単に良好な計測結果が得られる．設計ソフトウェア（KaVo multiCAD）は操作が感覚的に理解できるよう設計されており，患者固有の顎運動データをソフトウェア上で再現し，3次元の滑走面データを補綴物のデザインに与える「ARCUS digmaモジュール」を代表とする，臨床に有効なさまざまなオプションモジュールを導入することが可能である．加工機は5軸駆動方式であり，アンダーカット部や平行性に優れない症例でも，デザインしたイメージどおりの補綴物を加工できる．ϕ3.6mm～0.5mmの14種類ある加工用のバーは自動で交換される．

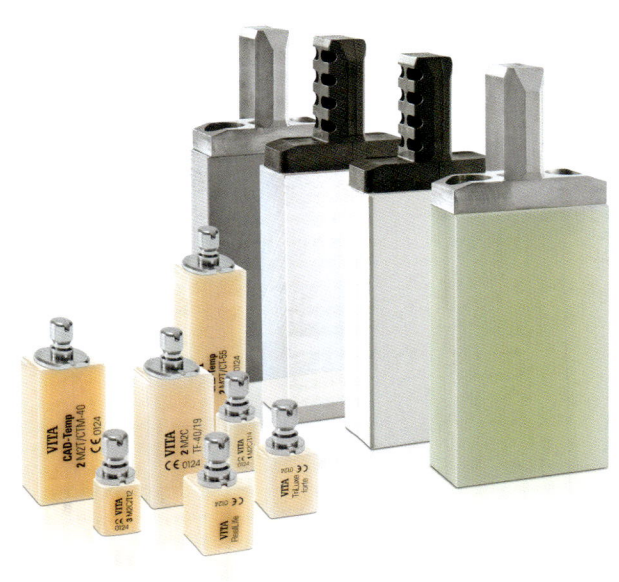

▲ARCTICAで切削が可能な材料

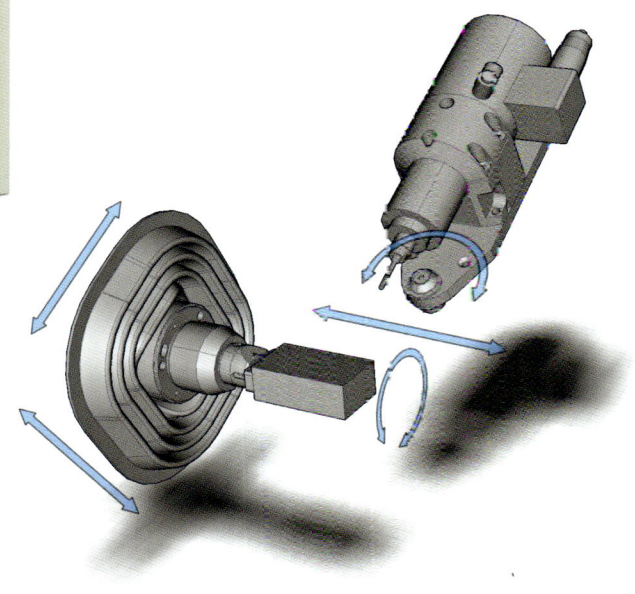

▲5軸駆動方式のイメージ

ラヴァ™（Lava™）

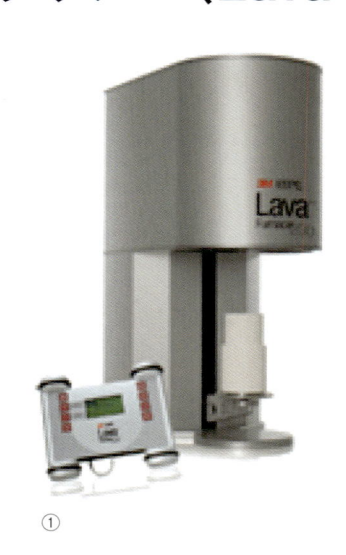

①

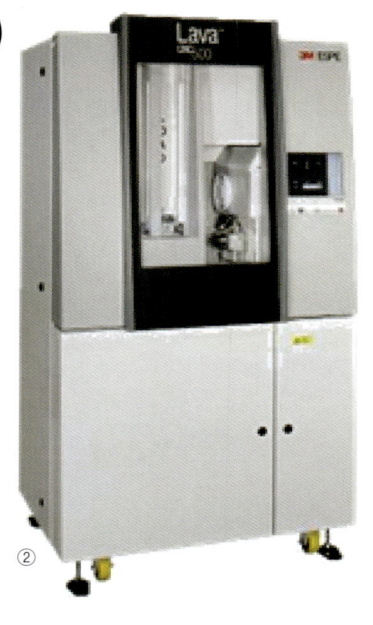

②

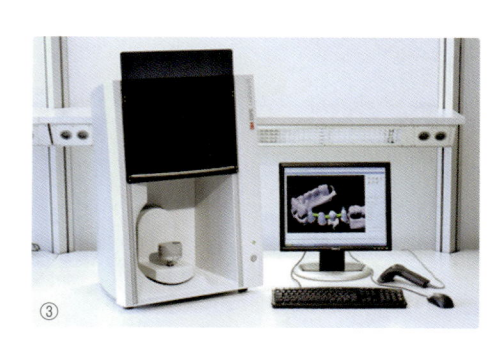

③

開発元：スリーエム ヘルスケア株式会社

日本発売年月：2006年

本国発売年月：2002年

システム構成：スキャナー（ラヴァ™01スキャン ST；2012年販売終了. ①），
CADソフト（ラヴァ™デザイン 5；2012年販売終了. ①，ラヴァ™デザイン 7；2012年販売開始〜2014年販売終了.
切削加工機（ラヴァ™ CNC500. ②），焼成炉（ラヴァ™ ファーネス200. ③）
※ラヴァ™ デザイン 7はDental Wings社製のDWOSを使用しており，2014年より株式会社データ・デザインがDWOS
ラヴァ™ Editionとして，Dental Wings社製のスキャナーとともに販売

スキャニング方式：非接触型・3Dフリンジプロジェクション型

システム方式：センター方式（スキャニングとデザインは各歯科技工所または模型およびワックス郵送）

製作可能範囲および得意とする補綴物の種類：クラウン，連結冠，ブリッジ，延長ブリッジ，インプラントアバットメント（ジ
ルコニア，高光透過性ジルコニアの場合），インレー，アンレー，単冠（ハイブリッドレジン/CADCAM冠の場合）

バーの最小径および本数：最小径0.5mm（咬合面のみ，その他は0.8mm），全14種類

切削環境：乾式

製作日数：詳細は各ミリングセンターにより異なるが，標準では，データでの受付の場合は2日，模型での受付の場合は3
日（ラヴァ™ プラス ジルコニアの場合は＋1日. 単冠以外は＋1日）

最終焼成温度および時間：ラヴァ™ フレーム；1,500℃，ラヴァ™ プラス ジルコニア；1,450℃，ラヴァ™ アルティメット
歯科切削加工用レジン材料は焼成なし

選択できるジルコニアブロックの色調および着色方式：イオン染色液による浸透式（筆塗りも可）；ラヴァ™ プラス ジルコ
ニア〔W0（未染色），W1ベース，W3ベース，A1ベース，A2ベース，A3ベース，A3.5ベース，B2ベース…歯頸部に向け
て濃くなる三層のグラデーション付き〕，ラヴァ™フレーム（未染色，FS1，FS2，FS3，FS4，FS5，FS6，FS7）
カラードブロック：ラヴァ™ アルティメット〔歯科切削加工用レジン材料. A1-LT（HT），A2-LT（HT），A3-LT（HT），
A3.5-LT，B1-LT（HT），C2-LT，D2-LT，Bleach）※一部保険適用（A1，A2，A3，A3，5）

フレームの販売価格：———

CADデータのオープンシステム採用の有無：オープンシステム対応（STLデータ）

システムの導入費用：———

主なランニングコスト：———

販売問合わせ先

スリーエム ヘルスケア株式会社

Tel. 0120-332-329（3M ESPE コールセンター）

URL：http//www.mmm.co.jp/hc/dental/

Outline

ラヴァ™ システムは，3M ESPE社のデジタルワークフローの総称である．本システムでは印象材を用いて口腔内の印象を採得して歯顎模型に起こし，それをスキャナーにてデジタルモデル化し，デザインソフトで設計後，ミリングセンターにて各種ブロックを削り出し，必要に応じて陶材を築盛して最終補綴物を製作する．発売からすでに10年余りが経過しており，その間に臨床実績の蓄積がなされている．

本システムは当初，歯科界へのCAD/CAM導入時の主流であったクローズドシステムを採用し，メーカーが材料から機械までを一貫して提供することで顧客の利便性や品質の向上に努めていたが，昨今の主流である，各社がより得意な分野に専門化して顧客が自由にシステムを構築するオープンシステムにも対応し，同社スキャナー・CADだけでなく，他社のものからでもデータの受け入れが可能である．2012年には後述する口腔内スキャナーを除くCAD/CAM機器の販売を停止し，それ

らについては専門のメーカーに取り扱いを委ね，本来の専門分野であった材料への特化を図っている．これによりラヴァ™ プラス ジルコニアのような高光透過性のジルコニアを開発したり，ラヴァ™ アルティメット歯科切削加工用レジン材料のように，CERECシステムをはじめ，DWX-50，DWX-4のような他社製ミリングマシン用の材料提供も開始している．印象材～石膏模型という，材料の膨張・収縮が避けられない従来のアナログ操作についても，口腔内スキャナーを用いて口腔内形状を直接デジタルモデル化するための製品も米国ですでに発売しており，日本での発売準備も進めている．さらに，同スキャナーを用いたデジタルワークフローの展開として，2014年12月現在，3M ESPE社はStraumann社およびBiomet3i社と提携したインプラントの印象採得への対応や，3Mユニテックの矯正システムであるインコグニト™アプライアンス・システムやアライン・テクノロジー社のインビザラインと提携した対応が進んでいる．

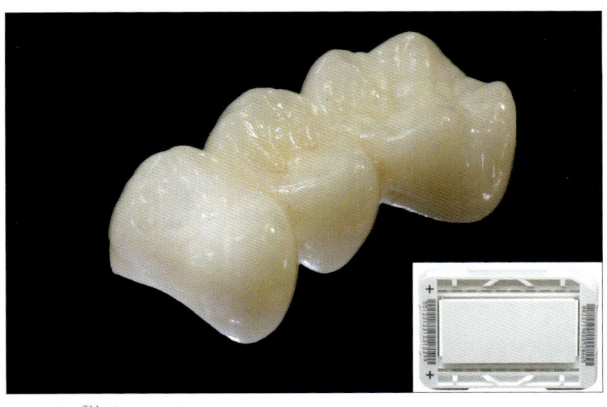

▲ラヴァ™プラス ジルコニア

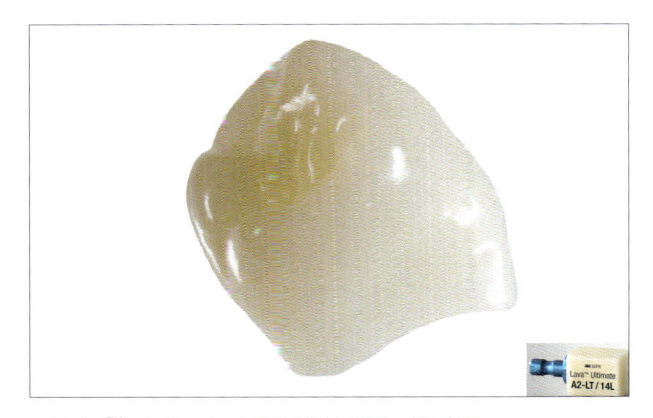

▲ラヴァ™アルティメット歯科切削加工用レジン材料

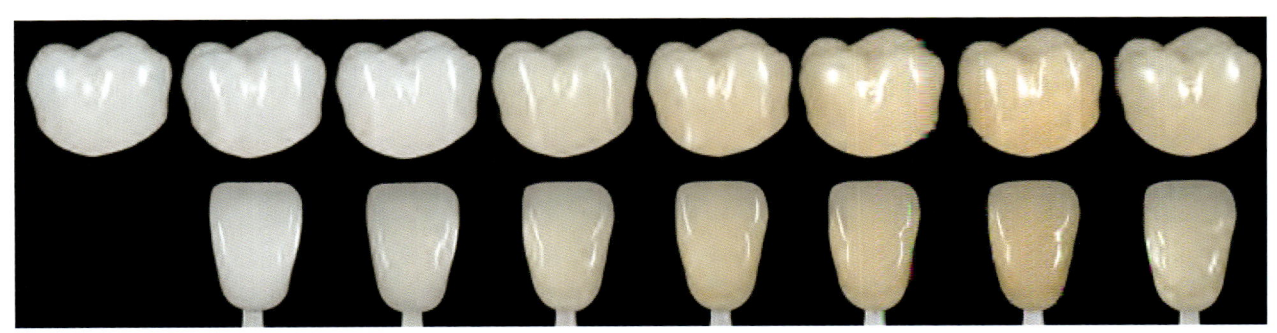

▲2014年12月現在，日本で展開している8色のラヴァ™プラス ジルコニア

NobelProcera® システム

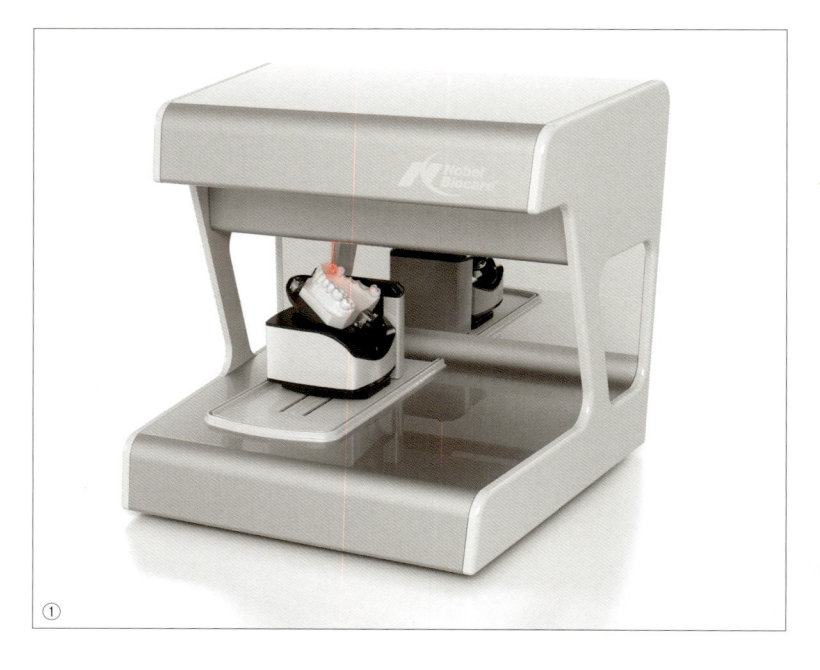
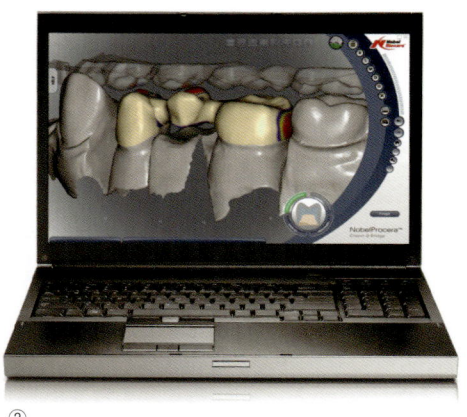

開発元：ノーベル・バイオケア

日本発売年月：ノーベル・バイオケア・ジャパン株式会社

本国発売年月：2013年11月

システム構成：スキャナー（NobelProcera scanner Genion II. ①），ソフトウェア（NobelProcera Software）

スキャニング方式：オプティカル・スキャニング方式（コノスコピック・ホログラフィー技術採用）

システム方式：幕張プラントにおけるセンター方式

製作可能範囲および得意とする補綴物の種類：ジルコニア，チタン（製作可能範囲など，詳細は要問合わせ）

バーの最小径および本数：要問合わせ

加工可能なディスクおよびブロックの種類と厚み：チタン：最大で縦70 x 横90 x 高さ30mm，

ジルコニア：最大でΦ60 x 高さ20mm（詳細は要問合わせ）

材料別に要する製作日数：加工センターへお問合わせください

切削環境：————

最終焼成温度および時間：要問合わせ

選択できるジルコニアブロックの色調および着色方式：ホワイト，ライト，ミディアム，

インテンス（いずれも浸漬染色ではなく，均一性かつ強度を保持する方式を採用）

CADデータのオープンシステム採用の有無：有（3 Shape scanner へのOpenaccess）

フレームの販売価格：加工センターへ要問合わせ

システムの導入費用：要問合わせ

主なランニングコスト：要問合わせ

販売問合わせ先

ノーベル・バイオケア・ジャパン株式会社

Tel.03-6717-6191

URL：www.nobelbiocare.co.jp

　本システムは，1981年にDr. Matts AnderssonによりCAD/CAM技術を応用した歯冠修復物の製作法として考案され，1987年にNobelPharma社（現, NobelBiocare社）とProcera Systemの共同開発が開始された．1989年にチタン製のコーピングが初めて臨床使用され，その後，第一世代のチタン製PIB（Procera Implant Bridge），アルミナ製コーピングが上市された．スキャニング方式は，1993年まではセンタライズドスキャニング方式，現在はスキャンしたデータをインターネット経由でプロダクションセンターに送信し，アウトソース製作するシステムとなっている

　現行スキャナーであるノーベルプロセラスキャナー：ジェニオンIIは，オプティカルスキャナーと操作性に優れたデザインソフトウェアで構成されている．電動モデルホルダーと可動式ベースホルダーにより，対象物を常に理想的なポジションでスキャンできるよう自動で調整される．データは千葉県習志野市にある幕張プラントに送信され，集中管理下でPMR（Precision Milled Restoration；削り出しによる高精度な補綴物）の製作が行われ，出荷前検査後，完成物がユーザーに納品される．本システムはこのようなアウトソース，センターミリング方式を採用することで，インハウス型のCAD/

CAMを導入する際に生じる材料の在庫管理やミリングマシンのバリデーション，プログラムの最適化，機器の保守管理，CAM専任者の確保・育成，シンタリング管理，再製作時のリスク（コスト・納期）などからユーザーを解放する．さらに，納品から5年以内に不具合が生じた場合で，再製作が必要な際には5年保証を適用している*．2014年からは幕張プラントをオープン化し，3Shape scannerからのデータ受け入れも開始した．さらに，新しいSmartFusion技術により，治療シミュレーションソフトウェアであるNobelClinicianとの連携を図ることができ，歯科医師は治療計画において最終的な補綴物や歯肉の状態を確認しながら，インプラント埋入を検討することが可能となった．これにより治療計画のプロセスのなかでの歯科技工士の役割が，さらに重要性を増したといえる．

　*「模型には適合しているが口腔内に適合しない場合」「調整中（口腔外の調整時含む），歯科技工作業中にフレームの破折や築盛材のチッピング，クラック，剥離が生じた場合」「他院で施術された製品に不具合が生じ，転院施設で再製作が必要な場合（製品個別に割り当てられたFilenameが特定できた製品のみ適応）」「ジルコニア製で割れたため，強度的な理由によりチタン製に変更したい場合（同一製品/ユニット数であれば可）」などもこの範囲である．再製作された場合にも，さらに5年間の保証期間が付帯（延長）される．

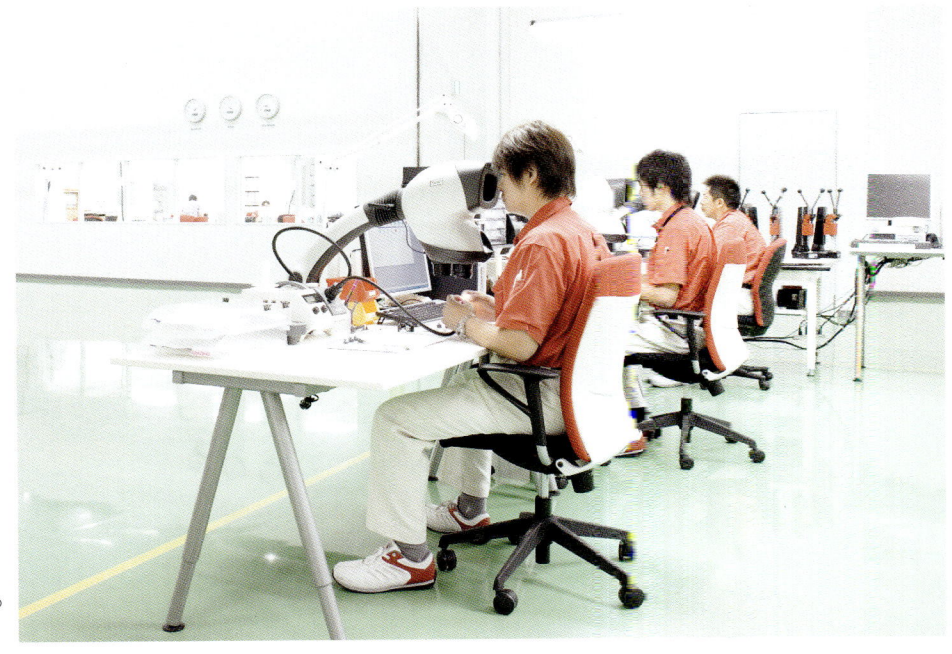

▶世界各地のプラントで実施される
専任の品質管理（出荷前検査）

Straumann® CARES CAD/CAM

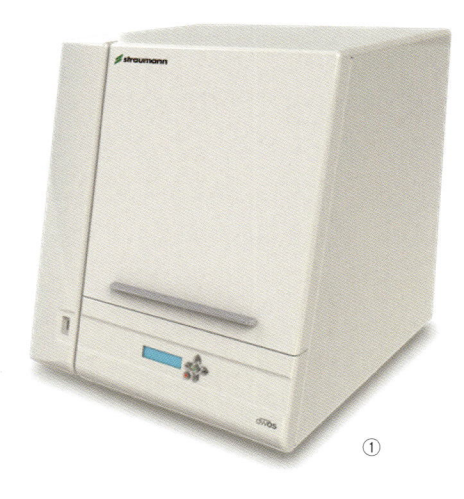

①

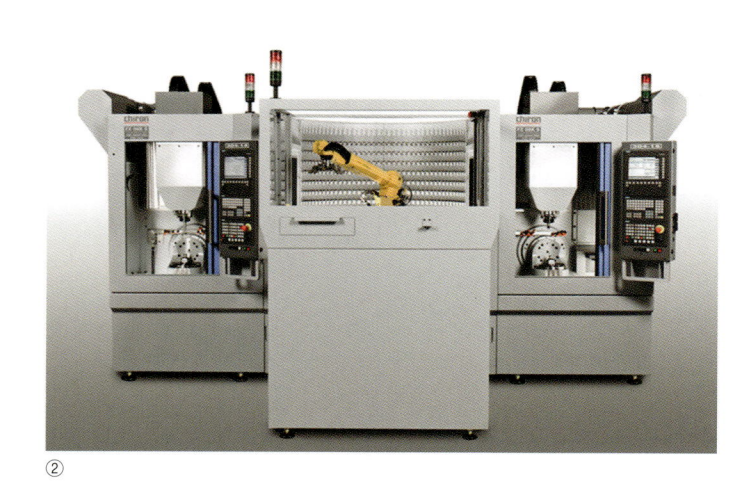

②

発売元：ストローマン・ジャパン株式会社
日本発売年月：2015年1月
本国発売年月：2014年10月
システム構成：スキャナー（DentalWings 7シリーズ．①），ソフトウェア（CARES Visual Ver.9.0）
スキャニング方式：1レーザー 2カメラ　5軸計測方式
システム方式：センター方式あるいはユーザー自由選択方式
バーの最小径および本数：直径0.5mm
製作可能範囲および加工できるディスクおよびブロックの種類：
【バリデーテッド ワークフロー（ストローマン・ミリングセンターにて加工．②）の場合】
製作可能修復物；インプラント修復物……カスタムアバットメントおよび上部クラウンの同時設計・製作，
　　　　　　　　インプラントブリッジ，インプラントバー
　　　　　　　　天然歯修復……インレー，アンレー，ベニア，パーシャルクラウン，クラウン，ブリッジ
　　　　　　　　（インレーブリッジ，接着ブリッジ含む），コーピング，内冠，アタッチメント，
加工可能材料；金属……チタン（グレードⅣおよび合金），コバルトクロム合金
　　　　　　　　セラミックス……ジルコニア（透明性2種），IPS e.max CAD，IPS Empress CAD，VITA MarkⅡ，VITA Triluxe
　　　　　　　　レジン……Lava™アルティメット，PMMA
【エクスターナル ワークフロー（オープンシステムによるSTLファイル外部出力）の場合】
製作可能修復物；インプラント修復物……カスタムアバットメント，インプラントブリッジ，インプラントバー
　　　　　　　　天然歯修復……インレー，アンレー，ベニア，パーシャルクラウン，クラウン，ブリッジ（インレーブリッジ，
　　　　　　　　接着ブリッジ含む），コーピング，内冠，アタッチメント
　　　　　　　　デンチャー……鋳造床ワックスアップ，スプリント（ナイトガード），義歯床製作（予定）
　　　　　　　　模型……歯型可撤式模型，矯正用顎態模型
材料別に要する製作日数：要問合わせ
切削環境：湿式および乾式
最終焼成温度および時間：要問合わせ
CADデータのオープンシステム採用の有無：有（STLデータ）
システムの導入費用：350万円
主なランニングコスト：ソフトウェア年間ライセンス／241,000円（2年目より）

販売問合わせ先

ストローマン・ジャパン株式会社
Tel. 0120-418-995／Fax. 0120-418-089
URL：http://www.dtaraumann.jp/

ストローマンは2010年3月にCAD/CAMシステムを日本市場に導入し，ソフトウェアや対応する修復物の材料・種類に次々と改良・追加を加え，幅広い領域をカバーしている．2014年にはスキャナーもDentalWings 7シリーズを採用した．

また，CAD/CAMのオープン化の流れにもいち早く対応し，同社純正の加工技術により良好な品質が安定的に保証された「Validated Workflow」と，STLデータをオープンで出力してユーザーの自由な加工手段を与える「External Workflow」の2つの製作方式をユーザーの環境に合わせて選択でき，自由度の高い使い方が可能である．

同システムの特徴は，ストローマン社が保証するクオリティで管理された高精度な加工品質である．特に，カスタムアバットメントにおいて最も重要である連結部の寸法・形状を既製アバットメントと全く同一に保つ特殊製造法のほか，ジルコニアアバットメントでは焼成変形などの変動要因を排除し，高い強度を確保するために焼成済みのHIPジルコニアを直接切削・加工するなど，精度にこだわった設計となっている．

また，チタンスリーブと組み合わせてアバットメントまたは最終補綴物を製作する経済的なソリューション（バリオベース）も用意されている．バリオベースの上部修復材料はジルコニア，二ケイ酸リチウムセラミックス，レジンナノセラミックス，コバルトクロム合金，PMMAが選択可能であり，アバットメント形状だけでなくフルアナトミカル形状での最終補綴物も製作できる．これらはセメント固定・スクリュー固定の双方に対応している．インプラントブリッジにも2014年に新たなWrap around形状のバー構造体が追加された．今後も新たなソリューションが随時追加される予定である．

天然歯上の修復物も幅広い材料を選択可能であり，ジルコニア，チタン，コバルトクロム合金，PMMAでは単冠補綴から16ユニットのロングスパンブリッジまで高精度にカバーしている．ガイデッドサージェリーシステムとの連携機能も強化され，ラボサイドの補綴設計をインプラントプランニングに反映させやすいシステム連動性を持っている．なお，同社では，2014年夏現在で日本国内にミリングセンターの設置を計画しており，現在の品質はそのままに，納期を大幅に短縮したサービスを提供する予定である．

▲ストローマン社純正カスタムアバットメントとバリオベース

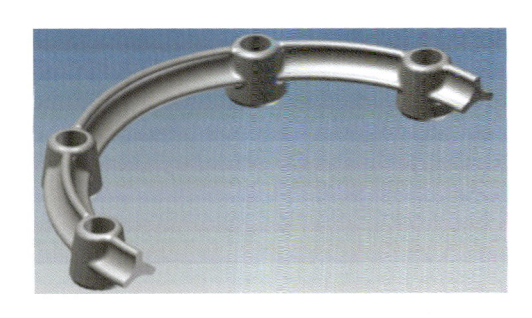

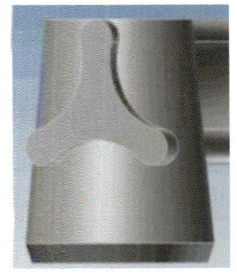

▲Wrap around 形状の新型バー構造の外観および断面（2～10本インプラントに対応）

S-WAVE CAD/CAMシステム

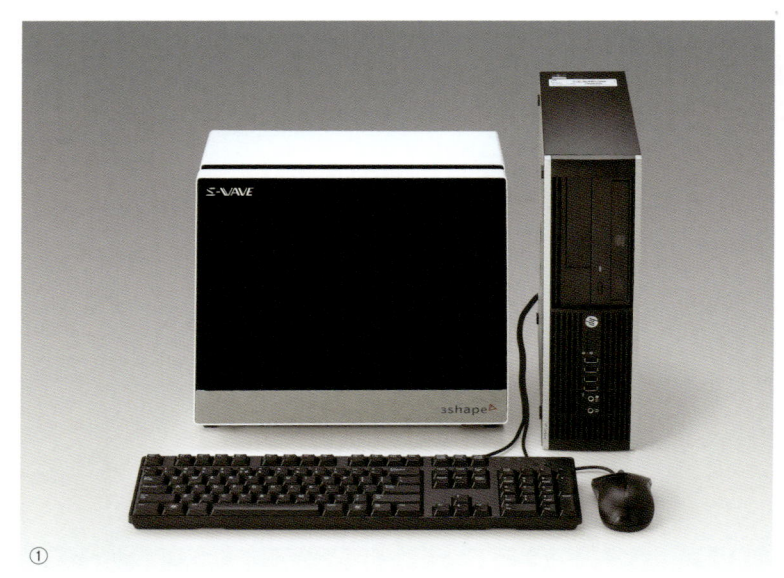

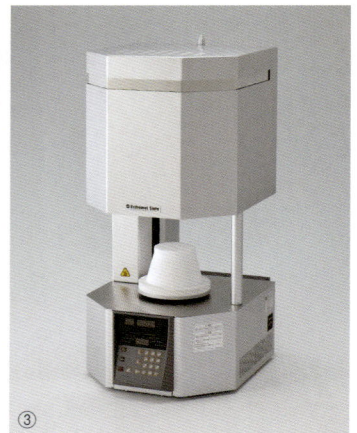

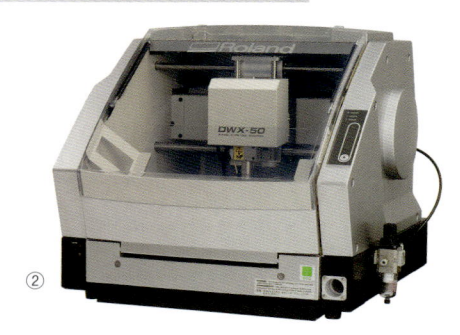

開発元：株式会社松風
日本発売年月：2013年12月
本国発売年月：--------
システム構成：スキャナー（S-WAVEスキャナーD-900．①），
ソフトウェア（GO2dental），切削加工機（DWX-50．②），焼成炉（エステマット シンタ．③）
スキャニング方式：青色LED
システム方式：センターorサテライト方式
製作可能範囲および得意とする補綴物の種類：ハイブリッドレジン，ジルコニア，ワックス，PMMA，ハイブリッドファイバー
バーの最小径および本数：バー3本，直径2.0mm，1.0mm，0.6mm
加工可能なディスクおよびブロックの種類と厚み：ハイブリッドレジン 14mm，ジルコニア 26mm，ワックス 20mm，
ハイブリッドファイバー 25mm，PMMA 20mm（2014年1月現在は一部のみ対応．順次バージョンアップ予定）
材料別に要する製作日数：加工センターへお問合わせください
切削環境：湿式および乾式
最終焼成温度および時間：材料により異なる（詳しくは製品添付文書を参照）
選択できるジルコニアブロックの色調および着色方式：ホワイト，カラード
（ディスクにより異なる．詳しくは製品カタログを参照）
CADデータのオープンシステム採用の有無：有（STLデータ）

フレームの販売価格：加工センターへお問合わせください
システムの導入費用：1,218万円（2014年1月より）
主なランニングコスト：ジルコニア／材料により異なる　バー／WXLコート 9,000円，DC 27,000円
スキャナーライセンス／24万円（2年目より）　加工機保守／25万円/年

販売問合わせ先

株式会社松風
Tel.075-561-1112
URL：http://www.shofu.co.jp/pickup/cadcam/

加工センター問い合わせ先
松風 S-WAVE CAD/CAM加工センター
Tel. 0774-41-3341
URL：http://www.swave-cadcam.jp/

　CAD/CAMがわが国の歯科界に登場してから本稿執筆時点（2013年）で約10年が経過し，近年ではCAD/CAM加工機やソフトウェア双方の技術発展により，補綴物の適合精度が格段に向上している．このような本格的な"デジタル歯科時代"の到来に対応すべく同社が開発したのが本システムである．

　本システムは，材料，スキャナー，切削加工機，シンタリングファーネス，加工センターから構成されており，形成バー，印象材料，模型材料，歯冠材料，セメント，研削材などの周辺材料も含めた「Total smart solutions for CAD/CAM system」として提供するものである．特に2014年はハイブリッドセラミックスによるCAD/CAM冠が保険適用となり，今後の展開に注目が集まっているが，同社は新たに400MPaを超える高強度のフレーム材であるハイブリッドファイバーやハイブリッドセラミックスのディスク形状を投入する予定である．さらに，本システムは，メーカー主導の囲い込みによらないオープンシステムで展開している．

　機械関係では，世界的に高い実績を持ち，高精度，高機能な3Shape社製のスキャナーを，加工機についてはローランドDG社製のものを，シンタリングファーネスはハイトランス系ジルコニアの焼成に必要となる最高焼成温度1,600℃に対応可能なものをラインアップしている．

　これらシステムにおいて，特に加工工程においてはCAM技術の能力が加工精度を左右する重要な要素であるとの分析を踏まえ，開発資源を集中した検討を行った．その結果，切削加工機との相性に優れるGO2CAM社製のCAMソフトを採用し，同社開発部門での綿密な加工条件の合わせ込みにより，高精度の加工を可能とした．この組み合わせは国内メーカーでは初のシステムであり，ジルコニア，ワックス，PMMA，ハイブリッドセラミックスの加工に加え，ハイブリッドファイバーの加工にも対応している．

　CAD/CAM分野において，同社は後発メーカーとなるが，これまで他社システムを使用していたユーザーへの徹底した調査活動により得られた情報を研究開発にフィードバックし，システムおよび製品開発を行っている．その成果として提供するのが，本システムである．

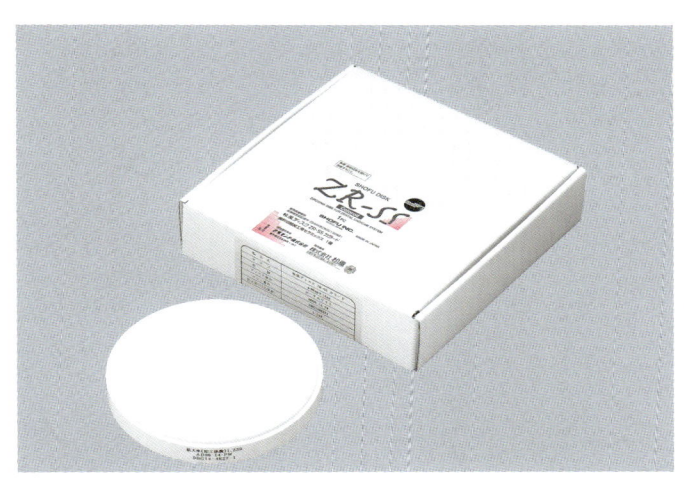

▲松風ディスクZR-SSカラード

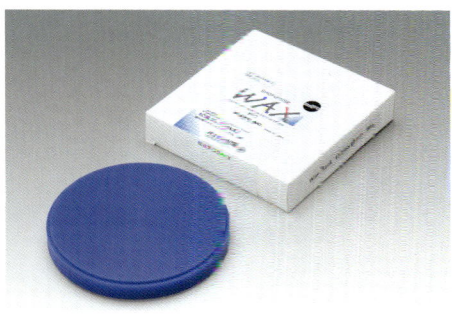

▲ディスクワックス

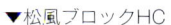
▼松風ブロックHC

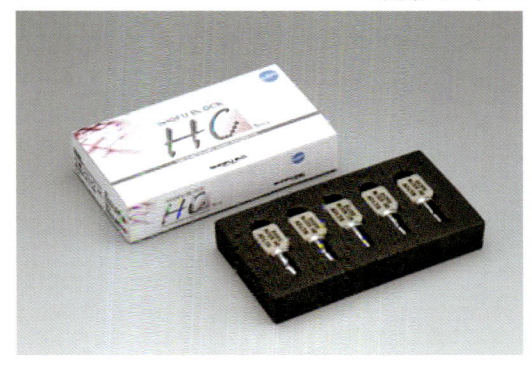

Zeno-Tec（ゼノテック®）システム

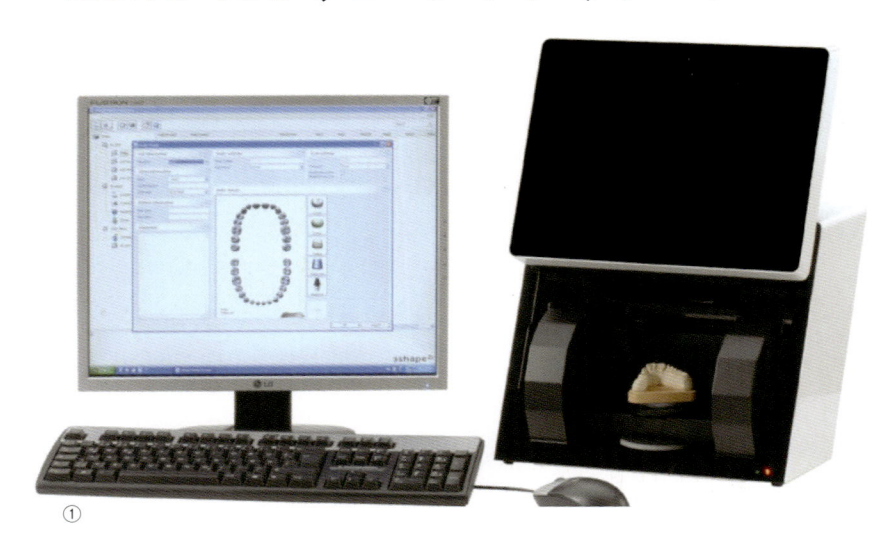

①

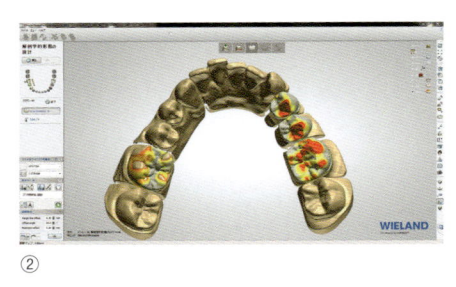

②

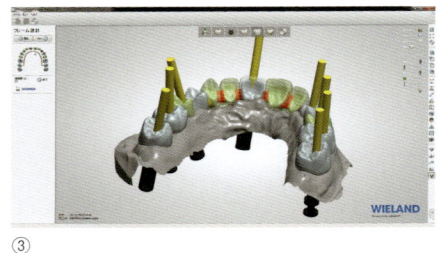

③

開発元：WIELAND社（ドイツ）

日本発売年月：2006年10月

本国発売年月：2005年

システム構成：販売部分……スキャナー（3Shape D800/D810. ①），ソフトウェア（デンタルシステム. ②／アバットメントデザイナー. ③）

　　　　　　　　非売部分……焼成炉（ゼノテックファイアーM2/P1），切削加工機（imes premium 4820, Roeders, ZENOTEC miniなど）

スキャニング方式：ラインレーザー 3軸計測方式

システム方式：サテライト方式

製作可能範囲および得意とする補綴物の種類：

【国内】単冠，ブリッジ（2〜14ユニット），インレー・アンレー，フルカントゥアクラウン

【国外】カスタムアバットメント，インプラントブリッジ

バーの最小径および本数：バー3本（2.0mm，1.0mm，0.7mm）

加工可能なディスクおよびブロックの種類と厚み：

【国内】ジルコニア，PMMAそれぞれ最大厚み25mm

【国外】チタン合金，コバルトクロム合金，e.max CAD

材料別に要する製作日数：【国内】中2営業日，【国外】中6〜8営業日

切削環境：乾式および湿式

最終焼成温度および時間：1,450℃，3〜11時間

選択できるジルコニアブロックの色調および着色方式：ノーマル2色（ホワイト/カラード），

トランスルーセント6色（ピュア，ライト，ミディアム，インテンス，サン，サン・クロマ），半焼結状態での着色可

CADデータのオープンシステム採用の有無：有（STLデータ）

フレームの販売価格：6,000円／9,500円／12,000円

システム導入費用：420〜500万円

主なランニングコスト：フレーム代金，ソフトウェアライセンス料金

販売問合わせ先

大信貿易株式会社

Tel. 0120-382-118

URL：http://www.daishintrading.co.jp/

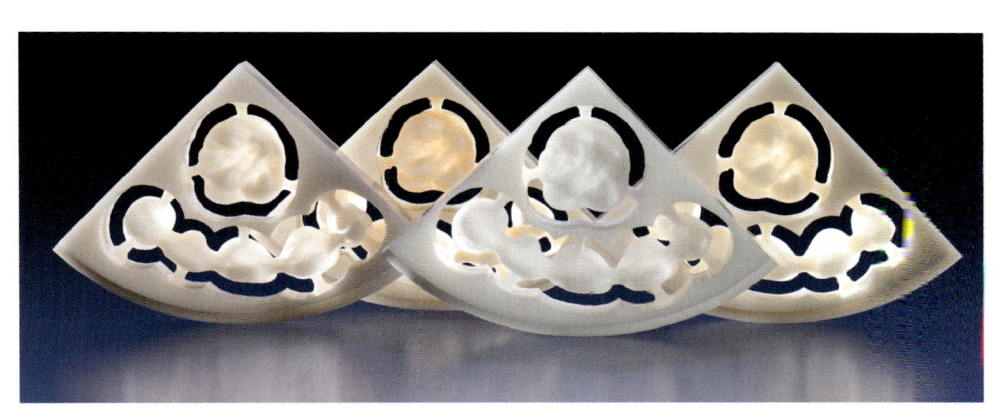

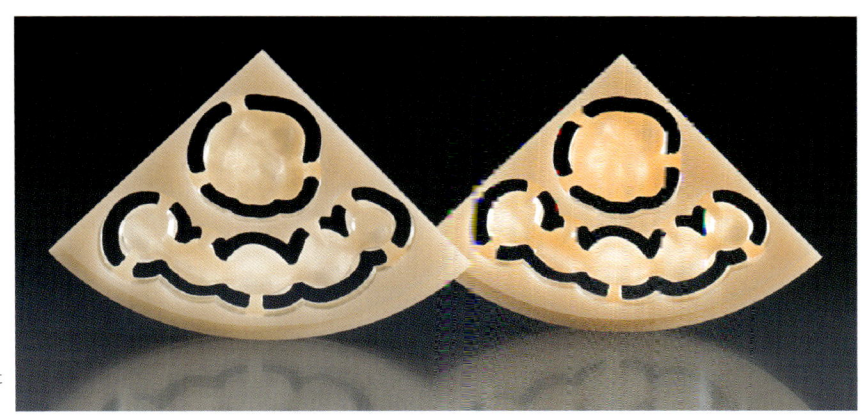

Outline

ゼノテック®システムは，世界で大きなシェアを持つ3Shape社（デンマーク）のスキャナー機器およびソフトウェアと，産業界の切削加工機メーカーであるi-mes社（ドイツ）のCAMなどを統合し，WIELAND社（ドイツ）が展開するCAD/CAMである．

数多くのCAD/CAMが発売されるなか，本システムは日本における歯科CAD/CAM市場の創成期に導入され，2015年で9年目を迎える．

日本市場における本システムは，顧客の初期投資コストを抑えるためにスキャナーのみを販売し，製作加工をミリングセンターで行うサテライト方式を採用した．これにより，顧客はCAMに関わる人件費やランニングコスト，煩雑なメンテナンスが不要となり，切削加工時の破折（チッピング）に対するリスクも負う必要がない．よって，ユーザーは最小限の設備投資で，CAD/CAMによるメリットを効率的に受けることができるようになっている．

システムの大きな特長としては，臨床適用範囲の広さが挙げられる．単冠からフルブリッジ，インレー／アンレー，ジルコニア製のフルカントゥアクラウン，カスタムアバットメントに続き，国外の大型ミリングセンターグループ「core3dcentres」との業務提携により，インプラントブリッジやe.max CADの製造も可能となっている．

市場に定着したジルコニアフルアナトミカルクラウン『ゼノスター』は，豊富な色の高透過ジルコニアディスクからベースを選択し，専用着色液やステイン材により審美性を高めることができるなど，その可能性を拡大させている．

また，本システムでは，主流になると考えられている口腔内スキャナーとの連携を進めている．口腔内スキャナーが導入されることで，診断から補綴物装着までの一連のワークフローがデジタル化されることになるが，その中に「歯科技工所の存在が必要不可欠である」と同社では考えており，それが同社の求めるCAD/CAMを用いた歯科補綴治療の理想像でもある．

▲ゼノスターZrトランスルーセントディスク

▶日本人向けの赤みを帯びた色調もラインアップしている

【著者略歴】

浅 野 正 司

1960 年　愛知県 生まれ
1981 年　名古屋デンタル技工士学院 卒業
1989 年　浅野デンタルアート 開業
2008 年　名古屋市立大学大学院システム自然科学研究科 修了（修士号取得）

日本歯科技工士会 認定講師
松風 テクニカルアドバイザー
あさの☆塾 主宰（名古屋，東京）
マスターセラミストスクール 特別講師

The CAD/CAM ジルコニアセラミックス　　　　ISBN978-4-263-46211-9

2015年 5 月20日　　　第 1 版第 1 刷発行

著　者　浅　野　正　司
発行者　大　畑　秀　穂

発行所　医歯薬出版株式会社

〒113-8612　東京都文京区本駒込 1-7-10
TEL.（03）5395-7635（編集）・7630（販売）
FAX.（03）5395-7639（編集）・7633（販売）
http://www.ishiyaku.co.jp/
郵便振替番号　00190-5-13816

乱丁・落丁の際はお取り替えいたします　　　　印刷・第一印刷所／製本・愛千製本所